Recetas para la buena salud

La farmacéutica más respetada de EE. UU.
comparte sus conocimientos sobre fármacos y
remedios naturales alternativos

SUZY COHEN, R.Ph.

Autora de la difundida columna "Dear Pharmacist®"

RODALE

A mis leales pacientes y lectores: Ustedes han confiado en mí y me
han tenido fe cuando han necesitado una guía para mejorar su
salud . . . Este libro es para ustedes, al igual que mis oraciones.

© 2010, 2007 por Suzy Cohen

Se reservan todos los derechos. Ninguna parte de esta publicación
deberá reproducirse ni transmitirse por ningún medio o forma, ya sea electrónico
o mecánico, lo cual incluye el fotocopiado, la grabación o cualquier otro sistema de almacenaje
y recuperación de información, sin la autorización por escrito de la casa editorial.

Impreso en los Estados Unidos de América

Rodale Inc. hace el máximo esfuerzo posible por usar papel libre de ácidos a ♾ y reciclado ♺.

Diseño del libro por Carol Angstadt

Algunas partes de este libro fueron previamente traducido por Rayo, una rama
de HarperCollins Publishers. Esta edición exclusiva de la publicidad directa se ha actualizado
y es publicado por Rodale Inc. en 2010 bajo el permiso de HarperCollins. El 2007 versión en
español se publicó con el título original de *La farmacia: Su guía para el personal de salud.*

Library of Congress Cataloging-in-Publication Data
Cohen, Suzy.
[24-hour pharmacist. Spanish]
Recetas para la buena salud : la farmacéutica más respetada de EE. UU. comparte sus
conocimientos sobre fármacos y remedios naturales alternativos / Suzy Cohen.
p.   cm.
Includes bibliographical references and index.
ISBN-13   978–1–60529–290–8   hardcover
ISBN-10   1–60529–290–7   hardcover
1. Pharmacology—Popular works.   2. Drugs—Popular works.   3. Medicine, Popular.
4. Dietary supplements. I. Title.
RM301.15.C6218 2010
615'.1—dc22   2010005136

2   4   6   8   10   9   7   5   3   1   tapa dura

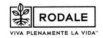

Índice

Introducción   v

PRIMERA PARTE
De la cintura para arriba

1   Recetas para frenar la fatiga   3

2   Recetas que le cuidan el corazón   25

3   Recetas para huesos fuertes   46

4   Recetas para acabar con la acidez   65

SEGUNDA PARTE
Del cuello para arriba

5   Recetas contra la depresión   85

6   Recetas para relajarse y eliminar el estrés   104

7   Recetas para combatir los dolores de cabeza   123

8   Recetas para remediar los ronquidos   139

9   Recetas para dormir como un bebé   152

TERCERA PARTE
De la cintura para abajo

10   Recetas para provocar la pasión   175

11   Recetas para controlar la natalidad   196

12 Recetas para lidiar con el síndrome premenstrual 217

13 Recetas para sobrellevar los sofocos de la menopausia 236

CUARTA PARTE
Consejos para el resto del cuerpo

14 Recetas para librarse de las libras de más 255

15 Recetas para rejuvenecer 272

16 Recetas para acabar con la diabetes 291

17 Recetas para aliviar la artritis 308

18 Recetas para forta lecer el sistema inmunológico 327

19 Recetas para molestias menores 344

QUINTA PARTE
Más allá de los medicamentos

20 Extractos de plantas y vitaminas 365

21 Placebos y otras terapias 369

22 Los medicamentos más incomprendidos 377

23 Aromaterapia y hierbas medicinales 381

24 Cómo encontrar el mejor doctor 388

25 Los pormenores de la progesterona y el estrógeno 396

26 Los medicamentos que pueden mermar nuestra salud 402

27 Interferencias entre alimentos/medicamentos 420

Agradecimientos 423

Fuentes de información 425

Referencias 444

Índice de términos 458

Introducción

Uno siempre recuerda esos momentos especiales en la vida. Durante siete años había estado trabajando en hogares para ancianos y era responsable de hacerles seguimiento a los medicamentos que debían tomar cerca de mil pacientes. Este trabajo me hacía sentir muy frustrada porque si bien les era útil a estas personas de la tercera edad, deseaba haberlas podido ayudar a evitar sumirse en ese estado en el que se encontraban, haberlas ayudado a estar más saludables en general, para que no hubieran terminado necesitando tantas medicinas.

Una noche, mi marido entró en la casa como una tromba y en lugar de saludarme como lo hacía habitualmente, me dijo: "¡Suzy, estaba atascado en un embotellamiento cuando de pronto se me ocurrió una idea maravillosa!". Me imaginé dos boletos con destino a Vail, Colorado, para una escapada romántica, pero, en cambio, continuó: "¡Lo vi! Tuve una revelación y vi tu foto en el periódico . . . ¡Vas a escribir artículos sobre salud para ayudar a montones de personas!". Y prosiguió durante algunos minutos más, hablando de televisión, radio y conferencias.

Muy bien. "¿Quieres salsa con el puré de papa?" Estaba segura de que para el postre ya se le habría olvidado el tema. Después de todo, yo a duras penas sabía cómo manejar el computador y nunca había escrito nada diferente a mis tarjetas de Navidad y la lista de cosas por hacer. ¿Escribir para un periódico? Mi marido debía de haber tomado demasiado café. Aparte de todo esto, la mera idea de hablar en público me hacía estremecer y, de pronto, pude imaginarme cómo sería: algo parecido a tener que tomar Valium y usar sales aromáticas para tranquilizarme. Pero después, lo pensé detenidamente.

Puesto que soy de mente abierta y mis amorosos padres me enseñaron que si me dedicaba con ahínco a algo podría alcanzar cualquier meta que me propusiera, decidí tratar. En ese punto ya estaba profundamente inmersa en la profesión médica, debido a mi entrenamiento clínico como farmacéutica, y conocía bien el poder de los medicamentos, sus virtudes y sus peligros, y quería compartir esa información, al igual que las noticias más recientes sobre las curas naturales. Me tomó dos años y muchos "no, gracias," pero eventualmente un editor me dio mi primera gran oportunidad. Comencé a escribir una columna semanal para su periódico, *The Lake City Reporter*, que leían alrededor de diez mil personas. Hoy día, mi columna les llega a más de veinticuatro millones de lectores todas las semanas, dentro y fuera del país. Con frecuencia aparezco en la televisión, hago programas de radio y doy conferencias, ¡y es tan divertido! Me apasiona el cuidado de la salud y mi misión es que usted se sienta tan saludable como sea posible. No importa qué pase o qué tan mal se sienta hoy, siempre hay esperanza. Si tiene este libro entre las manos, es por una razón. Las medicinas pueden ser de gran ayuda para su salud, pero siempre debe tener la mente abierta a todas las alternativas. Escuche la vocecilla interna que lo puede guiar, y gracias por permitirme ser su farmacéutica de guardia permanente.

Una nota de precaución para el lector

La información que presenta este libro está basada en el entrenamiento y la experiencia profesional de la autora, pero usted no debe poner en práctica los tratamientos ni tomar las hierbas, las vitaminas y los suplementos que recomienda sin haber consultado con su médico, para garantizar que le convienen, teniendo en cuenta su estado de salud particular. Es esencial que le hagan los exámenes de laboratorio pertinentes y que lo examinen clínicamente, incluso cuando esté siguiendo tratamientos naturales relativamente confiables. El propósito de este libro es meramente informativo y educativo y no pretende diagnosticar, tratar ni curar cualquiera que sea la dolencia que usted padece. Su principal objetivo es llamar la atención de los lectores sobre otras alternativas posibles, para que las exploren con miras a alcanzar un mayor bienestar y una mejor salud. Tanto la autora como la casa editorial no se hacen responsables por los resultados médicos que puedan derivarse de aplicar la información que contiene este libro.

primera parte

De la cintura para arriba

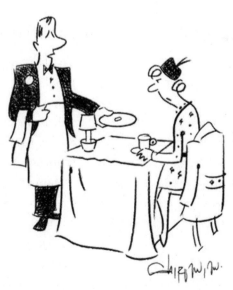

"Sentimos haberle servido café con cafeína.
Por favor, acepte esta pastilla para dormir
de parte de la gerencia".

1

Recetas para frenar la fatiga

La pregunta que con más frecuencia me hacen las mujeres cuando saben que soy farmacéutica es: "¿Qué puedo tomar para tener más energía?". ¡La respuesta no es dos latas de Red Bull ni una pastilla de NoDoz, que contiene cafeína! A ver, señorita, sólo nos estamos engañando si creemos que estos estimulantes temporales nos van a curar. No es así, aunque confieso que me encanta el *macchiato* con caramelo y crema batida. Pero, hablando seriamente, el café, las pastillas de cafeína, las gaseosas y las bebidas energéticas sólo logran, a mediano plazo, empeorar el problema porque aunque estimulan en el momento, a largo plazo agotan el cuerpo. Si usted está cansada, su cuerpo le está diciendo algo . . . Entonces averigüemos qué es.

¿Agotada o deprimida?

Si usted le dice a su médico que se siente cansada y abrumada, es probable que le diga que lo que le hace falta es tomar Zoloft. Me parece que con demasiada frecuencia los profesionales de la salud deciden echarle mano a este diagnóstico de "depresión," sin tener en cuenta que tal vez usted está extenuada, no triste. Por supuesto, a veces el cansancio y la depresión van de la mano, pero no *siempre*. En un momento voy a resaltar todas las posibles caras del cansancio, para que usted pueda ver con cuál se identifica.

Pero lo más importante es que no le permita a su médico que le recete antidepresivos hasta que no haya considerado otras posibles causas del cansancio, particularmente niveles bajos de la hormona tiroidea, problemas con las glándulas adrenales, desequilibrio hormonal o efectos secundarios de algún medicamento.

> *Si usted ya está tomando antidepresivos pero cree que no los necesita, NO deje de tomarlos intempestivamente: consulte con su médico para irlos dejando poco a poco. Si los deja abruptamente, puede experimentar síndrome de abstinencia.*

Las muchas caras del cansancio

❋ **Wanda Trabajadora**: Se queda levantada hasta tarde, trabaja demasiado y sencillamente tiene que realizar todas y cada una de las tareas que estipula su lista de cosas por hacer; ¡no es de sorprender que esté cansada! A pesar de que su salud general es buena, está encaminada hacia el desastre sino aprende a cuidarse como es debido. En algunas ocasiones tendría que añadir la palabra "NO" a su vocabulario.

❋ **Mary Mañanera**: Casi siempre está cansada en la mañana (aunque tal vez a otras horas también). Sufre de sobrepeso porque tiene una falla en algún lugar de su glándula tiroides que disminuye los niveles de la hormona que circula por su cuerpo.

❋ **Janet Malabarista**: Esta señorita tan ocupada se ha agotado a sí misma y ahora sus glándulas adrenales sencillamente no pueden bombear más "hormonas del estrés," que son las que la ayudaban a acelerar el motor para poder enfrentar los desafíos de la vida moderna. Está cansada en las mañanas y bien a mediodía, pero se siente agotada entre las tres y las cinco de la tarde. Algunas Janets Malabaristas recuperan un poco la energía en la noche, pero el detalle que las caracteriza es que ni el sueño ni el descanso alivian su agotamiento.

❋ **Mujer Adormilada**: Este tipo de mujer está cansada por la mañana, por la tarde y por la noche, lo que es el resultado de una tiroides lenta, un desequilibrio hormonal y bajos niveles de la hormona adrenal. ¿Cuál es su mayor fantasía? ¡Que le inyecten anfetaminas intravenosas! Pero, fuera de broma, muchas de las chicas que sufren de cansancio permanente (y, por supuesto, quienes sufren del síndrome de fatiga crónica y fibromalgia) tienen desequilibradas tanto la glándula tiroidea como las adrenales.

❋ **Sally Soñolienta**: Esta pobre mujer está cansada porque sufre de insomnio, que puede ser consecuencia de una tiroides lenta, unas glándulas adrenales lentas, del efecto secundario de algún medicamento que está tomando, de que está deprimida o ansiosa o debido a la dieta que sigue. Si éste es su caso, termine de leer este capítulo, por si acaso, y salte al capítulo 9, que trata sobre el insomnio.

¿Sus medicamentos le están robando?

Cientos de medicamentos comunes son "ladrones", en el sentido de que les arrebatan a sus células los nutrientes que su cuerpo necesita. Como consecuencia, usted termina convertida en un reseco y exhausto saco de medicamentos. Pero la buena noticia es que si usted sabe cuáles son los nutrientes que sus medicamentos le están robando, puede reabastecerse y ¡empezar a disfrutar de su vida una vez más!

Anticonceptivos por vía oral y terapia de sustitución hormonal (TSH)

Los medicamentos que contienen estrógeno le roban a su cuerpo las preciadas vitaminas B, el magnesio, la tirosina, la vitamina C y el zinc, lo que convierte a la persona que los toma en una Mary Mañanera o en una Janet Malabarista debido a que se ven afectadas la tiroides y las glándulas adrenales. Este caso es tan común, que he perdido la cuenta de con cuánta frecuencia entrego el paquete para el control de la natalidad más una dosis de treinta días de pastillas para la tiroides. Además, en estos casos puede suceder que se disminuya el nivel de testosterona del cuerpo porque los anticonceptivos también se roban esta hormona. Entonces, puede ser que la mujer no quede embarazada mientras esté tomando anticonceptivos, ¡pero sin testosterona ni siquiera le van a dar ganas de hacer el amor! Otros síntomas causados por este robo que cometen los anticonceptivos y las medicinas de la TSH son cansancio, displasia cervical, malestar premenstrual, problemas de piel, huesos débiles, malhumor, problemas gastrointestinales y cardiovasculares, depresión e infecciones. Vea el capítulo 12 (Recetas para lidiar con el síndrome premenstrual), en donde explico cómo sentirse mejor mientras esté tomando estos medicamentos.

Las estatinas, medicamentos que reducen el colesterol

Los medicamentos de la clase "estatina" bloquean la enzima que produce colesterol en el hígado. Estas estatinas son los medicamentos más vendidos en el mundo bajo marcas comerciales como Lipitor, Zocor, Mevacor, Crestor, etc. Infortunadamente, también se roban un poderoso antioxidante y energizante que se llama coenzima Q10, o CoQ10, que necesitamos para que el corazón pueda latir, para que los músculos funcionen bien y para que la energía fluya. Así que cuando los medicamentos para bajar el colesterol le roban la CoQ10 de su cuerpo, usted siente unos terribles dolores musculares. Puede ser que también se sienta cansada, débil y que le falte el aliento. Por otra parte, y bastante irónicamente, puede ser que desarrolle problemas del corazón, a pesar de que esos medicamentos están diseñados para prevenir los problemas cardíacos. Probablemente hay millones de personas caminando con un ritmo cansado porque su corazón y sus músculos están hambrientos de CoQ10, un nutriente necesario para la vida y para tener energía. La deficiencia de CoQ10 provocada por las estatinas (así como la fatiga, el ritmo cardíaco anormal y la falta de aire subsecuentes) se puede prevenir totalmente con suplementos de CoQ10, que se tolera sumamente bien. Hay decenas de estudios clínicos controlados que apoyan el uso de CoQ10 en pacientes con problemas cardíacos y, a la luz de la actual epidemia de fallas cardíacas, no veo razón para no tomar en cuenta este poderoso nutriente. En un artículo publicado en *Biofactors* en 2003, los doctores Peter y Ali Langjsoen lo describieron mejor así: "Como médicos, es nuestro deber estar absolutamente seguros de que no le estamos haciendo daño inadvertidamente a nuestros pacientes al crear un deficiencia tan extendida de un nutriente sumamente importante para la función cardíaca normal".

El CoQ10 le baja el colesterol y se introduce en su sangre. Un estudio a ciegas aleatorio publicado en *European Heart Journal* (septiembre 2007) descubrió que los suplementos de CoQ10 (Dosis: *100 mg tres veces al día*) mejora el flujo de la sangre al relajar los vasos sanguíneos en pacientes con enfermedades coronarias. Investigaciones recientes también apoyan estos beneficios en los diabéticos.

Si usted está tomando algún medicamento ladrón de CoQ10, le invito a que lea ese capítulo. Para estar a salvo, si usted toma alguna estatina, tome también *como mínimo 100 mg* de coenzima Q10 todas las mañanas y si lo puede pagar y su médico está de acuerdo, tome *100 mg dos o tres veces al día,* y lea el capítulo 2, para que se informe más sobre este maravilloso suplemento.

Medicamentos para la presión alta

Estos medicamentos también se roban la CoQ10, al igual que el potasio, el magnesio y la melatonina (la hormona que nos ayuda a dormir bien y a mantener un buen estado anímico). ¿El resultado? Cansancio, debilidad muscular, retención de agua en las manos y los pies, asma, calambres e insomnio. ¿El remedio? Tomar CoQ10 (*100 mg todas las mañanas*), quelato o glicinato de magnesio (*200 mg dos veces al día*) y melatonina (*alrededor de 1 mg antes de acostarse*). También puede incorporar más potasio a su dieta comiendo banana, higo, salvado, albaricoque, uvas pasas, calabacín, frijoles, papas al horno con la cáscara, sandía y espinaca o tomando jugo de naranja. (No tome la forma líquida laxante del magnesio que viene en un frasco verde a menos que en realidad necesite un laxante. En la mayoría de las farmacias encontrará óxido de magnesio de muchas marcas, pero yo creo que el cuerpo tolera mejor la otra forma: el glicinato de magnesio o el quelato de magnesio y, por esta razón, le recomiendo que la compre en lugar de la otra.)

Otros medicamentos

Revise bien su botiquín porque los medicamentos que le voy a mencionar a continuación también la pueden estar haciendo sentir pésima:

* ❋ Antidepresivos tricíclicos

* ❋ Moduladores selectivos de los receptores de estrógeno (MSRE), como el tamoxifeno y el raloxifeno (Evista)

* ❋ Relajantes musculares y analgésicos

* ❋ Remedios para la migraña

* ❋ Remedios para las alergias, la tos y los resfriados que contengan un antihistamínico

* ❋ Suplementos de calcio

* ❋ Suplementos para dormir o para calmar la ansiedad que contengan ácido gamma-aminobutírico (GABA)

> R̲ₓ *Si usted cree que está tomando un "medicamento que la haga sentir cansada" que yo no haya mencionado en la lista anterior, pídale a su farmacéutico que lo busque y que investigue si el cansancio puede ser uno de sus efectos secundarios. Después, pídale a él o a su médico que la ayude a encontrar un medicamento o suplemento alternativo.*

Nuestras sorprendentes glándulas adrenales

Cada una de estas glándulas, que pesa menos que una uva, yace sobre cada riñón. Las glándulas adrenales usan las vitaminas, las enzimas y el colesterol para producir cerca de doce hormonas que rejuvenecen y energizan nuestro cuerpo, incluyendo el cortisol (que es la hormona del estrés), la DHEA (que produce las hormonas sexuales y equilibra el cortisol), el estrógeno, la progesterona, la testosterona (que son las hormonas sexuales) y, por supuesto, la adrenalina, también llamada epinefrina (que es la que nos da la energía necesaria para enfrentar los desafíos de la vida y para lidiar con el estrés). De hecho, cuando enfrentamos un estrés extremo, las glándulas adrenales nos ayudan a "encender" el sistema que nos permite enfrentarnos a la situación y que agudiza los sentidos (para maniobrar nuestro auto con rapidez), nos aumenta el ritmo cardíaco (para poder correr con mayor velocidad si nos persigue un furibundo Rottweiler) y nos hace más lenta la digestión (si el kayak en el que vamos se voltea, no necesitamos digerir lo que hemos comido).

Si usted es una Janet Malabarista, mantiene prendido el piloto adrenal las veinticuatro horas del día, los siete días a la semana, porque usted está lidiando con un enorme montón de asuntos estresantes como las deudas, los retos del trabajo, alguna enfermedad, la insensibilidad de su pareja, o con cosas pequeñas como embotellamientos de tráfico. Más tarde o más temprano, el piloto llega a su límite y las glándulas adrenales prácticamente detienen la producción. A medida que van pasando los años, su cuerpo termina sin los químicos que la ayudan a lidiar con todas esas cosas. Y en lu-gar de ser capaz de manejar las cosas pequeñas como solía hacerlo, el agotamiento, los cambios de humor, los ataques de pánico, la depresión y la irritabilidad la avasallan.

Una fantástica solución es leer el trabajo del Dr. James Wilson, una de las autoridades mundiales sobre el agotamiento adrenal. El Dr. Wilson es autor de *Adrenal Fatigue: The 21st Century Stress Syndrome* (Smart Publications, 2001), y su página web puede visitarse en www.adrenalfatigue.org.

Conteste el "Cuestionario Adrenal" que encontrará allí (o en el libro) para que determine si sufre de cansancio leve, moderado o severo. El Dr. Wilson también ofrece una línea de suplementos a la medida, que se basa en las respuestas al cuestionario, pero tiene que visitar www.future formulations.com para conseguirlos.

Algunos de los síntomas del agotamiento adrenal son: cansancio matutino, agotamiento vespertino, deseo sexual bajo, ansiedad, depresión, confusión, pérdida de la memoria, poca concentración, problemas de azúcar, malestares premenstruales, bochornos, recuperación lenta de las enfermedades, coyunturas doloridas e insomnio. Las personas que sufren de agotamiento adrenal también pueden tener antojos de alimentos salados y necesitar cafeína.

¡No se meta con mis moléculas de agua!

El estrés tiene un impacto sobre nuestras células incluso a nivel molecular. Masaru Emoto, un investigador japonés, tomó fotografías de cristales de agua que estaban "cargados" con oraciones o música y los comparó con otros que estaban "estresados" con emociones negativas o contaminados con suciedad. En su fascinante libro *Los mensajes ocultos del agua* (Editorial Alamah, 2006), puede ver por usted misma lo que el estrés le hace a su cuerpo. Allí verá fotos de moléculas de agua hechas añicos y, después de todo, nosotros estamos compuestos por agua entre un 70 y un 80 por ciento. Puede visitar el Mundo de Agua de Emoto en www.hado.net. Y la próxima vez que alguien la haga sentir estresada, respire profundamente, perdone a la persona y aléjese porque, literalmente, esa persona se está metiendo con sus moléculas de agua. ¡Es preferible estar contento que tener razón!

Exámenes hormonales

Si quiere saber si sus hormonas del estrés están fluyendo correctamente o si tiene una deficiencia, Genova Diagnostics ofrece un excelente examen de saliva llamado "Adrenocortex Stress Profile," que mide con bastante precisión el nivel de cortisol y de DHEA y le dice cuál es su nivel de DHEA en las mañanas y cómo fluctúa su nivel de cortisol dentro de un período de veinticuatro horas. El examen se lo practican en su casa, pero su médico tiene que estar afiliado a Genova Diagnostics. Si no lo ha hecho ya, lo único que tiene que hacer para afiliarse es mandar vía fax su licencia. Puede encontrar más información en www.gdx.net. Otra magnífica alternativa para las personas que quieren hacerse este examen pero no han podido convencer a su médico de que se afilie a Genova es tomar el asunto de su salud en sus propias manos. Por este motivo me gusta el laboratorio ZRT Labs, que trabaja directamente con los consumidores (y los profesionales de la salud) y también practica exámenes parecidos a los de Genova (incluidos exámenes para medir el nivel del estrógeno, de la testosterona, de la DHEA, del cortisol, de las hormonas de la tiroides y otros). Puede llamarlos al 1-866-600-1636 o visitar su página web en www.zrtlab.com para ordenar el examen que quiera. Entonces, le enviarán un paquete con todo lo necesario a su casa para que se practique el examen y usted tendrá que mandarles sus muestras de vuelta por correo prepagado. Es muy fácil. Yo lo he hecho y al cabo de una o dos semanas recibirá en su casa los resultados junto con un documento que le explica brevemente qué significan. Después puede llevárselos a su médico para que evalúe cómo están sus hormonas. Algunos seguros cubren estos exámenes.

El cuidado y la nutrición de sus glándulas adrenales

Los estimulantes como las bebidas con cafeína, el azúcar, las gaseosas, los carbohidratos y la comida rápida pueden levantarle el ánimo temporalmente, pero al cabo del tiempo le producirán un bajón aun más fuerte. Así que si está sintiéndose cansada, evite ingerir harina blanca, pasta blanca y arroz blanco (bueno, unas porciones de *sushi* está bien). Pero, de lo contrario, elimine las harinas y los cereales refinados, que son vacuos nutricionalmente hablando y contribuyen al agotamiento adrenal. ¡Y deje de saltarse las comidas porque no tiene tiempo de comer! Ésa es la manera más rápida de generar desequilibrios del azúcar (como la diabetes) y, eventualmente, su cuerpo le pasará la cuenta.

También quiero que coma todos los días, ligeramente salteadas o cocinadas al vapor, verduras verdes tales como acelga, hojas de mostaza o de nabo, col verde, espárragos y brócoli, pues son ricas en vitaminas B y la ayudarán a sentirse relajada y energética. Estas verduras son muy delicadas, así que cuando las compre, fíjese bien en que su color sea verde intenso y tenga en cuenta que si las cocina hasta que el color se vuelva verde terroso, perderán todos sus maravillosos nutrientes. También incluya en su dieta mariscos, que son ricos en minerales y en omega-3. Fíjese en que los mariscos que compre no sean demasiado ricos en mercurio, como les pasa a las sardinas noruegas y la trucha alpina. A mí también me gustan el salmón silvestre, el bacalao, la caballa y el arenque, pero no criados en cautiverio, sino silvestres. Y, finalmente, beba bastante agua todos los días, no permita que se le resequen los labios.

Secretos de Suzy que no requieren receta médica

*Examínese usted misma para determinar
si sufre de agotamiento adrenal*

A continuación encontrará un examen rápido que puede realizar en casa para descubrir si sufre de agotamiento adrenal. En una habitación a oscuras, siéntese frente a un espejo. Durante un minuto ilumínese los ojos con una linterna. En condiciones normales, sus pupilas se van a encoger hasta quedar del tamaño de un puntito y van a permanecer de ese tamaño. Si sufre de agotamiento adrenal, es muy probable que las pupilas se encojan primero y se dilaten después, alternando este patrón durante unos segundos para finalmente quedar dilatadas.

De mujer adormilada a mujer energética, hablando adrenalmente

No existe una manera rápida de reparar esas hormonas maltrechas que durante tanto tiempo usted ha dado por seguras. Pero puede disfrutar de una recompensa si toma por varios meses, quizás un año, plantas adaptogénicas, es decir, sustancias derivadas de las plantas que ayudan a equilibrar su cuerpo (proceso conocido también como homeostasis). A mí personalmente me encantan las plantas adaptogénicas porque son increíblemente inteligentes: corrigen automáticamente lo que está por encima o por debajo del nivel normal sin alterar lo que está bien. Fantástico, ¿no cree? Le recomiendo que compre una combinación de las plantas que menciono a continuación, que se consiguen en el mercado en diferentes fórmulas. O puede comprarlas de manera individual y probar una a la vez. O, también, si prefiere, puede ensayar a tomar un mes una planta y el mes siguiente otra, y así.

* **Cordyceps sinensis**: También se lo conoce como el hongo de la oruga. El extracto de este hongo ayuda a calmar, a dormir mejor, disminuye la presión arterial y ayuda a mejorar la impotencia. También es maravilloso a la hora de energizar el cuerpo, razón por la cual los atletas olímpicos lo toman. Dosis: *300–400 mg dos veces al día.*

✻ ***rhodiola rosea***: Esta planta oriunda de Siberia tiene la capacidad de calmar, de proteger el corazón, de aliviar la depresión, de mejorar el rendimiento laboral, de vencer el cansancio e, incluso, de ayudar a dormir mejor. Un estudio entre cadetes rusos que fue publicado en *Phytomedicine* en 2003, mostró que la *rhodiola* podía mejorar la fatiga, la memoria a corto plazo y además controlar la presión arterial y el pulso durante momentos de estrés. Dosis: *50–100 mg dos veces al día.*

✻ **ashwagandha**: También se la conoce como ginseng indio o cereza del invierno. Esta planta ayurvédica de la India ayuda a controlar el insomnio, pues mejora el sueño; aplaca la ansiedad y la intranquilidad y ayuda a aliviar los dolores y la inflamación de la artritis. Varios estudios han comprobado que incluso mejora el funcionamiento de la tiroides y controla el nivel del azúcar en la sangre y del colesterol. Dosis: *400–500 mg dos o tres veces al día.*

✻ **panax ginseng**: También se lo conoce como ginseng coreano. Esta planta mejora el funcionamiento de las glándulas adrenales y aumenta el deseo sexual, estabiliza la presión arterial y el nivel de energía y mantiene en un nivel saludable la cantidad de cortisol y DHEA dentro del cuerpo. Si le salen vellos en la cara o le da acné, significa que está tomando demasiado, pero los efectos secundarios no son habituales si se toma una dosis normal. Dosis: *200 mg dos o tres veces al día.*

✻ **raíz de regaliz**: Conocida también como glicirriza, esta raíz despierta las glándulas adrenales, aumenta la inmunidad del cuerpo y sana los eczemas y la soriasis. Únicamente la raíz completa de regaliz ayuda a mejorar el funcionamiento adrenal, mientras que otra forma popular, DGL (regaliz de-glicirrizinado), sólo contribuye con la salud gástrica. Dosis: *500–1000 mg antes de las comidas y antes de acostarse, cuatro veces a la semana.* Nota: El uso excesivo de esta planta puede causar problemas cardíacos.

A continuación mencionaré otros nutrientes que son necesarios para aumentar las reservas de energía. En el mercado se consiguen varias combinaciones, pero también se pueden comprar individualmente. Usted no necesita tomarlos todos, así que hablaré de cada uno en el orden en el que yo los probaría. Pruebe los primeros, y si no le funcionan o si siente que necesita algo más, siga con el siguiente; permita que su instinto sea su guía. Cuando se está construyendo un régimen para uno mismo, es preferible incluir un suplemento nuevo cada semana, para asegurarse de que se siente bien con todos.

✳ **Ácido pantoténico o vitamina B$_5$**: Es la vitamina B perfecta y trabaja específicamente para mejorar la salud adrenal, previene las infecciones, normaliza el nivel de colesterol y ayuda a superar el cansancio, debido a que la deficiencia de esta vitamina produce agotamiento, poco apetito, manos y pies calientes y caída del pelo. Son ricos en vitamina B$_5$ los cereales, las nueces, los frijoles, el arroz y la levadura, o puede tomar un suplemento de entre *500 y 1000 mg al día*. Costo: $20–$30.

✳ **Glicinato de magnesio o quelato de magnesio**: El cuerpo necesita magnesio para producir las hormonas adrenales y para luchar contra el cansancio. Estas dos formas de magnesio se absorben con mayor facilidad en el estómago. El magnesio es bueno también para aliviar los calambres en las piernas, la depresión y los dolores de la fibromialgia, pero tenga cuidado: demasiado magnesio puede producir diarrea, especialmente si lo toma en forma de sulfato o citrato. Preferiblemente cómprelo en pastillas o cápsulas, en lugar del magnesio líquido, que es un laxante, que venden en las farmacias en una botella verde. Tres marcas muy buenas de pastillas/cápsulas de magnesio son Solaray, Solgar y Now. Pruebe con *200 a 300 mg una o dos veces por semana*. Costo: $10–$20.

✳ **Vitamina C**: Usted necesita vitamina C para que el cortisol recupere su nivel normal después de haber vivido un suceso estresante o durante períodos de estrés prolongado. La mejor opción es tomar vitamina C de liberación prolongada que contenga una proporción 2:1 entre ácido ascórbico y bioflavonoides. Tome alrededor de *500 mg dos veces al día*. Costo: $15–$20.

✳ **DHEA (dehidroepiandrosterona):** Es posible que tenga una deficiencia de este esteroide si se siente cansada, así que si toma un suplemento puede ser que mejoren sus reservas energéticas, pero es importante que antes de tomar nada se haga un examen que mida su nivel de DHEA, que tiene la capacidad de fomentar la producción de estrógeno y testosterona. Si el resultado es que su nivel es muy bajo, tome el suplemento durante ocho semanas y después descanse cuatro semanas, pues durante ese tiempo es importante que su cuerpo aprenda a producirla de nuevo. Puede repetir el ciclo una vez más si es necesario. Me gustan las cremas de DHEA, algunas de las cuales se venden sin receta médica (como Life Extension o Life-Flo). Otras, que le puede recetar su médico, están compuestas por dosis específicas según sus necesidades particulares. Recuerde que la DHEA es una hormona esteroide, así que no la tome a la ligera. Un nivel bajo puede presentar síntomas como cansancio, bajo deseo sexual, adelgazamiento de los huesos y depresión. Por el contrario, un nivel demasiado alto puede producir pérdida del pelo, por no mencionar que los niveles altos de DHEA están relacionados con los cánceres de origen hormonal. Por tanto, por favor hágase los exámenes correspondientes para determinar si realmente necesita tomar un suplemento. Si es así, tome sólo una dosis pequeña durante un corto período de tiempo y con el monitoreo de su médico. Costo: $15–$20.

✳ **R-ALA (R ácido alfalipoico):** Este fabuloso antioxidante ayuda a la mitocondria (el motor de la célula) a generar energía. Es realmente bueno para las personas que tienen desequilibrios en su nivel de azúcar, que están expuestas a pesticidas o que sufren de dolores debidos a una neuropatía periférica. Tome *50 a 100 mg todas las mañanas.* (Thorne Research ha desarrollado una versión de R-ALA que es difícil de conseguir). El ácido alfalipoico a secas es similar y es una buena alternativa, si lo prefiere, pero tiene que tomar una dosis más alta: *100 a 200 mg todas las mañanas.*

✳ **Ácidos grasos esenciales**: Los aceites de pescado que contienen los ácidos grasos esenciales EPA/DHA ayudan a reducir la inflamación y el dolor. Tome *1.000 mg dos veces al día con las comidas*. Le vendrán mejor si además del suplemento come bastantes frutas y verduras coloridas o si los toma junto con un suplemento antioxidante.

Recuerde, lo importante no es la cantidad de estrés con que tenga que lidiar en su vida, sino la manera en que lo canaliza. Todos tenemos que vivir con más o menos estrés, pero sin importar qué tengamos que enfrentar, necesitamos dormir lo suficiente, relajarnos más, ver una película divertida, observar un atardecer o contratar a una masajista. Todo lo que nos ayude a nutrir el espíritu nos ayuda también a aliviar el cansancio, pero actividades como caminar por un bosque, hacer ejercicio, meditar y practicar algún pasatiempo que nos guste son maneras fabulosas de canalizar el estrés y energizar el espíritu. Si usted es una Wanda Trabajadora, preste atención, porque este tipo de mujer es la que más se puede beneficiar de estas recomendaciones.

Agotamiento tiroideo

La tiroides es una glándula que tiene forma de mariposa y está ubicada en la base de la garganta. Produce la hormona tiroidea, que es la que regula la energía y la temperatura corporal, entre otras cosas.

Si usted cree que es una Mary Mañanera, es probable que tenga la tiroides lenta, enfermedad que se llama "hipotiroidismo", lo que significa que tiene tendencia a sentirse perezosa, a cansarse con facilidad, a ser sensible al frío y a verse pálida. Es posible que haya perdido la capa exterior de las cejas, que le cueste trabajo perder peso y que luche contra una baja presión arterial, una baja temperatura corporal, con el estreñimiento, el colesterol alto y con los calambres que se presentan en la noche. Puede ser que le dé mareo cuando se levanta, se sienta deprimida o tenga hinchados los ojos, que sus uñas sean quebradizas y delgadas, que tenga secos la piel y el pelo, que se le caiga el pelo y que a veces escuche pitos en los oídos (tinitus) y, por supuesto, que sienta muy pocas ganas de tener sexo o sencillamente ningunas ganas. En algunos casos todo lo que se necesita es nutrir las glándulas adrenales para corregir el desequilibrio tiroideo, por tanto, antes de tomar algún medicamento para la tiroides, trate de mejorar dichas glándulas.

Por lo general, el problema de la tiroides lenta es básicamente femenino, así que es acertado decir que de alguna manera el estrógeno, la hormona femenina, desempeña algún papel. Y la razón es que el estrógeno es un ladrón: se roba el zinc y la tirosina de nuestro cuerpo, pero la tiroides necesita de ambos para producir suficiente hormona tiroidea. El estrógeno también regula el uso que le damos al zinc y al cobre, que a su vez regulan el funcionamiento de la tiroides, la libido y el estado de ánimo. Los minerales como éstos tienen efectos nefastos cuando se toman en demasía, así que no los tome indiscriminadamente, a menos que esté segura de que tiene una deficiencia.

Una proporción alta de cobre y zinc puede causar hipotiroidismo (así como una proporción baja puede producir hipertiroidismo, la enfermedad contraria, cuyos síntomas son nerviosismo, temblor de las manos, palpitaciones, insomnio, pérdida de peso, períodos cortos, cansancio y sensación de calor). Un estudio del *New England Journal of Medicine* también demostró que el estrógeno puede aumentar la unión entre las proteínas de la tirosina, que es un precursor de la hormona tiroidea activa que deja menos hormona "libre" fluyendo alrededor de donde usted la necesita. ¿El resultado? De nuevo, cansancio como resultado del hipotiroidismo.

Los exámenes típicos de sangre que su médico le puede hacer en su consultorio no siempre demuestran si usted tiene una tiroides lenta, pues sólo miden algunos tipos de hormona tiroidea. Pero si el examen de sangre revela que tiene bajo el nivel de hormona tiroidea, probablemente le van a recetar algún medicamento que contenga hormonas precursoras que su cuerpo tiene que activar. Este tipo de medicinas incluyen Synthroid, Levoxyl y Levothyroxine. Armour Thyroid es una combinación que contiene tanto hormonas activas como hormonas precursoras, lo que convierte a este medicamento en una alternativa más eficaz para la mayoría de las personas.

Desafortunadamente, muchas personas que tienen tiroides lenta pasan desapercibidas porque su enfermedad es "subclínica," es decir, que los exámenes médicos no la detectan. La gente que tiene lento el pulso o que su temperatura metabólica es baja por lo general sufre de hipotiroidismo. Así que si usted cree que tiene lenta la tiroides, pero su médico no encuentra evidencia de ello, le voy a dar una buena idea: tómese la temperatura debajo del brazo.

Use un termómetro de vidrio común y agítelo antes de acostarse. A la mañana siguiente, lo primero que debe hacer antes de levantarse es tomar el termómetro y ponérselo bien adentro en la axila. Quédese acostada quieta en la cama (puede leer, si quiere) durante diez minutos, o quince, si tiene sobrepeso (puesto que si es así, a su cuerpo le tomará más tiempo alcanzar su temperatura metabólica). Los termómetros de vidrio son difíciles de conseguir hoy día, en ese caso podrá usar uno digital. Cuando pite, significa que ya puede quitárselo de debajo del brazo y leer la temperatura. Si su temperatura está entre los 97,8 y los 98,2 grados F, su tiroides está en perfecto estado. Pero si el termómetro marca menos de 97,8 grados, por lo general significa que sufre ya sea de hipotiroidismo o de hipoadrenalismo (mal funcionamiento de las glándulas adrenales). Tenga en cuenta que por lo general la temperatura hipotiroidea es estable y baja, mientras que la temperatura hipoadrenal varía.

> Es mejor que tome sus medicamentos y suplementos para la tiroides en cuanto se levante por la mañana, antes de hacer cualquier otra cosa, con el estómago vacío y entre treinta y sesenta minutos antes de desayunar.

Debido a que la tiroides está conectada químicamente con las glándulas adrenales, muchas personas sufren de ambas enfermedades (¡hola, Mujer Adormilada!). Le sugiero que se tome la temperatura como lo expliqué durante dos semanas y lleve el récord. Infórmele a su médico los resultados y hable con él sobre sus preocupaciones, para que pueda descubrir cuáles sistemas de su cuerpo están realmente enfermos. Necesita que le hagan exámenes médicos para poder llegar a una conclusión. Genova y ZRT ofrecen exámenes caseros para ayudarla a encontrar la razón de su cansancio.

Alimente su tiroides

El humo del cigarrillo disminuye la producción de la tiroides, por tanto, evítelo en lo posible y procure limitar su ingesta diaria de toronja, productos a base de soya, brócoli y repollo, no consuma más de una o dos porciones al día. Los suplementos protectores de los senos y la próstata conocidos como Indole-3 Carbonil (I3C), que son derivados de verduras crucíferas, pueden bajar el nivel de la hormona tiroidea, entonces es importante que, si sufre de hipotiroidismo, no tome más de *200 mg al día*. Mantenga la ingesta de los siguientes alimentos al mínimo, pues también pueden bajar el nivel de la hormona tiroidea: nabo, repollo, productos derivados de la soya, maní, piñones y mijo.

Cuando cocine, utilice aceite de oliva, de semillas de uva o de coco en lugar de aceite de soya. Compre alimentos or-

> Una excelente fuente de información para las personas enfermas de la tiroides es The Broda O. Barnes, M.D., Research Foundation (www.brodabarnes.org).

gánicos debidamente certificados porque los pesticidas y los xenobióticos (vea capítulo 12) le hacen daño a la tiroides y disminuyen la producción de la hormona tiroidea.

Por otro lado, las carnes, los productos lácteos, los huevos, los frijoles, las nueces, la banana y el aguacate son magníficas fuentes de tirosina, que, a su vez, fortalece la hormona tiroidea. Los mariscos y las algas marinas son una fuente rica en yodo y algunos otros minerales que necesita la tiroides para producir su hormona. No hay nada más rico que el alga wakame o que mi platillo favorito: rollito de atún con mayonesa picante y jengibre.

De mujer adormilada a mujer energética, hablando tiroideamente

Usted puede reactivar su glándula tiroides con cualquiera de los productos que voy a mencionar a continuación que no requieren receta médica. Cómprelos por separado y pruébelos durante uno o dos meses, a ver cómo se siente. Si quiere una reactivación fuerte, compre una fórmula que combine varios productos, como por ejemplo la de Enzymatic Therapy's Thyroid & L-Tyrosine, que es una muy buena opción. Otra igualmente buena es Thyrocsin, de Thorne Research.

✳ **Sal natural:** Este tipo de sal contiene oligoelementos naturales tales como yodo, magnesio, hierro y potasio. Lo mejor de este tipo de sal es que se parece mucho a la sal que tenemos en el cuerpo y no ha sido ni refinada, ni calentada ni blanqueada, como sí le ha pasado a la sal de mesa común (cloruro de sodio). Nuestro cuerpo absorbe fácilmente las sales marinas naturales, y los minerales que contienen promueven la salud de la tiroides. A mí, personalmente, me gusta RealSalt (www.realsalt.com), pero también puede conseguir sales *gourmet* fantásticas traídas del Himalaya, de Perú y de Hawaí en www.seasalt.com. Es importante que tenga presente que este tipo de sales saludables ayuda a mantener la vida y promueve la buena salud, mientras que las sales adulteradas químicamente o blanqueadas son nocivas. ¡Por favor, cambie de sal!

✴ **Selenio**: Éste es el mejor mineral que usted puede tomar si tiene la tiroides lenta (o si usted es un hombre con un conteo bajo de espermatozoides). La cantidad de selenio en la tierra varía enormemente de un estado a otro, así que probablemente usted no podrá determinar si las frutas y verduras que está comiendo son ricas en selenio o no, pero sí es una certeza que el contenido de selenio en los alimentos preparados con harinas blanqueadas es deficiente. El selenio tiene la capacidad de mejorar las enfermedades de la tiroides, especialmente aquéllas que están relacionadas con la autoinmunidad, y ayuda, además, a bajar la cantidad de mercurio que tenga en el cuerpo. Su mejor amiga es la vitamina E, con quien trabaja conjuntamente para producir energía y para disminuir el riesgo de sufrir inflamaciones o de desarrollar un cáncer. Compre citrato de selenio o picolinato de selenio y tome *200 mg todas las mañanas*. Puede repetir la dosis a las tres de la tarde, si siente que la necesita para sentirse más normal y con más energía el resto de la tarde.

✴ **Tirosina**: Su cuerpo necesita este aminoácido natural para producir las hormonas de la tiroides, pero colmarse el organismo con ella no es útil teniendo en cuenta que tiene que estar en equilibrio con otros elementos, tales como el yodo. Sin embargo, recomiendo una dosis *pequeña* de tirosina porque ésta interviene en la producción de dos químicos cerebrales, la dopamina y la norepinefrina, que ayudan a contrarrestar la depresión y nos mantienen energizados, concentrados y apasionados. Pero no la tome si tiene la presión alta y no se la han estabilizado o si le causa palpitaciones al corazón. De lo contrario, tome entre *100 y 500 mg una o dos veces al día*.

✳ **Yodo**: El cuerpo no produce este oligoelemento, pero es necesario para la salud de la tiroides, de los senos y de la próstata. Yo creo que la mayoría de los estadounidenses tiene una deficiencia de yodo porque su dieta no les provee del suficiente. Antiguamente, los alimentos horneados solían contener yodo, pero hace cuarenta años aproximadamente, las leyes cambiaron y lo reemplazaron por un aditivo llamado bromo, a pesar de que muchos científicos lo consideran tóxico. Además, al parecer reduce el nivel de yodo, lo que conduce a una deficiencia. Por lo general, el suelo es pobre en este oligoelemento, por tanto los alimentos cultivados también lo son. De esa manera, durante las dos últimas décadas sistemáticamente se ha ido bajando el nivel de yodo de los estadounidenses. Varios estudios han demostrado que existe relación entre la deficiencia de yodo y las enfermedades como el bocio, es decir el crecimiento anormal de la tiroides, el cáncer de próstata y de seno, el hipotiroidismo, el síndrome de Raynaud y la enfermedad fibroquística de seno. Otros síntomas de que se tiene bajo el yodo son: ojos secos, imposibilidad de sudar, piel seca, quistes en los ovarios y disminución de la producción de ácido en el estómago (ver capítulo 4 para mayor información sobre este tema).

Si usted piensa que tiene bajo el nivel de yodo, es fácil saberlo si se realiza un examen de orina; sólo pídale a su médico que se lo ordene. También puede tomar el suplemento en pastillas llamado Iodoral, que no requiere de receta médica y que venden en las tiendas naturistas o en Internet. Me gusta esa marca porque viene en pastillas y porque contiene tanto yodo como yoduro, por lo cual es especialmente útil. Sólo tome un suplemento de yodo si el examen correspondiente muestra que tiene una deficiencia.

Un profesional de la salud puede darle una receta para la misma sustancia pero que venden en jarabe, medicamento que se llama Lugol's Solution. Infortunadamente, por lo general la gente no entiende la importancia del yodo y le teme, así que lograr que su médico esté de acuerdo en prescribírselo puede requerir de su perseverancia. Varios estudios han demostrado que no es peligroso tomar una dosis cien veces mayor que la que recomienda la RDA de Estados Unidos. Yo tomé 50 mg diarios durante dos meses para corregir la deficiencia que tenía, lo que equivale a 333 veces más que la recomendación de la RDA, pero, insisto: yo tenía una deficiencia. La mayoría de la gente no necesita una dosis tan alta, pero le cuento mi caso personal para demostrar que es un mineral confiable, si uno realmente lo necesita. Si usted tiene bajo el nivel de yodo de su cuerpo, está corriendo el riesgo de sufrir enfermedades graves, por tanto, es importante que descubra cuál es su nivel, especialmente si se identifica con el tipo de Mary Mañanera o Mujer Adormilada, que expliqué páginas atrás.

✳ **Zinc**: Este mineral antioxidante es de vital importancia si usted toma antiácidos, anticonceptivos y si está haciendo una terapia de sustitución hormonal, o si usted es un hombre, puesto que el zinc es esencial para la producción de testosterona. Los síntomas típicos de la deficiencia de zinc son caída del pelo, pérdida del apetito, incapacidad de saborear los alimentos y cansancio mental. En los hombres también se añade a la lista la disfunción eréctil. Y en los niños la falta de zinc puede atrofiarles el crecimiento.

Usted puede descubrir si tiene deficiencia de zinc en diez segundos: compre una botella de zinc en jarabe en cualquier tienda naturista y tome una cucharada del jarabe sin tragárselo, después escúpalo. Si le supo asqueroso y amargo, considérese afortunada, pues es probable que sus niveles de zinc sean los adecuados. Por el contrario, si no es capaz de saborearlo, o si le sabe ligeramente dulce, posiblemente tenga una deficiencia. Los alimentos ricos en zinc incluyen las carnes, el hígado, las ostras, los huevos y el trigo integral. Empiece tomando un suplemento de zinc en jarabe, pero en dosis pequeñas, porque, como todos los minerales, puede ser nocivo si se ingiere en demasía. Hágale seguimiento a su progreso y no tome más zinc en cuanto el jarabe le sepa amargo. Otra opción de tomar el suplemento de zinc es en forma de pastillas, que están en la sección de medicinas para la tos y los resfriados en las farmacias. La dosis típica varía entre *5 a 25 mg* para tomar *con la cena o siga las instrucciones de la etiqueta.*

Las "B"

Sin lugar a dudas, usted siempre se va a sentir cansada si no cuenta con vitaminas tales como el folato, la B_6, la B_{12}, la riboflavina y la pantetina. Pero no olvide que necesita *todas* las vitaminas B. Este grupo de vitaminas puede considerarse como un concierto en el cual todos los instrumentos suenan mejor cuando tocan juntos. Tomar un complejo B de alta calidad todos los días es de tremenda ayuda para todas las mujeres, se pueden tomar *50 mg en la mañana*, pero disminuya la cantidad si empieza a tener pesadillas, que pueden ser causadas por exceso de B_6. Pero tome, sin dudarlo, *una tableta de 5-MTHF* (FolaPro, de Metagenics o 5-MTHF Active Folic, de Sound Nutrition), un suplemento que puede compensar cualquier incapacidad de activar el ácido fólico, una enfermedad que se presenta entre el 25 por ciento y el 30 por ciento de toda la población del país. El cuerpo de estas personas no tiene la capacidad de convertir el ácido fólico en 5-MTHF (5-metiltetrahidrofolato), por lo cual tienen mayor riesgo de sentirse cansadas o deprimidas, de sufrir de displasia cervical y desarrollar cáncer de ovarios, de seno y de cuello uterino. Y si son hombres, de desarrollar cáncer de próstata.

Puede suceder también que usted esté tomando un medicamento que sea un ladrón de vitaminas B (vea la parte V), entonces manténgase saludable tomando un buen suplemento de vitaminas B. Un suplemento multivitamínico común no es suficiente, necesita un complejo que contenga todas las vitaminas B más 5-MTHF.

El 5-MTHF, que es la forma activa del ácido fólico y se da naturalmente en el cuerpo humano, es difícil de encontrar, pero vale la pena su búsqueda. Ésta es la mejor forma de tomarlo porque circula libremente con la sangre y baña todos los tejidos del cuerpo. Más específicamente, al llegar al cerebro tiene la capacidad de mejorar el estado de ánimo, mermar la hiperactividad en los niños con TDDAH y es de utilidad en muchas enfermedades neuropsiquiátricas que dependen de esta vitamina B.

Pero recuerde: no exagere. Tomar demasiado folato (5-MTHF) puede ser tan dañino como tener bajo su nivel.

Ensayos clínicos para los curiosos

La *rhodiola rosea* ha sido utilizada durante siglos en las regiones árticas y alpinas para ayudar a sus habitantes a aguantar el ambiente frío y estresante. En un estudio realizado en 2003 entre cadetes rusos, los investigadores concluyeron que la hierba ártica tenía efectos antiestresantes y que podía mejorar la fatiga y fortalecer el desempeño mental. Un estudio que fue publicado en 2003 en *Phytomedicine* y en el que se observaron a 121 cadetes rusos sanos del sexo masculino (entre 19 y 21 años de edad) hizo grandes hallazgos. Utilizando placebos en un ensayo a ciegas bien controlado descubrió que los que tomaban *rhodiola* (de 370 a 555 mg) mostraron un aumento de la memoria a corto plazo y mejorías en la capacidad mental (como la que necesitan los hombres para memorizar y ordenar números). Le aclaro que hablo de mejorar la calidad y no la cantidad del trabajo. Y durante períodos de estrés y fatiga fisiológica, los que tomaron *rhodiola* mantuvieron bajos su presión y su pulso. En este ensayo, la dosis más baja funcionó tan bien o mejor que la más alta. Si este combatiente contra la fatiga funciona para cadetes rusos, ¡seguro que le vendrá muy bien a usted! En caso de que sea sensible a esta planta, mejor ingiera la dosis más baja (*50 a 100 mg dos o tres veces al día*).

2

Recetas que le cuidan el corazón

Pues bien, amigas mías, a continuación les voy a dar una información que les puede salvar la vida, y tal vez ustedes no se hayan dado cuenta: los síntomas de las enfermedades cardíacas son cosas cotidianas que probablemente ustedes no consideran, sino hasta que es demasiado tarde. Por ejemplo, algunos síntomas pueden incluir quedarse sin aliento cuando se está haciendo algún esfuerzo, que algunas venas se le vean como telarañas a través de la piel, cansancio sin motivo aparente, tobillos hinchados e, incluso, encías que sangran (la temida gingivitis). La medicina convencional no está en capacidad de prometer que puede prevenir las dolencias cardíacas, si fuera así, éstas no serían la principal causa de muerte de las mujeres en Estados Unidos, ni una persona moriría a causa de ellas, alrededor del mundo, cada treinta y cuatro segundos.

Hoy día, la mayoría de los profesionales de la salud de este país trata de prevenir las enfermedades del corazón recomendando determinados hábitos alimenticios, medicamentos y ejercicio para disminuir la presión arterial, el colesterol y el peso. Por supuesto que estas recomendaciones son importantes, pero desarrollar una enfermedad cardíaca depende de otros factores complejos, como por ejemplo inflamación, ataque de los radicales libres, deficiencia nutricional, tener espesa la sangre y también la capacidad que tenga el cuerpo de activar las vitaminas B. ¿Las buenas noticias? Que existen nutrientes poco costosos que pueden ayudar a contrarrestar los problemas anteriores y a fortalecer las paredes de los vasos sanguíneos que conducen al cerebro y al corazón. Entonces dedíquenme diez minutos de su tiempo . . . pueden salvarle la vida.

El problema con las placas

Consideremos el caso de Sue, una mujer de cincuenta y ocho años que se queja de dolores ocasionales de pecho (tiene angina de pecho). La angina de Sue tiene su origen en la suciedad (está bien, el término médico es "placas ateroscleróticas") acumulada en las paredes de los vasos sanguíneos que conducen al corazón. (La aterosclerosis se conoce también como endurecimiento de las arterias.) En este momento, los vasos sanguíneos de Sue están tapados en tres cuartas partes, lo que a su vez hace que las células no puedan respirar porque no están recibiendo ni el oxígeno ni los nutrientes que necesitan. De hecho, el dolor que Sue siente en el pecho es el grito de ahogo de millones de células del corazón que están agonizando. Durante mucho tiempo, esta mujer ha sufrido de cansancio y de debilidad debido a que tiene mala circulación y su corazón está atrofiado, lo que también explica que se le hinchen las piernas. Si las células del corazón que tienen la función de generar electricidad y conducirla mueren también, el corazón de Sue va a empezar a latir irregularmente, lo que le producirá la sensación de que el pecho le va a estallar.

Sue está encaminada hacia un largo y lúgubre trayecto colmado de medicamentos o hacia una cirugía para ponerle un marcapasos. Puede ser que el dolor de la angina de pecho sea nuevo, pero el taponamiento que tiene por dentro se le ha ido formando desde que era una adolescente.

Cómo funciona la circulación

Veamos cómo se metió Sue en este embrollo. Como todas las demás personas, Sue tiene una red conformada por venas, arterias y pequeñísimos capilares dispersos por todo el cuerpo, que si se estirara, cubriría medio acre. Piense en esta red sanguínea como si fuera la tubería de su cuerpo que está hecha de tejido conjuntivo, que a su vez está compuesto de dos sustancias: el colágeno y la elastina. La vitamina C ayuda a generar este tejido, por esta razón, la deficiencia de vitamina C debilita la tubería y, por tanto, el corazón. Tal vez también por esta razón, allá por 1985, algunos investigadores descubrieron que dosis altas de vitamina C imitaban la acción reductora del colesterol que tienen las estatitas, ¡pero sin los efectos secundarios!

De acuerdo con una investigación del Dr. Matthias Rath (un cardiólogo y científico reconocido a nivel mundial por sus investigaciones y descubrimientos en el campo de la cardiología), cuando se les suprime la vitamina C, los vasos se debilitan y empiezan a lacerarse, de hecho, se les forman grietas por las cuales empiezan a filtrarse diminutas cantidades de sangre. Una de las primeras señales de que hay algún daño es la presencia de gingivitis. Si los capilares que usted tiene en la boca están inflamados y han empezado a sangrar, ¿cómo se imagina que estarán los otros vasos sanguíneos que tiene en el cuerpo? Exactamente: también están sangrando. Ahora, si este proceso empezó durante su adolescencia, imagínese cómo a lo largo de los años millones de estas grietas microscópicas han debilitado su tubería. Pero no se preocupe. Su cuerpo con seguridad va a tratar de intervenir para ayudar a curarla. El colesterol se adhiere a las grietas para tratar de sellarlas y reparar el vaso sanguíneo. Por tanto, me gusta pensar en el colesterol como en un indicador, una bandera roja, si se quiere, que le advierte que tiene maltrechas las arterias, en lugar de considerarlo un riesgo grave contra la salud, como las campañas farmacéuticas le han hecho creer.

> Las placas ateroscleróticas son el molde de yeso de la naturaleza, pues protegen los vasos sanguíneos debilitados desde tiempo atrás. Un ataque cardíaco se presenta cuando estas placas se liberan y se alojan en los vasos sanguíneos que conducen al corazón. Por su parte, las apoplejías se presentan cuando coágulos de sangre se alojan en las arterias que conducen al cerebro.

Es cierto que el colesterol debe mantenerse bajo control, así que tiene que seguir trabajando en esa tarea junto con su médico. Pero su prioridad a la hora de prevenir las enfermedades del corazón y las apoplejías debe ser mantener su tubería en buen estado para que no se le agriete. Entonces, lea este capítulo si quiere aprender a cuidar tanto su corazón como su tubería. Si está interesada en saber más sobre la relación entre la vitamina

C y su corazón, lea *Why Animals Don't Get Heart Attacks—But People Do* (MR Publishing, 2003), del Dr. Rath.

Secretos de Suzy que no requieren receta médica

¡El chocolate es bueno para su corazón y para su alma!

Muy bien, éste es el mejor secreto que le voy a revelar: el chocolate es, en verdad, bueno para el corazón. Es cierto. En un estudio, investigadores reunieron a un grupo de personas y las pusieron a comer chocolate (Dios, ¿dónde estaba yo en ese momento?). Descubrieron que después de dos horas de haberse dado un festín con delicioso chocolate puro, a estas personas el nivel de procianidina, un nutriente saludable para el corazón, se les multiplicó por veinte. ¡Fantástico! Y lo mejor de todo es que descubrieron también que el nivel de los leucotrienos, que son unas sustancias que ayudan a la formación de coágulos en la sangre, disminuyó. Así que si usted no tiene problemas de azúcar o si no sufre de alergias, bien puede justificar comerse dos tabletas de chocolate puro al día. Escoja uno que contenga como mínimo 70 por ciento de cacao, que es lo necesario para producir más procianidina, pero no lo suficiente como para dañarle la dieta. Lea la etiqueta del chocolate que se vaya a comer, puesto que el porcentaje de cacao varía de una marca a otra.

Exámenes vitales que debe pedirle a su médico

Si usted cree que está en riesgo de sufrir un ataque al corazón, la insto a que le pida a su médico que le ordene los siguientes exámenes para que verifique cómo es su estado de salud. No le permita al médico que le recete de una vez medicamentos, pues, como le voy a explicar más adelante, hay otros caminos que puede tomar.

✳ **Niveles de lipoproteína A Lp(a):** Un examen de sangre puede medir cuánta Lp(a) tiene en sus arterias, por tanto, es mejor vaticinador de su estado que el examen que le mide los niveles de colesterol. Si el resultado le sale alto, pruebe a tomar Epican Forte, un suplemento creado por el Dr. Matthias Rath que contiene la proporción perfecta de vitamina C, L-Lisina y L-Prolina y cuyo objetivo es ayudar a bajar dichos niveles. Este suplemento se consigue en las tiendas naturistas y en www.drrathresearch.org. Tómese *dos cápsulas tres veces al día.*

✳ **Niveles de la proteína C-reactiva ultrasensible (PCR)**: Este examen es diferente al que normalmente se hace de proteína C-reactiva, puesto que éste mide cuán inflamado está su cuerpo. Cuanto mayor sea la inflamación, mayor es el riesgo de desarrollar una enfermedad del corazón y otras enfermedades potencialmente mortales. Puede bajar su nivel de PCR tomando vitamina E natural *(400 IU),* aceite de pescado *(2.000 mg, dos veces al día, con las comidas),* complejo vitamínico B *(50 mg al día),* ácido fólico *(800 mcg al día),* coenzima Q10 *(100 mg al día)* y *agregándole jengibre molido a sus alimentos.*

✳ **Niveles de homocisteína**: El examen que mide el nivel de homocisteína indica también si el cuerpo está inflamado, que, como ya mencioné, es un factor de riesgo para desarrollar alguna enfermedad cardíaca. Así mismo, los niveles de homocisteína nos dicen si nuestro cuerpo está activando el ácido fólico, que es importante, repito, para mantener la salud del corazón. Si los niveles de homocisteína están altos, puede bajarlos tomando ácido fólico más vitamina B_{12}, pues estas dos vitaminas B trabajan conjuntamente para reducir la inflamación. A mí personalmente me gusta Methyl-Guard, de Thorne, que es una combinación de varias vitaminas B, pero también existen en el mercado otras opciones maravillosas que se venden sin receta médica.

✳ **Niveles de fibrinógeno**: Este examen determina qué tan espesa tiene la sangre, información que es importante si se tiene en cuenta que tener la sangre espesa es otro de los factores de riesgo para desarrollar alguna enfermedad del corazón o cáncer, o sufrir una apoplejía. (Tenga en cuenta que el riesgo de desarrollar un cáncer aumenta en este caso porque la sangre espesa significa estancamiento.) Para bajar el nivel de fibrinógeno, ¡se usan gusanos!

Algunas científicos muy ingeniosos extraen de los gusanos de seda japoneses una sustancia que se llama "lumbrokinase," que tiene la capacidad de disolver los coágulos y volver más líquida la sangre. Fíjese bien en cuál marca escoge, porque si no elige bien, puede terminar con gusanos de tierra molidos. ¡Aghh! Boluoke es una buena marca y ha sido usada en investigaciones clínicas; a veces la venden en los consultorios médicos, aunque no requiere de receta. Es probable que su médico se la pueda conseguir llamando al distribuidor, Canada RNA, al teléfono 866-287-4986 (www.canadarna.com). Un frasco cuesta alrededor de $95. Pero usted también puede comprar en una tienda naturista un disolvente de coágulos similar que se llama "nattokinase," que es una enzima natural derivada de la soya que se ha descubierto que disminuye la tendencia de la sangre a coagularse y, por tanto, disminuye el riesgo de sufrir una apoplejía. A mí me gusta Natto-K, de Enzymedica, que tomo como parte de mi rutina para cuidar mi salud. Otros laboratorios reconocidos que producen nattokinase son Solaray, Allergy Research, Enzymatic Therapy y Vitamin Research (para obtener información sobre cómo encontrar estos productos, vaya a la sección de fuentes).

Las hormonas y el corazón

¡Es tan confuso! Primero, nos dicen que la terapia de sustitución hormonal nos va a proteger contra las enfermedades del corazón, pero después nos dicen que al parecer esos medicamentos son peligrosos para nuestra tubería y nuestro corazón. Entonces, ¿qué debemos hacer?

La confusión llegó a su punto más álgido con una investigación histórica, patrocinada por los National Institutes of Health, llamada Women's Health Initiative (WHI), que les hizo seguimiento a 161.000 mujeres durante quince años (y sigue llevándose a cabo en el presente). Hace unos años, el estudio se detuvo intempestivamente cuando los investigadores se dieron cuenta de que las mujeres que estaban tomando medicamentos con estrógeno y progestina sintéticos tenían un índice de muerte mayor a causa de cáncer de seno, apoplejía y ataque cardíaco. El mensaje tanto para los médicos como para las mujeres es que las hormonas sintéticas recetadas, específicamente aquéllas como Premarin y Prempro, que contienen estrógeno derivado de caballos o progestina hecha por el hombre, le hacen más daño que bien a nuestra tubería. Por otra parte, parece ser que las hormonas naturales bioidénticas son mucho menos peligrosas para el corazón y el sistema circulatorio y, en algunos casos, protegen del cáncer. Así que, amiga mía, usted tiene que tomar las riendas de su salud e investigar más sobre las hormonas bioidénticas versus las sintéticas. Para empezar, lea los capítulos del 11 al 13.

Medicamentos perjudiciales para el corazón

Algunos medicamentos anuncian que un paro cardíaco puede ser uno de sus posibles efectos secundarios, tal es el caso de los analgésicos que contienen codeína (Tylenol # 3), hidrocodona (Lortab, Vicodin) u oxicodona (Percocet, OxyContin), la Viagra (sildenafil), los medicamentos para la migraña que contienen triptano (Imitrex) y los diuréticos que bajan el nivel de potasio (como la furosemida). Es cierto, los paros cardíacos son poco frecuentes, pero existe la posibilidad de que ocurran, por tanto, si usted tiene antecedentes de problemas cardíacos, pídale a su médico que le sugiera otras alternativas. ***Nunca deje de tomar un medicamento recetado sin que su médico le dé su aprobación.***

El colesterol: una sustancia malinterpretada

Hoy día tenemos la tendencia a culpar al colesterol por el riesgo que corremos de sufrir alguna enfermedad del corazón y nos proponemos bajar sus niveles a como dé lugar. Sin embargo, debemos tener cuidado: no todo el colesterol es "malo," sólo la forma conocida como LDL, que es en parte la basura que se nos pega a las arterias, con la ayuda de la Lp(a). Puede ser que el colesterol alto sea un indicio de que la salud de la persona no es buena, pero también es posible que sea un observador casual de otras fuerzas destructivas que tal vez usted está pasando por alto. Por supuesto, es importante que disminuya su nivel de colesterol, pero este asunto se ha convertido en una obsesión nacional hasta tal punto que ni siquiera se tiene en cuenta que ¡aproximadamente una tercera parte de las víctimas de un ataque cardíaco ni siquiera tiene alto el colesterol!

La parte buena del colesterol es que ayuda al cuerpo a producir pregnenolona, que es la hormona madre, la precursora de muchas otras hormonas importantes como la DHEA (la hormona de la "juventud"), la testosterona (la hormona del sexo masculino), el cortisol (la hormona del estrés) y el estrógeno y la progesterona (dos hormonas importantes del sexo femenino). Así que si el colesterol está demasiado bajo, el cuerpo se vuelve propenso a sufrir de alergias, infecciones, cansancio, confusión, pérdida de la memoria, incontinencia y depresión. También se pierde interés en el sexo y —¿está sentada?— puede ser que aumenten las probabilidades de sufrir algunos tipos de enfermedades cardíacas.

Secretos de Suzy que no requieren receta médica

¡El sexo es bueno para su corazón!

Según algunas investigaciones recientes, disfrutar del sexo con entusiasmo y con relativa frecuencia (unas tres veces por semana), les reduce a los hombres a la mitad el riesgo de sufrir un ataque cardíaco o una apoplejía. Todavía no han hecho estudios comparativos en mujeres, pero, ¿por qué esperar a que los hagan? Cuéntele a su pareja sobre esta nueva actividad saludable para el corazón ¡y explíquele que usted sólo está cumpliendo las órdenes del médico!

Las estatinas: ¿Realmente pueden salvarle el corazón?

En la actualidad, las estatinas más comunes incluyen al Lipitor (atorvastatina), Mevacor y Altocor (ambos contienen lovastatina), Zocor (simvastatina), Crestor (rosuvastatina) y Pravachol (pravastatina). Algunos medicamentos como Advicor y Caduet son combinaciones que contienen una estatina mezclada con otras sustancias para controlar la presión arterial.

Las estatinas inhiben una enzima natural del hígado llamada HMG-CoA Reductasa. Puesto que en su mayor parte es el hígado el que produce el colesterol, la acción de la estatina consiste en bloquear su producción desde la fuente, pero no afecta el colesterol dietario que la persona ingiere, digamos, en una hamburguesa con queso.

Las estatinas están dentro de los diez medicamentos más vendidos cada año en el país y les han producido miles de millones de dólares a sus fabricantes. Es cierto que pueden mermarles el riesgo de sufrir enfermedades del corazón a muchas personas, y en el año 2006 incluso se les hizo publicidad como posibles protectores del corazón después de un infarto.

Pero el problema con las estatinas es que en realidad no combaten la verdadera causa de las enfermedades cardiovasculares, que es tener el músculo cardíaco debilitado y las arterias agrietadas. Además, es bien sabido que estos enemigos del colesterol le causan daños al hígado, lo que explica por qué su médico empieza a hacerle seguimiento a su hígado en cuanto usted empieza a tomar estatinas. Síntomas tales como piel amarillenta reseca, orina oscura o dolor abdominal pueden indicar daños hepáticos, por tanto debe comunicarse con su médico de inmediato.

Por otra parte, las estatinas también pueden tener otros muchos efectos secundarios, como pérdida de la memoria, debilidad muscular, dolor, depresión, debilidad y calambres en los brazos y las piernas, náuseas, cansancio y dolor en las articulaciones. También tienen efectos secundarios que son potencialmente mortales, tales como pancreatitis (una dolorosa y peligrosa inflamación del páncreas), rabdomiólisis (una deterioración grave de los músculos que causa daño en los riñones). Entonces, si usted toma alguno de estos medicamentos, por favor, cerciórese de que esté tomando la dosis mínima y trate de comer saludablemente y tomar suplementos naturales que sean mejores para su salud y que le permitan disminuir la dosis de estatina que esté tomando o, eventualmente, dejarla del todo. Siempre que esté tomando alguna estatina asegúrese de tomar al tiempo un suplemento de CoQ10 para atenuar algunos de los efectos secundarios, tales como debilidad muscular, cansancio e irregularidades del corazón.

Secretos de Suzy que no requieren receta médica

La coordinación de tiempo lo es todo

Nuestro cuerpo produce la mayor cantidad de colesterol temprano en la mañana, entonces es conveniente que tome sus medicamentos para bajar el colesterol después de la comida o antes de acostarse en la noche.

CoQ10: ¿El medicamento milagroso?

Estudios clínicos han documentado la eficacia de las estatinas a la hora de reducir los niveles de colesterol, pero, irónicamente, estos medicamentos pueden hacerle daño a su corazón, pues merman también el nivel de un nutriente muy importante para él: la coenzima Q10, de la que ya hemos hablado anteriormente. Sí, las estatinas son ladrones de la CoQ10. Hasta los productores de dichos medicamentos saben esto, razón por la cual Merck ha tenido la patente, durante diecisiete años, de una fórmula especial combinada que compone su medicamento Mevacor (lovastatina) con CoQ10, pero que todavía tienen que producir y mercadear. La patente expiró en junio de 2007.

La CoQ10 es de vital importancia para nuestra supervivencia y se ha demostrado que ayuda especialmente a las personas que sufren de hipertensión, migrañas, Parkinson, sida, diabetes y cáncer. Y, mejor aun, la CoQ10 reduce el nivel de Lp(a), esos residuos asquerosos que tapan las arterias, como ya vimos anteriormente. Nuestro nivel de CoQ10 se va reduciendo a medida que vamos envejeciendo, pero también puede verse mermado por algunas enfermedades crónicas y ciertos medicamentos, como las estatinas, los que tratan la diabetes y muchos de los que bajan la presión arterial.

La mayor concentración de CoQ10 del cuerpo está en el corazón, así que cuando otros medicamentos se la roban, mueren millones de células del corazón. Algunas consecuencias posibles de la deficiencia de esta coenzima incluyen insuficiencia cardíaca congestiva, hipertensión, angina, prolapso de la válvula mitral, problemas en el ritmo cardíaco y apoplejía, a pesar de que los niveles de colesterol estén perfectos. La deficiencia de este nutriente puede también causar calambres y dolores musculares, que, a propósito, son un efecto secundario muy común de las estatinas, que se puede aliviar tomando un suplemento de CoQ10.

Si usted de verdad quiere proteger su tubería, su corazón y su cerebro, ¡por favor tome un suplemento de CoQ10! Le recomiendo entre *50 y 100 mg una o dos veces al día en la mañana y/o a mediodía*. Si usted está tomando alguna estatina, le recomiendo que como mínimo tome *100 mg dos veces al día*. No tome el suplemento demasiado tarde en el día porque al ser energizante, puede quitarle el sueño.

La coenzima Q10 verdadera es de color naranja brillante; asegúrese de que la marca que escoja tenga un color que indique su buena calidad. Yo, personalmente, prefiero cápsulas blandas en lugar de pastillas, puesto que se asimilan mejor en el torrente sanguíneo. Algunas marcas buenas que se consiguen en la mayoría de las farmacias y en las tiendas naturistas son Jarrow, Country Life, Healthy Origins y Vitamin World. Costo: $30–$40 al mes.

Los mejores cazadores de colesterol de la naturaleza

¿Qué pasaría si usted no tiene el dinero suficiente para comprar estatinas o si decide no tomarlas? A continuación le menciono varias alternativas que le pueden ser de utilidad.

✳ **Policosanol**: Este nutriente, derivado de la cera de plantas como la caña de azúcar y el ñame, tiene la capacidad de bajar los niveles del colesterol LDL y, con el visto bueno de su médico, incluso puede usarlo en reemplazo de la aspirina en la terapia antiplaquetaria. Tome *10 mg todas las noches con la comida*. Puesto que por lo general los médicos ordenan exámenes de rutina con frecuencia para medir el nivel de colesterol, usted podrá ver cómo está respondiendo al policosanol a los pocos meses de haberlo empezado a tomar. Puede aumentar la dosis a *20 mg todas las noches* si lo considera beneficioso. Este suplemento puede conseguirse en las tiendas naturistas y en Internet. Costo: $10–$25 al mes.

✳ **Levadura roja del arroz**: Ésta es la estatina de la naturaleza. Funciona exactamente igual que las estatinas, pero tiene menos potencia. Y puesto que se comporta como una estatina, también tiene la capacidad de robarse la CoQ10 de sus reservas. Puede tomar *600 mg una o dos veces al día*, pero adicionalmente tome *100 mg de CoQ10 en las mañanas*. A diferencia de las estatinas, la levadura roja del arroz baja los niveles de colesterol pero sin dañar el hígado. Si usted todavía no está tomando alguna estatina, pruebe primero la levadura roja del arroz mientras su médico lo estime conveniente, pero, al igual que si fuera a tomar alguna estatina, primero le tienen que hacer los exámenes hepáticos pertinentes y, después de empezar, no deben dejar a un lado el hígado: pregúntele a su médico (es cierto que es más confiable que una estatina, pero como cualquier cosa que tenga que ver con el colesterol tiene que ver en última instancia con el hígado, su médico querrá tener el mayor cuidado). Si usted ya está tomando una estatina, el médico tendrá que disminuirle la dosis o incluso suprimírsela del todo para que usted vaya aumentando gradualmente la cantidad de levadura roja del arroz que tome. Debe ver los resultados al cabo de tres meses. La puede conseguir en las tiendas naturistas. Costo: $25–$35 al mes.

Nota: No todos los suplementos de levadura roja del arroz contienen la estatina activa para reducir el colesterol. Después de que la FDA presionó a los fabricantes de este suplemento dietético, algunos descontinuaron sus productos y otros le quitaron el componente de estatina, mientras otros simplemente quitaron la mención del término estatina, lo cual al parecer satisfizo a los gigantes farmacéuticos.

Le recomiendo que se fije cuál es el porcentaje de ácido mevinolínico (también llamado monacolinos) que aparece en la botella. Estos términos significan que contiene el ingrediente activo de la estatina necesaria para bajar el colesterol.

✳ **Pantetina**: Esta vitamina B sube el nivel de colesterol bueno (HDL) y baja el del malo (triglicéridos y LDL), lo que baja también el promedio entre ambos. También ayuda a generar la sensación de tener más energía y la lucidez mental, que a su vez es fantástico para contrarrestar el cansancio adrenal (ver el capítulo 1). Puede probar con *200 a 250 mg una o dos veces al día.* Costo: $30–$60 al mes.

Nota: Generalmente es bueno ingerir altas dosis de pantetina durante algunas semanas para fortalecer el metabolismo del cuerpo; sin embargo, sería mejor reducir la dosis a *50 a 100 mg todas las mañanas* para mantenerse bien. Tenga en cuenta que demasiada pantetina puede causar insomnio.

✳ **Fibra**: Une el colesterol en los intestinos. Puede comer alimentos ricos en fibra como avena, cereales integrales, manzana, zanahoria, pera, bayas, repollo y otros similares, o tomar psilio, también conocido como ispágula, que es un ingrediente común de los suplementos de fibra y laxantes que se consiguen sin receta médica, y que con frecuencia les recetan los médicos a las personas que toman estatinas. Recomiendo comer dos alimentos ricos en fibra al día o seguir las instrucciones en el frasco de psilio, que podrá conseguir en cualquier farmacia o tienda naturista. Cómase la fibra (o tome el suplemento) al menos dos horas antes o después de que haya tomado sus medicamentos. Costo: $10–$15 al mes.

Nota: No abuse de la fibra. Se ingiere demasiada, sobre todo si no bebe suficiente agua, puede causarle un severo estreñimiento. Si esto sucede, quizás necesite hacerse un lavado de estómago (¡o dos!) con aceite mineral para eliminar las deposiciones duras y secas.

Tomar la vía alterna

Si usted está tomando alguna estatina o cualquier otro medicamento, pregúntele a su médico si puede disminuir la dosis y tomar un suplemento, como de policosanol, durante tres meses para ver qué pasa (¡pero también tiene que mejorar sus hábitos alimenticios!). Puede suceder que su médico quede tan impresionado con los resultados que decida bajarle la dosis del medicamento que toma o suspendérselo del todo. Trabaje en conjunto con su médico para determinar si lo más conveniente para usted es aumentar la dosis de policosanol o mejor cambiar este suplemento por levadura roja del arroz.

No es dañino comer fibra o tomar pantetina al tiempo que toma policosanol o levadura roja del arroz, o alguna estatina, si ese es el caso. Mi regla con respecto a los suplementos es "empezar con el mínimo y avanzar con lentitud", e ir añadiendo un nuevo suplemento cada semana, en lugar de empezar con varios de una sola vez. De esta manera puede identificar más fácilmente los posibles efectos secundarios.

¿Cómo saber con cuál suplemento comenzar? Use su intuición. Pruebe cada suplemento por un período de noventa días y pasado este tiempo hágase los exámenes pertinentes para ver cómo están los niveles.

También se puede combinar diferentes suplementos para potenciar sus efectos. Su cuerpo será su mejor aliado.

La dieta multicolor

Otra sugerencia fantástica para tener un corazón saludable es comer más alimentos coloridos, ¡y no me refiero a M&Ms! Las frutas y las verduras de color intenso están llenas de antioxidantes, especialmente vitamina C, y tienen la capacidad de fortalecerla para la lucha contra las enfermedades cardíacas y el cáncer. Un estudio reciente que publicó el *American Journal of Clinical Nutrition*, demostró que comer alimentos saludables puede bajar el nivel del colesterol tan eficazmente como algunos medicamentos que contienen estatinas. Así que pruebe las ideas que le presento a continuación o cree su propia dieta multicolor:

✻ **Anaranjado**: Las naranjas son una maravillosa fuente de vitamina C, la cual evita que se les hagan grietas a las arterias.

✻ **Rojo**: Las granadas son una fuente rica en potasio y vitamina B_6, los cuales ayudan a bajar el colesterol y la presión de la sangre. No coma demasiadas si está tomando estatinas, medicamentos antiarrítmicos o inhibidores de los canales del calcio, pues pueden tener el efecto contrario y subir los niveles.

✻ **Amarillo**: El maíz puede aportarle a su dieta la fibra y el ácido fólico que necesita, nutrientes que ayudan a disminuir la inflamación y a bajar los niveles de colesterol.

✻ **Verde**: El brócoli le aporta a su dieta 13C, un nutriente que ayudará a su cuerpo a combatir el cáncer.

✻ **Azul**: Los arándanos contienen resveratrol, una sustancia que hace más lento el proceso del envejecimiento y el deterioro del corazón y protege contra el cáncer, especialmente los tipos que están relacionados con las hormonas femeninas.

✻ **Morado**: La berenjena está colmada de vitaminas B, cobre y potasio, que controlan la presión arterial y pueden bajar el nivel de colesterol.

❋ **Blanco**: Coco. ¡Sorpresa! Seguro que usted pensó que iba a decir avena por su alto contenido de fibra, y sí, eso es cierto, pero probablemente lo que usted no sabía es que el aceite de coco contiene ácido láurico, que destruye todos los tipos de organismos peligrosos que pueden causar inflamaciones e infecciones relacionadas con el corazón. Evite ingerir aceite de coco procesado, mejor use una cucharada de este aceite sin procesar en lugar de aceite vegetal o de oliva. Dos marcas buenas de aceite de coco orgánico son Spectrum y Jarrow; se consiguen en las tiendas naturistas y en Internet.

Cuando se trate de beber saludablemente, el color que quiero que recuerde siempre es el verde. Y la razón es que la bebida que más le va a proteger el corazón por encima de todas las demás es ese antiquísimo sano recurso: el té verde. Contiene catequinas, incluido el EGCG (galato de epigalocatequina), que baja el nivel del LDL e, incluso mejor, evita que se formen depósitos de residuos en las paredes de las arterias que puedan producir coágulos. Ahora bien, puede ser que usted haya escuchado que el vino tinto también cumple la misma función, y así es, pero el té verde es más confiable porque no le causa daño al hígado, no interfiere con sus habilidades a la hora de conducir ni crea adicción.

Otros nutrientes buenos para el corazón

❋ La **d-ribosa** es relativamente desconocida para el público en general, a pesar de que es un azúcar natural que los científicos han estudiado ampliamente. Ayuda al cuerpo a producir el adenosín trifosfato, ATP, que es la molécula de la energía, por tal razón es un remedio fantástico para las personas que viven cansadas o que sufren de insuficiencia cardíaca congestiva o de enfermedad coronaria. Con cada palpitación, le da renovado vigor al corazón y ayuda a aliviar los dolores musculares, la debilidad y los dolores de la fibromalgia. Un estudio aparecido en 2001 en *Journal of Molecular and Cellular Cardiology* demostró la capacidad de la d-ribosa para mejorar los síntomas de fallas cardíacas. Y en 2003, el *European Journal of Heart Failure* se hizo eco de resultados positivos similares cuando publicó un artículo muy interesante que no hizo noticia en Estados Unidos pero del que yo le voy a hablar ahora mismo. Los investigadores diseñaron un estudio aleatorio controlado con placebos para observar si la D-ribosa podía mejorar la función cardíaca ¡y lo logró! Se administraron 5 gr tres veces al día bien de d-ribosa o de placebo a quince personas. Después de solamente tres semanas de tratamiento, las medidas de los ecocardiogramas mostraban mejoras de la función del corazón. Una magnífica opción es Morningstar Minerals' Energy Boost Plus (www.msminerals. com). Siga las instrucciones del frasco en cuanto a la dosis. Costo: $50–$80 al mes.

✳ El **magnesio** y el **calcio** ayudan a equilibrar el pH natural del cuerpo y a bajar la presión arterial. En casi todas las farmacias podrá conseguir buenas combinaciones de estos dos minerales. Siga las instrucciones del frasco en cuanto a la dosis. Valor: $15 al mes.

✳ La **vitamina E** evita que las plaquetas de la sangre se apelmacen y formen coágulos, o sea que es similar a los medicamentos que adelgazan la sangre, pero sin los efectos secundarios de éstos. Trabaja bien junto con la vitamina C en la tarea de prevenir que se formen depósitos de residuos en las arterias. Tome *400 a 800 IU al día de d-alfa tocoferol natural*. O, todavía mejor, pruebe una forma combinada de vitamina E que contenga tocoferol y tocotrienol. Costo: $10 al mes.

✳ La **L-carnitina** ayuda al cuerpo a mantener la energía, previene los calambres en las piernas y disuelve las grasas, específicamente los triglicéridos. Cuando busque este nutriente, puede ser que se encuentre también con la acetil L-carnitina en el estante, que es un nutriente de la misma familia. Esta última es un tipo específico de carnitina muy beneficioso para las personas que tienen trastornos de la memoria. Pero la que yo sugiero para el corazón y los músculos es la L-carnitina normal. Pruebe tomar *250 mg tres o cuatro veces al día con las comidas*. Costo: $30 al mes.

✳ La **linaza** es útil para los vegetarianos que no quieren usar productos derivados del pescado. Es una fuente rica en ácidos grasos, aunque es menos potente que el pescado. Compre las semillas molidas, no el aceite, porque es tan inestable que se pone rancio rápidamente. Puede espolvorear las semillas molidas en la avena, en las ensaladas, en el yogur, en el cereal, en los productos horneados y en los batidos. ¡Es tan fácil y tan bueno para su salud!

✳ La **arginina** mantiene la flexibilidad de las arterias, por tanto es muy benéfica para las personas que sufren de insuficiencia cardíaca congestiva, de angina y de claudicación intermitente de los miembros inferiores. La dosis varía enormemente, así que lo mejor es que le pregunte a su médico qué cantidad es la más apropiada para su caso particular. Procure no prestarle atención a ese estudio desfavorable que salió a la luz pública hace un par de años, pues, en mi opinión, tenía fallas y era muy parcial. Me gusta Perfusia SR, de Thorne, una marca de acción prolongada, o Arginine TR, de CVS. Morningstar Minerals tiene un jarabe de arginina que sabe delicioso y, por supuesto, tanto en farmacias como en tiendas naturistas podrá encontrar otras marcas buenas. La arginina es bastante fácil de conseguir.

> *Las personas con tendencia a contraer herpes deben evitar excederse con la arginina, o equilibrarla con lisina, para prevenir un brote. Puede utilizar suplementos de lisina o ingerir alimentos ricos en ella como carne de res, pollo, pavo, queso cottage, yogur y leche.*

✳ El **aceite de pescado** se extrae de los peces que nadan en las aguas más frías de la Tierra, como alrededor de la Antártida. Puesto que nuestro cuerpo no está en capacidad de producir los ácidos grasos esenciales que se encuentran en los peces, tenemos que comer pescado o tomar suplementos, por ejemplo, de hígado de bacalao o de aceite de pescado omega-3. Los tipos de ácidos omega-3 que componen este aceite son el EPA, ácido eicosapentaenoico, y el DHA, ácido docosahexaenoico. Ambos ayudan a las personas que sufren de enfermedades del corazón a normalizar el ritmo cardíaco, la presión arterial, el nivel de colesterol y los químicos inflamatorios. Los ácidos grasos esenciales también levantan el ánimo si está decaído, alivian los dolores de la artritis, mejoran la memoria, hidratan los ojos secos, mejoran las alergias y el azúcar en la sangre y ayudan a bajarles el ritmo a las personas hiperactivas y a equilibrar el estado de ánimo en las personas que sufren de trastorno bipolar. Pero ésa es apenas la punta del iceberg. Tome *1.000 mg* aproximadamente de EPA/DHA con las comidas, o si usted tiene una enfermedad cardíaca definida, tome al menos *entre 2.000 y 4.000 mg al día, en dosis divididas,* pero sólo con el consentimiento de su médico. Puede suceder que este suplemento le adelgace la sangre, lo que es bueno para la mayoría de las personas, pero consulte con su médico si ya está tomando medicamentos con tal fin.

A lo largo de los años he escuchado que a muchas personas les pasa que después de tomar el suplemento eructan con sabor a pescado. Si esto le sucede a usted de vez en cuando, no es gran cosa, así que no le preste atención y sencillamente meta el frasco de cápsulas completo en el refrigerador para enfriarlas, pero no las congele, porque no es recomendable para los aceites frescos. Después, tome las cápsulas frías.

El problema se agrava si usted presenta una reacción cada vez que toma su dosis o si es todos los días. Entonces puede ser que:

✳ Elaboraron el suplemento que compró con aceites rancios

✳ Usted ha guardado por demasiado tiempo el frasco o lo ha dejado cerca al calor y por tanto se dañaron las cápsulas

✳ Usted no está digiriendo las grasas de una manera normal y saludable

La última opción es la causa más frecuente de esos eructos de pescado, que siempre se presentan en momentos inoportunos, como durante un examen odontológico o durante una oración silenciosa en la iglesia. Definitivamente, no es algo muy agradable que digamos.

Puedo decir, sin temor a equivocarme, que muchos estadounidenses han perdido la capacidad de digerir correctamente las grasas. Usted puede mejorar su digestión y eliminar esos eructos tomando un suplemento de enzimas digestivas que contenga específicamente enzimas pancreáticas. Es así de fácil e indoloro. Algunas personas sólo necesitan una pequeña ayuda para procesar los alimentos que ingieren. Thorne Research tiene unas enzimas de altísima calidad llamadas B.P.P. Y Enzymedica produce otras cuyo nombre es Digest.

Tome la cápsula de aceite de pescado y la enzima digestiva con la comida. Las enzimas pueden tomarse con cada comida, pero le hago una advertencia: no tome enzimas de ningún tipo si tiene úlcera gástrica o duodenal.

También puede considerar tomar lo último que impone la moda: aceite de krill. Y no faltan buenas razones. El krill es un crustáceo diminuto del orden *Euphausiacea*, parecido al camarón, que contiene los mismos ácidos grasos esenciales que el aceite de pescado y que además provee protección antioxidante, pero sin producir la molestia de los eructos con sabor a pescado. El aceite de krill se introduce directamente en las células con mayor facilidad que el aceite de pescado y puede conseguirse en el mercado sin problemas, ya sea en las tiendas naturistas, en el Internet, o en laboratorios como Thorne Research o Swanson Vitamins (ver las fuentes al final del libro).

Tenga mucho cuidado con algunas ostentosas marcas nuevas que ofrecen cápsulas con cubierta entérica. A primera vista, la idea parece bastante buena porque el aceite de pescado se disuelve en lo más profundo del tracto gastrointestinal y, por tanto, se elimina del todo la posibilidad de tener eructos. Pero el problema de este tipo de cubierta es que puede interferir con la absorción de los ácidos grasos esenciales y, peor aun, puede ocultar el hecho de que la fórmula que está tomando está hecha con aceites impuros. La mayoría de las compañías que producen aceite de pescado no lo hacen con mala intención, pero como su farmacéutica de cabecera tengo que advertirle que a veces hay personas inescrupulosas en la industria. Ahora una cosa más: en el año 2006, la FDA aprobó una versión de omega-3 en medicamento que se llama Omacor. La verdad es que no creo que este medicamento tenga alguna ventaja sobre los suplementos que se consiguen sin receta médica y, además, es muy costoso. Sin embargo, si usted prefiere un medicamento aprobado por la FDA en lugar de un suplemento nutricional, Omacor ya se puede conseguir en las farmacias. Yo personalmente siempre he tenido muy buenas experiencias con suplementos de venta libre de diferentes marcas a lo largo de los años. Especialmente me gustan los productos de Nordic Natural. Este laboratorio evita someter a demasiado calor sus productos durante la fabricación y de hecho garantiza que están libres de toxinas y tienen sabor a fruta, puesto que los "condimentan" con esencias de fresa o limón. Con frecuencia, los productos de Nordic Natural se usan en estudios clínicos a ciegas y controlados con placebos. Puede consultar su página web en www.nordicnaturals.com. En todas las farmacias y tiendas naturistas del país se consiguen fácilmente otras marcas buenas de aceite de pescado que cuestan entre $10 y $20 para un mes. Tome el suplemento con la comida.

Un corazón partido en verdad puede matar

En un estudio realizado en la Universidad de Johns Hopkins en el año 2005, y que publicó después el *New England Journal of Medicine*, se demostró que un golpe emocional, tal como la muerte de un ser querido o el rompimiento con la pareja, puede desencadenar una repentina, pero reversible, insuficiencia cardíaca, trastorno llamado cardiomiopatía por estrés. La causa física es el aumento de la liberación de adrenalina y otras hormonas a causa del estrés emocional. La causa metafísica es . . . sencillamente un corazón partido.

Ensayos clínicos para los curiosos

Un reporte de 2004 del John Hopkins que tuvo mucha publicidad y que trataba sobre la vitamina E atemorizó a los consumidores haciéndoles creer que la vitamina E podía aumentar los riesgos de muerte. El reporte era un análisis meta, que no es lo mismo que un ensayo clínico sino más bien una *conclusión* a la que llegan los investigadores que analizaron estudios antiguos sobre la vitamina E. El problema es que los investigadores cuelan y recuelan los estudios, basando sus atemorizantes conclusiones en los resultados de los participantes mayores, más débiles y con peor nutrición. En otras palabras, aquellos que tenían más probabilidades de morirse, con o sin vitamina E.

Es un hecho que las estadísticas para estudios clínicos pueden ser tergiversadas de tal manera que las interpretaciones pueden ser engañosas. Los investigadores de John Hopkins incluso confesaron que sus conclusiones sobre la vitamina E no eran pertinentes para personas más jóvenes que buscaban reducir su riesgo de enfermedades cardíacas. Además, es importante la forma de vitamina E. Las formas sintéticas (como los tocoferoles alfa) no contribuyen a la salud cardíaca, como sí lo hacen las formas naturales alfa, beta, delta y gama.

Un estudio puede interpretarse de muchas maneras, y existen muchos ensayos bien diseñados que documentan la seguridad y eficacia de la vitamina E para reducir los riesgos de enfermedades del corazón, cáncer, Parkinson, Alzheimer y hasta el resfriado común. Este nutriente ha probado ser un potente antioxidante, capaz de barrer con sustancias dañinas en el corazón y el sistema circulatorio. Por lo tanto, en mi opinión, el reporte de John Hopkins contradice totalmente el actual concenso entre la comunidad médica y provoca el miedo entre las personas preocupadas por su salud. Si usted desea tomar vitamina E como soporte cardíaco, tome los tocoferoles y tocotrienoles mezclados de vitamina E en su forma natural (Dosis: *400−800 IU al día*).

3

Recetas para huesos fuertes

Una de las preguntas que con más frecuencia me hacen los lectores de mi columna que están en la tercera edad es: "¿Cómo puedo evitar que se me partan los huesos? Estoy perdiendo estatura y me preocupa que se me pueda partir la cadera".

Si yo le hiciera la misma pregunta a usted, es muy posible que me contestara que nuestros huesos no son para nada tan frágiles, ¿no es cierto? Pues tal vez quisiera reconsiderar su respuesta. La dolorosa verdad es que la osteoporosis se ha convertido en una gravísima amenaza a la salud pública y puede afectar a cualquier persona, incluso a mujeres en los treinta. La buena noticia es que es una enfermedad 100 por ciento prevenible, pero necesita tener la información a la mano para estar preparada. Para empezar, responda el siguiente cuestionario de verdadero o falso para que establezca cuánto sabe usted sobre la osteoporosis, una enfermedad que, según el U.S. Surgeon General, afecta a diez millones de estadounidenses mayores de cincuenta años; y treinta y cuatro millones más de personas están en riesgo de sufrirla.

Mitos y realidades de la osteoporosis

Sólo a las mujeres les da osteoporosis.
Falso. Las mujeres corren un mayor riesgo de desarrollar la enferme-

dad que los hombres, pero para el año 2006, por ejemplo, dos millones de hombres tenían osteoporosis en el país y doce millones más estaban en riesgo de contraer la enfermedad. En parte, habría que culpar a los medicamentos, incluyendo los esteroides que se toman por vía oral, así como al consumo excesivo de alcohol. Otro factor de riesgo es tener bajo el nivel de testosterona, por tanto, es natural que los hombres que están pasando por la andropausia pierdan masa ósea.

✷ *Si tomo mucha leche y como muchos productos lácteos, no tengo que preocuparme por la osteoporosis.*

Falso. Puede ser que los comerciales de los lácteos suenen muy convincentes, pero, según *The American Journal of Clinical Nutrition*, el cuerpo absorbe mejor el calcio de verduras de hojas verdes como las coles de Bruselas, las hojas de mostaza, el brócoli, las hojas de nabo y la col rizada que de la leche.

✷ *Mi madre se empezó a encorvar, así que probablemente yo también voy a desarrollar la enfermedad.*

Falso. Los antecedentes familiares no necesariamente afectan su destino. Recuerde que el hueso es un órgano vivo. A lo largo de su vida, los huesos viejos se reabsorben y en su lugar se forma hueso nuevo que pasa a formar parte del esqueleto. Por supuesto, es cierto que la genética desempeña un papel, pero usted tiene en sus manos el control sobre muchos factores de riesgo, ¡y además tiene mi ayuda también!

✷ *La osteoporosis no es gran cosa. Lo peor que puede pasar es que uno se rompa un hueso.*

Falso. La osteoporosis sí es gran cosa, de hecho es muy grave, porque la enfermedad, que consiste en un deterioro lento y silencioso de los huesos, eventualmente puede ser la causante de que la columna vertebral colapse o de que la cadera se parta. A causa de la osteoporosis, en el país se registran más de un millón quinientas mil fracturas al año, e incluso, una persona puede morir si se golpea la cabeza al caerse por una fractura de la cadera, que, a propósito, puede no dar señales de aviso. O si usted es una de las personas "afortunadas," puede ser que la enfermedad le avise que va a tener problemas inminentes por medio de dolores de espalda, pérdida de estatura o una creciente joroba (enfermedad llamada cifosis), que es la señal más clara de que se le ha debilitado la columna vertebral.

✪ *Beber agua del grifo enriquecida con flúor fortalece los huesos.*

Pues esta creencia es tanto *verdadera* como *falsa*. Se ha demostrado que beber agua del grifo enriquecida con flúor aumenta ligeramente la masa ósea, pero otros estudios de bastante peso han demostrado que ingerir demasiado flúor causa el efecto contrario: a la larga debilita los huesos.

Secretos de Suzy que no requieren receta médica
Más vale prevenir que curar

La osteoporosis está relacionada con la inflamación, que se establece según el nivel de homocisteína que tengamos. Pero las vitaminas B, como el ácido fólico, las B_6 y B_{12}, pueden ayudar a bajar el nivel de homocisteína. Así que ya sabe, proteja sus huesos tomando 50 mg de complejo vitamínico B todas las mañanas, y puesto que el nivel de la homocisteína está relacionado también con las enfermedades coronarias, al tomar dicho complejo usted está, al mismo tiempo, protegiendo su corazón.

No coma demasiada proteína

Lo primero que quiero que recuerde en cuanto a la osteoporosis es lo siguiente: esta enfermedad está íntimamente relacionada con la alimentación. Por ejemplo, incluir demasiada proteína animal en su dieta le roba el calcio a sus huesos, especialmente la carne roja, pero también las aves, los huevos y los productos lácteos.

La cosa funciona así: las personas carnívoras se llenan el organismo con una enorme carga de proteína, que a veces contiene fosfatos. El cuerpo convierte dichos fosfatos en ácidos orgánicos, que pasan al torrente sanguíneo. Pero el cuerpo necesita neutralizar el ácido con su opuesto químico, que es el álcali. Y adivine cómo es la mejor manera de hacerlo. ¡Correcto! Reuniendo el calcio que pueda, y la mayoría de las veces ese calcio se toma de los huesos, proceso que con el tiempo puede volver muy frágiles los huesos.

Es cierto, lo que estoy diciendo genera controversia porque los estudios que se han hecho son contradictorios y muchos expertos han dicho que las proteínas animales no tienen nada que ver con el desarrollo de la osteoporosis. Pero también existen un montón de estudios que a mí personalmente me parecen más convincentes. Por ejemplo, en el año 2001, el *American Journal of Clinical Nutrition* publicó un estudio que demuestra la íntima relación que existe entre las personas que comen carne y el desarrollo de la enfermedad. Este estudio, iniciado por el National Institute of Health y que se llevó a cabo a lo largo de siete años, les hizo seguimiento a más de mil mujeres de la tercera edad y comparó entre las que tenían una dieta a base de carne, las que tenían una dieta balanceada y las que tenían una dieta básicamente vegetariana. Al cabo del tiempo se dieron cuenta de que las mujeres que comían más carne sufrieron mayor número de fracturas de cadera. Y también es bueno anotar que en los países en donde la gente come menos carne tienen menores índices de osteoporosis y, por tanto, reportan menos casos de fractura de cadera.

No estoy diciendo que usted ya no va a poder disfrutar de unas deliciosas costillas, sólo que es mejor para su salud si se inclina más hacia las verduras en lugar de hacia la carne y considera el pescado como su mayor fuente de proteína animal. Además, recuerde que los mariscos y el pescado son ricos en otros nutrientes que ayudan a fortalecer los huesos, tales como los ácidos grasos esenciales, vitaminas y minerales. Si

> Abra la mente y la boca a las verduras marinas, tales como las algas marinas en forma de *wakame* o *hijiki*, pues son una fantástica fuente de calcio, potasio, fósforo, magnesio, yodo y otros nutrientes que fortalecen los huesos.

lo prefiere, también puede comprar un suplemento de proteína de suero, que se consigue en todas las tiendas naturistas, para añadirlo a sus batidos o malteadas, lo que le ayudará a tener huesos sanos.

Usted es lo que toma

Los palos y las piedras no son las únicas cosas que pueden partirle un hueso, ¡algunas bebidas también pueden! ¿Sabía que el café y algunas gaseosas pueden debilitarle el esqueleto? Las bebidas gaseosas están cargadas de ácido fosfórico, y ¿recuerda lo que le conté páginas atrás sobre ese ácido? El cuerpo necesita neutralizarlo y para tal fin saca el calcio de los huesos. Así que los adolescentes tienen que prestar especial atención a esto: si beben demasiadas gaseosas, pueden estar tomando el camino directo hacia la osteoporosis.

Y para empeorar las cosas, las bebidas que tienen cafeína, como el café, el té y algunas gaseosas, actúan como un diurético y hacen que el cuerpo elimine minerales y nutrientes que les hacen falta a los huesos. Los jóvenes de hoy beben demasiadas bebidas gaseosas, que además son ricas en fósforo y bajas en calcio. Un estudio reciente que apareció en los *Archives of Pediatrics and Adolescent Medicine* observó a chicas de secundaria que beben bebidas carbonatadas, tras lo cual el autor concluyó que corren un riesgo tres veces mayor de romperse algún hueso que las chicas que no toman dichas bebidas. La industria de las gaseosas niega que sus productos debiliten los huesos, pero considerando que las gaseosas contribuyen a la obesidad y a que se formen caries en los dientes, probablemente es buena idea limitar la ingesta de estas bebidas a no más de tres por semana y en cambio tomar agua fresca, té o jugo.

Entonces, en lugar de llenarse de suplementos de calcio que pueden causarle estreñimiento, ¿por qué no mejor conservar el calcio que ya tiene? El jugo de verduras, el de tomate, el de naranja, el de manzana y la leche pueden ser bebidas más saludables para los huesos. Todos contienen mucho potasio, que neutraliza el ácido. Y con el potasio trabajando a su favor, su cuerpo no va a tener que echarle mano al precioso calcio de sus huesos.

¡Las nueces son maravillosas!

Las nueces, como nueces del Brasil, almendras, nueces del nogal y avellanas, son ricas en calcio, potasio y ácidos grasos esenciales, así que es buena idea moler algunas y espolvorearlas sobre el cereal, la avena y las ensaladas. Las semillas, especialmente las de ajonjolí, también son una fuente rica en calcio, entonces procure comerlas, ya sea crudas o tostadas.

Secretos de Suzy que no requieren receta médica

Hágale contrapeso a los medicamentos para la presión alta

Si usted está tomando medicamentos para la presión o diuréticos, es probable que esté menguando sus reservas de potasio, lo que, a su vez, agota sus reservas de calcio. Como ya vimos, si el potasio no neutraliza la acidez del torrente sanguíneo, el calcio abandona sus huesos para hacer el trabajo. Para aumentar la cantidad de potasio del cuerpo de manera natural, coma higo, salvado, albaricoque, uvas pasas, calabacín, frijoles, papas horneadas con la cáscara, sandía y espinaca, o tome un suplemento de los que venden sin receta médica, mejor si está combinado con magnesio. Normalizar el potasio no solamente es benéfico para los huesos sino que también ayuda a su corazón a latir correctamente. Asegúrese de tener el visto bueno tanto de su médico como de su farmacéutico antes de tomar un suplemento de potasio, puesto que este nutriente interfiere con la absorción de un montón de medicamentos. Por lo general, tomar suplementos de potasio es saludable y el cuerpo lo tolera bien, pero quiero que usted se asegure al 100 por ciento de que va a ser bueno para usted.

No llore sobre la leche derramada . . .

El calcio es uno de nuestros protectores más fuertes en contra de la osteoporosis, y la mayoría de los estadounidenses lo obtiene de la leche de vaca. Sin embargo, hay otro montón de maneras de obtenerlo, pero la mejor es comer suficientes frutas, verduras, nueces y semillas. En este momento usted probablemente estará preguntándose: "¿Acaso no debería también comer más productos lácteos?". Pues consideremos lo siguiente: los habitantes de Estados Unidos, Finlandia, Suecia e Inglaterra tienen todos una dieta extremadamente alta en leche de vaca y productos lácteos, sin embargo, estos mismos países tienen el índice más alto de fracturas del mundo. No creo que los productos lácteos causen osteoporosis, pero sencillamente no puedo hacer caso omiso de varios estudios serios que han encontrado una relación inversa entre la pérdida de calcio del cuerpo y el aumento en el consumo de productos lácteos.

Además, tenga en cuenta que el mismo National Dairy Council fue el promotor de un estudio en el cual le dieron a beber a un grupo de mujeres que estaban pasando por la menopausia suficiente leche descremada para que obtuvieran una dosis adicional de calcio de 1.500 mg, sin embargo, las mujeres siguieron perdiendo el calcio de sus huesos, según lo reportó el *American Journal of Clinical Nutrition*.

Si usted está en riesgo de sufrir de osteoporosis, deje de ingerir alimentos que estén hechos con harina blanqueada o con azúcar, pues ambos ingredientes incrementan la producción de insulina del cuerpo, lo que, a su vez, puede causar que usted elimine en la orina el calcio y el magnesio, dos elementos muy preciados.

El famoso Estudio Framingham del corazón también probó que comer muchas frutas y verduras puede proteger los huesos. Cada vez que pueda reemplace la proteína animal con proteína vegetal, prefiera las verduras, los cereales y los frijoles, las nueces y las semillas en lugar de la carne, el pollo y los productos lácteos. ¡Sus huesos se lo agradecerán!

La fórmula de Suzy para tener mejor masa ósea, ¡sin ir al médico!

SUPLEMENTO	DOSIS
Complejo B	*50 mg en la mañana*
Citrato de calcio	*400–600 mg dos veces al día*
Glicinato o quelato de magnesio	*200–300 mg dos veces al día (aprox. la mitad de la dosis del calcio)*
Vanadio	*100 mcg*
Glicinato o picolinato de zinc	*2–10 mg*
Gluconato de cobre	*1–3 mg*
Manganeso	*1 mg*
Vitamina C	*500–1.000 mg al día en varias dosis*

Es probable que el multivitamínico que usted ya toma contenga los nutrientes que mencioné en la lista anterior, pero con seguridad es muy poco probable que éste le aporte las cantidades apropiadas. Por esta razón le sugiero que los compre separadamente o, aun mejor, que compre una fórmula que combine varios de los nutrientes y que esté específicamente diseñada para fortalecer los huesos. En las farmacias y en las tiendas naturistas se consiguen muchas marcas muy buenas, como por ejemplo Nature's Way's Calcium Complex Bone Formula. También puede pedir por teléfono Oscap, un suplemento de Thorne Research. La ventaja de tomar una fórmula combinada especialmente para los huesos es que sólo tiene que tomar una pastilla al día, en lugar de varias, pero seguramente tendrá que tomar la vitamina C y el complejo B aparte, pues por lo general no forman parte de las fórmulas combinadas para los huesos. Lea la etiqueta para que se asegure.

¿Sí o no a las "D"?

La vitamina D, que se obtiene de los rayos solares, promueve la mejor absorción del calcio dentro de los huesos. Pero ahora todos los estadounidenses están huyendo del sol por temor al cáncer de piel, entonces no sorprende que la deficiencia de vitamina D sea una constante en la actualidad, mientras el índice de casos de osteoporosis está en aumento.

Idealmente, usted debería recibir al menos quince minutos de sol al día. Pero si no puede tomar esos minutos de luz solar o toma algún medicamento que le roba la vitamina D del cuerpo (ver la parte V), tendría que tomar un suplemento que le compense el déficit. También podría comer sardinas, salmón silvestre u otros pescados de agua fría como el bacalao o la caballa, e incluso el atún en lata es bueno. Pero si a usted no le gustan estos pescados o le preocupa el exceso de mercurio, entonces tome Arctic Cod Liver Oil, de Nordic Natural, que tiene un sorprendente sabor a naranja.

En el año 2006, algunos investigadores de la Universidad de Harvard descubrieron que ser fumador pasivo (es decir, respirar el humo que exhala algún fumador que esté cerca nuestro) les duplica el riesgo de sufrir osteoporosis a las mujeres que están en la etapa previa a la menopausia. Imagínese si la mujer tiene dos o más fumadores alrededor: ¡el riesgo se triplica!

Yo personalmente considero que tomar suplementos es ideal porque es muy fácil alcanzar los niveles saludables de ácidos grasos esenciales con tan sólo tomar una cápsula. Nordic Natural es excelente en cuanto a la purificación de sus productos, por tanto se han hecho muchos estudios usando diversos suplementos suyos.

Usted también puede tomar un suplemento, además de los nutrientes que he mencionado anteriormente. Tome entre *1.000 y 2.000 IU* de vitamina D_3, conocida también como colecalciferol, *al día con alguna de las comidas.*

El estrés afecta el esqueleto

Le voy a decir algo que la mayoría de la gente no sabe: los líos de la vida diaria, así como la presión continua, pueden hacer que el cuerpo aumente la liberación de químicos relacionados con el estrés, como es el caso del cortisol. Y si su cuerpo produce mayor cantidad de cortisol que de la hormona DHEA, que ya he mencionado antes, se debilitará irremediablemente, incluidos los huesos. Una solución es volver a leer el capítulo 1 para que aprenda cómo nutrir sus glándulas adrenales, las cuales la ayudarán a equilibrar la producción de las hormonas del estrés en su cuerpo.

Todo lo que necesita saber sobre los medicamentos para la osteoporosis

Miacalcin y Calcimar

Estos medicamentos, que les prescriben a las personas con osteoporosis, están derivados del pescado, por lo general del salmón. La sustancia activa que los compone es la calcitonina, que es una hormona que produce la tiroides y cuya función consiste en regular la formación de los huesos. También podemos obtener calcitonina directamente del pescado, pero estos poderosos medicamentos contienen una mayor cantidad, el problema es que es muy común que desencadenen reacciones alérgicas. Algunos efectos secundarios del Calcimar son náuseas, vómito y dolor de cabeza, mientras que el Miacalcin, que es un nebulizador nasal, puede provocar agua por la nariz, hemorragias nasales, dolor en las articulaciones y, no me lo va a creer, dolor en los huesos. Debido a una extraña ironía, estos dos, así como la mayoría de medicamentos para la osteoporosis, de hecho bajan el nivel de calcio en la sangre, así que muy probablemente tendrá que tomar un suplemento de calcio si toma alguno de estos medicamentos.

Estrógenos

Sabemos que después de la pérdida de estrógeno debida a la menopausia, los huesos pasan una dura prueba al tratar de conservar el calcio que naturalmente tienen. Ésa es una de las razones por las cuales los médicos prescriben medicamentos que reemplazan el estrógeno, tales como el Estratest, Premarin y FemHRT, que contienen estradiol, sólo por mencionar algunos. La cuestión es que estos medicamentos no son la mejor opción a la hora de proteger sus huesos, puesto que varios estudios han demostrado que los estrógenos sintéticos (y los medicamentos de progestina) pueden tener efectos adversos sobre el corazón y aumentar la incidencia de apoplejía y cáncer de seno. Como lo expongo en este libro, yo creo que las hormonas naturales y bioidénticas son una opción más confiable. Consulte el capítulo 13, allí encontrará un panorama general de las opciones que hay disponibles. Y no se olvide de la soya y la linaza, dos fuentes naturales y muy buenas de estrógeno.

Moduladores selectivos de los receptores de estrógeno (MSRE)

Estos medicamentos imitan los efectos de los estrógenos en muchas maneras, excepto que desencadenan oleadas de calor en lugar de aliviarlas. Algunos efectos secundarios de estos medicamentos son calambres en las piernas, dolores musculares, aumento de peso, oleadas de calor, sarpullido, hinchazón de las piernas, coágulos de sangre y, posiblemente, cáncer uterino (especialmente con tamoxifeno). Si usted está tomando algún MSRE, pregúntele a su médico si puede reemplazarlo por uno de los colaboradores hormonales que menciono en el capítulo 11 y si puede tomar un suplemento de calcio y vitamina D, como expliqué páginas atrás.

Bisfosfonatos

Los tres más populares en Estados Unidos hoy son Boniva (ibandronato), Fosamax (alendronato) y Actonel (risedronato), que en el año 2006 obtuvieron el visto bueno de la FDA para tratar la osteoporosis en los hombres. Pero detesto tener que decirle que tradicionalmente los bisfosfonatos se han usado en la industria textil y de fertilizantes para prevenir la corrosión, pero las empresas farmacéuticas los han patentado como medicinas para las personas que tienen huesos débiles.

Es cierto que los bisfosfonatos disminuyen la pérdida de hueso, el problema es que cuando toma alguno de estos medicamentos, sus huesos no experimentan la pérdida y regeneración natural que normalmente experimentan todos los tejidos humanos vivos, y, además, todavía no sabemos cuáles son los efectos a largo plazo de estos medicamentos. Cientos de veces me han preguntado en mi columna si estos medicamentos para los huesos son confiables o no porque los medios han reportado historias controversiales. Específicamente, se sabe que algunas personas que han tomado bisfosfonatos han sufrido de osteonecrosis de la mandíbula, una enfermedad que consiste en la muerte del tejido del hueso. Los fabricantes de estos medicamentos quieren asegurarle al público general que los bisfosfonatos no son los únicos responsables (si es que son responsables) y que otros factores, como la radiación, pueden haber desempeñado un papel adverso en el desarrollo de la enfermedad. En todo caso, no entre en pánico si usted está tomando bisfosfonatos. La osteonecrosis es una enfermedad rara y millones de personas han tomado dichos medicamentos durante varios años y no les ha pasado nada.

Pero, como su farmacéutica de cabecera, he de decirle que los efectos secundarios más comunes se presentan en el estómago y en el esófago. Si no sigue las instrucciones de la etiqueta al pie de la letra o si usted es especialmente sensible, es posible que el medicamento literalmente le abra un hoyo pequeño a los delicados tejidos del esófago. No olvide tomar estos medicamentos apenas se levante por la mañana y no se acueste antes de por lo menos treinta minutos después de haberse tomado la pastilla. Otro efecto secundario puede ser dolor muscular o en las articulaciones.

Entienda bien al calcio

El calcio es de vital importancia para tener huesos sanos y fuertes, sin embargo, no es la única solución. Usted también necesita magnesio, boro, zinc, cobre, vitamina D y otros minerales para absorber adecuadamente el calcio. Ésa es la razón por la cual muchas personas compran suplementos multivitamínicos, que son la manera ideal de obtener todos los nutrientes. Pero echemos un vistazo más de cerca a las formas de calcio más populares en la mayoría de las farmacias del país: el carbonato de calcio y el citrato de calcio.

El carbonato de calcio es una sal que viene en diferentes grados. Los más bajos se usan para hacer tiza; los más altos se usan en la elaboración de suplementos aptos para humanos. Algunos lectores me han preguntado en tono burlesco si sencillamente pueden comer tiza para aliviar la acidez, pero siempre contesto que no, que la tiza no sabe ni remotamente tan bien como el Viactiv, el Oscal, el Caltrate y los Tums. No, comer tiza no es, definitivamente, una buena opción para contrarrestar la acidez o para fortalecer los huesos. El carbonato de calcio es la forma de calcio que menos me gusta porque después de que el suplemento ha sido absorbido, el cuerpo se acelera y produce un montón de ácido. Como resultado, el carbonato de calcio ayuda a aliviar la acidez temporalmente, pero después empeora la situación. Además, no se absorbe bien desde las entrañas y hacia los huesos, así que realmente no es tan útil en el tratamiento de la osteoporosis. Por tanto, prefiero el citrato de calcio (que se consigue bajo el nombre de Citracal) u otro tipo de calcio que se llama hidroxiapatita de calcio (me gusta la de Vitamin Research). El cuerpo tolera mejor estas dos formas de calcio y ninguna depende de los ácidos del estómago para tener efecto, por tanto, las pueden tomar incluso las personas que toman antiácidos. Estas formas de calcio tienen menos probabilidades de causar cálculos en los riñones en comparación con el carbonato de calcio, que se ha comprobado que aumenta el riesgo de sufrir de dichos cálculos. En todo caso hay que tener en cuenta que el calcio en general puede causar hinchazón, calambres, estreñimiento y gases. Así que puede ser que tenga los huesos fuertes, ¡pero puede pasar que la destierren al sótano! Las tres formas de calcio pueden costar alrededor de $10–$20 al mes.

Suplementos de calcio que por lo general no recomiendo

✳ **Dolomita, concha de ostra y huesos en polvo**: Son fuentes naturales de carbonato de calcio. Pueden contener restos de toxinas como plomo o cadmio, las cuales pueden causarles problemas graves de salud a algunas personas.

✳ **Fosfato de calcio, lactato de calcio y gluconato de calcio**: En realidad contienen muy poco calcio absorbible en cada tableta.

✳ **Calcio de coral**: Proviene del océano, pero sencillamente se trata de carbonato de calcio costoso extraído de camas de coral muerto (que es básicamente piedra caliza). Algunos pacientes me han dicho que esta forma de calcio les da malestar estomacal y les produce gases. Definitivamente, no es mi forma de calcio favorita.

Cómo tomar el calcio

Es buena idea tomar el calcio con las comidas, pues minimiza los efectos secundarios gastrointestinales, que son comunes. También es útil para tal fin no tomar una cantidad demasiado grande de una sola vez. Por ejemplo, si usted está tomando una dosis total de 1.000 mg al día, divídala en dos dosis de 500 mg y tome la primera con el desayuno y la segunda con la cena. Por lo general, las fórmulas que vienen en cápsulas o en jarabe son más fáciles de digerir que las tabletas. Finalmente, recuerde que la moderación es la clave de todas las cosas, así que no se exceda en la dosis de calcio, especialmente si sufre de alguna enfermedad renal.

Algunos efectos secundarios que puede provocar el suplemento de calcio son flatulencia, distensión gástrica, estreñimiento, eructos y alto riesgo de formar cálculos en los riñones. Si le es posible, mejor obtenga el calcio de los alimentos que come en lugar de suplementos elaborados en laboratorios, ¡su cuerpo estará más contento!

¿Qué más puede hacer para tener huesos saludables?

✳ **Empiece a sudar**: El ejercicio desarrolla la masa ósea, especialmente el ejercicio encaminado a perder peso: alzar pesas, correr, subir escaleras, aeróbicos, bailar, jugar tenis. Además, el ejercicio la ayuda a mantenerse delgada y en forma. Trate de ejercitarse varias veces a la semana. Y no, perseguir a los niños por la casa y utilizar la aspiradora no cuentan como ejercicio.

✳ **Tome minerales y vitamina D ahora**: Nunca es demasiado temprano para empezar a tomar suplementos, y nunca es demasiado tarde para revertir el daño de los huesos.

✳ **Cambie de sal**: Ya es hora de deshacerse de esa sal blanca de mesa barata (¡que a veces se usa con propósitos industriales!). A este condimento tan popular le han quitado químicamente los minerales naturales y lo han reducido a la forma más simple del cloruro de sodio. En casa nunca uso este tipo de sal, porque no tiene ningún valor nutricional y puede hacer que el cuerpo elimine parte del calcio que contiene. En cambio, use formas más saludable de sal, como por ejemplo Redmond's Real Salt (www.realsalt.com). O, aun mejor, échele un vistazo a www.seasalt.com, para que descubra verdaderas maravillas *gourmet* (su teléfono es 800-353-7258). Estas sales especializadas varían en precio entre $10 y $20 y los paquetes de regalo *gourmet* pueden costar alrededor de $50, pero, en mi opinión, bien valen la pena.

✳ **No tome alcohol**: En cambio, beba más agua, porque el alcohol puede dañar los osteoblastos, que son las células que tienen la función de formar los huesos, además de que interfiere con la correcta absorción del calcio y de las vitaminas B de los alimentos que ingerimos. Para empeorar las cosas, el alcohol ataca el hígado y el páncreas y detiene la producción de vitamina D, que es de vital importancia para la salud de los huesos.

Secretos de Suzy que no requieren receta médica

La coordinación de tiempo lo es todo . . .

Es mejor tomar los suplementos minerales para los huesos en la noche porque el calcio se absorbe en los huesos durante las primeras horas de la mañana. Además, al tomar estos suplementos antes de acostarse, sentirá menos los efectos en el estómago.

Formadores de esqueleto que tienen nombre raro

A continuación encontrará la lista de los formadores de esqueleto en el orden en el que yo me los tomaría. Puede combinarlos todos si lo prefiere, y añada uno nuevo a su régimen cada semana. Todos estos suplementos pueden tomarse junto con los que mencioné en la página 52–53.

Lactobacilos acidófilos, L. esporogenes y otros probióticos

En mi opinión, muchos trastornos empiezan en las entrañas, y todo lo que comemos es "información" para nuestro cuerpo. Los probióticos no ayudan en la formación de los huesos, pero puesto que mejoran el estado del recubrimiento de los intestinos, ayudan a la correcta absorción de los nutrientes que están contenidos en los alimentos que ingerimos para que el cuerpo pueda formar huesos fuertes. Por tal motivo tenemos que asegurarnos de que todo el tracto gastrointestinal esté lleno de bacteria amigable para que podamos sacar el máximo provecho de los alimentos, las vitaminas y los suplementos minerales que ingerimos. Para tener suficientes probióticos en las entrañas, tome yogur y *kefir*, o tome un suplemento de probióticos de los que venden en las farmacias y tiendas naturistas.

Equisetum arvense, o cola de caballo

A pesar del extraño nombre, durante cientos de siglos diversas culturas han disfrutado de la cola de caballo. La usaban para aliviar dolencias de la vejiga y como remedio para la gota y la artritis. Aunque la cola de caballo es una planta, de la cual se saca un extracto, es rica en sílice, un mineral que es de vital importancia para la formación de los huesos y los cartílagos. A todo lo ancho de la Tierra puede encontrarse sílice en forma de arena y a los humanos nos ayuda a tener una piel hermosa, un pelo reluciente y unas uñas duras, así como arterias, tendones y dientes sanos. El sílice ayuda también al cuerpo a usar correctamente el calcio, y no puedo dejar de decirle que los mariscos, las verduras de hojas verdes y los cereales integrales son también ricos en sílice.

El extracto de cola de caballo es saludable en dosis normales, así que sólo tiene que asegurarse de comprar la forma correcta: *equisetum arvense*, no la forma tóxica, que se llama *equisetum palustre* (cola de caballo de pantano). Esta planta se roba el potasio, por tanto, cuando tome extracto de cola de caballo, coma suficientes alimentos ricos en potasio, como los que recomendé páginas atrás. Dosis: *1 g en cápsulas o en forma de té, dos o tres veces al día*.

Ipriflavona

La ipriflavona es una sustancia creada en un laboratorio y cuya base son los brotes de soya. Estudios clínicos han demostrado que es una alternativa que vale la pena probar en la prevención de la osteoporosis en mujeres que están pasando por la menopausia. Su utilización no se considera un tratamiento, a pesar de que la ipriflavona tiene la capacidad de engrosar los huesos. La dosis de este suplemento varía, pero *200 mg tres veces al día* pueden ser benéficos para usted. Es posible que al tomar ipriflavona se le disminuya el número de glóbulos blancos en la sangre, así que no tome dicho suplemento si usted tiene tendencia a sufrir de infecciones o si ya le han diagnosticado cáncer o cualquier otra enfermedad que le afecte el sistema inmunológico. *Dosis: 200 mg tres veces al día con las comidas*, y asegúrese de tomar al mismo tiempo *500 mg de citrato de calcio dos veces al día*.

Menaquinona, más conocida como vitamina K_2

La K_2 es una vitamina natural y un agente poderoso que ayuda a formar masa ósea sin hacerle daño al hígado. Se encuentra en los productos de soya fermentados como el *natto*, el miso, el *tempeh* y la salsa de soya. Hace poco supe, por un estudio, que la vitamina K_2 trabaja aun mejor cuando se la toma junto con vitamina D_3. Puede ya sea tomar vitamina K_2 junto con los medicamentos de la terapia de sustitución hormonal, para fortalecer la formación de masa ósea, o tomarla sola. Pero tenga cuidado: puesto que la K_2 neutraliza el efecto de los medicamentos que adelgazan la sangre, tales como Warfarin, Plavix, aspirina o heparina, probablemente tendrá que ajustarles la dosis. Tiene que trabajar en conjunto con su médico para definir la dosis de sus medicamentos, y es probable que él también quiera hacerle exámenes para verificar que su sangre esté coagulando como es debido. Thorne Research tiene disponible vitamina K_2 en jarabe. Una dosis típica consta de *15 gotas dos o tres veces al día.*

Ensayos clínicos para los curiosos

El estroncio es un mineral que se encuentra en los granos, como muchos otros oligominerales como el zinc, el selenio, el vanadio, el cromo, el boro y otros. No ha tenido muy buena fama porque la forma estable orgánica del estroncio algunas veces se confunde con una forma radioactiva producida por reactores nucleares y que provoca cáncer. Lo fascinante del estroncio es que es un componente pequeñísimo de los huesos y, sin embargo, juega un papel fundamental en la salud ósea. Este pequeño mineral puede ser dos veces más efectivo para la regeneración de los huesos que los medicamentos biofosfonatados como el Fosamax y el Actonel. Así lo indican dos ensayos a a ciegas recientes controlados con placebo en los que se utilizaron ralenato de estroncio, una versión semi-sintética del mineral disponible por receta médica en países de Europa y que se vende bajo la marca Protelos. Este ensayo demostró que el estroncio es fundamental para la salud del esqueleto. El estudio utilizó ralenato de estroncio junto con calcio y vitamina D en mujeres que habían pasado la menopausia. Los resultados mostraron que esa combinación podía generar sustancialmente masa ósea, reducir el riesgo de deformidades de la columna vertebral y de fracturas de cadera, en comparación con el calcio y la vitamina D solos.

En un estudio de 2004 publicado en *New England Journal of Medicine*, el ranelato de estroncio aumentó en un 14, 4 por ciento

¿Y si pudiera ejercitar sus huesos sin sudar?

El primer tratamiento para la osteoporosis que no necesita de medicamentos está ya disponible. La Juvent 1.000 es una plataforma que vibra suavemente y que se parece mucho a la báscula que usted debe de tener en el baño de su casa, además porque usted sólo tiene que pararse sobre ella. Las suaves vibraciones estimulan la circulación del cuerpo, mejoran el equilibrio y la coordinación y fortalecen los músculos. Ya la venden en Europa, Canadá, Australia y a través del Internet, pero la compañía espera que la FDA les dé la aprobación para venderla en Estados Unidos a partir de 2009 como tratamiento autorizado. Mientras tanto, la National Aeronautics and Space Administration instaló el aparato en la Estación

la masa ósea en la columna vertebral después de solamente año y medio y redujo el riesgo de fracturas de las vértebras en un 41 por ciento despúes de tres años de uso.

En vista de que el Protelos no está disponible en Estados Unidos con o sin receta médica, las personas que desean ingerir estroncio toman un suplemento llamado citrato de estroncio, que se vende en tiendas naturistas y por Internet. Dice "Strontium" o "Strontium Citrate" en la etiqueta y hay versiones fabricadas por Solgar, Vital Nutrients y Pure Encapsulations, entre otros. Ah, otra cosa: el Protelos es un medicamento, una versión patentada del mineral, mientras el citrato de estroncio es un suplemento dietético, así que no espere encontrar ensayos clínicos que avalen este suplemento. Eso no ocurre con mucha frecuencia, pero para mí está claro que, en dosis moderadas, es beneficioso para los huesos. La botella cuesta menos de $20, mucho menos de lo que cuestan medicamentos como Fosamax, Boniva y Actonel.

Advertencia: Siga la dosis de la etiqueta, porque más no es mejor (*200–350 de estroncio elemental preferiblemente por la mañana*). Eso le permitirá tomar calcio a la hora de acostarse. Evite el estroncio si tiene mal funcionamiento de los riñones. Los efectos secundarios pueden incluir malestar estomacal moderado, lo que se puede minimizar tomando el suplemento con las comidas.

Espacial Internacional en el año 2007, para ayudar a contabilizar la pérdida de hueso que sufren los astronautas en gravedad cero. El costo de este aparato de tecnología de la era espacial (no incluye los extraterrestres) es de $2.500 (www.juvent.com).

Tenga cuidado con otras marcas que se venden en Estados Unidos y que ofrecen "vibraciones completas para el cuerpo". Los aparatos fabricados por Power Plate, TurboSonic y Galileo se parecen al de Juvent, pero las vibraciones son mucho más fuertes y menos concentradas. Tal tecnología está diseñada para el entrenamiento atlético, no para la reparación de huesos frágiles y delgados, por tanto puede ser dañina para las personas que sufren de osteoporosis.

4

Recetas para acabar con la acidez

Así que ahora necesitamos pastillas que nos ayuden a comer, ¿en serio hemos llegado a eso? ¿Por qué tenemos que usar tantos medicamentos, si comer debería ser la cosa más natural del mundo? Pero sí, muchas personas tienen que tomar muchas medicinas que les ayuden a lidiar con la indigestión, la acidez y el reflujo. Y quienes no tienen el dinero suficiente para comprar antiácidos de venta libre o para comprar esa "pequeña píldora púrpura" (léase Nexium) tienen sencillamente que aguantar estos problemas u otros, como estreñimiento, diarrea, calambres y gases.

Sin embargo, la manera de sanar sus entrañas de una buena vez no se encuentra en una farmacia sino en su refrigerador. Lo que voy a hacer en este capítulo es enseñarle a resolver problemas médicos comunes con tan sólo cambiar algunos de sus hábitos alimenticios. No se preocupe: ¡es más fácil de lo que se imagina! Y en el raro caso de que sí necesite tomar antiácidos, le voy a decir cómo hacerlo de una manera confiable y cómo compensar el robo de nutrientes que éstos le hacen a su cuerpo.

Digestión para principiantes . . . es muy, *muy* sencillo

＊ El estómago tiene que descomponer la comida en fragmentos pequeñísimos para que el resto del cuerpo pueda absorber todos los nutrientes, vitaminas y minerales.

✳ El estómago tiene que deshacerse de los desechos inútiles o dañinos que quedan de la comida.

Sí, es así de sencillo, aunque, a pesar de ello, enfermedades muy complejas pueden aparecer cuando alguna parte de ese proceso, por pequeña que sea, no funciona bien. Por ejemplo, si el estómago y los intestinos no tienen suficiente bacteria protectora y "amigable" (lo que yo llamo "bichos buenos"), es probable que tomen el control las levaduras, los mohos, los hongos, las bacterias y los químicos "malos," que con frecuencia se producen como consecuencia de la ingesta de medicamentos tales como antibióticos, píldoras anticonceptivas y los de la terapia de sustitución hormonal. Claro, usted está tomando los medicamentos que su médico le ha dicho que necesita, pero al mismo tiempo le está generando a su cuerpo nuevos problemas de salud porque su tropa de bichos buenos ha sido destruida. Si no tiene una flora intestinal sana, su cuerpo no puede absorber apropiadamente ni los nutrientes ni los medicamentos que usted ingiere.

Pero existe una solución sencilla para ese problema: reabastecerse de bacteria amigable tomando probióticos. Ingiera todos los días una porción de *kefir* o de yogur sin dulce que contenga cultivos activos vivos. O tome un suplemento de probióticos, que puede comprar en las farmacias o tiendas naturistas, y siga las instrucciones de la etiqueta. ¿Ve lo fácil que es? Busque productos que contengan *lactobacillus acidophilus* y bifidobacteria, entre otros.

Así, si usted quiere tener una salud estupenda, tenga cuidado con lo que pone en su boca porque los alimentos le "hablan" a su cuerpo. Por favor, deje los perros calientes con chili para los partidos de fútbol o los *picnics* porque cuando sus intestinos gritan pidiendo auxilio, suenan así: gases, hinchazón, diarrea, estreñimiento, calambres, reflujo o acidez. Y cuando sus intestinos están más gravemente maltrechos, debilitados o heridos, "hablan" de maneras todavía más perturbadoras, incluyendo enfermedades autoinmunológicas, cansancio generalizado, ansiedad, depresión, enfermedad inflamatoria intestinal y cáncer de colon.

Cómo descansar de los antiácidos

Usted, como la mayoría de los estadounidenses, probablemente no tiene el estómago para deshacerse de sus antiácidos, pero ¿quién puede culparla? Creo que todos los botiquines caseros deben tener algún tipo de antiácido para esas raras ocasiones en que usted recuerda a las dos de la mañana el enorme burrito con frijoles que se comió antes de acostarse. Pero si tiene la necesidad de tomar antiácidos más de una o dos veces al mes, con seguridad lo que usted necesita es cambiar sus hábitos alimenticios para prevenir que se presenten problemas digestivos en general. También tiene que asegurarse de que la válvula (o esfínter) que está entre su estómago y su esófago se cierre correctamente. Si la válvula es débil y en el esófago se alcanza a colar aunque sea una pequeñísima cantidad de ácido (lo que llamamos comúnmente reflujo), se siente el ardor o acidez.

Los antiácidos y otros medicamentos para el tracto gastrointestinal tienen varios efectos secundarios, sin mencionar el peligro de que alivien el síntoma sin dejar que la enfermedad subyacente se haga evidente y por tanto se corra el riesgo de que se convierta en un trastorno más grave.

Veamos las opciones convencionales que se consiguen en el mercado:

Antiácidos

Los antiácidos absorben el ácido del estómago y, al hacerlo, producen un alivio de corto plazo. Fantástico, siempre y cuando su uso sea sólo ocasional. Los antiácidos de venta libre que se consiguen en el mercado, tales como Mylanta, Riopan y Maalox, por lo general contienen hidróxido de magnesio e hidróxido de aluminio.

Algunas personas sienten, después de tomar estos medicamentos, una acidez aun más fuerte. Esto se debe a que después de que el antiácido ha bajado el nivel del ácido y se ha absorbido, el ácido arremete nuevamente pero a niveles más altos, lo que causa un empeoramiento en la sensación de acidez. Este segundo ataque más fuerte es especialmente frecuente cuando se toman antiácidos que contienen carbonato de calcio como los Tums, Rolaids o Titralac.

Si usted va a tomar antiácidos, hágalo con la comida porque cuando come es el momento en que hay más ácido en su estómago, está ocupado ayudando a digerir los alimentos. El antiácido amortiguará la acidez por dos o tres horas. El efecto secundario más frecuente de los antiácidos que contienen aluminio (como el Amphojel) es estreñimiento, mientras que los antiácidos que contienen magnesio (como la leche de magnesia) pueden provocar diarrea. La posibilidad de sufrir diarrea aumenta si cualquiera de los dos tipos de antiácido contiene sorbitol, que es un edulcorante. En mi opinión, los mejores antiácidos son los que combinan aluminio y magnesio o calcio. Dos marcas bien conocidas son Maalox y Mylanta.

Bloqueadores de ácido: bloqueadores H2 e inhibidores de la bomba de protones

Los **bloqueadores H2** reducen la cantidad de ácido que el estómago produce al sentarse en la puerta de las células e interferir en su habilidad de secretar ácido. Tardan más tiempo en surtir efecto, en comparación con los antiácidos, pero, una vez que empiezan a trabajar, alivian los síntomas durante más tiempo. Las opciones de venta libre incluyen Zantac (ranitidina), Tagamet HB (cimetidina) y Pepcid AC (famotidina). Su fuerza puede variar, pero su eficacia es casi la misma. Prefiero Pepcid y Zantac porque el Tagamet tiene más efectos secundarios neurológicos y puede interferir con la absorción de otros medicamentos que usted pueda estar tomando. El Pepcid Complete es muy bueno porque combina un bloqueador H2 con un antiácido en una sola fórmula.

Los **inhibidores de la bomba de protones** disminuyen la producción de ácido del cuerpo las veinticuatro horas del día. Sin embargo, no empiezan a surtir efecto sino hasta un día después de que se han tomado, lo que significa que no es para usted, si lo que quiere es alivio inmediato. La mayoría de estos medicamentos requieren de receta médica para su venta, y algunas marcas son Aciphex (rabeprazol), Nexium (esomeprazol) y Prevacid (lansoprazol). Sin embargo, el Prilosec (omeprazol) se consigue de venta libre en las farmacias bajo el nombre de Prilosec OTC. A pesar de que los bloqueadores de ácido como los que mencioné anteriormente son buenos en su trabajo, desearía que más personas, especialmente más profesionales de la salud, consideraran el panorama general. En primera instancia, ¿por qué es el ácido un problema para esta persona? Y, más importante todavía: ¿De veras es el ácido el problema?

Secretos de Suzy que no requieren receta médica
¡Los bloqueadores de ácido son unos ladrones!

Los bloqueadores de ácido cambian el medio natural de los intestinos al alterar la relación entre la acidez y la alcalinidad, que tiene que estar equilibrada para que tanto la digestión como la salud general marchen bien. Como consecuencia, estos medicamentos dificultan que su cuerpo mantenga niveles saludables de ácido fólico, vitamina B_{12}, vitamina D y de los minerales esenciales como calcio, hierro y zinc. Ésta es la razón por la cual las personas que toman muchos bloqueadores de ácido a la larga terminan con dolorosas aftas en la boca, enfermedades en las encías, depresión, libido baja, tiroides lenta y anemia. Así que si usted toma habitualmente bloqueadores, coma alimentos saludables e ingiera bastantes cantidades diarias de los nutrientes que mencioné anteriormente. Por supuesto que yo preferiría que dejara de tomar este tipo de medicamentos de una buena vez y mejor atendiera la causa subyacente a sus problemas gástricos, pero si definitivamente se ve en la necesidad de tomarlos o si ha estado tomándolos alguna vez por más de seis meses, los suplementos que le voy a mencionar a continuación le ayudarán a recuperar el robo que le han hecho los bloqueadores de ácido:

* *Complejo B: 50–100 mg al día*
* Vitamina B_{12}: *500 mcg al día*
* Citrato de calcio: *600 mg al día*
* Vitamina D_3, colecalciferol: *1.000–2.000 IU al día con la comida*
* Gluconato de zinc (*5 mcg*): 1 pastilla disuelta tres o cuatro veces al día
* Nu-Iron: *150 mg–1 cápsula dos o tres veces al día con las comidas durante tres meses.* Deje de tomarlo si le da estreñimiento, pero no se preocupe si la orina o las deposiciones se vuelven oscuras.

¿Qué tienen de malo los bloqueadores de ácido?

Está bien, ya sé que éste es un tema controversial y es probable que su médico le diga todo lo contrario de lo que le voy a decir yo. Pero si quiere saber lo que opina su farmacéutica de guardia permanente, basándose en su experiencia de casi dos décadas, pues es lo siguiente:

Los bloqueadores de ácido alteran el pH de su estómago y lo hacen menos ácido y más alcalino de lo normal. Ésta no es la parte controversial, pero muchos profesionales de la salud han hecho a un lado este hecho por considerarlo algo insignificante, mientras que para mí es de vital importancia. Como lo mencioné páginas atrás, el estómago tiene que descomponer los alimentos en fragmentos pequeñísimos para que el resto del cuerpo pueda absorber los nutrientes, los minerales y las vitaminas.

Por tanto, alterar el medio natural del estómago y aumentar el pH (al bloquear el ácido) afecta la capacidad del cuerpo de absorber los medicamentos, los minerales y los nutrientes, y también interfiere con la digestión normal de los alimentos que ingiere. ¡Estas dos cosas pueden enfermarla aun más!

La verdad es que nunca he entendido por qué se considera el "exceso de ácido" un problema para la gente, especialmente a medida que envejece. Después de todo, a medida que nos hacemos viejos, el nivel de prácticamente todas las otras sustancias del cuerpo se hace más bajo: DHEA, estrógeno, testosterona, hormonas tiroideas, androstenediona, GABA, serotonina . . . Entonces, ¿por qué aumenta el nivel de ácido?

En la mayoría de los casos, no sucede así. Varios estudios han confirmado que el nivel de ácido disminuye a medida que envejecemos. Y algunos de los investigadores más prestigiosos creen que la mayoría de las personas que toman bloqueadores de ácido de hecho necesitan *más* ácido.

Por supuesto, algunas personas sí necesitan bajar su nivel de ácido, pero por lo general la acidez no es un síntoma de que hay demasiado ácido en las entrañas. En muchos casos, el problema es qué come la persona y en qué cantidad. Cuando se mide adecuadamente la cantidad de ácido del estómago, los científicos han encontrado que una increíble mayoría de personas que sufren de reflujo tienen, de hecho, muy poco ácido en el estómago. Usualmente el problema es causado por la filtración del ácido en el esófago.

A pesar de lo paradójico que parezca, muchos médicos reconocidos han tratado con éxito a millones de personas que sufrían de indigestión, acidez y trastornos similares con suplementos naturales de ácido hidroclórico de bajo costo (como hidrocloruro de betaína o trimetilglicina) en conjunción con enzimas, alimentos médicos, cambios en los hábitos alimenticios o medicamentos recetados. El tratamiento se define dependiendo de cada persona, por tanto, encontrar al médico de sus sueños es de vital importancia (ver la parte V).

Como ya lo mencioné, tenga en cuenta que muchos médicos no están de acuerdo conmigo, pero algunos sí, y eventualmente puede suceder que estos últimos les ganen a los primeros. Mientras tanto, sólo recuerde los miles de millones de dólares que se gastan anualmente en antiácidos y bloqueadores de ácido, y sea escéptico, aunque sea un poquito, en cuanto a por qué necesitamos tantas pastillas que nos ayuden a comer. Las pastillas que inhiben el ácido logran darnos un alivio temporal, pero no hacen nada por fortalecer un esfínter debilitado. Así, lo único que hacen es atenuar la acidez.

Los síntomas de bajo nivel ácido . . . ¿Le suena familiar?

Tenga en mente que los síntomas que voy a mencionar a continuación pueden indicar otras muchas enfermedades. Es sorprendente darse cuenta de que estos síntomas pueden ser señal de que se tiene bajo el nivel de ácido, a pesar de que a muchas de las personas que los presentan las tratan como si tuvieran demasiado ácido en el estómago ¡y, por tanto, les recetan bloqueadores de ácido!

* acidez

* acné en la adultez

* aftas en la boca, o ardor o resequedad en la misma zona

* aumento de peso

* caída del cabello en las mujeres

* eczemas u otros problemas de piel

✳ hinchazón, eructos y flatulencia justo después de comer

✳ indigestión, diarrea o estreñimiento

✳ infección por levaduras crónica

✳ múltiples alergias a los alimentos

✳ restos de comida sin digerir en las deposiciones

✳ uñas débiles, quebradizas o peladas

✳ vasos sanguíneos dilatados en las mejillas, o la nariz, o piel colorada

Es probable que usted esté tomando un bloqueador de ácido para contrarrestar estos síntomas, que, como ya dije, pueden ser indicio de todo lo contrario, es decir tener un bajo nivel de ácido en el estómago. Por tanto, a la larga, usted está empeorando su estado. Si usted tiene estos síntomas, pero cree que tiene bajo el ácido, por favor siga leyendo. No se le vaya a ocurrir sencillamente dejar de tomar cualquiera que sea el bloqueador que esté usando sin el consentimiento de su médico y sin tener otro plan de acción. Es importante trabajar con un médico competente y capacitado, aunque por experiencia personal sé que algunas personas prefieren tratarse a sí mismas, y más teniendo en cuenta que los suplementos de ácido hidroclórico se consiguen sin problema en prácticamente todas las tiendas naturistas a lo largo y ancho del país. Así que si usted insiste en automedicarse, busque estas palabras clave en la etiqueta del suplemento: betaína, hidrocloruro de betaína o trimetilglicina, que también se anuncia con la sigla TMG. Algunos suplementos contienen también enzimas digestivas además de los ácidos saludables.

La mayoría de las personas que toman un suplemento de ácido de alta calidad no experimentan efectos secundarios y logran tener una mejor digestión. Yo tomo un suplemento de ácido con cada comida, pero sé que hay personas que toman una dosis demasiado alta. Si ése es su caso o si toma ácido pero realmente no lo necesita, puede comprobarlo en diez minutos, ¡pues le dará acidez! Por tal motivo es preferible que empiece con la menor dosis sugerida y vaya aumentándola lentamente a lo largo de unas semanas, pero no exceda la dosis máxima sugerida. Por lo general, es buena idea tomar estos suplementos entre quince y veinte minutos antes de una de las comidas.

Los suplementos de ácido no son para todo el mundo, por supuesto, y no deben tomarse nunca al mismo tiempo con aspirina, Motrin (ibuprofeno), prednisona o algún otro antiinflamatorio, a menos que su médico le dé el visto bueno y lo supervise durante el tratamiento.

Maneras más efectivas de deshacerse de la acidez, ¡sin ir al médico!

✻ Duerma un poco inclinada. Puede usar almohadones que la mantengan ligeramente levantada o comprar uno de esos colchones ajustables tan elegantes que se consiguen hoy día.

✻ No coma nada tres horas antes de acostarse.

✻ Apenas sienta la primera sensación de acidez deje de tomar leche, pues podría empeorarle el malestar.

✻ Mantenga niveles saludables de ácido en su estómago. En el mercado se consiguen varias marcas, en tiendas naturistas principalmente. B.P.P., de Thorne Research, es especialmente buena.

✻ Mantenga niveles saludables de enzimas en su cuerpo (ver capítulo 14).

✻ No trague aire mientras come, pues el oxígeno dentro del estómago puede empeorarle la acidez, especialmente si usted no produce suficiente ácido natural.

✻ Tome alguno de estos suplementos que desintoxican los intestinos:

SAMe, S-adenosilmetionina: *200 mg una o dos veces al día.* Busque las marcas que tengan cápsulas con cobertura entérica; se consiguen en Walgreens, CVS y en las tiendas naturistas en todo el país.

Vitamina B$_{12}$: *250–500 mcg al día*

L-glutamina: *1.000–2.000 mg dos veces al día* (nutre el intestino delgado.)

Vitamina B$_6$: *50 mg al día* (o *entre 20 y 30 mg* de la forma activa P5P de esta vitamina)

Fosfatidilcolina: *200–400 mg tres veces al día*

Aceite de hígado de bacalao: *1 cucharadita al día.* (Me gusta el de Nordic Natural, porque está enriquecido con esencia natural de naranja, lo que le da buen sabor, además de que es muy puro.)

Maneras más efectivas de lidiar con la hinchazón, los eructos y la flatulencia

✳ Primero, olvídese de los lácteos. Evite la leche, el queso y los helados. Si no nota mejoría en dos semanas, vuelva a su ración habitual de lácteos.

✳ Después, reduzca su ingesta de dulces y carbohidratos, pues promueven el crecimiento de levaduras, las cuales, a su vez, causan los tres síntomas.

✳ A continuación elimine del todo de su dieta o limite su ingesta de verduras y legumbres que usted ya sabe que le caen mal, como por ejemplo los frijoles, las habichuelas, el brócoli, las papas y los nabos.

✳ Pruebe Beano, una enzima digestiva de venta libre que combate los gases antes de que se formen.

✳ Considere la posibilidad de tomar enzimas o un suplemento de hidrocloruro de betaína o de trimetilglicina, como expliqué anteriormente.

✳ Si no le sirve dejar de comer ciertas verduras y legumbres, como las que mencioné antes, tome alguno de estos remedios de bajo costo: Gas-X, CharcoCaps, o Phazyme. Todos son de venta libre y se consiguen en tiendas naturistas y farmacias. Y mientras alguna de estas opciones surte efecto, salve su matrimonio ¡y duerma en la otra habitación!

¡Llegue a la raíz de su problema!

Si usted ha seguido varios tratamientos pero ninguno le ha funcionado, si habitualmente toma algún tipo de medicamento para el tracto gastrointestinal, o si los exámenes coprológicos comunes no señalan el camino hacia un tratamiento exitoso, quiero que se haga exámenes de nuevo, pero esta vez en un laboratorio especial que haga un mejor trabajo de investigación. Mis dos laboratorios favoritos de este tipo son EnteroLab, que queda en Texas (www.enterolab.com), y Genova Diagnostics, que queda en Carolina del Norte (www.gdx.net). Ambos le pueden mandar todo lo que necesita para que se haga el examen en casa. Sólo un profesional de la salud puede ordenar los exámenes de Genova, pero su médico puede afiliarse al laboratorio con sólo mandarles su licencia vía fax. Sin embargo, usted no necesita una orden médica para hacerse estos exámenes especializados. EnteroLab.com vende lo que se necesita para realizar los exámenes directamente al público. Los resultados son fáciles de entender y pueden consultarse con cualquier profesional de la salud o ser usados para tratarse uno mismo.

Limpieza y desintoxicación

Si usted realmente quiere estar saludable y mantenerse así, considere tomar MediClear, de Thorne, o Ultra InflamX, de Metagenics, para disminuir la inflamación, mejorar varios problemas incómodos referentes al tracto gastrointestinal, sanar los intestinos y, básicamente, ¡sentirse mejor! Ambos contienen nutrientes y extractos de plantas que trabajan sinérgicamente, es decir, que son mejores juntos que por separado. He tomado los dos y los he recomendado durante años, obteniendo siempre los mejores resultados.

Un remedio popular en su refrigerador: el sabor ácido del alivio

Existe un viejo remedio de origen popular para aliviar la acidez que muchas personas juran que funciona divinamente: una cucharada de vinagre de sidra de manzana disuelta en un vaso de agua. Para que no le sepa tan mal, puede ponerle un poco de miel. O también puede incluir en su dieta vinagre de sidra de manzana, ya sea como aderezo de sus ensaladas, mezclándolo con aceite natural, o poniéndole un poco a la ensalada de col. Funciona porque le da al estómago una forma de ácido; y recuerde que muchas personas tienen deficiencia en ácido.

Síntomas y posibles soluciones

* **Estreñimiento**: Tome probióticos e ingiera alimentos ricos en fibra como manzana, pera, bayas, zanahoria, brócoli y cereales integrales.

* **Flatulencia e hinchazón**: Tome enzimas (amilasa, lipasa, proteasa), así como una forma saludable de ácido hidroclórico (betaína HCl). Por lo general, las personas que tienen úlcera o sufren de gastritis deben evitar las fórmulas que contengan enzimas.

* **Hemorroides**: Coma alimentos ricos en fibra, beba mucha agua pura y tome un suplemento de sílice que sea derivado de la cola de caballo (*equisetum arvense*). La dosis podría ser de *500 mg tres veces al día*. Me gusta la marca de Natural Factors. También tome Diosmin HMC, de Thorne, que está formulado específicamente para ayudar a aliviar las hemorroides y las venas varicosas, sólo tiene que seguir las instrucciones de la etiqueta.

* **Mal aliento (halitosis)**: Intente desintoxicarse el hígado (evite las bebidas alcohólicas, la cafeína, los alimentos fritos, los preservantes y los alimentos ricos en grasa durante tres meses). O también puede seguir una dieta de cándida (no comer azúcar o alimentos que contengan levadura durante tres meses) y tomar probióticos.

La felicidad de uno es la tristeza de otro

¿Recuerda el viejo proverbio? Pues es cierto. ¿Por qué algunas personas pueden disfrutar de un vaso de leche fría mientras otras terminan con diarrea, calambres, gases y alergia? La razón es sencilla: porque no pueden descomponer la proteína de la leche y el cuerpo reacciona generando anticuerpos que la rechazan. La mayoría de las personas es sensible a la caseína, pero existen otros ofensores proteínicos que se convierten en el detonante del malestar que puede llegar a sentir su cuerpo.

¿Por qué algunas personas pueden comer alegremente pan de trigo integral, cereales al desayuno y pasta, mientras otras desarrollan enfermedades autoinmunológicas debidas a estos alimentos? De nuevo: porque estas personas no pueden descomponer el trigo y los productos derivados del trigo, así que para ellas es como un veneno.

Algunos nacemos con algunas sensibilidades, pero otros las adquirimos a lo largo de la vida, especialmente si apaleamos nuestro cuerpo con una mala alimentación que, con el tiempo, le hace pequeñísimos agujeros al tracto gastrointestinal, una enfermedad conocida como hiperpermeabilidad intestinal o síndrome del intestino "agujereado". De lo contrario las proteínas inocuas se abren paso por entre los agujeros del debilitado tracto gastrointestinal, pasan al torrente sanguíneo y finalmente se acomodan en varios órganos, incluido el cerebro. Para defenderse, el cerebro prende todas las alarmas del cuerpo, lo que incluye secretar una cascada de químicos "protectores" que pueden afectar la respiración, la circulación de la sangre y las funciones corporales normales. El cuerpo está tratando de mantenernos a salvo, pero lo que realmente hace es atarse a sí mismo al tratar de atacar las proteínas que están circulando dentro suyo.

Sandy, por ejemplo, no sabe que es alérgica a la caseína, a pesar de que consulta con su médico con frecuencia problemas de alergia, bronquitis, cansancio y asma. Para lograr un alivio temporal, Sandy le echa mano a lo mejor que ofrecen las farmacias del país: fuertes antibióticos, antihistamínicos, atomizadores nasales e inhaladores, lo que le cuesta entre $300 y $400 al mes, además de años de sufrimiento innecesario. Sandy podría ahorrarse una gran cantidad de dolor, y de dólares, si se diera cuenta de que sufre de intolerancia a la caseína. Para ella serían mejores opciones la leche de arroz, de soya y de almendra. Pero si quisiera tomar leche de origen animal, la de cabra le caería mucho mejor.

También podemos considerar el caso de Audrey, que ha sufrido de esclerosis múltiple por varios años, además de dolores de cabeza, falta de coordinación y equilibrio y deterioro paulatino del sistema nervioso. El gluten, una proteína que se encuentra en el trigo, el centeno, la cebada y la avena contaminada con gluten (la que se procesa en fábricas que procesan otros cereales además de avena), está detonando una reacción de su sistema inmunológico, que le está enviando al cerebro un mensaje desesperado pidiendo socorro. Entonces, el cuerpo de Audrey libera un ejército de químicos inflamatorios para defenderse de los venenos que siente que lo están atacando. Se supone que esos poderosos químicos tienen la función de destruir a los invasores tóxicos, pero lo que realmente están haciendo es destruir lentamente el cuerpo de Audrey con esta dolorosa enfermedad autoinmunológica. Otros síntomas de la sensibilidad al gluten son hinchazón abdominal, dolor, acidez, flatulencia, diarrea, estreñimiento, cansancio, dolor en las articulaciones, osteoporosis y, posiblemente, infertilidad. Los síntomas de la intolerancia al gluten más aterradores, pero de los que menos se habla, son los cambios neurológicos: neuropatía, confusión, dolor de cabeza, pérdida de la memoria, falta de coordinación al caminar y síntomas similares a los de la esclerosis múltiple.

Un pequeño pero significativo estudio publicado en el *Journal of Neurology*, sometió a diez pacientes con esclerosis múltiple a una dieta libre de gluten. De ellos, nueve experimentaron un sorprendente alivio de sus síntomas en cuestión de meses. ¿Sería posible que el cuerpo de Audrey se relajara y empezara a sanarse si ella dejara de comer gluten?

Por supuesto, existen muchas otras enfermedades que tienen síntomas similares a los de Sandy y Audrey, así que no quiero que se apresure a sacar conclusiones. Mi objetivo al contarle estos dos casos es que al menos considere la posibilidad de que usted esté sufriendo de sensibilidad a ciertos alimentos, entonces lo que necesita hacer es buscar un nutricionista o un médico que esté dispuesto a explorar junto con usted todas las posibles hipótesis.

Enfermedades de la tiroides y sensibilidad al gluten

Los números varían, pero al parecer una de entre ciento veinte y trescientas personas sufre de sensibilidad al gluten. He escuchado a otros expertos decir que el número es más cercano al 30 por ciento. Y si usted sufre del síndrome del colon irritable o de cualquier tipo de enfermedad autoinmunológica de la tiroides, incluyendo la enfermedad de Graves, la tiroiditis de Hashimoto y la tiroiditis autoinmunológica, tiene aun mayores probabilidades de ser sensible al gluten. Y la razón es que cuando usted no era más que un embrión, su tiroides compartió células con su sistema nervioso y sus intestinos. Y ahora, que ya es una adulta, su glándula tiroidea comparte los mismos detonantes con sus intestinos, por tanto, los alimentos que disparan las alarmas autoinmunológicas y ponen patas arriba a su tiroides tienen el mismo efecto en su sistema digestivo. De acuerdo con esto, las investigaciones han demostrado que las personas que sufren de la enfermedad autoinmunológica de la tiroides con frecuencia también sufren de trastornos del tracto gastrointestinal relacionados con el gluten, incluyendo la enfermedad celíaca, una forma de sensibilidad al gluten.

Si usted cree que sus problemas de tiroides, o cualquier otro trastorno del que sufra, se ven agravados debido al consumo de gluten, evite ingerir alimentos que lo contengan al menos durante tres meses, aunque seis sería todavía mejor. Si el estado de su tiroides mejora, puede ser que su médico incluso decida disminuirle la dosis del medicamento que esté tomando. Algunas personas experimentan síndrome de abstinencia y su estado empeora durante unas pocas semanas después de que han dejado de ingerir gluten, pero estos casos son raros.

Enfermedades relacionadas con la sensibilidad al gluten o a la caseína

* Trastornos autoinmunológicos: lupus, esclerosis múltiple, artritis reumatoide, enfermedad de Graves, tiroiditis de Hashimoto, enfermedad celíaca y el síndrome de Sjögren

* Trastornos psiquiátricos o neurológicos: enfermedad de Parkinson, demencia, autismo, esquizofrenia, trastorno de déficit de atención e hiperactividad y epilepsia

* Problemas del tracto gastrointestinal: enfermedad de Crohn y síndrome del colon irritable

* Fibromalgia y síndrome de fatiga crónica e inmunodeficiencia

> Una dieta saludable para sus intestinos incluye montones de frutas y verduras frescas, preferiblemente orgánicas, así como nueces, semillas, carne de res y de pollo sin hormonas y pescado silvestre. También beba mucha agua fresca y pura o jugos naturales.

* Diabetes de tipo I, especialmente si le dieron a la persona leche de vaca demasiado temprano en la infancia

* Problemas de piel: soriasis, eczema, esclerodermia, erupciones crónicas o que pican

* Problemas respiratorios: asma, bronquitis, sinusitis, dolor de oídos

* Osteoporosis

Reintroducir el gluten y la caseína

Los mejores profesionales de la salud no se han puesto de acuerdo: unos piensan que si usted tiene la sensibilidad, la va a tener por siempre (aunque el nivel de sensibilidad puede variar con el paso de los años). Otros dicen que la sensibilidad se puede superar sólo con eliminar el alimento ofensor durante uno o dos años y después reintroducirlo lentamente. Así, en este aspecto usted tendrá que probar para descubrir qué es lo que más le conviene, o trabajar ya sea con un nutricionista, neurópata o médico en quien confíe. Tenga en mente que hay rangos de intolerancia a los alimentos. Por ejemplo, mientras la mayoría de las personas tiene que lidiar con un ligero problema con el trigo, otras desarrollan enfermedades graves, como la celíaca. Quienes sufren de esta enfermedad deben eliminar el trigo del todo de su dieta. Un examen de sangre sencillo, el anti-tTG, puede detectar la enfermedad celíaca. Aunque se haga el examen y el resultado sea negativo, puede ser que de todas maneras usted sea intolerante al trigo. Cada persona experimenta la sensibilidad de una manera particular. Eso me recuerda un estudio publicado en *Annals of Rheumatic Di-*

seases que analiza el caso de tres personas que fueron diagnosticadas con lupus (lupus eritomatoso sistémico) y recibieron un tratamiento durante tres años con varios medicamentos y esteroides inmunodepresores fuertes. Durante el estudio se descubrió que eran sensibles al gluten y que no tenían para nada lupus. Los investigadores llegaron a la conclusión de que una persona puede tener síntomas no intestinales de alergia al gluten, por lo que es muy importante hacer un diagnóstico correcto.

Ensayos clínicos para los curiosos

El trastorno conocido como enfermedad celíaca o celiaquía en realidad describe una alergia al gluten, y sospecho que muchos trastornos autoinmunes son causados por alergias al trigo. ¿Quiere saber cómo es que una barra de pan puede causar tantos problemas? Entonces tiene que seguir el rastro de las migas de pan hacia el cerebro de una persona con intolerancia y descubrirá lo destructivo que es el gluten. En un estudio de 2006 publicado en el *Journal of Neurology*, los investigadores analizaron a doscientas quince personas con neuropatía, una condición que causa escozor, cosquilleo o sensación de pinchazos sobre todo en las manos y los pies, aunque también se puede sentir en la cara y el cuerpo. Se encontró una intolerancia al gluten en casi un tercio de los pacientes (29 por ciento) con neuropatía. ¿Podemos decir entonces que llevar una dieta estricta sin gluten se traducirá en menos dolor? Este estudio en particular no lo determinó así, pero en mi opinión sí vale la pena probar, ya que este trastorno puede volver locos a quienes lo padecen.

En otro interesante estudio publicado en 2003 en el *Journal of Neurology, Neurosurgery and Psychiatry*, los investigadores pusieron a cuarenta y tres pacientes en una dieta libre de gluten por un año para observar si su ataxia (pérdida de coordinación) por el gluten se resolvía. Después de un año, hubo una mejoría significativa en el grupo que no ingirió gluten.

En todo caso, si usted quiere volver a comer trigo o lácteos, esto es lo que tiene que hacer:

✳ Eliminar del todo de su dieta el alimento ofensor entre seis meses y un año o el mayor tiempo posible.

✳ Después de ese tiempo, empiece poco a poco a ingerir alimentos que contengan gluten solamente, es decir, nada de lácteos todavía, para ver cómo le va.

✳ Si después de unos meses se sigue sintiendo bien, entonces empiece a comer lácteos y tomar leche. En pocas semanas podrá saber si tiene que volver a su dieta restrictiva.

Usted debería ser capaz de identificar los alimentos que le detonan las sensibilidades porque en cuanto los ingiere empieza a sentir los viejos síntomas: indigestión, dolor de cabeza, confusión, cansancio, diarrea y todo lo demás. Aunque puede ser que experimente nuevos síntomas también, que es la razón por la cual algunos investigadores creen que las sensibilidades perduran a todo lo largo de la vida.

segunda parte

De cuello para arriba

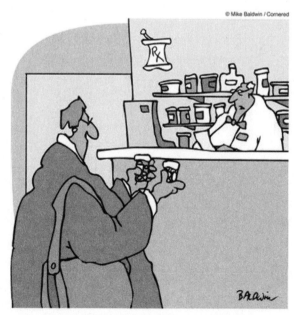

"Tome la pastilla verde para sentirse de maravilla
y tome la amarilla para sentirse increíble".

5

Recetas contra la depresión

La depresión puede pasar por su vida como un huracán y dejar a su paso devastación tanto en su hogar como en su lugar de trabajo y, por supuesto, en su cuerpo, que fue donde todo empezó. Se estima que unos quince millones de estadounidenses sufren de depresión severa, y ésta es la principal causa de incapacidad en Estados Unidos en personas de entre quince y cuarenta y cuatro años.

La depresión aflige con mucha más frecuencia a las mujeres que a los hombres. De hecho, muchas mujeres sufren una caída emocional alrededor de los treinta sin razón aparente. Pero hay buenas noticias: los consejos que voy a darle en este capítulo pueden ser de utilidad tanto para las personas que han empezado a deprimirse como para aquellas que llevan mucho tiempo sufriendo, incluso para quienes han tratado todo infructuosamente. ¡Así que haga de tripas corazón y siga leyendo!

Desesperación y depresión: las diferentes caras de la tristeza

Para la mayoría de las personas, la tristeza es algo efímero y desaparece por sí misma en cuestión de días o semanas. Pero para millones de personas, la depresión es casi un estado permanente que puede durar entre meses y años. Cuando uno está deprimido, se siente vacío y aletargado. Nada parece tener importancia y las sensaciones que más sobresalen son la irritabilidad, la confusión y la incapacidad de concentrarse o incluso de tomar decisiones sencillas. El insomnio aparece con una carga emocional y física enorme, que incluye problemas de peso (ya sea pérdida exagerada o aumento descontrolado del mismo). Uno trata de recuperar la compostura, pero el sentimiento de culpa y la sensación de no valer nada superan con creces los esfuerzos. No se puede contener el llanto y las lágrimas brotan sin ninguna razón y sin previo aviso.

La depresión aparece de diversas maneras

* **Distimia (depresión neurótica)**: Ésta es una depresión crónica caracterizada por una larga historia de desesperación y baja autoestima. La persona que la sufre por lo general tiene muy poco ánimo pero sin llegar al límite de no poder funcionar.

* **Depresión maníaca (trastorno bipolar)**: Esta depresión se caracteriza por la oscilación entre un buen estado de ánimo y uno terrible. La persona que la sufre pasa de la felicidad frenética a la tristeza y desesperanza más profundas, a veces con algunos períodos "normales" en el intermedio.

* **Depresión posparto**: Este tipo de depresión se presenta después de que la mujer ha dado a luz. Las adolescentes y las mujeres que tienen antecedentes depresivos son más propensas a sufrir de depresión posparto debido al abrupto descenso hormonal que se produce después del parto.

* **Depresión ansiosa**: Cuando la depresión está combinada con ansiedad, éste es el resultado. Puede incluir algunos aspectos del trastorno obsesivo compulsivo, pensamientos suicidas y temor hipocondríaco a las enfermedades.

* **Depresión agitada**: En este caso, la depresión está caracterizada por el desasosiego y también puede presentar insomnio, ataques de pánico y una sensación generalizada de miedo o fatalidad.

Los ISRS: atentan contra la pasión

Los inhibidores selectivos de la recaptación de serotonina (ISRS) son de los antidepresivos más populares. Los más vendidos, Paxil, Prozac, Zoloft, Celexa y Lexapro, pueden hacer maravillas por su estado de ánimo, pero también pueden enredarle la vida sexual, puesto que prácticamente anulan el instinto sexual y tienen efectos secundarios como dificultad para alcanzar un orgasmo, impotencia, erecciones dolorosas, dolor en el momento del orgasmo, eyaculación precoz o insensibilidad del pene. Yo personalmente no conozco a nadie que pueda estar de buen ánimo si tiene una vida sexual desastrosa. Así que tal vez es buena idea que considere cambiarse a un medicamento que sea menos perjudicial sexualmente hablando, como Buspirone, Effexor o alguno de los antiguos antidepresivos tricíclicos. Otra opción es pedirle a su médico que le recete ciproheptadina y amantadina, dos medicamentos que contrarrestan los efectos secundarios a nivel sexual y que son eficaces para algunas personas.

También puede ensayar un antídoto de venta libre: el ginkgo biloba. Sí, es la misma planta que se usa para mejorar la memoria. Funciona porque restaura el flujo sanguíneo hacia la zona genital, que por lo general los ISRS tienden a bloquear. Tome *60 a 120 mg tres o cuatro veces al día* mientras esté tomando algún ISRS.

Los medicamentos no duran para siempre

Puede ser que los antidepresivos recetados le sirvan al principio, pero con el paso del tiempo van perdiendo su eficacia. Por lo general, estos antidepresivos, como los ISRS, ayudan al cerebro a guardar las hormonas que mejoran el estado de ánimo, pero no producen más de estos importantes químicos. Entonces, por un tiempo, logran engañar al cerebro para que piense que los niveles de las hormonas están altos, haciendo que la persona se sienta mejor. Pero, después de unos meses o un año, el efecto se va debilitando y, lo que es peor, la persona sigue sufriendo de la deficiencia original que tenía de químicos cerebrales. De hecho, puede ser que incluso se sienta peor después de dejar de tomar el medicamento. Como ha estado engañado por el medicamento que le inducía temporalmente el buen estado de ánimo, el cerebro se ha vuelto muchísimo menos eficiente a la hora de usar pequeñas cantidades de hormona; así que ahora la persona no sólo cuenta con una cantidad menor de hormonas, sino que también las está usando de una manera menos eficaz.

¿La respuesta? Suplementos nutricionales y alimentos que le mejoren su estado de ánimo. De esa manera, cuando el antidepresivo que toma deje de surtir efecto, su cerebro estará en mejor forma, no peor de lo que estaba antes. No subestime la importancia de los alimentos, porque sus intestinos producen más serotonina que su cerebro, así que consumir alimentos saludables y vitales puede mejorar su estado de ánimo.

Luche contra la tristeza con alimentos que la hagan sentir bien

Haga pequeñas comidas de manera regular o siempre tenga a mano algún tentempié para que su estómago esté siempre satisfecho y su cuerpo mantenga estable el nivel de azúcar en la sangre. Asegúrese también de incluir en su dieta suficientes porciones de los siguientes alimentos:

⁎ cereales integrales y legumbres

⁎ nueces y semillas, especialmente nueces del nogal, almendras y linaza

⁎ frutas y verduras frescas, especialmente verduras de hojas verdes, como acelga, hojas de nabo y todo tipo de coles

⁎ lácteos bajos en grasa o descremados: leche descremada o con 1 por ciento de grasa, queso semidescremado y yogur descremado

⁎ proteína baja en grasa de buena calidad: pavo, pescado, pollo, huevos enriquecidos con omega y que provengan de gallinas silvestres y tofu en porciones pequeñas, si le han diagnosticado depresión agitada (es decir que con frecuencia se siente furiosa o molesta). En porciones grandes, si le han diagnosticado una depresión en la cual prevalece una sensación de lentitud, pereza y cansancio.

⁎ también, elimine de su dieta el azúcar, los carbohidratos refinados, el alcohol, la cafeína y los alimentos procesados. Puede ser que sean sabrosos en el primer momento, pero la subida inicial por lo general viene seguida de un descenso aparatoso; además alteran la capacidad del cuerpo de producir químicos cerebrales de la felicidad.

¡Aléjese del azúcar!

El helado, las trufas de chocolate y las galletas, todas estas delicias pueden, literalmente, medicarla. Varios estudios han demostrado que los dulces hacen que el cerebro libere endorfinas, unos químicos que mejoran el estado de ánimo, nos hacen sentir alegres, con menos dolor y menos refunfuñones. Y eso no es todo. Aproximadamente una hora después de que nos hayamos dado un banquete con estas exquisiteces, se une a la fiesta la serotonina, que es una de las hormonas que suben el estado de ánimo.

Sin embargo, este dulce efecto es sólo temporal y a largo plazo su estado puede empeorar. Las subidas del azúcar por lo general vienen seguidas por las tristezas del azúcar, puesto que el nivel de azúcar en la sangre baja y hace que uno se sienta peor que antes. Además, el azúcar engorda y ganar peso puede deprimir, tanto por razones físicas como psicológicas. Y como si todo esto no fuera suficiente, el azúcar alimenta la cándida, una levadura natural que crece de manera descontrolada cuando está en presencia de demasiados azúcares y almidones. La sobreproducción de cándida puede también ser causa de depresión entre otras cosas; entonces, mejor no coma postres hasta que esté mejor de ánimo.

Medicamentos que deprimen

Si no se ha sentido del todo bien últimamente y si no puede identificar específicamente una pérdida o un motivo de estrés o de ansiedad, échele un vistazo a su botiquín. Más de 1.200 medicamentos pueden causar "depresión" o empeorarla. Un estudio de agosto de 2006 publicado en *Archives of General Psychiatry* examinó a casi 5.500 adultos y niños entre 6 y 18 años. Llegaron a la conclusión de que los que fueron tratados con antidepresivos tuvieron 1,5 más posibilidades de cometer suicidio, y 15 veces más posibilidades de morir por suicidio que los que no usaron antidepresivos. Ahora, la FDA exige que la literatura que está incluida dentro del empaque de los antidepresivos advierta que se ha encontrado que existe una relación entre el uso de estos medicamentos y el suicidio y los pensamientos sobre la muerte, especialmente en niños y adolescentes. Dese una pasada por cualquier farmacia y pida que le den "la hoja de información para uso del paciente" gratuita, una hojita que tiene impresa toda esa información sobre los efectos secundarios de los medicamentos que no le dicen a uno. Así que si sospecha que alguna de las medicinas que está tomando le está bajando el ánimo, consulte con su farmacéutico.

A continuación le voy a mencionar algunos medicamentos que pueden bajarle el ánimo:

PUEDEN CAUSAR DEPRESIÓN	PARA QUÉ SIRVEN
Accutane (isotretinoina)	Acné
Alprazolam	Ansiedad
Ambien	Insomnio
Anticonceptivos, por vía oral o parches	Evitar embarazos
Betabloqueadores, por vía oral o gotas para los ojos	Presión alta
Bloqueadores de ácido (Pepcid, Zantac, Axid)	Reflujo y úlcera
Butalbital	Dolor de cabeza
Digitalis	Corazón
Esteroides anabólicos	Crecimiento de los músculos
Medicamentos de sustitución hormonal	Síntomas de la menopausia
Prednisone	Antiinflamación
Quimioterapia	Cáncer

PUEDEN CAUSAR DEPRESIÓN	PARA QUÉ SIRVEN
Quinolona (Cipro, Levaquin)	Infecciones
Valium (diazepán)	Sueño y ansiedad

NO DEJE DE TOMAR ABRUPTAMENTE UN MEDICAMENTO aunque se haya dado cuenta de que le baja el estado de ánimo, la hace pensar en el suicidio o la hace sentir intranquila, primero consulte con su médico. Si lo deja repentinamente, puede experimentar síndrome de abstinencia, que puede estar caracterizado por mareo, sueños inusuales, náusea, vómito, ansiedad, temblores y posiblemente ataques. Pregúntele a su médico o a su farmacéutico cómo dejar el medicamento paulatinamente e irlo reemplazando por algún otro más saludable. Una vez que su cuerpo haya eliminado completamente el medicamento, usted dejará de tener esos sentimientos.

Agotamiento adrenal: ¿Acaso su motor necesita una reparación?

Recuerde que sus glándulas adrenales son como su motor del estrés, y cuando usted tiene que lidiar con demasiadas cosas (una agenda apretada, una familia exigente, alguna enfermedad crónica), puede que se le funda el motor. Esto ayuda a explicar por qué algunas mujeres anteriormente felices, emprendedoras y con suerte se derrumban en la flor de la vida debido a una depresión: sencillamente sus glándulas adrenales no pueden soportar el ritmo. Algunos síntomas del agotamiento adrenal son cansancio, dolor, bajo nivel de azúcar en la sangre, baja presión arterial (da mareo cuando uno se pone de pie) y, por supuesto, depresión. Estudios recientes indican que un bajo nivel de serotonina, que es el objetivo de la mayoría de los antidepresivos recetados, no es tanto la principal causa de depresión como la presencia prolongada de grandes cantidades de las hormonas del estrés, como el cortisol. Vea el capítulo 1 si quiere saber más sobre el agotamiento adrenal.

Pero, ¿qué puede hacer si su depresión tiene su origen en el agotamiento adrenal?

✳ Evite situaciones y personas irritantes. Trate de no relacionarse con personas que le agotan la energía.

✳ Aprenda a hacer algo que siempre ha soñado. Darse el gusto de aprender a tocar la guitarra o tejer o aprender otro idioma puede ser muy reconfortante y le quita de la cabeza pensamientos desagradables.

✳ No se preocupe por las cosas sin importancia. Qué importa si el jardinero llegó una hora tarde o si su amiga ya no puede acompañarla a la peluquería. Echarle en cara a los otros cosas banales como éstas (en público o en privado) la hará quedar mal y sentirse peor. Entienda que las otras personas también tienen sus preocupaciones. Usted no necesita esos químicos infelices flotando por ahí, así que dirija sus energías hacia algo agradable.

✳ Adopte mejores hábitos alimenticios. No coma dulces y sustancias que lo estimulan temporalmente como la cafeína.

✳ Tome clases de yoga o pilates. El ejercicio fortalece las hormonas de la felicidad, además de que la hará sentirse sexy de nuevo.

✳ Haga algo bueno por otra persona. Yo sé que usted se siente mal y quiere una gratificación instantánea para sentirse mejor, pero es cierto que dar a los otros produce bienestar. Solamente tiene que ver el brillo de felicidad de la persona con la que ha tenido un gesto de amabilidad. ¡Le alegrará el día!

✳ Nutra sus glándulas adrenales. Por supuesto, puede considerar tomar medicamentos recetados, como tabletas de hidrocortisona, que es una forma sintética de cortisol, pero hay otras opciones naturales de venta libre: extractos de plantas y vitaminas que alimentan las glándulas adrenales y que le brindan alivio palpable en cuestión de semanas. Puede probar los suplementos que recomiendo en el capítulo 1 para contrarrestar el agotamiento adrenal: raíz de regaliz, panax ginseng, suplementos de DHEA, *rhodiola rosea*, ácido pantoténico y eleuthero (ginseng siberiano).

¿Su tiroides la hace sentir frustrada?

El agotamiento tiroideo también puede causar depresión, y con frecuencia va de la mano del agotamiento adrenal. ¿Se siente cansada todo el tiempo? ¿Con frecuencia se pone fría? ¿Sufre de estreñimiento, ha subido de peso, se pone temperamental o tiene baja la libido? Un mal funcionamiento de la tiroides reduce la cantidad de la hormona T3 (triyodotironina), que es un poderoso químico cerebral que la hace sentir bien.

Para descubrir si tiene bajos los niveles de las hormonas tiroideas, remítase al capítulo 1, en donde explico cómo tomarse la temperatura en casa para saber cómo está el funcionamiento de la tiroides y también explico exactamente cómo mejorar la salud de la tiroides con productos de venta libre: yodo, zinc, cobre, selenio, tirosina, vitaminas C, E y B_{12} y extracto de ashwagandha.

Secretos de Suzy que no requieren receta médica

No pierda de vista el estrógeno

Todos los medicamentos recetados que contienen estrógeno (incluso los anticonceptivos) tienen la capacidad de causar depresión, debido a que le roban al cerebro los nutrientes que se necesitan para estar de buen humor. Por tanto, si usted está tomando estrógeno en cualquier forma, ingiera suficientes alimentos que le mejoren el estado de ánimo (que mencioné anteriormente en este capítulo) y considere los suplementos que recomiendo en el siguiente aparte.

Caos hormonal: La paradoja estrógeno/progestina

Amiga mía, necesitamos tanto del estrógeno como de la progesterona para sentirnos felices y estables emocionalmente. Tanto el nivel absoluto de ambas hormonas como el equilibrio entre ellas pueden variar enormemente, y esta variabilidad puede causar depresión y otros síntomas psicológicos como insomnio, irritabilidad, ansiedad y ganas de llorar.

Con frecuencia los médicos recetan medicamentos con estrógeno y progestina artificiales como parte de la terapia de sustitución hormonal para ayudar a las mujeres que están pasando por la menopausia a aliviarles las oleadas de calor, protegerles los huesos de roturas y mejorarles el estado de ánimo y su estabilidad emocional. Esto parece tener todo el sentido del mundo, pero hay un inconveniente: éstas son hormonas sintéticas, que han sido creadas en un laboratorio, entonces el cuerpo no las reconoce ni las procesa correctamente. Como consecuencia, suben los niveles hormonales, pero estos medicamentos también nos hacen eliminar nutrientes y vitaminas esenciales, lo que a largo plazo puede ser una causa de la depresión.

Por ejemplo, los medicamentos de sustitución hormonal se roban nuestra preciosa vitamina B_6, que el cuerpo necesita tanto para convertir la tirosina en sus parientes activos que suben el ánimo, nos dan energía y nos hacen sentir más alegres y optimistas: la dopamina y la norepinefrina. El cuerpo también usa la vitamina B_6 para convertir el 5–HTP en serotonina, que, como ya mencioné, es una de las hormonas más importantes para hacernos sentir de buen humor, además de que es la responsable de que nos sintamos bien con nosotras mismas. Como ve, los medicamentos de sustitución hormonal pueden ser la causa indirecta de la depresión de muchas mujeres.

Desafortunadamente, la mayoría de los médicos no se da cuenta de que los anticonceptivos y los medicamentos de sustitución hormonal nos roban nutrientes que necesitamos, pero ahora que usted ya lo sabe, puede preguntarle a su médico personal si está bien para usted tomar alguno de los suplementos que voy a mencionar a continuación mientras esté tomando anticonceptivos o mientras esté en terapia de sustitución hormonal. Estos suplementos tienen como objetivo atenuar los síntomas de la depresión causada por el robo de nutrientes por parte de las hormonas, pero bien pueden ayudar a cualquier persona que esté triste.

✳ **Vitamina C**: *200–500 mg dos veces al día*

✳ **Vitamina B_{12} (riboflavina)**: *25–50 mg en la mañana ó 30 mg al día de la forma activada R5P.* (Puede que la orina se le ponga de color amarillo brillante, pero no se preocupe que no pasa nada.)

✳ **Vitamina B_6**: *25–50 mg en la mañana ó 10–20 mg al día de la forma activada P5P.* Deje de tomarla si empieza a tener pesadillas.

✳ **Vitamina B$_{12}$ (cianocobalamina o metilcobalamina)**: Alrededor de *500 mcg al día* o pídale a su médico que le ponga una inyección de *1.000 mcg una o dos veces al mes.*

✳ **Vitamina B$_9$ (ácido fólico)**: *800 mcg*

✳ **Tirosina**: *100–500 mg una o dos veces al día, en la mañana y a mediodía solamente.* Evítela si sufre de ansiedad o problemas del corazón.

✳ **Quelato o glicinato de magnesio**: *200–300 mg una o dos veces al día.* En estas formas no deben causar diarrea; no obstante, si se la produce o le cae mal al estómago, reduzca la dosis.

✳ **Yodo**: *12,5 mg en la mañana.* Iodoral es una buena marca.

El régimen es mucho más fácil de seguir si consigue un suplemento de complejo B de una marca de óptima calidad para que lo tome en las mañanas junto con la tirosina, el magnesio y la vitamina C. Por lo general, el complejo B contiene muchas de las vitaminas B, entonces, en una sola pastilla usted está tomando otras además de las que mencioné arriba, como pantetina, niacina y tiamina. Tomar dosis extras de vitaminas B es muy bueno para su salud hormonal y adrenal. Vea el capítulo 13, que trata sobre la sustitución hormonal, si quiere más información al respecto. Y en la parte V podrá encontrar una lista completa de los medicamentos que se roban todo el magnesio y la vitamina C del cuerpo.

Secretos de Suzy que no requieren receta médica

Reabastézcase de riboflavina

Si usted tiene tendencia a sufrir de migrañas, pruebe tomar *400 mg al día* de riboflavina. Si está tomando pastillas anticonceptivas y por los días en que le llega la menstruación le dan migrañas o cualquier otro tipo de dolor de cabeza debilitante, es posible que los anticonceptivos le estén robando este importante nutriente del cuerpo.

Un estudio de 2002 mostró que este poderoso nutriente podía ayudar a prevenir migrañas del mismo modo que los bloqueadores beta como el metopropol. Otro estudio comparó altas dosis de riboflavina (400 mg diarios) con placebos de píldoras de azúcar. Fuero seleccionadas ocho personas, sobre todo mujeres entre 18 y 65 años. Todas las mujeres cumplían con los criterios de diagnóstico de International Headache Society para migrañas con o sin aura. El estudio se realizó en seis centros de Bélgica y Luxemburgo y los participantes llevaron registros detallados de sus dolores de cabeza, incluyendo frecuencia, niveles de dolor, náusea/vómitos y duración del dolor, e incluso de efectos secundarios adversos que podían haber experimentado. Los pacientes que tomaron riboflavina mostraron, en promedio, dos migrañas menos al mes comparados con los que tomaron placebo. Además, la duración de los ataques fue más corta, ¡y tuvieron tres días menos de angustia, dolor, náusea y vómitos!

Me parece importante compartir esto con usted porque la riboflavina resulta muy barata, y tiene menos efectos secundarios comparada con los medicamentos para la migraña, que afectan el corazón.

Vigor con vitaminas

Como ya hemos visto, una persona puede deprimirse cuando a su cerebro le hacen falta uno o más nutrientes o enzimas de los que necesita para producir los químicos que la hacen sentir de buen ánimo tales como la norepinefrina, la dopamina, la serotonina, el GABA y la epinefrina.

Uno de los nutrientes que por lo general nos hace falta es el ácido fólico (también conocido como folato). De hecho, la deficiencia de esta vitamina B puede ser consecuencia del robo de algún medicamento, por ejemplo, de los que contienen estrógeno, la aspirina, el ibuprofeno, el naproxeno, la metformina y los que se usan para tratar ataques. (Vea la parte V, donde encontrará una lista completa de los medicamentos que se roban el ácido fólico.) Así que si usted siente que está perdiendo la razón, puede que sea cierto, pero, afortunadamente, la puede recuperar. Algunos de los síntomas psiquiátricos de la deficiencia de folato son pérdida del apetito, pérdida de la memoria, depresión, insomnio, irritabilidad, cansancio y ansiedad.

Ahora bien, para utilizar el ácido fólico, su cuerpo tiene que convertirlo en una forma biológicamente activa que se conoce con el nombre de 5-metiltetrahidrofolato, o sencillamente 5-MTHF. Para la mayoría de las personas esta conversión química es fácil, pero existen algunas a quienes este proceso les resulta imposible de llevar a cabo, por tanto con frecuencia presentan síntomas de deficiencia de folato. Entre el 25 y el 35 por ciento de la población tiene esta incapacidad y, en consecuencia, tiene más tendencia a desarrollar una depresión, así como enfermedades graves como las cardiovasculares, demencia, diabetes, Alzheimer, Parkinson, cáncer de seno y de cuello uterino.

Un examen de sangre sencillo que le mida el nivel de homocisteína le puede servir de guía. Si lo tiene alto, es posible que usted pertenezca al porcentaje de la población que no puede realizar la conversión química de la que hablamos hace un momento. En ese caso, tome un suplemento de folato que el cuerpo pueda asimilar de inmediato, es decir, que ya esté activado. Por ejemplo, el 5-MTHF, de Thorne, y el FolaPro, de Metagenic, son dos opciones estupendas de este tipo. También es buena idea que adicionalmente tome *500 mcg de vitamina* B_{12} *al día junto con 50 mg de complejo B*, porque las B extras ayudan en todo el proceso. En todo caso, aunque usted no tenga la incapacidad de activar el folato, tomar un suplemento de vitaminas B puede tener efectos sorprendentes en su salud física y mental.

Preste atención . . .

Las personas que tienen la incapacidad de activar el folato pueden desarrollar problemas de concentración o, incluso, el trastorno de déficit de atención e hiperactividad (TDAH). Al parecer, cuando las personas que sufren de TDAH toman un suplemento de 5-MTHF activado, todo parece indicar que su estado mejora. Y, si éste es su caso, le alegrará saber que esta vitamina no interfiere con ningún medicamento para el TDAH. Por tanto, hable con su médico sobre el suplemento de 5-MTHF o de ácido fólico de venta libre, tal vez pueda ser de mucha utilidad.

Puede considerar cada uno de los suplementos que voy a mencionar a continuación si lo que quiere es estabilizar su estado de ánimo o salir de la depresión. No están listados en un orden específico y no hay problema si quiere combinar algunos y le sientan bien.

Diez suplementos que pueden llenar
de entusiasmo su vida

1. **L-tirosina**: Es un componente esencial para algunos regula-
dores del ánimo importantes como la dopamina, la norepinefrina
y la epinefrina. Un nivel bajo de tirosina puede causar depresión,
presión arterial baja y baja temperatura corporal. El cuerpo necesita este aminoácido también para que el funcionamiento de las
glándulas adrenales, tiroidea y pituitaria sea óptimo. Pruebe tomar *500 a 1.000 mg dos veces al día* (entre la hora en que se levante
y las tres de la tarde.) No la tome tarde en el día porque tiene un
efecto parecido a la cafeína. De hecho, si está tratando de romper
con el hábito de la cafeína, la L-tirosina puede ayudarla a controlar
los antojos de café.

> *Las personas que están tomando antidepresivos inhibidores
> de la monoaminooxidasa (MAO) o pastillas para quitar el
> hambre o que tengan la presión alta no deben tomar tirosina.*

2. **5-HTP**: Como vimos anteriormente, éste es el nombre corto
del 5-metiltetrahidrofolato, que es el precursor de la serotonina,
uno de los químicos del cerebro que lo hacen sentir con buen humor. El cuerpo produce el 5-HTP a partir del triptofano, que es su
precursor; se encuentra naturalmente en el pavo, los lácteos, las
nueces, los huevos y las semillas. Tomarlo puede aliviar los síntomas de la depresión, la ansiedad, los ataques de pánico y el insomnio al cabo de una o dos semanas. El 5-HTP también es un
supresor natural del hambre, así que puede ayudar a contener incluso el apetito más voraz. Varios estudios han demostrado que es
tan bueno, si no mejor, que los antidepresivos ISRS, que mencioné
páginas atrás, como el Prozac, el Zoloft, el Paxil y el Celexa. Pruebe
tomar cápsulas de *25 a 100 mg antes de acostarse* porque puede producir un poco de aturdimiento. Si usted es de las personas que se
siente más energizada después de tomarse este suplemento, entonces tómelas más temprano. Combinar el 5-HTP con un poco de
vitamina B_6 ayuda a que el cuerpo produzca aun más serotonina.

Este suplemento puede intensificar los efectos secundarios de algunos antidepresivos que necesitan receta porque también pueden producir mayor cantidad de serotonina en el cerebro. Entonces, si usted está tomando antidepresivos, NO tome 5-HTP sin el previo consentimiento de su médico y sólo bajo su supervisión. Demasiada serotonina es peligroso para la salud. Por lo general, los médicos sugieren ir bajando la dosis del medicamento paulatinamente mientras se va introduciendo el 5-HTP.

3. **Rhodiola rosea**: Los atletas y cosmonautas rusos han usado siempre esta planta antiquísima para aumentar la energía. Después de todo, es oriunda de Siberia, en donde la gente toda la vida ha tenido que lidiar con condiciones de vida bastante estresantes. Como vimos en el capítulo 1, la *rhodiola* es un adaptógeno, lo que significa que sólo actúa sobre los químicos del cuerpo que no están en equilibrio y hace caso omiso de los que tienen un nivel saludable. Los efectos se ven claramente al cabo de pocas semanas, y cualquier persona que sufra de depresión puede encontrar alivio en esta planta porque ayuda a normalizar la serotonina, la dopamina y los otros neurotransmisores que son de vital importancia para su estado de ánimo, al igual que los niveles de energía y la habilidad para lidiar con el estrés. La llamo el Valium de la naturaleza porque tiene la capacidad de relajar y de hacerle sentir a la persona que la toma que es capaz de superar cualquier problema, ¡todos deberíamos tener tanta suerte! No se preocupe, no hay ningún riesgo de que sea adictiva. Y, además, como la *rhodiola* ayuda a corregir problemas como la disfunción eréctil, la eyaculación precoz y los problemas de próstata, también puede recomendársela a su compañero. Pruebe tomar *una cápsula de 50 mg dos veces al día.*

Cuando compre el suplemento, asegúrese de que sea rhodiola rosea *siberiana auténtica y no alguna imitación barata de esos fabricantes de medio pelo que se aprovechan del prestigio de las compañías legítimas.*

4. **Hierba de San Juan (*Hypericum perforatum*)**: Esta hierba se ha usado durante siglos para levantar el ánimo, estabilizar las emociones y aliviar la neuralgia, puesto que tiene la capacidad de aumentar el nivel de las sustancias clave que regulan el estado de ánimo. La hierba de San Juan ayuda a atenuar las depresiones entre leves a moderadas, si se toma seguido por tres o cuatro semanas. Se consigue en varias formas: cápsulas, té y extracto. Todas son buenas, pero asegúrese de comprar extracto estándar de 0,3 por ciento hipericina. Una dosis típica son *300 mg dos o tres veces al día.*

Si usted está tomando medicamentos para el VIH, ciclosporina, inhibidores de la monoaminooxidasa, tramadol, dextrometorfano (un ingrediente de los jarabes para la tos), o cualquier antidepresivo, o si está en quimioterapia, NO debe tomar hierba de San Juan. Y recuerde también NO dejar de tomar abruptamente ningún medicamento para empezar a tomar hierba de San Juan.

5. **Magnesio**: Este mineral puede causar efectos impresionantes en su cuerpo, pero una dieta rica en azúcar, carbohidratos y productos procesados tiende a eliminarlo. El magnesio puede aliviar la ansiedad y el desasosiego, y algunos estudios sugieren que incluso puede revertir la depresión suicida. El cuerpo también necesita este mineral esencial para equilibrar el nivel de calcio y estabilizar el estado de ánimo y el funcionamiento del corazón. Una buena dosis es de *200 a 400 mg al día*, pero si quiere tomar más, consulte con su médico primero. El quelato y el glicinato de magnesio son las mejores formas de este nutriente y se consiguen sin problema en las tiendas naturistas.

6. **Vitamina D**: Los suplementos de vitamina D son particularmente útiles para las personas que se deprimen en invierno debido al trastorno afectivo estacional: el cuerpo produce vitamina D con la ayuda de los rayos solares, y estudios recientes han demostrado que muchísimas personas tienen una deficiencia en esta

vitamina debido a que no toman suficiente sol o viven en regiones donde hay menos horas de luz durante el día. Puesto que el cuerpo necesita esta vitamina para estabilizar el estado de ánimo, pruebe tomar *1.000 a 3.000 IU al día con alguna comida* durante los meses de invierno, cuando los días son más cortos. El aceite de hígado de bacalao es la mejor fuente de esta vitamina. Personalmente me gusta mucho el de Nordic Natural: Arctic Cod Liver Oil, porque sabe bien (www.nordicnaturals.com). Puede consultar la parte V, en donde encontrará una lista de medicamentos que se roban la vitamina D del cuerpo.

> *En todo caso, no tome demasiada vitamina D. A diferencia de otras vitaminas que se eliminan rápidamente, la D se queda en el cuerpo y su exceso puede producir debilidad, dolor en los huesos, cálculos renales y problemas del corazón.*

7. **Vitamina C**: Un montón de medicamentos menguan nuestras reservas de vitamina C que necesitamos para que la química del cerebro esté equilibrada y para muchas otras cosas. Esta vitamina convierte los aminoácidos en neurotransmisores que levantan el ánimo, por ejemplo, ayuda a que el 5-HTP se convierta en serotonina, que, como ya vimos, es de vital importancia para mantenernos estables y positivos. Algunos estudios comprueban que es benéfico el uso de la vitamina C en los pacientes con trastorno bipolar. Pruebe tomar *500 mg de vitamina C recubierta tres o cuatro veces al día*. Vea la parte V, en donde podrá encontrar una lista completa de los medicamentos que nos roban la vitamina C.

> *Es mejor tomar la vitamina C en varias dosis pequeñas durante el día, en lugar de tomar una dosis alta una sola vez al día, puesto que de esta forma se puede perturbar el equilibrio del cobre dentro del cuerpo. Me gusta más la forma recubierta porque es menos dañina para el estómago.*

8. **Ácidos grasos esenciales**: Estos ácidos contribuyen a la buena salud del corazón, del sistema inmunológico, del sistema

digestivo y, por supuesto, del cerebro. Nuestro cuerpo no es capaz de producir ácidos grasos, por tanto, tenemos que obtenerlos de fuentes externas, como por ejemplo, el aceite de pescado o de krill, la linaza, el aceite de borraja y el aceite de casis. Si no comemos suficientes alimentos que sean ricos en ácidos grasos, particularmente mariscos de agua fría, podemos desarrollar todo tipo de problemas del cerebro, incluyendo depresión. A algunas personas les preocupan las noticias recientes sobre la contaminación con mercurio de algunos peces, y es justamente por este motivo que recomiendo tomar suplementos de la más alta calidad. Si usted es vegetariana, tome linaza: sencillamente póngale semillas molidas de linaza a todas sus comidas. Pero si no le importa ingerir productos animales o si usted es de las que tiene una típica dieta estadounidense cargada de comida rápida, va a estar mejor si consume aceite de pescado omega-3. Tome *1.000 mg tres veces al día con las comidas*. Asegúrese de que el suplemento que compre contenga tanto DHA como EPA, y que sea de una buena marca, para que no se pase eructando con sabor a pescado todo el día.

9. **SAMe**: S-adenosilmetiotina es el nombre completo de este aminoácido. Ayuda a mejorar el estado de ánimo y aplaca los dolores de la artritis al mismo tiempo. Entre sus funciones se encuentra la de ayudar a los neurotransmisores a acoplarse con sus receptores en el cerebro; en Europa lo llevan usando durante mucho tiempo siempre con resultados exitosos. Este nutriente es muy interesante también porque contribuye a la recuperación del hígado, incluso en personas con antecedentes de alcoholismo. Tome *200 mg una o dos veces al día* con el estómago vacío, y compre las cápsulas con cobertura entérica.

Las personas que están tomando medicamentos psicoactivos o antidepresivos o que sufran de trastorno bipolar deben evitar tomar SAMe.

10. Fenilalanina: Este aminoácido esencial tiene dos formas. La forma "L" ocurre naturalmente en la comida y la forma "D" es una versión creada en un laboratorio. La mayoría de los suplementos son una mezcla de ambas formas y se llaman DLPA, que se convierte en dos fantásticos levantadores del ánimo: la tirosina y la feniletilamina. Estas sustancias también mejoran la memoria, aplacan el dolor y suprimen el apetito. Tome *200 a 250 mg una o dos veces al día*.

Respire profundo . . . Podría levantarle el ánimo

Puede probar con aromas de aceites esenciales de jazmín, toronja, bergamota, canela, mandarina o menta. Estos levantadores cerebrales son eficaces y rápidos en su labor de mejorar el ánimo. Compre un pulverizador para aceite y la mezcla correcta de aceites esenciales que haga que su casa huela como un jardín exótico.

Sude hacia una vida dulce

Es difícil establecer un programa de ejercicios . . . y seguirlo. Pero una y otra vez los estudios demuestran que sudar puede hacernos felices. Eso se debe a que el ejercicio estimula la liberación de químicos que producen bienestar en el cuerpo, además de que distrae la mente de la cháchara incesante del cerebro. Haga *entre quince y treinta minutos de ejercicio al día, tres veces por semana*. Puede ejercitarse con un par de mancuernas, montar en bicicleta, sacar a pasear al perro o mi actividad favorita: prender el estéreo y ¡sencillamente bailar!

6

Recetas para relajarse y eliminar el estrés

¿Se siente agotada, frustrada y angustiada? ¿Ese estado mental se le ha vuelto más conocido que cualquier cosa que se parezca remotamente a la tranquilidad o la calma? Yo creo que todas las personas experimentan en algún momento miedo o preocupación, sensación cuyo nombre técnico es "ansiedad" y cuyos síntomas pueden ser temblor, nerviosismo, irritabilidad, oleadas de calor, mareo, dolor en el pecho, tensión muscular, debilidad o diarrea. Un poco de ansiedad es natural, el problema empieza cuando esa angustia interfiere con la habilidad de tomar decisiones, con el descanso nocturno y con la memoria. En ese punto hay que tomar cartas en el asunto.

Para muchas personas esa ansiedad fuera de control es el resultado de un desequilibrio químico. Uno puede enfrentar este problema de múltiples maneras y sí, puede ser que el tranquilizante que le recete el médico sea una de ellas. Pero antes de tomar ese camino, deles una oportunidad a las ideas que propongo en este capítulo, ¡sin necesidad de un médico! Puede sorprenderse gratamente. Recuerde que usted no necesita un diagnóstico formal para saber que se siente agotada, puesto que usted misma es una autoridad mundial en el tema de cómo se siente.

Una de las primeras ideas que le recomiendo que pruebe es reemplazar la sensación de agotamiento y frustración por tratar de relajarse y perdonar. Nunca dejo de sorprenderme de cómo esos dos conceptos logran tranquilizarme siempre, y es probable que usted descubra con placer que también pueden funcionar para usted. Soltar la ira y el resentimiento realmente logra aplacar el agotamiento, se lo digo por experiencia propia. He descubierto que es especialmente útil para este fin escuchar los fantásticos discos de Eckhart Tolle: *The Power of Now*, *Stillness Speaks* y *A New Earth*. Tolle es increíblemente tranquilizador y sensible. Así que ponga a este autor en su botiquín al lado de los tranquilizantes y los suplementos. En serio, escuche sus discos en el silencio de la noche o mientras se va quedando dormida. Tolle tiene una voz relajante y tranquila, por tanto, no ¡conduzca ni opere ningún tipo de maquinaria mientras lo escucha!

¿Qué la tiene angustiada?

Empecemos con un recorrido a lo largo de varios trastornos ansiosos. ¿Se identifica con alguno o varios? No se estrese, ¡esto queda entre usted y yo!

✳ **Trastorno de ansiedad generalizada**: Sentir ansiedad es normal, pero si la ansiedad es constante, no lo es. Si usted se siente asustada o preocupada todo el tiempo, si por lo general no tiene una explicación lógica para sentirse así o si con frecuencia esa ansiedad interfiere con las que deberían ser ocasiones placenteras, especialmente si se refiere a momentos en que usted debería estar descansando o relajándose, puede ser que sufra del trastorno de ansiedad generalizada. El tratamiento convencional consiste en tomar tranquilizantes, pero, como ya le dije antes, por favor siga leyendo, porque unas páginas más adelante le voy a sugerir algunas opciones naturales y de venta libre que podría considerar.

✳ **Trastorno de ansiedad social**: Este trastorno se hace evidente cuando la persona que lo sufre se vuelve loca de sólo pensar en ir a una fiesta, hablar en frente de unos pocos colegas de trabajo o pasar un tiempo realizando alguna otra actividad social. El terror que plaga su cerebro es tan profundo que se sienten síntomas físicos como frío, manos húmedas, temblores, boca seca, falta de aliento, sudor frío, o sencillamente decide aislarse. Este trastorno debilita gravemente y es diferente a ser tímido. Por lo general se les receta Effexor o Paxil a las personas que sufren este trastorno, pero, de nuevo, siga leyendo que más adelante voy a compartir con usted algunas opciones naturales que pueden ser de utilidad.

⁕ **Ataques de pánico**: Estos ataques pueden ser detonados por cualquier hecho; el botón que controla sus reacciones se queda pegado y, repentinamente, síntomas aterradores hacen que uno se sienta como si fuera a perder la razón o a morirse: opresión en el pecho, falta de aliento, mareo, sudor y sensación de ahogo, que pueden durar hasta una hora. Aproximadamente el 5 por ciento de la población experimenta un ataque así por lo menos una vez en su vida, pero algunas personas tienen tendencia a sufrir de estos ataques con mayor frecuencia. Por ejemplo, pueden ser estimulados por el estrógeno, por tanto, las mujeres que sufren de síntomas premenstruales o tienen exceso de estrógeno son especialmente vulnerables. También se ha logrado establecer una relación entre los ataques de pánico y la deficiencia en ciertos minerales como el zinc y el magnesio.

⁕ **Trastorno obsesivo-compulsivo**: El cerebro se queda trabado, como si tuviera un calambre, en un miedo, un pensamiento o una urgencia en particular. El temor al polvo, a los gérmenes o a las secreciones corporales es una obsesión común a muchas personas, que, entonces, se lavan las manos o barren su impecable casa compulsivamente. Otras personas guardan y guardan cosas o repiten rituales muy elaborados. Si a usted le pasa que destina un montón de tiempo a estresarse por pensamientos o necesidades inútiles o si siente que su vida está dominada por rituales que no puede controlar como contar, limpiar, o mantener sus cosas en un orden estricto, puede ser que esté sufriendo de este trastorno. Por lo general, los médicos les recetan Luvox o antidepresivos ISRS (Prozac, Zoloft, Paxil, Celexa) a quienes lo sufren. He escuchado que el aceite de pescado DHA, la hierba de San Juan y la pasiflora son de utilidad también en el tratamiento de este trastorno. Consulte con un profesional de la salud holístico, ya sea médico, herbolario o naturópata, para establecer cuál es la dosis correcta para usted, mientras explora estas u otras alternativas.

✳ **Trastorno de estrés postraumático:** Por lo general tiene su origen en la infancia, pero también puede ser consecuencia de una crisis física o emocional experimentada en la edad adulta, como sobrevivir a un hecho traumático como los ataques del 11 de septiembre o el huracán Katrina. A veces, una imagen del pasado asalta a la persona sin previo aviso, entonces revive claramente los recuerdos de un ataque sexual, de un enfrentamiento en una guerra o cualquier otra cosa que le haya causado un tremendo impacto. Algunos sedantes, tranquilizantes y antidepresivos pueden ser de utilidad, pero sólo brindan un alivio temporal, mientras que la terapia psicológica y la hipnosis ofrecen resultados a más largo plazo.

"Se está sintiendo soñolienta, muy soñolienta . . . "

Un terapeuta bien entrenado y que tenga una voz relajante puede ayudarla a tranquilizarse y a superar los recuerdos de una infancia traumática que han estado atrapados dentro de su cabeza y que pueden ser el origen de ansiedades, fobias o ataques de pánico del presente. Uno de los hipnoterapeutas más famosos es el psiquiatra Brian Weiss, MD, autor de libros muy reconocidos como *Many Lives, Many Masters* (Simon & Schuster, 1988) y *Through Time into Healing* (Simon & Schuster, 1992).

La práctica convencional del Dr. Weiss se puso patas arriba cuando empezó a tratar a una paciente llamada Catherine, que sufría de depresión, ansiedad y pesadillas recurrentes. Habían empezado a practicar la hipnosis porque el temor a ahogarse evitaba que Catherine se tomara el medicamento que el Dr. Weiss le había recetado. Y, efectivamente, bajo estado hipnótico, Catherine pudo recordar varios sucesos de su infancia que contribuían a su ansiedad presente. Pero un día, cuando el Dr. Weiss le pidió que retrocediera en el tiempo hasta el momento de origen de sus síntomas, Catherine contó una experiencia de muerte por ahogamiento ocurrida hacía cuatro mil años. Esta experiencia de una vida pasada era la clave para su trauma del presente, así que cuando pudo procesar ese recuerdo antiguo, fue capaz de superar sus miedos.

Aun cuando usted no crea en las vidas pasadas, es un hecho que la práctica de la hipnosis tiene un excelente récord de historias de éxito de personas que han logrado dejar de fumar, de comer compulsivamente y superar el estrés postraumático, además de que es una terapia que no le hará daño a su hígado ni a sus riñones, como sí sucede con los medicamentos. Es un antídoto natural contra la ansiedad que puede ayudarla a estar tranquila en situaciones que podrían ser estresantes. ¡Realmente es algo muy poderoso!

Le pregunté al Dr. Weiss cómo podemos encontrar un buen hipnoterapeuta y sugirió que las personas que necesiten terapia psicológica e hipnosis deben "escoger un profesional de la salud mental debidamente calificado que tenga su licencia en regla y que cuente con suficiente experiencia en las técnicas hipnoterapéuticas. Además, debe tener certificación de una institución de entrenamiento de primera línea". Estas instituciones a las que se refiere bien podrían ser *The American Council of Hypnotist Examiners, The American Board of Hypnotherapy o The National Guild of Hypnotists* (ver las fuentes al final del libro).

¡Los medicamentos pueden hacerle trampa a su mente!

Usted bien puede ser la persona más paciente y racional del mundo, pero si toma uno de los medicamentos que voy a mencionar a continuación, puede suceder que su álter ego haga aparición. Así es: este tipo de medicina tiene la capacidad de modificar el nivel de neurotransmisores clave para su cerebro, lo que puede tener como consecuencia que se sienta ansiosa, extraña o irritable. Según el *Clinical Pharmacology*, que es la fuente más importante de todo farmacéutico, los siguientes medicamentos tienen la capacidad de producir cambios en la personalidad e incluso delirio o psicosis, es decir, estados en los que es difícil mantener el contacto con la realidad. Dicho en otras palabras: usted se puede llegar a sentir como si hubiera perdido la razón. Mire dentro de su botiquín: ¿toma alguno de los siguientes medicamentos?

Medicamentos que pueden afectarle la mente

* Bloqueadores H2 que se usan para tratar el reflujo y la acidez como la ranitidina y la cimetidina

* Antihistamínicos que contengan difenhidramina o hidroxicina y que se usan en el tratamiento de alergias y picazón

✳ Remedios para la tos o los resfríos que contengan fenilefrina o seudoefedrina

✳ Chantix, la nueva píldora para dejar de fumar

✳ Antibióticos usados para tratar las infecciones, particularmente las fluoroquinolonas como el Cipro y el Levaquín

✳ Medicamentos para la disfunción eréctil, como la Viagra

✳ Corticoesteroides usados para aliviar la inflamación y los trastornos autoinmunológicos, como la prednisona y la dexametasona

✳ Provigil, medicamento usado para la narcolepsia

✳ Estimulantes usados para tratar el TDAH, como el metilfenidato y la dextroanfetamina

✳ Medicamentos antivirales que se usan para tratar infecciones relacionadas con herpes, como el aciclovir y el valaciclovir

✳ Supresores del apetito, como la fentermina y el dietilpropion

> *NO deje de tomar ningún medicamento recetado sin consultarlo con su médico antes. Algunos hay que irlos dejando paulatinamente para evitar el síndrome de abstinencia. Pregúntele ya sea a su médico o a su farmacéutico qué alternativas existen para su caso y luego, cuando su profesional de la salud le haya dado el visto bueno, haga el cambio.*

Secretos de Suzy que no requieren receta médica

¡Evite la confusión!

Algunos medicamentos pueden causar confusión mental y pérdida de la memoria, especialmente aquéllos que se usan para tratar alergias, resfríos, presión arterial alta, colesterol alto, anormalidades en el ritmo cardíaco, glaucoma, menopausia, depresión, ansiedad, dolor e inflamación. Pero hoy día existe una fantástica opción que creo que puede revertir la confusión, prevenir el Alzheimer y aliviar los síntomas del Parkinson, la esclerosis múltiple y la enfermedad de Lou Gehrig: el suplemento nutricional llamado BrainSustain. Creado por el Dr. David Perlmutter, neurólogo y escritor de fama mundial, este suplemento tiene la capacidad de barrer todas esas telarañas que nos pueden crecer dentro de la cabeza.

Este asombroso producto, que ha sido ampliamente estudiado en algunas de las instituciones médicas más prestigiosas a nivel mundial, promueve la salud cerebral al facilitar la producción de energía y la comunicación entre las neuronas, así como al proteger el organismo de los peligrosos radicales libres. Algunos de los ingredientes que contiene son ginkgo biloba, acetil L-carnitina, CoQ10, fosfatidilserina, N-acetilcisteína (NAC) y vitamina D. Si quiere obtener más información sobre este fabuloso suplemento, visite www.inutritionals.com.

Químicos que influyen en el estado de ánimo

El cerebro funciona gracias a un grupo de químicos que se conocen como neurotransmisores, cuya labor es transmitir mensajes de una neurona a otra. Algunos de los más conocidos son la serotonina, la norepinefrina, el GABA, la dopamina y la epinefrina (adrenalina). El nivel que tenga cada uno afecta drásticamente el estado de ánimo, la personalidad y la manera de reaccionar ante el estrés. Por ejemplo, se ha encontrado que existe relación entre el TDAH y el Parkinson y un nivel bajo de dopamina, mientras que un nivel alto puede ser el causante de la depresión agitada, cuyos algunos de sus síntomas, como ya vimos, son desasosiego, ira y malestar frecuentes. Así mismo, un nivel alto de norepinefrina puede hacer sentir agresividad y nerviosismo. Un nivel bajo de serotonina puede causar depresión, mientras que un nivel alto, manía e hiperactividad, inquietud, temblores e insomnio.

Como puede ver, el hecho de que los neurotransmisores tengan un nivel saludable contribuye a que uno pueda pensar con claridad y responder a los impulsos con reacciones apropiadas. Por tanto, necesitamos las vitaminas y los minerales correctos para crear estos químicos y ayudarlos a trabajar como es debido. Si tenemos un déficit en vitamina B_6, por ejemplo, el cuerpo no puede producir serotonina, lo que, a su vez, hace que nos retraigamos, nos sintamos deprimidos y nos antojemos de comer dulces. Entonces, si usted se siente abrumada por la ansiedad, no necesariamente significa que tenga un problema emocional, puede ser sencillamente que tenga un déficit nutricional fácil de compensar. Por favor, no pierda de vista que muchas enfermedades comparten síntomas comunes, por tanto, es importante que un profesional de la salud la diagnostique correctamente en lugar de que usted lo haga por su cuenta. Esto es especialmente importante antes de empezar un tratamiento automedicado con remedios naturales que alteran los neurotransmisores.

Por supuesto, no se trata de que sea una esclava de los químicos de su cerebro. Sin importar lo que esté pasando con la química de su organismo, usted puede tomar decisiones en cuanto a cómo lidiar con el estrés: si prefiere quedarse reviviendo cada incidente frustrante que le ha ocurrido o seguir adelante con su vida; si prefiere atiborrarse de actividades o si prefiere sacar tiempo para relajarse; incluso si prefiere destinar algo de tiempo para aprender a meditar, a usar la visualización creativa o a escuchar alguna cinta relajante. Mente, cuerpo y espíritu: los tres tienen que trabajar en conjunto para lograr una buena salud y una sensación de bienestar.

Masajes para no fundirse

Una de las maneras más rápidas de aplacar el estrés es hacerse un masaje. Ésta no es sólo una realidad emocional, sino física. El masaje reduce el nivel de cortisol, que, como ya mencioné antes, es la principal hormona del estrés que puede ser causa de enfermedad.

La acción física de las manos sobre su piel y sus músculos aumenta el flujo de la sangre y la circulación, para que la linfa pueda fluir de nuevo, llevándose los desechos y los químicos que causan dolor. La linfa y más flujo sanguíneo permiten que haya más oxígeno para sus células también. Y todo eso se obtiene con apenas una hora de masaje. Además, ¡puede ser el único momento en que usted respire profundamente en todo el mes! Puede parecer increíble, pero me he encontrado con cientos de investigaciones que han comprobado que la terapia de masaje es útil para ayudar a sanar montones de enfermedades, incluyendo la artritis, el autismo, la depresión, la agresión, el dolor de cabeza, la anorexia nerviosa, el TDAH e incluso las lesiones de la columna. Por ejemplo, un estudio encontró que inmediatamente después de una terapia de masaje, a las personas que formaban parte del estudio les mejoró el estado de ánimo y les bajó considerablemente el nivel de hormonas del estrés y la ansiedad. Después de diez días de masajes, también se vio mejoría tanto en su nivel de dolor como en su calidad de sueño.

Estoy segura de que no soy la única persona que tiene fe en las bondades de un buen masaje, pues un estudio de 1997 halló que las visitas a quiropedistas y terapeutas de masaje combinadas representaron el 50 por ciento de todas las visitas hechas a profesionales de la medicina alternativa y complementaria. En Austria, los pacientes a menudo tienen cobertura de seguro para masajes y el 87 por ciento de los pacientes con dolores de espalda reciben masajes.

Los estudios apoyan los masajes como una forma de reducir la tensión muscular, relajar la mente, calmar la ansiedad y disminuir la sensación de dolor. Un estudio aparecido en el *Scandinavian Journal of Rheumatology* descubrió que los masajes aliviaban el dolor de la artritis reumatoide.

Así que busque un o una masajista, ya sea en un gimnasio, en un salón estético acreditado o en una clínica quiropráctica, que la ayude a relajarse con manos balsámicas o con piedras calientes, que es el último grito de la moda y ¡son lo máximo! Si le da vergüenza quitarse la ropa, no se preocupe: sólo tiene que hacerlo hasta donde se sienta cómoda. Si lo prefiere, también existen masajistas que trabajan a domicilio, lo que puede ser incluso mejor. En su propia casa usted se puede relajar tomándose antes una infusión de hierbas, calentando en la secadora la toalla con la que se va a cubrir, prendiendo una vela y un palito de incienso y música de fondo, así la experiencia del masaje será profundamente relajante e involucrará los cinco sentidos. Humm, qué delicia.

Decisiones que pueden ponerla ansiosa

Algunas veces la forma en que vivimos y los límites que nos ponemos a nosotros mismos y a nuestras familias nos ponen ansiosos. Depende totalmente de su control y usted tiene el derecho de tomar las decisiones que sean más sanas para usted. Concédase el permiso de relajarse. Analice los siguientes cambios en su estilo de vida que pueden tener impacto en su estado de ánimo. Le prometo que hacer por lo menos uno de estos cambios la va a ayudar:

✳ Deje de comprometerse a participar en cada fiesta, boda o evento social que haya.

✳ Plantéese retos razonables. Es importante para usted y para quienes la pueden sacar de apuros luego.

✳ Tenga la madurez de aprender a enfrentar los obstáculos, las demoras y los contratiempos imprevistos.

✳ Es bueno y seguro decir "no". Es una palabra real y tiene el poder de restaurarle la energía.

Alimentos que pueden ponerla ansiosa

✳ **Cafeína**: Si usted tiene tendencia al nerviosismo, al insomnio o a los ataques de pánico, haga a un lado la cafeína. Varios estudios han demostrado que una cantidad tan pequeña de cafeína como 200 mg, es decir aproximadamente dos tazas de café, puede causarles ansiedad o detonarles un ataque de pánico a algunas personas. Es cierto: si está confundida, la cafeína *puede* aclararle la cabeza, pero sólo temporalmente. Hay mejores maneras de aclararse, y más perdurables, así que mejor siga leyendo.

✳ **Edulcorantes artificiales**: Le sugiero que pase de los lindos paquetitos porque el efecto de estos edulcorantes puede ser dañino. A pesar de que la FDA los aprobó, yo creo que son peligrosos para las personas que tienen tendencia a la ansiedad porque se comportan como las excitotoxinas, que, literalmente, excitan las neuronas hasta matarlas. Algunas investigaciones clínicas han encontrado relación entre los edulcorantes artificiales y la incidencia de migraña, ataques, depresión, cansancio, pérdida de la audición y de la memoria y tinitus, por no mencionar ansiedad y ataques de pánico. Me preocupan particularmente los niños porque su cerebro en formación puede verse afectado por estos químicos que la FDA ha declarado "inocuos". Mi recomendación es que use solamente los edulcorantes que produce la madre naturaleza y que el cuerpo fácilmente reconoce, procesa y elimina.

✳ *Use **azúcar natural de caña** o **azúcar morena***, no la blanqueada y procesada, que probablemente es la que tiene en su alacena.

✳ *Use **stevia***, que es un suplemento dietario natural que se extrae de una planta naturalmente dulce oriunda de las selvas suramericanas. Es resistente al calor, por tanto, puede usarla para cocinar y la puede usar con cualquier alimento o bebida. Es una magnífica opción para quienes sufren de diabetes o para quienes le tienen resistencia a la insulina. También para quienes están a dieta porque tiene un índice glicémico bajo. La stevia es parecida a cualquier edulcorante artificial, pues es un polvo blanco, y la puede conseguir en cualquier tienda naturista, incluyendo las grandes cadenas como Whole Foods, en donde venden empaques pequeños que puede llevar en el bolso. Me parece increíble hasta dónde ha llegado la FDA para mantener al público en la ignorancia en cuanto a lo que creo que es un sustituto natural y confiable del azúcar. Incluso en un momento institucionalizaron una campaña de "registro e incautación". Al parecer, son muchos los intereses económicos que existen en el negocio de los edulcorantes artificiales y la producción y el uso de la stevia interfiere en él. Hoy día, la stevia se cultiva en todo el mundo, incluyendo China, Alemania, Malasia, Israel y Corea del Sur.

✳ *Use **néctar de agave***, otro edulcorante natural que es setenta y cinco veces más dulce que el azúcar y se puede agregar a cualquier alimento o bebida. Se extrae del fruto del agave e, igual que la stevia, tiene un índice glicémico bajo. Por lo general, un tercio de taza de jarabe de agave equivale a una taza de azúcar, pero usted misma lo tiene que probar. El néctar de agave luce igual que la miel, pero es saludable para quienes sufren de diabetes porque no sube los niveles de azúcar en la sangre.

✳ *Use **glicerina vegetal,*** que es un líquido transparente y espeso con un sabor dulce natural. Está compuesta casi por completo por ésteres de grasa elaborados con aceite de coco o de palma y un poquito de agua. Como no afecta sus niveles de azúcar, las personas con candidiasis, diabetes e hipoglicemia la pueden usar.

✳ *Use* **azúcar de caña evaporada,** que es un jugo extraído de la caña rico en melaza, vitaminas y minerales que se evapora y luego se cristaliza, dando como resultado un azúcar delicioso que mejorará el sabor de todas sus recetas y que su cuerpo asimilará muy bien. Se puede remplazar con azúcar refinada en proporción de una a una.

✳ *Use* **miel**.

✳ *Use* **jarabe de arce**.

✳ *Use* **sirope de arroz moreno**.

✳ *Use* **melaza**.

✳ **GMS (glutamato monosódico)**: Ésta sal sódica es otra excitotoxina y se encuentra en la mayoría de los alimentos enlatados, ya que les quita el sabor metálico. El MSG (al igual que otros aditivos de la comida) puede contribuir al desarrollo de enfermedades neurológicas como la depresión, el dolor neuropático, la ansiedad, la esquizofrenia, el Parkinson, el mal de Lou Gehrig, la epilepsia, la migraña y el trastorno bipolar. Mi sugerencia es que elimine el MSG y sus otros alias: proteína vegetal texturizada, proteína hidrolizada, levadura de caseinato de calcio, levadura autolizada de caseinato de sodio y levadura de gelatina.

✳ **Alcohol**: Muchas personas que sufren de ansiedad recurren al alcohol para calmarse, pero, honestamente, no es la mejor opción. Es cierto que una copa de vino puede apaciguar los problemas del día, pero hay que tener cuidado, porque el alcohol es perjudicial para el cuerpo. No sólo destruye las neuronas, las células del hígado y el recubrimiento del estómago, sino que puede llegar a ser adictivo y puede detonarles a algunas personas ataques de pánico o desasosiego.

Las píldoras anticonceptivas se roban la vitamina B_6 del cuerpo, lo que puede causar irritabilidad y cambios bruscos de ánimo. Incluya vitamina B_6, también conocida como piridoxina, para mejorar su humor: tome *50 mg al día ó 20 mg de P5P*, su forma activa.

Alimente su cerebro: La regla de los diez ingredientes

Recurrir a alimentos que lo hacen sentir a uno bien momentáneamente, como el helado, no soluciona los problemas. De hecho, toda esa azúcar, grasa y cafeína (como las que tienen las golosinas o las gaseosas) le aceleran el cerebro y le suben los niveles de estrés. ¿Mi consejo? Hacerle una revisión a su cocina y deshacerse de todas las golosinas, las comidas precocidas y todos los aceites dañinos, como el de maíz y el de cártamo, que se encuentran en las papas de paquete y las papas fritas. Reemplace los alimentos en lata por alimentos frescos y beba mucha agua, ya sea de botella o del grifo.

A continuación, lea la etiqueta de todas las cosas que compre y si ve montones de nombres rimbombantes en la lista de ingredientes, devuelva el artículo al estante. No coma nada que tenga más de, digamos, diez ingredientes, porque los alimentos procesados contienen todo tipo de químicos creados por el hombre que atacan el cerebro, mientras que los alimentos saludables contienen sustancias naturales que alimentan al cerebro con lo que éste necesita. De hecho, ingiera tantos alimentos de un solo ingrediente como pueda, y prefiera una rebanada de manzana (ingredientes: manzana) a una rebanada de tarta de manzana (ingredientes: ¡muchos más que sólo manzana!). Por supuesto que los *brownies* empalagosos están permitidos de vez en cuando, pero para la mayoría de sus comidas tenga en mente alimentos de muchos colores intensos que sean ricos en nutrientes que alimenten sus neurotransmisores. Los chocolates M&M's no cuentan.

Coma como un conejo

Usted podría, literalmente, caminar por el sector de frutas y vegetales con una venda en los ojos y escoger al azar, sabiendo de antemano que cualquier cosa que escoja será buena para usted, dado que todos son alimentos de un solo ingrediente. Mis favoritos son:

* Los **espárragos** porque son muy alcalinos (cuando estamos estresados nos ponemos ácidos)

* El **aguacate** porque es una fantástica fuente de glutatión, nutriente que ayuda al hígado a descomponer las sustancias tóxicas que pueden causar ansiedad

✳ Los **arándanos** porque están llenos de antioxidantes que protegen el cerebro y los ojos del cáncer, además que tienen poca azúcar

✳ Las **frutas cítricas** como las naranjas, particularmente, porque son ricas en vitamina C, que limpia su cerebro de desperdicios; además, ayudan al cuerpo a producir neurotransmisores

A los "preocupones" les gusta meditar

La próxima vez que vea a alguien preocupándose, pregúntele: "¿Estás meditando?". Por supuesto, va a contestar: "¡No!" A lo cual usted podría responder: "Pero si la preocupación es una meditación negativa . . ." La mayoría de los "preocupones" se pasa todo el día en una meditación negativa a menos que escoja activamente en qué pensar.

Usted puede entrenar su cerebro para que se concentre en pensamientos positivos. Le voy a explicar cómo hacerlo: hágase la idea de que todos los pensamientos que le pasan por la cabeza se transmiten en voz alta. Esa mera simulación ayuda a que instantáneamente usted se concentre en un concepto más positivo, pacífico o elogioso en lugar de uno agresivo y negativo. Trate de poner en práctica este enfoque durante cuarenta y ocho horas seguidas y verá que empieza a ver más cosas positivas que negativas en su día, lo que, a fin de cuentas, produce muchísimo menos estrés.

De "preocupona" a "guerrera" en diez minutos

¿Quiere una receta fácil para mermar el estrés? Sencillamente siéntese y silencie la cháchara mental . . . sólo diez minutos.

Ahora bien, si la mera consideración de sacar todo ese tiempo de su apretada agenda la estresa, dé un pequeño paso y compre un disco inspirador de Wayne Dyer o Marianne Williamson. Póngalo en el auto o en su MP3. También puede tratar de poner algún disco de música instrumental en casa, especialmente si sus hijos están con usted, pues la música es más eficaz que la televisión a la hora de calmar el estado de ánimo.

Para una guerrera que está determinada a relajarse, la meditación es el camino. Honestamente, no es tan difícil. Es como pensar, sólo que uno se concentra en una sola cosa, como por ejemplo en lo que se siente cuando un hijo nos abraza o en la belleza de una flor. Unas cuantas velas y algunos palitos de incienso (tal vez de los de Nag Champa, que se consiguen en las tiendas esotéricas y en algunos quioscos en centros comerciales) pueden ayudar a crear un ambiente relajado. Ahora siéntese y tome conciencia de su respiración y de cualquier sensación que surja en su cuerpo. Cuando le pasen pensamientos negativos por la cabeza, con toda seguridad así será, obsérvelos mientras flotan fuera de su conciencia y no se aferre a ellos, más bien dirija sus pensamientos hacia algo que le parezca placentero. También puede tratar de repetir una palabra u oración positiva sobre el amor y después imaginarse su cuerpo acostado sobre la arena tibia de una playa o sentado justo en medio de un arco iris.

Hasta el National Institute of Health ha reportado que meditar con frecuencia disminuye el nivel de cortisol, la presión y, por tanto, el nivel de ansiedad. En un estudio fascinante de 2005 publicado por *Proceedings of the National Academy of Sciences,* los monjes tibetanos demostraron que la meditación da felicidad. El Dalai Lama mandó a ocho de sus monjes budistas mejor instruidos a los Estados Unidos para que se sometieran a un encefalograma durante momentos de meditación. El objetivo era observar cómo esas imágenes se comparaban a las de personas como usted y como yo. El arte de la meditación profunda tiene siglos, y cada uno de esos monjes había acumulado entre diez mil y cincuenta mil horas de práctica. Como grupo de control se usaron diez estudiantes sin práctica en la meditación. A cada grupo se le pidió concentrarse en la compasión incondicional o, como lo llama el Dalai Lama, "la disposición y la disponibilidad sin límites de ayudar a otros". Los investigadores escogieron ese enfoque porque es más fácil pensar en sentimientos que tratar de recordar y concentrarse en recuerdos, imágenes u objetos. Ambos grupos experimentaron cambios positivos en los resultados de sus tomografías y electroencefalogramas; sin embargo, los monjes mostraron potentes picos de ondas cerebrales gamma, que significa un estado extremadamente alto de conciencia. Los monjes también presentaron áreas muy brillantes en su corteza prefrontal izquierda, la parte del cerebro que evoca felicidad y emociones positivas.

También baja la presión arterial. Así que trate de dedicar diez minutos del día a meditar o al menos dele unas vacaciones de sesenta segundos a su cerebro varias veces al día. Sólo cierre los ojos y respire profundamente cinco veces al mismo tiempo que relaja los hombros y la frente. ¡Se sorprenderá de cuán refrescada se va a sentir!

Un *software* que desestresa

Los programas para computador de HeartMath son una herramienta estupenda para ponernos en el estado emocional correcto. El que se llama Freeze-Framer ayuda a transformar el estrés en energía positiva. Su sistema incluye el *software* para el computador más un pequeño sensor que debe ponerse en un dedo mientras está sentada frente al computador. A medida que usted se va relajando y sintiendo emociones positivas, se suaviza el ritmo de su corazón, entonces, la imagen lúgubre de, digamos, una selva en blanco y negro, que aparecía en la pantalla, ahora se va alegrando frente a sus ojos. Si mantiene este estado de ánimo calmado, claro y equilibrado, puede hacer que la imagen del computador rebose de cascadas de agua, de animales y de flores. Cuanto más tiempo mantenga este estado positivo, más espectacular se va haciendo el paisaje. Uno de los últimos "juguetes" que ha desarrollado HeartMath es un aliviador del estrés de bolsillo llamado emWave, que funciona de la misma manera pero que puede llevar a todas partes y le cabe en la mano. (Para más información, llame al 800-450-9111 o visite www.emwave.com). Cuesta entre $200 y $400.

Hierbas que alteran el humor y otros nutrientes amigos del cerebro

Usted puede tranquilizarse con cualquiera de los nutrientes que voy a listar a continuación; todos se consiguen en las tiendas naturistas y farmacias del país y son de venta libre. Sin embargo, es conveniente que le pregunte a su médico y a su farmacéutico si estos productos interfieren con cualquiera de los medicamentos que esté tomando. Y recuerde, como ya lo he mencionado, no dejar de tomar abruptamente el ansiolítico que usa. Pregúntele a su médico cómo debe irlo dejando paulatinamente.

El orden de la lista de nutrientes corresponde con la manera en que yo empezaría a tomarlos. Es posible tomarlos todos juntos, pero es necesario que su médico le dé el visto bueno y recuerde ir añadiendo uno cada semana, no empiece con todos a la vez.

1. **Trancor**: Este suplemento fabricado por Metagenics contiene la combinación perfecta para calmar a los "preocupones" que sencillamente no pueden evitar preocuparse. Está compuesto por una mezcla de vitamina B_6, magnesio, taurina, N-acetilcisteína y extracto de té verde. Su objetivo es fomentar la producción de GABA en el cuerpo y suprimir el glutamato en el cerebro. En palabras sencillas, esto quiere decir que usted se va a sentir ¡tan bien y relajada! A mí me encanta este suplemento y siempre se los recomiendo a las mujeres que durante el período de menstruación se ponen irritables o ansiosas. Sin embargo, no debe tomarlo si ya toma medicamentos antiepilépticos como Tegretol (carbamacepina) o Neurontin (gabapentina). Los productos de Metagenics, incluyendo el Trancor, sólo se consiguen por medio de los profesionales de la salud, así que no los va a encontrar en ninguna farmacia ni tienda naturista, aunque podría comprar los ingredientes por separado. Pero si quiere comprar el Trancor, puede buscar en la página web de Metagenics (www. metagenics.com) si hay algún consultorio médico cerca de usted donde pueda comprarlo. Dosis: *1 cápsula cuatro veces al día.*

2. **Ácidos grasos omega-3**: También conocidos como aceite de pescado, contienen EPA y DHA. Puede tomar omega-3 con el Trancor sin problema. Estas sustancias, especialmente el DHA, penetran los tejidos cerebrales y ayudan a los neurotransmisores a comunicarse entre ellos para lograr un mejor funcionamiento del cerebro y un mejor estado de ánimo. Los ácidos grasos también bajan el nivel de los químicos inflamatorios, lo que a su vez eventualmente causa un aumento del nivel de serotonina, que significa sentirnos más calmados y mejor con respecto a nosotros mismos. El omega-3 ayuda a prevenir el TDAH (o si se sufre de él, a aplacar los síntomas), el colesterol alto, las enfermedades del corazón, la artritis, el Alzheimer, la depresión y los trastornos autoinmunológicos. Las sardinas ya no suenan tan mal, ¿no es cierto? Tome *1.000 a 2.000 mg dos veces al día con alguna comida.*

3. **Magnesio**: No lo necesita si toma Trancor, pero en caso de que compre los ingredientes por separado, tenga presente que

incluso la más leve deficiencia en magnesio puede causar nerviosismo, presión arterial alta, depresión, migraña y malestar premenstrual. Las gaseosas y los alimentos hechos con harina blanca carecen por completo de magnesio, entonces, ¿será posible que su ansiedad tenga su origen, al menos en parte, en sus hábitos alimenticios? Coma cereales integrales, verduras de hojas verdes, salvado de trigo, chocolate (¡sí!), legumbres, algas marinas, nueces y semillas de calabaza. O tome quelato o glicinato de magnesio: *100 mg tres o cuatro veces al día.* Es mejor tomar el magnesio en varias dosis, ya que como sube el nivel de serotonina, es mejor que el cuerpo reciba varias veces a lo largo del día los químicos que lo hacen sentir mejor. Para intensificar el estímulo, tome *complejo B o vitamina B_6 una vez al día.* Y si está pasando por un momento especialmente difícil, pruebe tomar *50 a 100 mg* de magnesio en ese mismo momento, dado que este mineral funciona muy rápidamente en la labor de tranquilizar. También relaja los músculos largos, por tanto, es útil para tratar los calambres.

4. **Infusión de manzanilla**: Bébala hasta que el corazón se le ponga contento, puesto que la manzanilla es un sedante natural. A mí personalmente me gusta en combinación con otras hierbas tranquilizantes como pasiflora, toronjil, valeriana y azahar. Entre todas las marcas deliciosas que se consiguen en el mercado, una de mis favoritas es Chamomile Lemon Tea, de The Republic of Tea. Es dulce y está mezclada con varias hierbas aromáticas.

5. **L-teanina**: Este aminoácido, que se encuentra naturalmente en el té verde, tiene el mismo efecto de la meditación, pero en una taza de té. Teanina es el término utilizado para describir un aminoácido que actúa en el cerebro llamado ácido gamma-etilamino-L-glutámico. Por eso es que se le dice teanina. Es posible que a estas alturas se sienta confundida, porque aunque es cierto que la mayoría de los tés contienen cafeína, cómo es que el té verde puede ser tan calmante. Es la teanina, que comienza a funcionar en 30 a 40 minutos para relajarla. Según un estudio publicado en 2001 en *Alternative and Complimentary Therapies,* la teanina estimula al

cerebro a producir ondas cerebrales alfa, el mismo tipo de estado cerebral de cuando se medita. También estimula la producción de ácido gamma-aminobutírico (GABA), un químico cerebral relajante que llega a su máximo punto durante el sueño. El GABA es el mismo químico que inunda su cerebro después de tomar una píldora para dormir como Valium, Ambien, Sonata, Lunesta o Restoril. La sensación de bienestar del té verde puede durar horas. Lea con cuidado la etiqueta cuando la compre y no confunda la L-teanina con la L-treonina, que no es lo mismo. La L-teanina estimula la producción del neurotransmisor relajante GABA, lo que a su vez activa las ondas alfa del cerebro, las mismas que se activan durante la meditación, ¡pero sin tener que estar sentada! Tome *100 a 200 mg de L-teanina al primer síntoma de estrés y repita cada cuatro o seis horas si es necesario.* O beba *tres o cuatro tazas de té verde al día,* de cualquier sabor.

6. **Lavanda**: En el mercado se consiguen productos variados de lavanda como geles para el baño, almohadillas para los ojos, lociones, tes y aceites de aromaterapia. Esta fragancia es muy relajante y purifica tanto el cuerpo como el espíritu. También puede mitigar la depresión, el desasosiego y el insomnio. Para algunas personas el efecto es inmediato.

Compre aceite esencial de lavanda puro, humedezca un pañuelo desechable con unas cinco o diez gotas de este aceite y guárdelo en su bolso (en una bolsita Ziploc, si lo prefiere). Cada vez que esté atorada en un embotellamiento o se sienta estresada, sáquelo y huélalo, se sentirá más tranquila de inmediato. ¡Le prometo que funciona! También puede poner unas gotas de aceite en su tina llena de agua caliente y darse un baño de burbujas a la luz de las velas. ¿Y por qué no? ¿Acaso usted no necesita también un poco de tiempo para relajarse?

7

Recetas para combatir los dolores de cabeza

Su cabeza es como el disco duro de su computadora: si se daña, todo el sistema funcionará mal. Es muy frustrante sentir un dolor físico, así que resulta muy difícil disfrutar de la vida cuando parece que la cabeza va a estallar.

Si usted sufre de dolores de cabeza crónicos, el malestar se intensifica con la angustia emocional que supone que familiares y amigos lo miren como si está loca o le sugieran que luce tan bien que quizás "todo está en la cabeza". ¡Pues es cierto! El hecho de no tener los resultados de una tomografía que muestren sin lugar a dudas que tiene incrustado un pica-hielo en la cabeza no significa que el dolor no sea auténtico. Yo la entiendo y hasta sospecho que las cosas más sencillas, como leer este capítulo, pueden resultar una tarea titánica, pero si sigue leyendo aprenderá algunos trucos para sentirse mejor de lo que se ha sentido en años.

Atención a las señales

Afortunadamente, la mayoría de las personas que sufren de dolores de cabeza nunca tendrán que recibir el diagnóstico de un tumor cerebral, una meningitis o un hematoma intercraneano, pero de todas maneras sería bueno descartar primero lo peor. Hágale caso a su médico si le manda a realizar pruebas de laboratorio, exámenes o una tomografía. No ignore los dolores de cabeza que vienen acompañados de entumecimiento, visión borrosa o que aparecen cuando tose, estornuda o inclina el cuerpo, pues estos síntomas y cualquier dolor de cabeza repentino que empeora en un período de 24 horas son señales de que debe buscar ayuda.

Controle el dolor

Los dolores de cabeza son más fáciles de aliviar cuando se sabe de qué tipo son. Se puede decir con certeza que la mayoría de la gente ha experimentado en algún momento un dolor de cabeza provocado por la tensión, es decir, el que aparece por fatiga, cansancio de la vista, tensión en el cuello, disgustos y preocupaciones. Se puede controlar el dolor con remedios sencillos que explico a continuación en esta lista.

Frenadores del dolor de cabeza

1. Dese una ducha caliente; el calor relaja la tensión y la presión en la cabeza.

2. Alterne compresas calientes con compresas frías y aplíquelas en la zona de dolor 2 minutos cada una. El cambio de temperatura provoca una acción de bombeo que ayuda a aliviar el dolor, drena los senos paranasales y puede distraerlo del ciclo doloroso.

3. Ingiera minerales, sobre todo magnesio y calcio. Tómese unos *200 mg de quelato o glicinato de magnesio todas las mañanas, y unos 400 a 500 mg de citrato de calcio antes de acostarse.* Las personas que sufren migrañas por lo general tienen deficiencias de estos minerales, y también las que sufren de ansiedad, un trastorno que casi siempre va a la par con los dolores de cabeza constantes.

4. Se pueden usar de vez en cuando analgésicos de venta libre como el acetaminofeno (Tylenol), el ibuprofeno (Motrin o Advil) o el naproxeno (Aleve), que reducen la inflamación y el dolor.

5. Dese un masaje. El trabajo del terapeuta es localizar dolores y aliviarlos. Además, diversos estudios clínicos han demostrado que los masajes reducen el dolor porque liberan endorfinas.

6. Vaya al quiropedista. Los tratamientos quiropédicos pueden ayudar a las personas que sufren de dolores de cabeza debidos a una vértebra mal alineada en el cuello.

7. Aplique presión durante algunos minutos en el pliegue de piel ubicado entre el dedo índice y el pulgar, pues esa área es un punto de acupuntura.

8. Evite los alimentos que provocan migraña, ya que pueden desencadenar dolores de cabeza (página 131).

De todos los tamaños y formas

Dolores de cabeza por senos paranasales

Algunas veces las membranas nasales se inflaman tanto que las mocosidades y el aire no pueden circular libremente entre la cavidad de los senos paranasales y la nariz, provocando un exceso de presión detrás del ojo, en la frente y hasta en los dientes. Las personas propensas a tener sinositis por lo general también tienen alergias, así que debe fortalecer su sistema inmunológico (lea el capítulo 18). Cualquiera de los frenadores de dolor de cabeza pueden servir, así como los siguientes trucos, que se pueden realizar en conjunto:

1. Elimine los lácteos, ya que inciden altamente en las personas alérgicas.

2. Utilice un humidificador. Respirar aire húmedo alivia la congestión.

3. Pruebe descongestionantes de venta libre como Sudafed

(seudoefedrina) o aerosoles nasales medicados, pero solamente por tres días o menos.

4. Aparatos de irrigación nasal: irrigan los senos paranasales para limpiarlos de moco, polen o bacterias con un sistema de limpieza. Existen muchas marcas cuyos precios oscilan entre quince y cien dólares, entre ellas Nasaline, SinuPulse Elite y HydroPulse.

5. La hierba del magnolio –conocida en los países orientales como xin yi hua– ayuda a desbloquear los senos paranasales, a aliviar la congestión y a destupir la nariz. Cómprelo en forma de té o como suplemento oral.

6. Se puede rociar en la nariz esteroides de prescripción médica como Flonase o Nasonex, que después de varios días reducen la inflamación. Si los usa por tiempo prolongado tendrá que remplazar lo que estos medicamentos ladrones le roban, así que tome suplementos de calcio, vitaminas A y C, potasio y ácido fólico y un buen multivitamínico.

Secretos de Suzy que no requieren receta médica

Respire mejor con ayuda de la botánica

Si tiene tos, está resfriada o tiene tendencia a dolores de cabeza provocados por los senos paranasales, éste es un excelente truco. En una olla de agua hirviendo, ponga *2 o 3 gotas de aceite esencial de eucalipto y árbol de té*, cúbrase la cabeza con una toalla y respire el vapor.

Dolor de cabeza premenstrual

Por lo general se califica como migraña al dolor de cabeza causado por los síntomas premenstruales, de lo cual hablaré más adelante. Este dolor se presenta cuando está a punto de comenzar su período o pocos días antes, y usualmente viene acompañado por otros síntomas premenstruales como sensibilidad emocional, antojos de ciertas comidas y ansiedad. Pruebe usar mis frenadores del dolor de cabeza, sobre todo los minerales y los calmantes de venta libre, una semana antes de que le venga su período. También puede acompañarlos con estos consejos y trucos:

1.   Tome 5-HTP, un suplemento dietético de venta libre que ayuda al cuerpo a producir serotonina. Dosis: *de 50 a 100 mg todas las noches.*

2.   Elimine lo más posible los xonobióticos, que son sustancias que se comportan como el estrógeno pero que son en realidad disolventes de hormonas que pueden producir dolor de cabeza. Se encuentran en algunos champús, en envases plásticos, pinturas y pesticidas. Lea el capítulo 25 donde hallará una lista completa de estas dañinas sustancias.

3.   Pruebe un suplemento llamado I3C (Indole-3 Carbonil) que se extrae de vegetales crucíferos como el brócoli, la coliflor y las coles de Bruselas. Dosis: *de 100 a 200 mg una vez al día.*

Cefalea en racimos (dolor facial vasogénico)

Este dolor lo despierta de madrugada ¡y se siente como si alguien lo apuñalara en el ojo! Ocurre en un solo lado de la cabeza y también puede venir acompañado de lagrimeo y congestión nasal. Ocurre nueve veces más en los hombres que en las mujeres y afectan a cerca de un millón de personas en Estados Unidos. A diferencia de la migraña, el dolor por lo general se calma en pocos minutos, aunque los ataques vienen en "racimos", unas cuatro o cinco veces durante la noche. Le pido que siga leyendo la siguiente sección sobre alimentos que provocan dolor porque se deben evitar los que contienen tiramina. A continuación le voy a dar algunos consejos y trucos útiles que puede ensayar todos a la vez si es necesario:

1.   **Oxígeno:** Puede acabar con un dolor de cefalea en minutos; su médico puede prescribirle un tanque pequeño para que lo tenga en casa. Inhale el oxígeno en cuanto el dolor la despierte.

2. **Melatonina:** La gente que sufre este tipo de dolor a menudo tiene deficiencia de esta hormona "del sueño", así que tome de *3 a 6 mg todas las noches media hora antes de acostarse.*

3. **Piridoxina o B$_6$:** Tome *50 mg diariamente o 20 mg de su forma activa, el P5P, todos los días.* Deje de tomarla si empieza a tener sueños inquietos. La B$_6$ también ayuda a prevenir la migraña.

4. **Taurina:** Ayuda a elevar la melatonina en el cuerpo y protege el corazón y el sistema nervioso. Tome *200 a 500 mg dos veces al día todos los días.*

Dolor de cabeza por sexo

Como una mala jugada del destino, este dolor de cabeza aparece durante las relaciones sexuales, y algunas veces al punto del orgasmo. Es un dolor bilateral que se siente como si le hubieran dado un mazazo en la cabeza y dura más o menos una hora. Ocurre sobre todo a los hombres y se le llama dolor de cabeza "de ejercitación" porque también puede ser provocado por el ejercicio. Si su hombre tiene tendencia a sufrirlo, entonces debe parar de hacer ejercicios en cuanto aparece el dolor. Pero, si no puede, que haga lo siguiente:

1. Disminuya el ritmo de su actividad sexual (o del ejercicio), ya que es el aumento rápido de la presión sanguínea lo que lo provoca.

2. Cambien de posición (la idea es evitar encorvar el cuello o que haya demasiada presión sanguínea en la cabeza).

3. Los analgésicos de venta libre como el ibuprofeno o el neproxeno (una dosis) tomado una hora antes de realizar cualquier actividad puede ayudar; la indometacina con receta médica también es una opción.

Esta noche no, mi amor, me duele la cabeza

Por lo general pensamos que los dolores de cabeza son una excusa para evitar tener sexo, pero ¿sabía que una noche de pasión puede parar la migraña en proceso? Todas esas endorfinas tienen un efecto eufórico pues actúan como morfina en el cuerpo y, a medida que la tensión disminuye, el dolor de cabeza también. Mientras más potente sea el orgasmo, mayor será la liberación de endorfinas, y por lo tanto será mayor el alivio del dolor de cabeza.

Migrañas

Como sucede con las migrañas "típicas", por lo general aparece una advertencia antes del dolor llamada "aura". El aura se describe como un fogonazo de luces de colores o un halo alrededor de los objetos; algunas veces hay un momento en que se sienten mareos, náusea/vómito o visión doble, y luego el dolor dura horas o días. Los médicos intentan clasificar las migrañas como "típicas" o "atípicas", pero eso resulta difícil porque los síntomas varían mucho de una persona a otra y de una migraña a otra. Por ejemplo, las atípicas pueden llegar precedidas por el aura pero no con dolor en sí (a esto se le llama migraña "silenciosa") o pueden incluir neuralgia facial y puede ser hasta bilateral, en lugar de sentirse en un solo lado de la cara. No se preocupe por el tipo de migraña que padece porque el tratamiento es el mismo, ya que el sistema nervioso es el que desencadena toda esa horrible pesadilla. Algunos factores agravantes que provocan las migrañas son estrés, ciertos olores, luces brillantes, cambios hormonales, insomnio y ciertos alimentos. Pruebe algunos de mis frenadores del dolor de cabeza, sobre todo los minerales, y también estos consejos:

1. **Petasita (*Petasites hybridus*)**: Es un extracto de hierba que reduce la frecuencia de las migrañas aumentando el flujo de sangre hacia el cerebro, pero puede demorar hasta dos meses. La petasita también alivia los dolorosos espamos urinarios, alergias y asma y además se puede dar a los niños. Pero tenga cuidado cuando escoja el producto, porque algunas marcas de calidad inferior contienen "alcaloides de pirrolizidina" (PA, en inglés) que son tóxicos para el

hígado. La petasita purificada que no contiene pirrolizidina se vende con el nombre de "Petadolex". Los adultos deben tomar *50 mg de Petadolex tres veces al día por un mes, luego reducir a dos veces al día por cuatro meses más*. Los niños entre 6 y 10 años pueden tomar *50 mg una vez al día*, y los chicos más grandes y los adolescentes pueden probar con *50 mg dos veces al día*. Cuando ya no haya síntomas, descontinúe el uso. Los efectos secundarios incluyen eructos y náusea.

2. **Riboflavina:** Es una de las vitaminas del complejo B; tome de *200 a 400 mg una o dos veces al día*. Puede producir una ligera coloración amarilla brillante en la orina. Los alimentos ricos en este nutriente son los guisantes, las lentejas, los productos lácteos, el brócoli y los espárragos.

3. **Santa María** (*Tanacetum parthenium*; altamiso, hierba santa): Esta hierba, que está relacionada con el girasol, ayuda a reducir la frecuencia de las migrañas, a elevar los niveles de serotonina y a reducir la inflamación. Escoger una de calidad es importantísimo. Puede diluir la sangre, así que le recomiendo que no la combine con medicamentos anticoagulantes con receta médica. Gaia Herbs tiene un extracto de hierbas líquido de Santa María; tómese de *30 a 40 gotas con un poquito de agua tres veces al día*. Los extractos de la planta entera al parecer funcionan mejor que los extractos regulares.

4. Ácidos digestivos: Las personas que tienden a tener bajos los ácidos digestivos parecen más proclives a sufrir de migrañas y dolores de cabeza. Sin embargo, no ocurre lo mismo en todas las personas; si usted toma suplementos cuando no los necesita sentirá una acidez muy fuerte. Pero si de veras los necesita, se venden en las tiendas naturistas como "hidroclorido de betaína" o "trimetiglicina", y debe tomar una con cada comida. Un truco sencillo para saber si los suplementos de ácido le pueden ser de ayuda es beberse un coctel ácido hecho en casa con dos cucharaditas de vinagre de sidra de manzana en una taza de agua (puede usar miel

para tragarlo mejor); bébalo a la primera señal de dolor: si se le quita, entonces quiere decir que los ácidos digestivos pueden serle de utilidad. Lo invito a que lea más sobre esto en el capítulo 4 "Recetas para acabar con la acidez".

Fabricantes de migrañas

Ya sé que puede sonar raro, pero la comida "le habla" al cuerpo provocando que libere varias hormonas y neurotransmisores durante la digestión, algunos de los cuales producen dolor de cabeza. Mucha gente reporta que hay alimentos que les provocan el dolor, así que he elaborado una lista de alimentos a los que llamo fabricantes de migrañas.

Tiramina

Produce un aumento de la norepinefrina, que eleva la presión sanguínea y puede causar dolor de cabeza. La tiramina se encuentra en un montón de cosas, como por ejemplo el chocolate, los quesos azul, *brie* y gorgonzola (todos son añejos), frijoles y vino tinto, y también en productos lácteos como yogur, crema agria, crema de leche y en casi todas las salsas, sobre todo las que contienen vinagre, así que hay que incluir los aliños para ensalada, el ketchup, las aceitunas, los pepinillos, las salsas para marinar, la col en salmuera y la salsa de soya. Por cierto, las personas que toman medicamentos inhibidores de la monoamino oxidasa para la depresión también deben evitar la tiramina.

Nitrato o nitrito de sodio

Son preservativos añadidos para mantener frescos los alimentos, pero estas sustancias químicas abren los vasos sanguíneos aumentando el flujo de sangre, lo cual conduce a presión y dolor. Se encuentran en la mayoría de las carnes porque le aportan una saludable tonalidad rojiza, protegen contra la bacteria *Clostridium botilinum* y añaden un sabor "curado". Evite los embutidos como boloña, pastrami, pepperoni, así como la carne prensada, el pescado ahumado, el tocino, las salchichas y los *hot dogs*.

Glutamato monosódico o MSG

Es un aumentador de sabor que se encuentra a menudo en los alimentos enlatados y en la comida china, y de todos los alimentos detonadores es el más difícil de evitar. Lea el capítulo 6 sobre Estrés para que aprenda mucho más sobre este fabricante de migrañas que se vende bajo el nombre comercial Accent, entre otros. Se calcula que se venden anualmente unas veinte mil toneladas de esta cosa, y por lo general la encontrará en sopas, alimentos dietéticos, cubitos de caldo para sazonar, mantequilla de cacahuate, nueces, aliños para ensalada, pizzas congeladas, rosquillas, pan recién horneado y comidas rápidas.

Alcohol

Quizás sería buena idea no tomarse ese martini de manzana, porque las bebidas alcohólicas, incluyendo la cerveza, el vino, la champaña y los licores expanden los vasos sanguíneos y algunos contienen tiramina, de la que ya le hablé anteriormente. Además, puede terminar con un dolor de cabeza por la resaca, ¡como si ya no tuviera bastante de que preocuparse!

Vitaminas y hierbas

Algunas personas toman niacina para reducir el colesterol, pero puede causarle un dolor de cabeza porque aumenta la circulación sanguínea. La vitamina A y el ginkgo biloba también son fabricantes de migrañas.

Vegetales solanum

Es difícil determinar si estos alimentos son un problema porque el dolor de cabeza (y los estallidos de artritis) que causan puede tardar en aparecer hasta dos días. Los productos derivados del tabaco están en la lista de alimentos que deben evitarse, al igual que tomates, papas, berenjena, cerezas, pimientos (dulces y picantes), tomatillos y uchuvas.

Edulcorantes artificiales

Si me pregunta qué puede probar, le diría que intente dejar los edulcorantes artificiales durante un mes como ensayo. No le puedo explicar cuánta gente me ha agradecido por haberlos aliviado de sus dolores de cabeza con este truquito. En el capítulo sobre Estrés le explico más al respecto.

Cafeína

La cafeína está presente en las gaseosas, el café, el té y también en pequeñas cantidades en el chocolate negro y el dulce. Funciona en ambos sentidos, es decir, puede aliviar el dolor de cabeza en algunas personas, pero a otras se lo puede provocar. Si usted es de las últimas, dese el gusto de tomarse un buen *latte,* incluso doble, o pruebe el medicamento de venta libre llamado Excedrin Migraine.

Frutas

Por lo general, los frutos secos como higos, uvas pasas y dátiles pueden provocar dolor de cabeza debido a que contienen preservativos, sobre todo sulfitos. Las frutas cítricas frescas, la papaya, el aguacate, la frambuesa, el kiwi y la piña pueden ser un problema, aunque no estoy segura de si son los pesticidas los que detonan el dolor o es la fruta en sí. Mejor pruebe con las frutas orgánicas a ver si sigue el problema; si es así, no las consuma.

Medicamentos que son un dolor de cabeza

Le sorprenderá, pero hay medicamentos que causan dolor de cabeza. Revise su botiquín de medicinas, y si encuentra uno de los siguientes, pregúntele a su médico si hay una alternativa. No los pare repentinamente porque puede ser dañino:

* ❋ nitroglicerina (para enfermedades cardíacas)

* ❋ medicamentos para la presión arterial

* ❋ medicamentos para mejorar la circulación

* inhibidores de la bomba de protones (bloqueadores de ácido) para tratar las úlceras

* anticonceptivos orales (la píldora) y terapia de sustitición hormonal

Hablemos un poco de los triptanos

Comenzó en los años noventa, cuando aparecieron las inyecciones de Imitrex. Para los que sufrían dolor de cabeza, los triptanos eran como un regalo del cielo. Funcionan de varias maneras, en parte aumentando la serotonina, el mismo químico cerebral de la felicidad que nos salva de la depresión. Los triptanos se encierran en las células cerebrales, apretando los diminutos vasos sanguíneos craneanos, lo cual causa dolor. Si se toman a la primera señal de migraña, pueden detener el ataque en ciernes, aunque no sirven de nada para prevenirlo.

A lo largo de los años, la familia de los triptanos ha aumentado en todo el mundo y ahora incluyen algunos medicamentos de uso popular como Zomig (zolmitriptano), Amerge (naratriptano), Maxalt (rizatriptano), Axert (almotriptano), Frova (frovatriptano) y Relpax (eletriptano).

Los triptanos tienen personalidad propia, lo que quiere decir que si uno no le funciona, puede probar con otro. Algunas marcas tienen aero-

El Botox se hace famoso

En 1999, esta pócima de la belleza empleada para quitar las arrugas demostró su efectividad para reducir la frecuencia y severidad de los dolores de cabeza, sobre todo las migrañas fuertes. Se descubrió prácticamente por accidente, cuando los pacientes que recibían las inyecciones en la frente también comenzaron a notar que los dolores de cabeza desaparecían incluso por meses. En la actualidad, los médicos con adiestramiento especial utilizan un tipo de toxina botulínica llamada "Myobloc" y la inyectan en lugares apropiados en toda la cabeza, la cara y el cuello para ayudar a aliviar el dolor.

Secretos de Suzy que no requieren de receta médica

Tenga en mente la menta

La menta, tanto la hierba como el aceite esencial, es muy potente. Aspire el aroma del aceite de menta —el aceite esencial puro— en cuanto sienta aparecer el dolor de cabeza, o póngase una gota en las sienes y en la nuca, ya que la menta alivia el dolor, relaja los músculos tensos y alivia con rapidez. También puede encontrarla en forma de té, y como ayuda a mejorar el malestar estomacal y la náusea, es muy recomendable si el dolor de cabeza le afecta el estómago.

soles nasales y tabletas que se disuelven, lo cual es excelente si usted tiende a vomitar cuando tiene dolor de cabeza.

Los triptanos vienen con una lista enorme de advertencias porque afectan la presión arterial y el ritmo cardíaco. Las personas con presión arterial alta, diabetes o historial familiar de enfermedades cardíacas, derrames cerebrales y enfermedades coronarias deben evitarlos. Aunque pueden ocurrir reacciones alérgicas, los efectos secundarios más frecuentes son aturdimiento, presión en el pecho, bochorno, soñolencia y sensaciones extrañas como cosquilleo o calentura. Puede ocurrir un nuevo episodio de dolor cuando pasa el efecto del medicamento, incitándolo a tomar otra dosis. Pero eso puede ser dañino (a menos que se prescriba lo contrario) porque el uso excesivo mantiene el ciclo de rebote del dolor.

Cuando no se sabe dónde localizar el dolor

Algunas personas tienen dolores de cabeza que se desplazan y cambian de intensidad o que hacen doler la cara. Cuando un dolor de cabeza actúa así de raro, resulta muy difícil para el médico localizarlo acertadamente. Estos problemas pueden surgir después de un dolor de cuello provocado por una lesión, por una herida deportiva, una caída o cualquier otro traumatismo que cause inflamación de músculos o tendones, un disco herniado o una irritación de la raíz de un nervio. Un especialista en dolor, un dentista, un neurólogo o un anestesista compasivo puede ayudarlo a tratar algunos de los siguientes trastornos:

✳ **Síndrome articular temporomandibular:** Esta diminuta articulación de la mandíbula se encuentra cerca de la oreja, pero puede causar un dolor insoportable que irradia hacia el ojo, la mejilla, las sienes, los dientes y la mandíbula. Un dentista especializado puede limarle los dientes o darle un guardamordidas si tiene los dientes desalineados. Su médico le puede recetar calmantes que puedan ayudarla a reír y comer de nuevo.

✳ **Neuralgia herpética:** Si recientemente tuvo herpes zoster, es posible que haya quedado con este doloroso síndrome. Estas neuralgias abrasadoras inhabilitan. Lyrica es un medicamento con receta que le puede funcionar, aunque también hay suplementos: ácido alfa-lipoico (*200 mg tres veces al día*) y vitamina B_{12} (metilcobalamina, *1.000 mcg al día*).

✳ **Síndrome de Ernest:** Este dolor facial y de cabeza comienza alrededor del oído y se irradia de la sien a la mandíbula, dañando el ligamento estilomandibular. Puede aparecer después de un traumatismo de cabeza, un trabajo dental, un accidente automo-

No es tan bueno como el pan

El gluten, la proteína presente en el trigo, la cebada y el centeno, puede producir sustancias químicas inflamatorias en el cuerpo y daños al recubrimiento de los nervios (llamado mielina). Es imposible curarse si los nervios están expuestos. Con la sensibilidad al gluten, tendrá problemas para absorber los nutrientes de los alimentos y de los suplementos. Hoy día, los científicos tienen la sospecha de que muchas complicaciones neurológicas están vinculadas a la sensibilidad al gluten y, de hecho, se mencionan diversos casos en la literatura médica de personas celíacas —que tienen severa sensibilidad al gluten— que fueron capaces de reducir su dolor facial eliminando el gluten. Encontrará consejos para deshacerse del gluten en mi sitio web, www.DearPharmacist.com o en www.celiac.com.

Secretos de Suzy que no requieren de receta médica
Picoso pero beneficioso

Usar crema de chile picante puede aliviar el dolor, pero primero debe esperar a que el dolor facial haya disminuido para luego frotársela en la cara. No quita el dolor al contacto, pero no se desanime. Aplíquela dos veces al día (pero nunca durante un ataque de dolor o lo prolongará) y vaya aumentando hasta llegar a cuatro veces al día. Al principio, la capsaicina produce una sensación de ardor que va disminuyendo con el uso continuo. Este componente reduce la "Sustancia P", un péptido que se encuentra en las terminaciones nerviosas y le dicen al cerebro que hay dolor. Después de varias semanas, se entumecen las terminaciones nerviosas, así que el cerebro nunca recibe el mensaje de que existe el dolor. La capsaicina ayuda a aliviar la neuralgia del trigémino, el dolor facial atípico y la neuralgia herpética, y las cremas se venden en las farmacias por menos de diez dólares. Lávese las manos cuidadosamente después de cada aplicación, para que no le entre crema en los ojos.

---

vilístico o una cirugía con anestesia. Encontrará más información en la página www.ernestclinic.com.

✳ **Tendinitis del hueso temporal:** Se parece a la migraña e incluye dolor en las sienes con un dolor que irradia del oído a la nuca, sensación de hinchazón de la mejilla, dolor de muela, de oído y la sensación de que los ojos le van a explotar.

✳ **Neuralgia del trigémino:** Imagine que alguien le enchufara la cara a un tomacorrientes. Pues así se siente este lacerante dolor que puede ocurrir mientras se afeita, se cepilla los dientes o incluso con una leve brisa. El ataque viene en episodios y luego desaparece, y usted se queda con el temor de que el próximo le dominará la vida. Los medicamentos contra los ataques de apoplejía (como la gabapentina o el Trileptal) puede ser de ayuda, y tratamientos como el llamado "cuchillo gamma" y la cirugía de decompresión microvascular algunas veces también son útiles. Obtenga más información en la página www.tna-support.org.

✳   **Dolor facial atípico:** Para entender este trastorno, imagínese que es una neuralgia del trigémino que no para. Pruebe con un enfoque integral de tratamiento que incluya usar medicamentos con receta, hierbas, ácidos grasos esenciales y anestesia local, que puede ser administrada por un anestesista. Algunas personas la llaman "enfermedad del suicidio", por lo terrible que es y porque no cesa.

8

Recetas para remediar los ronquidos

¿Su hombre suena como un bulldog inglés con sinusitis? O tal vez suene más parecido a un motor averiado: rat-a-tat-a-ta. En su mayoría son los hombres los que roncan, casi el doble de hombres en comparación con las mujeres, y todas sabemos lo molesto que puede ser. Es probable que su hombre le diga que no importa, ¡salvo por los pellizcos, empujones y golpes que le da usted para que se calle! Por supuesto, las mujeres también roncan, y mucho más después de la menopausia debido a que el nivel de progesterona desciende y esta hormona es la encargada de estabilizar la musculatura de sus vías respiratorias.

El asunto es que los ronquidos son más que una simple molestia. Algunos roncadores amanecen con dolor de cabeza y sufren de cansancio diurno, mientras que su compañera de cama sufre de soñolencia diurna e irritabilidad. Quienes roncan corren un alto riesgo de sufrir presión arterial alta, apoplejía y enfermedad cardíaca. Además, con frecuencia los ronquidos tienen relación con trastornos graves.

Según The National Sleep Foundation, roncar es la principal causa de interrupción del sueño para aproximadamente noventa millones de estadounidenses, y treinta y siete millones sufren de roncar regularmente. Si usted o su pareja ronca ocasionalmente, no se preocupe. La causa puede ser una congestión menor, un resfrío o una alergia. Incluso puede ser

consecuencia de dormir boca arriba, especialmente si tiene algo de sobrepeso. Pero si alguno de los dos hace música nocturna con frecuencia, siga
leyendo.

Ni parecido a un sonido musical

Cuando uno inhala durante el sueño, el aire entra por la nariz o por la
boca, luego pasa por detrás del paladar y baja hacia los pulmones. En este
camino, el aire silba al pasar por las amígdalas, las adenoides y la campanilla, esa pequeña prolongación de tejido que cuelga en el fondo del paladar. Si alguna parte de este pasillo está bloqueado o tiene acceso limitado,
el paso del aire se ve entorpecido, se seca la garganta y por consiguiente
empieza a vibrar el tejido de las vías respiratorias, lo que causa el sonido
de los ronquidos. (Tal vez usted quiera ponerle una armónica en la boca a
su compañero de cama, a ver si la serenata la ayuda a dormir . . .)

La causa más común de los ronquidos es el sobrepeso. Y la razón es
que al estar pasada de peso, a la persona se le recubren la boca, las amígdalas y la garganta con tejido adicional, lo que restringe el paso del aire y,
de nuevo, se presenta el molesto sonido. Así que deshacerse del exceso de
grasa puede reducir drásticamente la cantidad de ronquidos. De hecho,
es posible que la mitad de los roncadores dejen de serlo con tan sólo perder unas cuantas libras. Un indicio de que usted ha llegado al "peso roncador" es que el cuello de su camisa sea más grande de diecisiete pulgadas, si usted es hombre, y dieciséis, si es mujer. Sé que hacer dieta no es divertido,

> En fin, los tapones para los oídos no solucionan el problema del compa-ñero de cama del roncador: el ron-quido promedio registra entre sesenta y noventa decibeles, mientras que el tapón de oídos promedio bloquea sólo alrededor de treinta decibeles de ruido, lo cual todavía deja mucho que desear.

pero créame, supera a las alternativas. Siga leyendo si le interesan los detalles más explícitos.

Roncar, especialmente cuando el sonido es estrepitoso y ahogado,
puede ser consecuencia de muchos problemas, y uno de ellos es la edad,
porque los tejidos y los músculos de la garganta se aflojan y por consi-

guiente empiezan a vibrar. La mayoría de las veces roncar no significa nada grave, pero los ronquidos fuertes pueden ser síntoma de un trastorno serio: síndrome de apnea obstructiva del sueño (SAOS), que consiste en, literalmente, dejar de respirar durante algunos segundos o incluso un minuto entero seguido. Luego, cuando finalmente se respira, esa inhalación suena como si uno estuviera ahogándose o atragantándose. Este ciclo (silencio, ahogo, ronquido) se repite toda la noche, ¡entre treinta y trescientas veces! Y es un grito de auxilio biológico porque uno está, literalmente, asfixiándose.

Se estima que aproximadamente dieciocho millones de personas sufren de apnea (el doble de hombres con respecto a las mujeres) y de los efectos consiguientes: irritabilidad, depresión, disfunción sexual, pérdida de la memoria, aumento del dolor en el cuerpo y soñolencia diurna. A veces roncar puede parecer gracioso, pero la apnea no tiene nada de divertido. Aproximadamente treinta y ocho mil personas mueren cada año debido a complicaciones relacionadas con este síndrome. De hecho, un estudio de 1990 publicado en *Chest* reportó un aumento en el número de derrames cerebrales entre pacientes que tenían SAOS, así que no es cosa de juego.

También se ha encontrado relación entre la apnea, la presión arterial alta y las enfermedades cardíacas, aunque los investigadores no han logrado establecer cuál causa cuál. Pero una cosa es cierta: las personas que sufren de apnea del sueño se levantan sintiéndose agotadas, éste es el principal síntoma. Por tanto, si usted cree que sufre de SAOS, consulte con un especialista lo más pronto que le sea posible. No hay ningún medicamento que surta efecto en estos casos, pues lo que usted realmente necesita es mayor cantidad de oxígeno en los pulmones. Siga leyendo y al final del capítulo encontrará un aparte de fuentes y aparatos que le pueden ser de utilidad.

Otras causas de los ronquidos pueden ser:

* alergias estacionales o crónicas

* constipación del pecho o sinusitis: cualquier cosa que obstruya las vías respiratorias

* tabique nasal desviado

✳ amígdalas hinchadas o demasiado grandes

✳ hipotiroidismo, una enfermedad que también causa alteraciones en el tono muscular (vea el capítulo 1 para obtener más información sobre esta enfermedad).

Los niños también roncan

Aproximadamente el 10 por ciento de los niños ronca habitualmente. Alrededor de los seis o siete años, tanto las amígdalas como las adenoides crecen a mayor velocidad que el resto del cuerpo. En la noche, estos tejidos se relajan y pueden obstruir las vías respiratorias durante el sueño.

La mayoría de las veces los ronquidos durante la infancia no deben ser motivo de preocupación, pues una vez que los niños crezcan, dejarán de roncar. Pero entre el 2 por ciento y el 3 por ciento sufre de SAOS. Si su hijo no está durmiendo profundamente, puede llegar a tener problemas de aprendizaje durante el día. Entonces, hable seriamente con su médico porque puede ser que pase por alto la posibilidad de que el niño sufra de este síndrome o puede ser que considere los síntomas como problemas de comportamiento.

Diez consejos para los roncadores

1. No tome alcohol antes de irse a la cama, pues hace que los músculos se relajen y que la lengua se desgonce hacia atrás, lo que a su vez ocasiona que se obstruya el paso del aire y se produzca ruido.

2. Duerma de lado, así la lengua no se contrae contra la garganta y el aire puede pasar tranquilamente. Este consejo es especialmente útil para las personas que roncan por la boca. Un viejo truco es coserle un bolsillo a la parte posterior del pijama y meter allí una pelota de tenis. Así, si estando dormido uno se da la vuelta, la pelota le recuerda de inmediato que tiene que quedarse de costado.

3. Pruebe tomar esta infusión antes de irse a la cama: una taza de agua tibia con una cucharada de miel y una cucharada de vinagre de sidra. Este antiguo remedio popular lubrica la garganta y tal vez baje los decibeles.

4. No use una almohada demasiado alta porque le puede obstruir las vías respiratorias.

5. Levante la cabecera de la cama unas cuatro o seis pulgadas.

6. Tenga un humidificador de aire en su habitación. El aire seco puede causar congestión nasal o que se obstruyan las vías respiratorias, haciendo que empeoren los ronquidos. Los ionizadores que limpian el aire también son una buena opción.

7. Evite tomar leche (incluso de soya) antes de acostarse por dos razones: primero, las bebidas espesas como la leche crean más moco en la garganta y, por tanto, detonan episodios de ronquidos. El helado, el queso y otros productos lácteos pueden tener el mismo efecto. Y, segundo, la leche puede ser un alérgeno mayor para muchas personas, y las alergias empeoran los ronquidos.

8. Evite en lo posible los antihistamínicos, pues tienden a relajar los músculos de la garganta, además de que la secan, lo que causa ronquidos y más estruendo.

9. Deje de fumar, pues el cigarrillo estimula la producción de moco en el cuerpo, lo que a su vez es causa de los ronquidos. Además, ¿para qué poner en mayor riesgo la salud de sus pulmones? En el mercado se consiguen muchos productos que ayudan a dejar de fumar que son de venta libre.

10. Cuando se acueste, póngase una almohada pequeña debajo del cóccix, para que al sostenerle el abdomen, los pulmones puedan ampliarse y las vías respiratorias se abran mejor.

Sea cautelosa con las pastillas y los atomizadores

Cuando el ruido de los ronquidos se convierten en una molestia para usted o su pareja, es posible que quiera resolver el problema con una pastilla para dormir, ya sea para usted o su pareja, ¡tenga cuidado! La mayoría de las pastillas para dormir empeoran los ronquidos debido a que relajan demasiado, haciendo que los músculos de la lengua y de la garganta se aflojen. Esto no es bueno, lo conveniente es que los músculos se mantengan firmes. ¿Adivina por qué? Le voy a dar una pista: la gente cuando está despierta no ronca. Si los músculos de la boca y el cuello están firmes, dejan pasar el aire libremente hacia adentro y hacia afuera, sin ninguna obstrucción.

En cuanto a suplementos y atomizadores, proceda con cuidado también: algunos valen la pena, es cierto, pero otros son totalmente inútiles, por no mencionar que también son caros. The Federal Trade Commission (FTC) se ha ocupado más últimamente de investigar estos productos, lo que es bueno, pero el marcador cambia constantemente porque depende del resultado de sus escrutinios.

Secretos de Suzy que no requieren receta médica

¡Ejercite los músculos!

Una fantástica manera de dejar de roncar es fortalecer y tonificar los músculos del cuello, de la garganta y de la lengua. Como hemos visto, muchos roncadores han perdido la firmeza en sus músculos debido a una variedad de factores como el envejecimiento, pero la buena noticia es que se puede recuperar la firmeza sin siquiera derramar una gota de sudor. Sólo tiene que seguir esta sencilla rutina de ejercicios al menos una vez al día. Incluso puede hacerlos antes de acostarse.

1. Sostenga un lápiz entre los dientes por cinco minutos. Apriete con firmeza, pero que no le duela.
2. Presione suavemente un dedo contra la barbilla por tres minutos.
3. Empuje con la lengua los dientes de abajo por cinco minutos.

Clínicas de sueño: Ayuda para la peor molestia nocturna

Hoy están surgiendo clínicas de sueño por todas partes como un recordatorio de que tenemos que descansar bien si queremos tener buena salud, incluso, si queremos sobrevivir.

✳ Visite www.sleepcenters.org. En esa página web podrá encontrar un centro de sueño cerca de usted.

✳ Para obtener más información sobre los trastornos del sueño y el sueño en general, visite www.sleepfoundation.org.

✳ Para obtener información sobre grupos de apoyo y otras magníficas fuentes, visite la página web del American Sleep Apnea Association (ASAA): www.sleepapnea.org.

Cosas fantásticas que la ayudarán a dormir mejor

Recomiendo todos los productos que voy a mencionar a continuación porque son naturales, no son invasivos y por lo general son eficaces. Sin embargo, no todo el mundo reacciona igual a ellos, por tanto, tiene que probarlos, para que descubra qué es lo mejor para usted.

✳ **PillowPositive**: Han apodado a esta almohada cervical patentada "almohada de la apnea del sueño" porque ha ayudado a mucha gente con un grado ligero de este trastorno, pero no espere resultados si su caso va de moderado a grave. La almohada pone la cabeza y el cuello en la misma posición que tendrían si le fueran a hacer resucitación cardiopulmonar, lo que les permite a sus vías respiratorias recibir más aire aun cuando usted esté acostada boca arriba. Sus partes removibles permiten que la ajuste según se sienta más cómoda. La fabrica LifeSleep Systems y cuesta $120.

Otras muchas fábricas producen este tipo de almohadas, que es increíblemente cómoda, especialmente si está hecha con espuma viscoelástica (*memory foam*), que es del tipo que mantiene alineados el cuello, los hombros y la columna y ayuda a disminuir los ronquidos y la tensión muscular. Puede comprobar si su almohada realmente está hecha de espuma viscoelástica si al presionar la mano contra ella queda la huella en la espuma. Las almohadas de este material duran muchos años, así que aunque parezcan costosas, usted recupera cada dólar que haya invertido. Bien vale la pena.

✳ **Helps Stop Snoring**: Este producto, desarrollado en el Reino Unido, viene en atomizador o en líquido para hacer gárgaras. Contiene quince aceites esenciales incluyendo menta, toronjil, hinojo, salvia, limoncillo y lavanda. Su objetivo es ayudar a dormir mejor, calmar la inflamación y lubricar la garganta y las vías respiratorias. Algunas personas dicen que es 100 por ciento eficaz, pero algunos críticos arguyen que los aceites esenciales pueden colarse en los pulmones durante el sueño y por tanto causar neumonía. Afortunadamente, esto ocurre muy rara vez y existen montones de usuarios de este atomizador bastante satisfechos con el resultado. De hecho, la página web de este producto dice que en un estudio clínico a ciegas de cada cinco personas que lo usaron cuatro obtuvieron resultados favorables. Los hallazgos fueron publicados en un número de 2004 de *Phytotherapy Research*, una revista internacional que publica artículos de investigación. Se puede comprar en la mayoría de las farmacias en el Reino Unido y por Internet. Costo: $10.

✳ **Snore Stop**: Este producto se consigue en las farmacias en forma de atomizador, de tabletas masticables o de "extintor," que es otro tipo de atomizador para la garganta. Contiene una mezcla de ingredientes homeopáticos naturales que disminuye la hinchazón de los tejidos blandos de la garganta al mismo tiempo que elimina las reservas de mucosidad en las vías nasales. Costo: $20.

✳ **Aceite de mejorana:** Este aceite esencial ha estado en la mira para ayudar a dejar de roncar. Por lo general se vende en frasco con una especie de esponja que se empapa del aceite. Deje abierto el frasco cerca de su mesa de noche para permitir que los aceites impregnen la habitación con su agradable perfume.

✳ **Breathe Right**: Estas cintas adhesivas que no contienen ningún medicamento se consiguen en todas las farmacias y son de venta libre. Son tiritas delgadas que levantan suavemente ambos lados de la nariz para ayudar a que se expanda y se abran mejor las vías nasales. Son muy útiles para atenuar los ronquidos causados por resfrío o congestión. Los mismos fabricantes producen un atomizador para la garganta que se llama igual, y dicen que es eficaz en el 85 por ciento de los casos. Cuestan menos de $15, tanto las cintas como el atomizador.

✳ **Silent Snore by Dr. Frank**: Este producto, que se consigue en casi todas las farmacias, contiene una sustancia natural, el metilsulfonilmetano o MSM, que, al parecer, tiene la capacidad de controlar las vibraciones que producen los ronquidos en el fondo de la garganta. Un estudio en el que participaron treinta personas tuvo un índice de 90 por ciento de éxito. Sólo tiene que rociarse la garganta una o dos veces por la noche y después tragarse el líquido. No coma ni tome nada después de usarlo. Costo: $10.

✳ **Anillo terapéutico antirronquidos**: Ésta es una joya con un propósito. Mientras duerme, debe ponerse este bonito anillo de plata esterlina en el dedo pulgar de la mano izquierda, donde hace presión sobre algunos de los puntos de la acupuntura china que están relacionados con el sueño. La suave presión debe mejorar su condición en unos pocos días. Si no es así, puede aprovechar la garantía que dan los fabricantes y pedir que le devuelvan el dinero antes de treinta días. Puede escoger uno de los cuatro tamaños en www.antisnor.net. Costo: $50.

✳ **Noiselezz**: Este dispositivo antirronquidos relativamente nuevo es algo parecido a un protector dental de plástico suave que evita que la quijada se descuelgue y mantiene la lengua en su lugar para que no vibre contra los tejidos suaves del fondo de la garganta. Por lo general, no necesita medirse este protector, pues le queda a la mayoría de las bocas, pero sí le sugiero que consulte con su odontólogo antes de usarlo, pues puede intensificar el dolor si usted sufre de alguna enfermedad de la articulación temporomandibular. El Noiselezz se puede usar sobre la dentadura postiza, suponiendo que ésta le encaja a la perfección. Puede comprarlo por medio de un odontólogo que conozca bien este dispositivo o por Internet: www.nosnorezone.com. Costo: $65–$70.

✳ **Snoreclipse**: Esta especie de clip portátil, relativamente nuevo y para nada costoso, la entrena para que respire siempre por la nariz de una manera tranquila y relajada. Se trata de un anillo plástico transparente que se ajusta a la ternilla que separa las dos fosas nasales. Es más o menos discreto, puesto que queda como una pequeña nariguera que sobresale ligeramente de la nariz. El anillo hace una suave presión constante sobre el tabique, lo que, se supone, aumenta la circulación en el área nasal y abre las vías nasales, lo que, a su vez, hace que la respiración por la nariz sea más relajada y se ronque menos. Sin embargo, hay que tener en cuenta que por lo general la causa de los ronquidos es la congestión en la boca, no en la nariz, pero de todas maneras puede valer la pena probarlo. Se puede comprar en cualquier farmacia CVS o en Internet: www.snoreclipse.com. Costo: $15.

✳ **SomnoGuard**: Este dispositivo se parece a un protector de plástico delgado para ponerse en los dientes y es muy similar al Noiselezz. Funciona mejor para las personas que duermen con la boca cerrada. Antes de usarlo, también es buena idea que lo consulte con su odontólogo, para verificar si usted sufre de alguna enfermedad de la articulación temporomandibular o para que le tome la medida. El aparato viene con un disco en el que se encuentran las instrucciones para ponérselo. Puede encontrar más información en su página web: www.NoSnoreZone.com. Costo: $65–$70.

✳ **Snore Free**: Este dispositivo, muy parecido al Snoreclipse, fue desarrollado por un ex científico de la NASA y es una especie de nariguera plástica con un imán en cada extremo. Uno sólo tiene que ponérselo y esperar a que los imanes estimulen naturalmente los nervios del tabique para que se abran las vías nasales. Los resultados deben ser evidentes al cabo de dos semanas (el fabricante, Magnetic Therapy, dice que es eficaz en un 80 por ciento de los casos). Se puede comprar en Internet: www.magnetictherapy.co.uk.

✳ **CPAP (Continuous Positive Airway Pressure)**: Definitivamente no es el dispositivo más sexy, ¡pero por lo menos es para usarse en la oscuridad! Los modelos más antiguos son sencillamente máscaras que empujan el aire dentro de la boca y evitan que colapsen las vías respiratorias superiores durante el sueño, que es un problema común de las personas que sufren de apnea del sueño. Esta máscara no cura los ronquidos, pero sí los evita, o al menos los reduce, mientras se la tenga puesta. Puede ser molesta para las personas que sufren de claustrofobia, pero el fabricante ha diseñado modelos nuevos que son más sofisticados y cómodos que sólo cubren la nariz, pero no los ojos. La CPAP no es de venta libre, un médico especialista que trabaje en una clínica de sueño se la puede recetar después de que pase una noche de observación en el centro. Puede ser que parezca un klingon, pero al menos no va a sonar como uno. La CPAP más pequeña y liviana que he encontrado en el mercado se llama GoodKnight420G, cuesta alrededor de $300 y la fabrica Puritan–Bennett. Puede ser que su plan de seguro médico le cubra una máquina CPAP si usted sufre de apnea obstructiva del sueño. Puede consultar su página web para más información: www.cpap.com o llamar al 800-356-5221. Consulte con un médico especialista en el sueño para establecer si es la opción correcta para usted e investigue en Internet, para que se informe bien al respecto.

Procedimientos de último recurso

Por lo general, las compañías de seguros médicos y Medicare no cubren los tratamientos para los ronquidos porque los consideran cosméticos, a menos que le hayan diagnosticado apnea obstructiva del sueño o cualquier otro trastorno que cumpla sus requisitos. Si usted siente que necesita uno de estos procedimientos de último recurso, busque un médico competente que esté de acuerdo en pasar la cuenta del procedimiento que le tenga que practicar por concepto de consultas en su oficina o que le escriba un certificado médico en el que conste que el procedimiento que hay que hacerle es una necesidad y no un lujo.

✳ **Procedimiento Pillar®**: Durante este procedimiento ambulatorio, aprobado por la FDA y que no requiere anestesia general, le ponen al paciente en el paladar blando tres pequeñísimos placas (de dieciocho milímetros de largo) para fortalecerlo y darle mayor soporte estructural, lo que reduce o elimina del todo la vibración que causa los ronquidos y/o la relajación de los músculos que causa la apnea del sueño. La mayoría de los pacientes siente mejoría al cabo de unas pocas semanas, aunque los efectos totales sólo se hacen evidentes tres meses después. En un estudio de un año, se comprobó que el procedimiento Pillar mejora la apnea obstructiva del sueño en un 81 por ciento de los casos. Por lo general, los seguros no cubren este procedimiento, pero algunos estarán dispuestos a llegar a algún acuerdo con usted. Para obtener mayor información, visite www.pillarprocedure.com. Costo: $1.500–$2.500.

✳ **UPPP (uvulopalatofaringoplastia)**: En este procedimiento sí se requiere anestesia general. El cirujano quita parte del paladar blando y de la campanilla, junto con el exceso de tejido de la garganta, como las amígdalas o adenoides. Ésta es una operación menos sofisticada que las que se hacen hoy día con láser o energía de radiofrecuencia, y se corre el riesgo de que el cirujano corte demasiado el paladar y por tanto cambie el tono de voz (se vuelve más grave) o se produzca el embarazoso caso de que se le escurran los líquidos por la nariz, lo que sería un tema de conversación de lo más interesante para su hijo de cuatro años, pero de lo contrario es vergonzoso y bastante incómodo. Sin embargo, hay personas que necesitan que les hagan esta operación, que tiene resultados exitosos entre el 30 por ciento y el 50 por ciento de las veces. Si usted sufre de apnea obstructiva del sueño, puede ser que el seguro le cubra el procedimiento. Costo: $5.000–$7.000.

✳ **UPAL (uvulopalatoplastia con láser)**: Esta operación es similar a la anterior, pero es menos invasiva y más cómoda. Es un procedimiento ambulatorio que requiere de anestesia local y es probable que tengan que hacérselo entre tres y cinco veces para fortalecerle el paladar. La UPAL no remueve la piel, sino que con el láser se va cortando y estirando paulatinamente el tejido, para que deje pasar fácilmente el aire. Algunos médicos han hecho su versión de la UPAL volviéndola un procedimiento de un solo paso en el cual sí se remueve el tejido. De todas maneras, es probable que en ninguno de los dos casos usted sangre, pero sí va a quedar con una herida en la garganta que le va a durar al menos una semana y va a tener que aliviar el dolor con medicamentos como acetaminofén o hidrocodona. Tenga en cuenta que no parece ser una operación totalmente eficaz si usted sufre de apnea del sueño, aunque es una opción muy popular como tratamiento. Seguramente puede llegar a un acuerdo con su seguro médico para que le hagan un reembolso. Costo: $1.500–$3.000.

✳ **Somnoplastia**: Este procedimiento ambulatorio es similar al anterior, pero usa energía de radiofrecuencia en lugar de láser para encoger y estirar el tejido blando de las vías respiratorias superiores. A veces se lo conoce con la sigla RPM (por sus iniciales en inglés: Radiofrequency Palatal Myoplasty). Cambiarle la forma a las vías respiratorias superiores hace que el paladar deje de vibrar y, por tanto, se eliminen los ronquidos. Para cada uno de los tres tratamientos probablemente tendrá que quedarse una hora en el consultorio del médico, aunque sólo estará expuesta a las ondas de radiofrecuencia entre diez y quince minutos. Después de cada tratamiento usted debe ser capaz de volver a sus actividades normales. Hay varios tipos de somnoplastia, sólo asegúrese de que el seguro sí cubra la que le vayan a practicar. Costo: $1.000–$2.500.

✳ **Avance geniogloso**: En este procedimiento quirúrgico, el cirujano echa hacia adelante la lengua del paciente, para evitar que se desgonce hacia atrás y vibre. Para tal fin, hace un pequeño corte y después tira hacia adelante del hueso que está pegado a la lengua y lo ajusta a su nueva posición con un tornillo. Con frecuencia se realiza este procedimiento junto con uno llamado avance maxilomandibular, que consiste, básicamente, en romper la mandíbula en varios lugares para después desplazarla hacia adelante. Este último procedimiento también se practica con fines estéticos, por ejemplo, para corregir un mentón hundido, y lo debe llevar a cabo un cirujano maxilofacial. Usualmente los seguros cubren el avance geniogloso si al paciente le han diagnosticado apnea obstructiva del sueño u otro trastorno que no sea sencillamente "roncar". Costo: $8.000–$10.000.

9

Recetas para dormir como un bebé

Si usted solía dormir como una piedra, pero ahora desearía tener una a mano para dejarse inconsciente, usted sufre de insomnio. Según el National Institute of Health, más de setenta millones de personas en Estados Unidos tienen problemas de sueño, pero ¡afortunadamente tenemos a Starbucks para que nos ayude a llegar al final del día! Lo llamo "mi cerebro en una taza".

Pero, hablando en serio, demasiados insomnes están usando estimulantes para compensar la falta de sueño. Es cierto que los patrones de sueño cambian a medida que envejecemos, pero un adulto promedio necesita entre siete y nueve horas de descanso para sentirse bien al otro día. Sin esas horas de sueño, uno puede sentirse cansado, desgastado, frustrado y ansioso, además de que puede tener tendencia a sufrir accidentes. Entonces, siga leyendo que la voy a ayudar a dormir mejor.

¿La televisión le ha hecho creer que usted es insomne?

Haga caso omiso de esas propagandas de medicamentos para dormir que pasan en la televisión. Las compañías farmacéuticas gastan miles de millones de dólares para convencerla de que es muy fácil tener una buena noche. Por supuesto, ¡si paga $5 por cada pastilla! El agente de acción rápida más nuevo, que le puede devolver el sueño si se despierta en mitad de la noche se llama Indiplon, y debería haber obtenido el visto bueno de la FDA en 2008, pero todavía no es así. Los fabricantes esperan sacar una tajada de las utilidades que hasta ahora han compartido Lunesta, Sonata y Ambien. Por cierto, Ambien perdió su licencia en 2005 así que perdimos un genérico, y adivine . . . ¡Ahora están promocionando en su lugar una nueva versión mejorada, Ambien CR!

Puede ser que tenga que considerar medicamentos para dormir, pero hágalo sólo cuando haya agotado todos los otros remedios. Mucha publicidad engañosa dice que los medicamentos recetados no son narcóticos, tratando de dar a entender que son confiables y que no son adictivos. Sin embargo, incluso los medicamentos que no son narcóticos pueden producir dependencia física y adicción, lo que quiere decir que el cuerpo empieza a necesitarlos para poder quedarse dormido y cada vez necesita de una dosis más alta para que surta efecto.

Y lo que es más atemorizante es que puede ser que uno no se dé cuenta de que se está volviendo adicto a un medicamento recetado sino hasta que trata de dejarlo y le da síndrome de abstinencia. La única manera segura de evitar la adicción es restringir el uso del medicamento a una o dos veces por semana. Si usted tiene que usar medicamentos para dormir más de tres veces por semana durante dos semanas seguidas, siga leyendo porque lo que le voy a decir puede ayudarla a dormir bien y profundamente todas las noches, sin necesidad de tomar ningún medicamento.

¿Su habitación es un caos?

Puede ser que usted ni siquiera sufra de insomnio y que el problema sea su estilo de vida. Para mí, por ejemplo, el problema son todos esos programas basados en la realidad que ponen en la televisión y que interfieren con mis horas de sueño. Es posible que usted enfrente otras distracciones, así que mejor apague a Leno y a Letterman y haga un esfuerzo por deshacerse del computador, de los chocolates que ha escondido, de la televisión y del marido roncador (vea el capítulo 8 si quiere otros consejos para lidiar con este último). Y si sus hijos adolescentes se quedan despiertos hasta tarde, sáqueles de la habitación el teléfono celular, el computador y el iPod. El celular, los mensajes instantáneos y MySpace los pueden tener despiertos toda la noche. ¡Sin exagerar!

¿Qué tipo de insomne es usted?

Algunas personas optan por un estudio de sueño, o polisomnografía, para responder esta pregunta. Si se interna en una clínica del sueño, no va a dormir exactamente como en el Ritz, pero se va a beneficiar de la observación de médicos especializados que le pueden diseñar una terapia a su medida. También puede autodiagnosticarse, para lo cual puede usar las descripciones que le voy a mencionar a continuación. Recuerde que usted puede ser una combinación de dos o más tipos.

* **Reptador espeluznante**: Este insomne se duerme a la perfección, pero después se despierta a una hora absurda, como las tres o cuatro de la mañana, y por más esfuerzos que haga, no puede volverse a dormir. Piensa ponerse a limpiar o lavar los platos, pero a esa hora es posible que su familia lo amarre a la pata de la cama. Entonces, mejor decide reptar por la casa o navegar en Internet. El término técnico de este tipo es insomnio medio.

* **Cabeza de antena**: Este insomne se acuesta a una hora razonable (digamos diez de la noche), pero se queda ahí acostado mientras la cabeza se le convierte en una antena de recepción de todos los pensamientos del planeta. Empieza a devolverse en el tiempo y a pensar qué debió haber hecho, qué podría haber dicho y lo que todavía necesita hacer. Alrededor de la una o dos de la mañana, cuando ya está enloquecido, finalmente puede dormir. El término técnico de este tipo es insomnio inicial.

* **Pulgoso**: Puede ser que se duerma sin problema e incluso se quede en la cama durante las ocho horas, pero la noche es larga y el sueño, irregular. Puede tener pesadillas, sudar o dar vueltas y vueltas en la cama. Por lo general las sábanas terminan enredadas en sus piernas o en el piso. Alguien que lo viera desde afuera pensaría que tiene pulgas en la cama. Los médicos dicen que este tipo de persona sufre de mala calidad de sueño.

A propósito, si usted es la pareja de un pulgoso, probablemente se ha dado cuenta de que tiende a retorcerse tanto que o lanza las sábanas al piso o se envuelve, y a usted con él, como una momia. Así que si su hombre es un pulgoso, compre una sábana con elástico en las puntas para fijarla al colchón y dos sábanas sencillas, una para cada uno. Yo misma he ensayado esta opción, ¡y funciona!

¿Su medicamento le está produciendo pesadillas?

Algunos medicamentos tienen la capacidad de atravesar una capa muy delgada de células que recubre el cerebro, llamada barrera hematoencefálica, y cuando llegan a las neuronas hacen cosas extrañas como estimular la liberación de neurotransmisores que alteran el humor o de hormonas que pueden producir alucinaciones, ira, comportamiento desinhibido, sueños anormales casi reales y pesadillas. Así que si usted está durmiendo mal y está tomando alguno de los medicamentos que voy a mencionar a continuación (ésta no es una lista completa), o algo similar, pregúntele a su médico si existe alguna otra opción.

> En un estudio con cincuenta insomnes, los científicos encontraron que quienes visualizaban una escena relajante, como una cascada, se dormían 20 minutos antes que quienes dejaban que su mente vagara a su antojo. Y una sorpresa: ¡quienes contaban ovejas se demoraban aun más en dormirse!

* **Medicamentos para problemas respiratorios**: AccuNeb, Ventolin o Proventil (albuterol), Volmax

* **Medicamentos para la presión arterial alta**: Aldomet (metildopa), atenolol, nadolol, bisoprolol, carteolol, carvedilol, Coreg, Corgard, Inderal, (propranolol), Lopressor HCT, Zebeta, Ziac

* **Medicamentos bloqueadores de ácido**

* **Supresores del apetito**

* **Medicamentos para el Alzheimer**: Aricept (donepezil)

* **Pastillas para dormir**: Ambien (zolpidem), Sonata (zaleplón), Ativan (lorazepam), Klonopin (clonazepam), clorazepato, Dalmane (flurazepam), Halcion (triazolam), ProSom (estazolam), Serax (oxazepam), Valium (diazepam) y Restoril (temazepam). (¡Qué irónico que las pastillas para dormir estén en esta lista!)

* **Antidepresivos**: Zoloft, Prozac, Celexa, Lexapro, Cymbalta, Wellbutrin, BuSpar (buspirona)

* **Antibióticos**: Cipro (ciprofloxacina), Biaxin, Levaquin (levofloxacina), Trovan, Tequin

* **Levodopa para el Parkinson**

* **Anticonvulsionantes**: fenobarbital

* **Gotas de ojos para el glaucoma**: Timoptic, Timoptic XE (timobol), Ocupress

Caos hormonal

Tener un excedente de estrógeno (caso que se describe más ampliamente en los capítulos 11, 12 y 13) causa varios síntomas, entre los que se encuentra el insomnio. La progesterona, en cambio, tiene un efecto tranquilizador y ansiolítico sobre el cuerpo, por tanto, la clave está en controlar el estrógeno, para que se pueda escuchar la voz de la progesterona y de la testosterona. Si usted cree que tiene un excedente de estrógeno, pídale a su médico que le haga una valoración y considere tomar alguno de los colaboradores hormonales que menciono en el capítulo 11 para que le ayude a controlar el estrógeno. Puede ser posible que empiece a dormir mejor al cabo de un par de semanas, a pesar de que haya sufrido de insomnio durante años.

> *NO tome progesterona ni ningún suplemento hormonal, aunque sea "natural", sin consultarlo con su médico, pues puede causarle problemas a su ciclo menstrual y, por tanto, a su salud. Siga las instrucciones que doy en la parte V y las que vienen impresas en la etiqueta del producto.*

Síndrome de piernas inquietas:
No hay reposo para los exhaustos

Bien puede ser la cosa más molesta que uno puede sentir: una necesidad irresistible de mover las piernas mientras se está descansando o tratando de dormir. También puede ser una sensación de hormigueo, como si un ejército de insectos le estuviera subiendo por las pantorrillas hasta los muslos. Y, a veces, sin previo aviso, las piernas se mueven sin control, aunque la sensación cesa una vez que uno se pone de pie y camina un poco.

No, no se está enloqueciendo. Lo que acabo de describir se conoce como síndrome de las piernas inquietas, un trastorno muy poco diagnosticado que también causa insomnio. Muchos ancianos desarrollan este trastorno, al igual que los afectados con fibromialgia y el síndrome de piernas inquietas. Por lo general, este síndrome no se trata adecuadamente o lo tratan con un montón de medicamentos extrafuertes que se usan para el Parkinson, el dolor crónico o la epilepsia. El primer medicamento que se aprobó para este síndrome en 2005, fue Requip, y todavía hoy sigue siendo muy popular. Mirapex es otro medicamento de la misma clase que fue aprobado en noviembre de 2006 por la FDA. Los comerciales de televisión de este medicamento son bastante interesantes, y si no le está prestando atención al televisor es posible que no escuche la parte en que dice: " . . . dígale a su médico si experimenta un impulso de apostar o tener sexo". La primera vez que escuché eso lo tuve que grabar porque no podía creerlo. Y como farmacéutica, mi primer pensamiento fue: "Vaya, Mirapex va a desbancar a la Viagra". Bueno, pero estábamos hablando de esos impulsos que, si yo los tuviera, no llamaría a mi médico. ¿Qué podría decirle? "Oiga, doctor, me siento con suerte y me voy a Las Vegas a jugar blackjack. ¿Me podría mandar otra receta al casino antes de que se me pase el impulso?".

Mirapex y Requip fueron aprobados originalmente para el tratamiento del Parkinson. Afectan el control de los músculos y los temblores fortaleciendo los niveles de un químico cerebral llamado dopamina. Pero cuando se aumenta la dopamina —la hormona de la pasión— también aumenta todo tipo de impulsos, lo cual explica esos efectos secundarios tan interesantes. La narcolepsia es también otra posible reacción a este medicamento, pero no se preocupe, que cuando se despierte sus piernas no le dolerán.

En este punto seguro que se estará preguntando si estoy de acuerdo con el uso de este tipo de medicamentos. Creo que si usted ya ha probado todas las recomendaciones que hago abajo y quiere ensayar con un medicamento, pues adelante. Si le funcionan y los tolera bien, le doy mi bendición. Pero, antes de cualquier cosa, consulte primero con su médico para descartar que sus síntomas sean indicadores de enfermedades de los riñones o de anormalidades en el nivel de azúcar.

¿Qué puede hacer ahora?

✳ Tome menos cafeína o suprímala del todo.

✳ Los antihistamínicos y las pastillas para dormir de venta libre antiguas (que contienen difenhidramina) pueden empeorar los síntomas, entonces, tome más bien el Claritin (loratadina) o el Alavert.

✳ Tome algunos suplementos nutricionales. Empiece con la dosis más baja y si no le hace efecto, vaya subiéndola paulatinamente:

✳ *Ácido fólico:* Me gustan las formas activas 5-MTHF, de Thorne, y FolaPro, de Metagenic. Tome *una tableta al día (aproximadamente 800 mcg).* Si se le dificulta encontrar estas formas activas de ácido fólico, tome una dosis más alta del que se consigue normalmente sin receta médica en todas las farmacias del país; *800 mcg dos veces al día,* o más, si su médico se lo permite.

✳ *Citrato o quelato de calcio–magnesio:* Busque una combinación de aproximadamente *600 mg de calcio y 200 mg de magnesio* y siga las instrucciones de la etiqueta. (Solaray es una buena opción). El magnesio es fantástico para eliminar los calambres y, sobre todo, para inducir el sueño. En un estudio realizado en más de doscientos pacientes, se halló que el cloruro de magnesio provocaba un tipo de sueño reparador e ininterrumpido. A diferencia de la mayoría de los medicamentos, los suplementos de magnesio no provocaron fatiga matutina ni ansiedad durante el día en los pacientes, ¡aunque lamento decirle que no tuvieron impulsos repentinos de apostar o tener sexo!

✳ *Hierro:* Tome *150 mg de Nu-Iron (*complejo polisacárido de hierro*) todos los días por un mes con la comida.* (Este suplemento puede hacer que la orina y las heces se le decoloren, pero no se preocupe, es totalmente inocuo. No tome hierro por más de tres meses a menos que se lo mande su médico, porque mucho mineral o dosis excesivas pueden desequilibrar su proporción de cobre o zinc. Por último, un estudio de 2002 halló que el jugo de uvas rojas y el de ciruela pasa tienen la capacidad de aplastar la cantidad de hierro que usted absorbe del suplemento, así que no consuma esos jugos mientras toma hierro).

✳ *L-carnitina:* Tome *500 a 1.000 mg dos veces al día con comida.* Este nutriente es esencial para la salud muscular.

✳ Si toma algún medicamento para la presión arterial alta o para la diabetes, antidepresivos tricíclicos o alguna estatina para bajar el colesterol, puede ser que sólo necesite un suplemento de CoQ10 (*100 mg*) más uno de complejo B (*50 mg*) en las mañanas. Sí, ¡así de sencillo!

✳ Para atenuar los calambres, puede aumentar su nivel de potasio tomando ocho onzas de Gatorade o de una bebida electrolítica similar al día. También ingiera alimentos ricos en potasio, como higos, salvado, albaricoque, uvas pasas, calabacín, frijoles, papas horneadas con la cáscara, sandía y espinaca.

Una buena fuente de información sobre el síndrome de las piernas inquietas es la página web de la Restless Legs Syndrome Foundation: www.rls.org.

¿Será que los medicamentos de su botiquín la mantienen despierta?

Unos mil medicamentos pueden interferir con el sueño, lo que puede hacerla sentir ansiosa, hiperactiva o ebria y, por lo demás, estimular sus ondas cerebrales. Si el medicamento que toma aparece en la lista que voy a mencionar a continuación, ésta puede ser la causa de su insomnio, entonces pregúntele a su médico si existe otra alternativa.

✳ **Antidepresivos**: Wellbutrin, Zoloft, Prozac, Paxil, Lexapro, Celexa

✳ **Remedios para la tos o los resfríos**: los que contienen el descongestionante pseudoefedrina o fenilefrina. Por lo general, aunque no siempre, los anuncian como que no producen sueño.

✳ **Medicamentos que contienen estrógeno**: pastillas anticonceptivas y pastillas, parches, inyecciones y cremas usadas en la terapia de sustitución hormonal

✳ **Evista** (raloxifeno)

✳ **Guaraná**: ingrediente de algunos productos naturales que sirve para bajar de peso, en bebidas energéticas y en barras.

✳ **Estatinas para bajar el colesterol**: Lipitor, Zocor (Consulte el capítulo 2 si quiere ver la lista completa.)

✳ **Medicamentos para el trastorno de déficit de atención e hiperactividad**: Ritalina (metilfenidato), Adderall (sales anfetamínicas), Dexedrina (dextroanfetamina)

✳ **La mayoría de las píldoras dietéticas:** con o sin receta médica

✳ **Esteroides para la inflamación**: prednisona, metilprednisolona, Orapred

✳ **Medicamentos para problemas respiratorios**: albuterol, salmeterol, teofilina, Advair, Xopenex, Atrovent, Rhinocort (incluidos pastillas, inhaladores, jarabes y tabletas)

✳ **Medicamentos para la tiroides**: especialmente si la dosis que toma es muy alta o si por equivocación lo toma de noche. Para evitar problemas de sueño, todos los medicamentos y suplementos para la tiroides deben tomarse al levantarse.

Vitaminas y minerales: Sus aliados secretos para dormir bien

El **calcio** tiene un efecto tranquilizador sobre el cuerpo, mientras que el **magnesio** relaja los músculos, por tanto, ambos son útiles para todos los tipos de insomnio, no sólo para el síndrome de las piernas inquietas. Compre mejor citrato o glicinato de calcio y quelato o glicinato de magnesio, pues son benévolos con el estómago, además de que se absorben mejor en el torrente sanguíneo. Puede comprar una fórmula combinada o comprarlos por separado. Cualquiera de las dos opciones que escoja, tome *500 a 1.000 mg* de calcio y *200 a 300 mg* de magnesio. Y, por supuesto, es importante que su médico le dé el visto bueno antes porque estos dos minerales afectan el corazón, aunque por lo general de buena manera, pero en todo caso su médico debe estar al tanto de lo que usted está tomando.

La **vitamina B$_{12}$**, también conocida como cianocobalamina, es de vital importancia para una buena salud y una buena calidad de sueño. Algunos de los síntomas de su deficiencia (que es bastante común) incluyen cansancio, debilidad, estreñimiento, poco apetito, adormecimiento u hormigueo en las manos o en los pies, depresión, confusión, pérdida de la memoria y heridas en la lengua o en las comisuras de los labios. Si el cuerpo carece de vitamina B$_{12}$ no puede producir melatonina, que es la hormona del sueño, y, por tanto, puede sufrir de insomnio o, lo que es peor, que se invierta el ciclo del sueño y se duerma durante el día y se esté despierto durante la noche (siga leyendo si quiere saber más sobre la melatonina).

Se puede tomar vitamina B$_{12}$ en pastillas y es relativamente poco costosa. Por lo general, recomiendo una dosis más alta que la convencional puesto que es difícil que se absorba del estómago al torrente sanguíneo. Tome *500 a 1.000 mcg al día*. La mayoría de los médicos no se resistirá a darle una receta para vitamina B$_{12}$ en ampolla, que le pueden inyectar en el mismo consultorio o que usted se puede inyectar en casa. Tomar vitamina B$_{12}$ en combinación con un "factor intrínseco" puede fortalecer más su absorción. Búsquelo en una tienda naturista. Cualquiera que sea la opción que escoja, va a gastar menos de $20 en seis meses.

Todo lo que siempre quiso saber sobre las pastillas para dormir, pero estaba demasiado cansada para preguntar

Si usted toma pastillas para dormir, ya sean de venta libre o recetadas, tenga en cuenta que estos medicamentos la ponen leeenta. Y tiene sentido: los sedantes están diseñados para provocar sueño, luego, obviamente, le bajan el ritmo a su respiración, a los latidos de su corazón, a su digestión e, incluso, a sus procesos mentales. Entonces, siga estos consejos para que esté a salvo sin importar la velocidad:

✳ Antes de tomar un medicamento recetado, pruebe los remedios menos potentes de venta libre. Y asegúrese de tener el visto bueno de su médico y de su farmacéutico.

✳ Como con cualquier medicamento, empiece con la dosis más baja posible.

✳ Nunca deje de tomar un medicamento para dormir abruptamente, hágalo paulatinamente, lo ideal es que lo haga bajo la supervisión de su médico. Este proceso puede tomar varios meses.

✳ Nunca beba alcohol durante las doce horas siguientes a haber tomado una pastilla para dormir, pues tanto su corazón como su respiración pueden ponerse tan lentos que dejen de funcionar.

✳ Si el insomnio del que sufre es parte de un problema más grande como depresión o problemas pulmonares, trate ambos trastornos al mismo tiempo para obtener mejores resultados.

Plantas que dan sueño

Durante siglos, los extractos herbales han sido usados con fines medicinales en todo el mundo. En Estados Unidos se pueden conseguir en todas las formas posibles: cápsulas, tes, tinturas, ungüentos, etc. Ahora bien, aunque yo soy la primera en recomendar elementos naturales, recuerde que cualquier sustancia, incluso las naturales, pueden producir una reacción alérgica, entonces debe dejar de tomar el producto herbal si siente cualquier efecto adverso. También le sugiero que consulte con su médico primero antes de tomar un extracto natural si sufre de algún trastorno psiquiátrico o si toma medicamentos sedantes como analgésicos, relajantes musculares, pastillas para dormir y algunos antidepresivos.

Con frecuencia, los productos herbales combinan dos o más plantas que producen soñolencia, entonces, busque cualquiera de las siguientes, ya sea en forma de infusión, tintura, polvo o pastilla:

✳ **Manzanilla (*Matricaria recutita*)**: Es fantástica para los cabezas de antena y para los reptadores espeluznantes. La manzanilla pertenece a la familia de las ambrosías, así que no la tome si es alérgica a ellas.

✳ **Toronjil (*Melissa officinalis*)**: Es fantástico para los reptadores espeluznantes y para los pulgosos. Las personas con trastornos de la tiroide pueden empeorar con esta hierba. Úsela solamente pocos días al mes, no demasiado.

✳ **Pasiflora (*Passiflora incarnata*)**: Fantástica para los tres tipos de insomnes. También es estupenda para aliviar los tirones musculares, y hasta puede ser beneficioso para los epilépticos. Comience con una dosis baja porque es muy potente y puede despertarse con fatiga por la mañana. Además, no la confunda con una planta relativa llamada pasiflora azul, que NO es la misma cosa.

✳ **Valeriana (*Valeriana officinalis*)**: Fantástica para los cabezas de antena y para los reptadores espeluznantes. Acorta el tiempo necesario para quedarse dormido, sin producir ningún efecto de resaca a la mañana siguiente. Es particularmente útil para las personas que tienen presión arterial alta por causa del estrés, porque relaja los diminutos músculos que se encuentran en las paredes de las arterias. No está relacionada con el Valium, eso es un mito. Comience con dosis muy bajas porque puede ser sensible a ella, y en ciertas personas la valeriana, paradójicamente, puede causar insomnio y hasta palpitaciones.

✳ **Lavanda (*Lavendula angustifolia*)**: Ideal para los cabezas de antena. Resulta interesante que cuando se aplica sobre la piel en forma de loción o de aceite parece aliviar las quemaduras y las picaduras de insectos. Para dormir, pruebe a inhalar la esencia aromática, o tómese un té de hierbas puro.

✳ **Fórmulas combinadas**: Se consiguen fácilmente. Pruebe Revitalizing Sleep Formula, de Enzymatic Therapy; Benesom, de Metagenic; o SedaPlus, de Thorne.

El milagro de la melatonina

La melatonina es una hormona que segrega la glándula pineal y que hace las funciones de "reloj maestro" en nuestro organismo. Fluctúa de acuerdo con el ritmo circadiano del cuerpo y le dice cuándo dormir, cuánto dormir y cuándo debe despertar. El nivel de melatonina disminuye a medida que envejecemos, y ésta es una de las razones por las cuales empezamos a dormir menos cuanto más viejos nos ponemos. Pero el nivel de melatonina disminuye también a causa del estrés. Dicho nivel se puede aumentar tomando un suplemento que se consigue normalmente en las farmacias y en las tiendas naturistas. No espere que surta efecto la primera noche, pero si sigue tomándolo, probablemente empezará a notar los resultados al cabo de unas tres semanas. Asegúrese de tomar complejo B al mismo tiempo porque la melatonina requiere de las vitaminas B para funcionar adecuadamente. Estas vitaminas energizan el cuerpo, entonces, tómelas en la mañana, mientras que la melatonina lo relaja, así que debe tomarla en la noche, aproximadamente una hora antes de acostarse.

Le recomiendo que empiece con *1 mg* de melatonina y si pasadas tres semanas no está durmiendo mejor, empiece a subir la dosis: añada *1 mg* más cada tres semanas, hasta que alcance la dosis máxima sugerida, que son *3 mg*. Algunos expertos consideran que ésta es una dosis demasiado alta y no recomendable para todo el mundo, por tanto, y debido a que la melatonina es una hormona que puede causar efectos de largo alcance en el cuerpo, es mejor que se haga un examen de saliva que le mida el nivel de sus hormonas antes de tomar melatonina. Sólo tiene que llamar a alguno de los laboratorios que menciono al final del libro en la sección de fuentes. Una vez que tenga el resultado del examen, puede establecer la dosis exacta que su cuerpo necesita. Algunas personas obtienen resultados positivos evidentes al cabo de cuatro semanas, pero si usted no, puede hacer una de estas tres cosas:

1. Cambie de marca, para que encuentre una que sea eficaz en su caso.

2. Tome al mismo tiempo algún otro suplemento para el sueño, como pasiflora, para potenciar el efecto de la melatonina.

3. Deje de tomar melatonina y todo lo demás porque puede ser que la causa de su insomnio sea otra.

Usted no me va a escuchar diciendo esto con frecuencia: tome mejor la versión sintética de melatonina, en lugar de la natural. Por lo general, esta última es un derivado vacuno que al parecer detona reacciones alérgicas con mucha más frecuencia que la melatonina desarrollada en un laboratorio y que no tiene componentes animales.

Los científicos dicen que la melatonina tiene otros efectos en el cuerpo además de producir soñolencia. Algunos de ellos pueden ser:

❊ Minimizar o suavizar los síntomas del desfase horario.

❊ Eliminar el antojo de cigarrillo, somníferos y tranquilizantes (benzodiazepina).

❊ Prevenir la cefalea en racimos (o cefalea de Horton).

✳ Aliviar trastornos autoinmunológicos, especialmente la esclerosis múltiple.

✳ Proteger contra el cáncer de piel y otros tumores que pueden causar cáncer de seno, de próstata y de pulmón.

✳ Aliviar el tinitus, que es un pito constante en los oídos.

Rara vez las personas sienten efectos secundarios cuando toman melatonina, pero ha sido relacionada con los ataques de asma, así que si usted es asmática, sobre todo de noche, ni se le ocurra probarla. A los demás les aclaro que algunos expertos sugieren tomar esta hormoma solamente dos veces a la semana en vez de todas las noches. Un estudio de 2003 aparecido en el *Journal of Allergy and Clinical Immunology* encontró que las personas que sufrían problemas pulmonares, espasmos bronquiales o ataques de asma tenían los niveles más altos de melatonina.

Hongos mágicos

Durante siglos, los herbolarios originarios de China y Japón han usado un hongo llamado reishi para curar problemas del hígado y del corazón, así como para mejorar el sueño. ¡Éste no tiene ninguna relación con los hongos alucinógenos que se volvieron tan famosos en las décadas del sesenta y del setenta! De hecho, existen referencias sobre este hongo desde tiempos tan remotos como el año 100 a.C. Aunque no espere resultados antes de uno o dos meses. Existen en el mercado muchas marcas buenas; yo, personalmente, he tomado Reishi Gano 161, de JHS Natural Products, que se consigue en www.jhsnp.com. Costo: $20–$30. Es magnífica para los tres tipos de insomnes que mencioné antes.

5-HTP: El relajante natural

Como ya he mencionado en páginas anteriores, el 5-HTP es una hormona que el cuerpo produce naturalmente y que tiene la capacidad de levantar el ánimo, aliviar la depresión y mejorar la calidad del sueño, que es lo que nos atañe en esta sección. Aunque el cuerpo lo produce naturalmente, se puede tomar también en forma de suplemento y así uno obtiene un beneficio doble, puesto que además de ayudar a producir más serotonina, también ayuda a producir más melatonina. Y, como ya vimos, la serotonina mejora el ánimo y la melatonina el sueño. Empiece tomando *50 mg* cerca de la cena y tras una semana suba la dosis a *100 ó 150 mg*, si es necesario. Algunas personas se sienten estimuladas después de tomar 5-HTP, si éste es su caso, pruebe tomarlo más temprano. Si no le funciona, mejor deje de tomarlo. No lo tome si está tomando medicamentos antidepresivos. Es fantástico para los reptadores espeluznantes y para los cabezas de antena.

Secretos de Suzy que no requieren receta médica

La coordinación de tiempo lo es todo

Si usted está teniendo problemas para dormir, puede ser una cuestión de *cuándo* se está tomando sus medicamentos habituales. Entonces, antes de tomar algo que la ayude a dormir, pídale a su farmacéutico que revise lo que esté tomando para ver si lo está haciendo adecuadamente. En farmacia existe una regla sencilla: tomar los medicamentos que energizan por la mañana y los que relajan por la noche. Se deben tomar en la mañana los medicamentos para la tiroides, los antidepresivos ISRS más nuevos, los descongestionantes nasales y los supresores del apetito, pues energizan o producen desasosiego. Los diuréticos, usados para controlar la presión alta, por ejemplo, también se deben tomar en la mañana porque dan ganas de orinar. Por otra parte, se deben tomar en la noche los analgésicos, los relajantes musculares, los medicamentos antisicóticos y los medicamentos para el Alzheimer y para la presión arterial alta porque pueden causar mareo o soñolencia.

> Para quedarse dormida, respire profundamente. Trate de hacer ejercicios de calentamiento de pies y manos hasta que sienta el hormigueo. Que la sangre fluya desde su cerebro hacia sus extremidades la ayuda a relajarse.

Si usted realmente necesita pastillas para dormir . . .

Puede suceder que ponga en práctica todas las sugerencias que he mencionado en este capítulo y sin embargo siga sin poder dormir. Mi amiga Marita ha ensayado todo lo habido y por haber, pero dice que no puede seguir sin dormir, ¡porque sus juergas nocturnas en QVC le están costando demasiado dinero! Así que para ella, y tal vez para usted, no queda otra opción que tomar medicamentos para dormir, ya sean recetados o de venta libre. Y lo bueno que tienen es que surten efecto desde la primera noche que uno los toma.

No es posible mencionar todas las opciones que se consiguen en el mercado, pero sí voy a mencionar algunas de las más populares, en caso de que usted ya esté tomando algún medicamento pero no le esté funcionando bien. Sin importar cuál sea el medicamento para dormir que esté tomando, lleve siempre un "diario de sueño," para que pueda hacerle seguimiento a cómo está respondiendo a él. Apunte cualquier cambio, por ejemplo: "Tuve suficiente energía hoy para limpiar la casa, me levanté refrescada y tuve más paciencia en el trabajo". También tome nota de cualquier cosa peculiar como: "Me dio mareo y me golpeé contra dos paredes, tuve una pesadilla, vomité el desayuno y no pude recordar el nombre de mi jefe". Al escribir lo que le pasa, a los pocos días de estar tomando el medicamento va a poder saber si quiere seguirlo tomando o no.

Medicamentos para dormir de venta libre

Los medicamentos para dormir de venta libre se consiguen en todas partes, vienen en diferentes marcas, pero usualmente contienen uno o dos ingredientes, ya sea difenhidramina o doxilamina. Ambas son un tipo de antihistamínico similar al que se encuentra en los medicamentos para bajar la fiebre o para tratar los resfriados. No son adictivas, pero tienden a interferir con el sueño profundo debido a la manera en que embrollan los ciclos de sueño MOR y NMOR. Son relativamente confiables a menos que usted tenga angina de pecho, problemas con el ritmo cardíaco, glaucoma, ensanchamiento de la próstata, problemas al orinar o problemas respiratorios. Los efectos secundarios típicos son cansancio matutino, poca coordinación, visión borrosa, boca seca y soñolencia durante el día. Algunas de las marcas más populares son Sleepinall, Sominex, Nytol, Simply Sleep y Unisom. A veces estos medicamentos están combinados con analgésicos, como acetaminofén, y los venden como Tylenol PM. Otra combinación de esta modalidad es el Excedrin PM. Tenga cuidado con esta "PM" en el nombre de un producto: significa que contiene algún tipo de medicamento para dormir.

Medicamentos para dormir que deben ser recetados

✳ **Antidepresivos**: Puede ser que la FDA no haya aprobado estos medicamentos para tratar el insomnio, pero con frecuencia los médicos los recetan con tal fin, dado que son sedantes. Dos ejemplos son la trazodona (Desyrel) y la amitriptilina (Elavil).

✳ **Benzodiazepinas**: Este tipo de sedante humedece el sistema nervioso y hace que el cerebro libere la hormona GABA de la que ya hemos hablado. Los medicamentos que forman parte de este grupo producen resaca al día siguiente y soñolencia durante el día, además, son adictivos. Por lo general, les toma entre treinta y sesenta minutos producir soñolencia y tienen efecto prolongado. Ah, ¿cree que esto es bueno? Puede que sí, pero puede que no. Por una parte, los medicamentos de efecto prolongado tienen mayores probabilidades de producir resaca. Por otro, afectan los patrones de sueño y pueden interferir con el sueño MOR. Algunas de las benzodiazepinas más populares son el temazepam (Restoril), el estazolam (ProSom), el clonazepam (Klonopin), el triazolam (Halcion), el oxazepam (Serax), el flurazepam (Dalmane), el lorazepam (Ativan) y el alprazolam (Xanax).

✳ **Medicamentos "Z"**: A estos medicamentos se les llama así debido a la "Z" en su designación química (excepto el Indiplon). Los mercadean diciendo que son mejores que las benzodiazepinas viejas, pero yo creo que su eficacia y su capacidad adictiva son casi las mismas. Depende realmente del estudio que uno lea y me atrevería a decir que ¡de quién lo financió! La ventaja que tienen sobre las benzodiazepinas es que actúan muy rápidamente, entre cinco y diez minutos (así que tómelos inmediatamente antes de acostarse), y que imitan el ciclo de sueño mejor que estas últimas. Los medicamentos "Z" no se quedan mucho tiempo en el cuerpo, por tanto, tienden a no producir resaca, pero, entonces, también es probable que no consiga dormir toda la

Evite tomar sedantes o pastillas para dormir cuando viaje en avión, pues disminuyen el flujo sanguíneo hacia las piernas. Esto sumado a que uno está metido en un espacio pequeño da como resultado una enorme posibilidad de que se le forme un coágulo de sangre. Es cierto que no es lo más probable, pero sí es posible, especialmente si usted está en la tercera edad o si tiene problemas de circulación. Le recomiendo que guarde las pastillas para cuando aterrice y se encierre en la habitación del hotel.

noche. Algunos ejemplos populares son el zaleplón (Sonata), el zolpidem (Ambien), la eszopiclona (Lunesta) y la ciclopirrolona (Indiplon).

✳ **Agonistas de la melatonina**: Éste es un nuevo tipo de pastilla para dormir que sólo se consigue con receta médica que imita la acción de la melatonina, que, como ya vimos, es la hormona del sueño, pero que produce un efecto mucho más poderoso. Funciona de acuerdo con el ritmo circadiano del cuerpo y ayuda a la persona a conciliar el sueño más rápidamente y a dormir más tiempo. El único medicamento de este tipo que se consigue en el mercado es el ramelteon (Rozerem). Déjeme decirle que colaboré con la oficina de prensa de la empresa farmacéutica que lo produce en el año 2006, y sé que este medicamento puede ser mejor para algunas personas que necesitan tomar pastillas para dormir: en 2006 algunos estudios clínicos no demostraron evidencia de adicción física o resaca al día siguiente en los individuos que participaron en ellos. La razón es que se concentra en el "reloj maestro" del cerebro en lugar de bañar el cerebro entero con GABA, como hacen otros medicamentos para dormir, y puesto que lo que se produce es melatonina y no GABA, sobreviene el sueño profundo sin que al otro día se presente resaca. Costo: $85–$100 al mes.

¿Serán las pastillas para dormir las que no la dejan dormir?

Sé que suena absurdo, pero es verdad: las pastillas para dormir pueden interferir con el sueño. Y le pasa a casi todo el mundo que las tome durante más de varias semanas. La razón es sencilla: estas pastillas no permiten que el cerebro siga su ciclo natural de sueño, que debe alternarse entre el sueño de movimientos oculares rápidos (MOR) y el sueño no-MOR (NMOR) en períodos nocturnos que por lo general duran aproximadamente noventa minutos. La mayoría de los medicamentos para dormir altera e incluso elimina una etapa del sueño, usualmente el MOR. Esto significa que la persona no descansa bien, a pesar de que se siente extenuada. Las pastillas para dormir también pueden aumentar el sueño NMOR, disminuir la profundidad del sueño y la "densidad" del sueño MOR e interferir en el ciclo de otras maneras. Para hacer el cuento corto: uno se queda dormido, pero el cuerpo no está obteniendo los beneficios totales que se supone debe aportar el ciclo completo, luego el resultado es la pérdida de sueño. Entonces, uno se levanta sintiéndose poco renovado y se pasa el día entero un poco aturdido y cansado. Y lo que es aun más preocupante es que muchos medicamentos para dormir, ya sean recetados o de venta libre, causan una reacción paradójica en casi el 10 por ciento de las personas que los toman, pues producen pesadillas, locuacidad, manía, temblores, hiperactividad y ansiedad. Además, como su farmacéutica de cabecera, tengo que advertirle que tomar una dosis más alta de la recomendada de cualquiera que sea el medicamento que esté tomando para dormir puede causarle problemas respiratorios, pues la respiración puede ser más lenta.

¡Dormirá mejor si no toma alcohol en la noche!

El alcohol interfiere con los patrones normales del sueño. Es posible que un trago pequeño le ayude a dormir, pero beber demasiado hará que se despierte en la mitad de la noche a causa del caos que le produce el alcohol al sueño MOR al evitar que se duerma profundamente, y eso sin mencionar que también hace que uno se tenga que levantar varias veces durante la noche para ir al baño. Si usted no puede dormir bien, no beba alcohol durante dos semanas. Le apuesto que va a empezar a sentirse más descansada en general.

tercera parte

*De la cintura
para abajo*

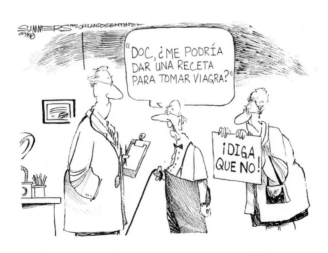

10

Recetas para provocar la pasión

Cuando empecé a trabajar en este capítulo, reuní a un grupo de diez amigas de diferentes edades y les hice una encuesta: "¿Cuál es su mayor problema sexual?," les pregunté.

Mi amiga más descarada se rió: "Estoy cansada todo el día y él sólo quiere que hagamos el amor", contestó francamente. "¿Qué imbécil inventó esa pastilla?"

Después de las risas, me di cuenta de que había consenso en cuanto a este sentimiento entre las otras mujeres. Todas tenían la sensación de estar atascadas en neutro mientras sus hombres estaban con el motor acelerado gracias al efecto de la poderosa pastilla azul-diamante: Viagra.

En lo que a mí concierne, creo que es preferible tener la libido baja. Tal vez es un aspecto natural del proceso de envejecer. Y ciertamente no es una enfermedad, como sugieren implícitamente los fabricantes de la Viagra. ¿Realmente es necesario potenciarles farmacéuticamente el deseo sexual a hombres de sesenta o setenta años poniendo en riesgo tanto su corazón como sus ojos? ¿Y qué vamos a necesitar nosotras para mantenernos a su mismo ritmo?

Cuando el sexo se vuelva una enfermedad

Adivine qué. Pronto hará su aparición una "enfermedad" nueva, cuando la FDA apruebe el medicamento para tratarla: se llama deseo sexual hiperactivo (TDSH). Aparentemente es un trastorno del que sufren mujeres como Bree, de *Desperate Housewives*, que consiste en la "disminución o ausencia de fantasías sexuales o del deseo sexual". De hecho, los fabricantes ya han aprobado en Europa un parche que contiene testosterona llamado Intrinsa. No se autorizó en los Estados Unidos porque no hubo ensayos a largo plazo que mostraran su seguridad. Pero no se preocupe, que el Libigel ya estará disponible. Es un gel de testosterona que las mujeres se aplican en los brazos y que proporciona una fuente fija de hormonas para fortalecer las fantasías y la diversión en la cama. Qué vendrá luego, pues quizás una píldora llamada Vavavavoom, que los farmacéuticos pondrán al lado de la Viagra.

No quiero que me malentienda: me encanta el sexo y estoy segura de que hay millones de problemas que tienen que ver con el deseo, el orgasmo y la satisfacción sexual plena, pero no puedo evitar darme cuenta de las tremendas oportunidades financieras que se presentan si el bajo deseo sexual se convierte en una enfermedad, que tendrá un código de diagnóstico para las compañías de seguro que luego cobrarán precios exorbitantes por medicamentos que la alivien. Qué tal si le dijera que esa apatía sexual puede ser causada por otros muchos factores y que no hacen falta esos nuevos medicamentos que no dan ninguna información sobre la seguridad de usarlos a largo plazo ni sobre sus efectos adversos. Veamos . . .

Culpable sexual # 1: El estrés

Las mujeres que se sienten agotadas de la vida por lo general no están interesadas en el sexo, aunque amen profundamente a su marido. Cuando las glándulas adrenales están en el límite, debido a una vida agitada, ocupada y estresante, el cuerpo deja de producir hormonas sexuales y empieza a producir en cambio hormonas del estrés como adrenalina y cortisol.

Tengo una amiga que tiene poco más de cincuenta años y que normalmente es una persona vivaz y abierta sexualmente, pero un día acudió a mí asustada porque, me dijo, "se había secado". Quería saber si necesitaba tomar algún medicamento o tal vez hacerse la terapia de sustitución hormonal. Yo sé que ella es noctámbula, que trabaja demasiado y que rara vez duerme más de cuatro horas cada noche. Le contesté: "Por supuesto que no necesitas sustitución hormonal, lo único que necesitas es descanso y recreación, un disco de música relajante y un poco de mimos y cariño". Entonces, decidió tomarse unas vacaciones y a la cuarta noche me llamó y me dijo: "¡Todo de vuelta a la normalidad!". Y sin efectos secundarios.

Tiene sentido, ¿no le parece? Una vez que uno empieza a nutrir las glándulas adrenales, el cuerpo empieza a producir hormonas sexuales de nuevo. Mi amiga tuvo suerte porque a veces recuperarse del agotamiento adrenal y, por consiguiente, del consecuente bajo deseo sexual, toma meses. Así que si usted se está sintiendo apática sexualmente, lea el capítulo 1 para que empiece a nutrir sus glándulas adrenales. Verá que se empieza a sentir mejor de muchas maneras, por fuera de la habitación también.

Culpable sexual # 2: Desequilibrio hormonal

He aquí otro factor que parece casi demasiado obvio: el nivel de las hormonas sexuales afecta directamente la vitalidad sexual de la persona, así como su resistencia y su capacidad para excitarse. Por tanto, si el frágil equilibrio entre el estrógeno, la testosterona y la progesterona se ve perturbado, la persona paga el precio en la habitación. Otros síntomas de que las hormonas están desequilibradas son caída del pelo, resequedad vaginal, insomnio, cansancio, debilidad muscular y cambios de humor. Entonces, *por favor*, no recurra a esas pastillas sexuales de venta libre, especialmente si usted quiere una mejoría a largo plazo. En cambio, corrija el desequilibrio hormonal que tenga. Y para los hombres: tomar Viagra, Cialis y Levitra para aumentar el desempeño sexual es lo mismo que tratar de prender el auto con pinzas cada dos millas, como si se le hubiera acabado la batería. Lo que habría que hacer es ¡arreglar la batería con hormonas primero!

Muchos médicos no tratan el desequilibrio hormonal y se limitan a recetar una pastilla sexual de efecto rápido, por eso es importante que encuentre un endocrinólogo, ginecólogo o un médico de otra especialidad que esté dispuesto a hacerle exámenes hormonales, que por lo general se realizan con una muestra de saliva u orina. Vea la parte V para que sepa cómo encontrar tal médico.

También necesita contar con un laboratorio competente. Y, como ya he mencionado, ZRT Laboratory es una magnífica opción. Me gusta porque uno puede hacerse el examen en casa y mandarle las muestras por correo. Y, además, no sólo le miden el nivel hormonal, sino que hacen una revisión de su historial médico para establecer cuáles de las medicinas que toma le pueden estar afectando la libido. (Al final del libro, en la sección de fuentes, encontrará más información sobre laboratorios y exámenes).

Una vez que se identifica el desequilibrio hormonal, su médico puede ayudarla a recuperar el equilibrio, ya sea con suplementos de venta libre, con medicamentos recetados o con hormonas bioidénticas.

DHEA: ¿La fuente de la juventud?

La testosterona es una de las hormonas sexuales clave, que aunque es la hormona masculina, y por extraño que parezca, también es vital para la libido de las mujeres. Si usted se está sintiendo apática en la cama, puede ser que necesite subir su nivel de testosterona, lo que se puede hacer fácilmente subiendo el nivel de la precursora de la testosterona: la DHEA (dehidroepiandrosterona).

La DHEA se produce naturalmente en las glándulas adrenales, en las gónadas (ovarios y testículos) y en el cerebro. Puesto que la DHEA se encarga de producir otras muchas hormonas en el cuerpo, incluso una pequeña deficiencia puede tener consecuencias drásticas para la salud. Así mismo, algunas enfermedades, el estrés crónico y el envejecimiento también bajan el nivel de DHEA, y ésta es la razón por la cual algunos expertos creen que al aumentar dicho nivel, la persona se va a sentir más joven y vivaz. Muchos fisiculturistas también hacen uso de la DHEA para fortalecer su producción de los esteroides que ayudan en la formación de los músculos, pero le doy una nota de "C" en su capacidad de fortalecer la masa muscular. Al parecer, en los hombres produce un poquito más de estrógeno (¡uy!) en lugar de la testosterona que esperan los caballeros.

La DHEA es uno de mis suplementos de venta libre favoritos. Estoy de acuerdo con aquellos expertos que la consideran la fuente de la juventud. Sin embargo, me encuentro en un dilema porque no puedo recomendarla en general. Los estudios son bastante controversiales sobre si la DHEA puede o no ayudar a los pacientes con lupus sistémico eritematoso, según indica un estudio reportado en *Arthritis Rheumatology* en 1994. El cerebro acumula DHEA seis veces y media más que cualquier otro tejido del cuerpo, y los estudios muestran que aumenta la memoria y el razonamiento. La DHEA puede ser útil después de la menopausia, según señala un estudio realizado entre mujeres posmenopáusicas (entre 60 y 70 años) que no recibieron estrógeno sino que se aplicaron una crema tópica de DHEA. Las mujeres elevaron sus niveles de insulina y de azúcar en la sangre, su densidad ósea aumentó, redujeron el colesterol y perdieron peso. En Europa, la DHEA ha sido usada desde hace tiempo como suplemento posmenopáusico y ha demostrado efectos antidepresivos. La DHEA es la precursora de otras muchas hormonas, algunas de las cuales se sabe que promueven el desarrollo de ciertos cánceres, entonces no es aconsejable para todo el mundo. Y si usted no está 100 por ciento segura de tener una deficiencia de DHEA, la mejor opción es no tomarla.

Además, existen otros problemas posibles con la DHEA. A pesar de que es la precursora de la testosterona, también es la precursora del estrógeno, y mis expertos en hormonas me dicen que en los hombres la DHEA tiene más tendencia a producir esa hormona femenina que testosterona masculina, que es lo que realmente se estaría buscando al tomar el suplemento. ¡Hombres, lean esa oración otra vez! Por otra parte, según algunos estudios, la DHEA surte efecto en menos de la mitad de las mujeres que la toman. Y se ha generado una enorme controversia alrededor de la posibilidad de que el uso excesivo de DHEA incremente las probabilidades de desarrollar un cáncer relacionado con el estrógeno.

A continuación le menciono algunos consejos de seguridad en el caso de que tenga que tomar DHEA: tome en cuenta la posibilidad de tomar al mismo tiempo un suplemento de indole-3a carbinol (*unos 200 mg dos veces al día*). El I3C ayuda a convertir cualquier exceso de estrógenos formados por la DHEA en formas más sanas. Pruebe tomar crisina, el "DIM Complex" de Metabolic Maintenance, o Myomin de Dr. Chi. Todas estas opciones controlan la cantidad de estrógeno que se produce al tomar un suplemento de DHEA.

Después de haberle hecho estas advertencias y darle los anteriores consejos de seguridad, quiero que de todas maneras considere la posibilidad de tomar DHEA, porque si usted es una de esas personas que la necesita, ésta puede devolverle la vida, aumentarle la energía, levantarle el ánimo y subirle el deseo sexual. También puede ayudarla a repeler las infecciones, a hacer polvo a los radicales libres, a fortalecer los huesos, a mejorar la memoria y a aumentar la sensibilidad a la insulina, lo que es bueno si usted es resistente a ella, lo que contribuye al aumento de peso. Así que haga que le midan su nivel de hormonas, y, por supuesto, pregúntele a su médico si le conviene tomar este suplemento.

Por suerte, es muy fácil hacerse este examen. Sólo tiene que pedir que le manden un examen de saliva a un laboratorio como ZRT Laboratory, John Lee o Genova Diagnostics (vea al final la sección de fuentes para obtener más información). Por lo general, recomiendo usar crema para la piel que contenga DHEA en lugar de un suplemento oral porque la crema evita el hígado y se va directo al torrente sanguíneo, desde donde trabaja más eficazmente. Tengo que decirle, de todas maneras, que ése también es un punto de desacuerdo entre los especialistas que siguen estudiando el asunto. ¿No sería maravilloso que todos los científicos se pusieran de acuerdo? Mientras esperamos ese día feliz, puede probar alguna crema como Life Extension y Life-Flo, que son dos marcas buenas de las muchas que se consiguen que contienen DHEA y que se pueden comprar en Internet y en las tiendas naturistas. En las farmacias y en las tiendas naturistas se consiguen también sin problema suplementos de DHEA en tabletas, cápsulas y atomizadores sublinguales. Ahora mi advertencia: la DHEA se puede fabricar en el laboratorio a partir de un extracto de camote silvestre. Algunas compañías de nutrición lo comercializan como DHEA natural, pero me parece incorrecto porque el cuerpo no puede convertir el camote silvestre en DHEA; solamente se puede sintetizar como DHEA bajo condiciones estrictas de laboratorio.

Medicamentos que disminuyen el deseo sexual

El bajo deseo sexual es un efecto secundario de algunos medicamentos como por ejemplo:

❋ prácticamente todos los medicamentos para la presión arterial alta

❋ los analgésicos que contienen butalbital

❋ acamprosato (Campral), que se usa para inhibir el deseo de beber alcohol

❋ las estatinas para bajar el colesterol

❋ prácticamente todos los antidepresivos

❋ los bloqueadores de ácido (ranitidina, cimetidina)

❋ los medicamentos anticonvulsionantes (gabapentina, feni-toína)

❋ finasterida (Proscar)

❋ los medicamentos antipsicóticos (Risperdal, Zyprexa)

> *Si usted cree que alguno de estos medicamentos le está robando el deseo sexual, hable con su médico y, por favor, NO deje de tomarlo sin que él le dé el visto bueno. Algunos medicamentos deben dejarse paulatinamente porque si lo hace abruptamente puede enfermarse.*

La Viagra excita a los inversionistas y hace subir las ganancias

Ningún otro medicamento se acerca siquiera a las alturas de vértigo a donde ha llegado la Viagra (sidenafil): los médicos escribieron la increíble cantidad de 367.857 recetas de la pastilla del amor de Pfizer durante el primer mes que estuvo en el mercado. Este medicamento para la impotencia y otros similares, como Levitra (vardenafil) y Cialis (tadalafil), relajan los vasos sanguíneos del pene, lo que hace que más sangre fluya hacia la zona genital. Y *¡voilà!*: una erección. El aminoácido natural llamado L-arginina, que es de venta libre, también tiene la capacidad de mejorar el flujo sanguíneo hacia el pene.

Pero hay algo que usted realmente tiene que saber: los medicamentos para la impotencia y la L-arginina mejoran la función eréctil, pero no estimulan el deseo ni la lujuria. Si su hombre empieza a tener una erección, estos medicamentos pueden ayudarlo a mantenerla, pero si nada pasa ahí abajo, ninguno de ellos va a lograr encender el fuego, si entiende lo que quiero decir. Ésta es la razón por la cual me preocupo tanto por ir a la raíz del problema, que bien puede ser agotamiento adrenal, desequilibrio hormonal, problemas en la relación o la situación general de la vida. También hay que tener en cuenta que ni la Viagra ni ningún medicamento similar puede tomarse al mismo tiempo que se toman medicamentos de nitrato, que tradicionalmente se usan para tratar dolores de pecho y angina, porque podría presentarse un peligroso descenso en la presión arterial. También pueden interferir con otros medicamentos.

Así que si su pareja y usted no están haciendo magia, compren un ejemplar de *The Joy of Sex*, tomen juntos clases de masaje o reserven una noche para intercambiar fantasías: cada uno tiene derecho a una "petición especial". No espere que esa pequeña pastilla azul le resuelva ni sus problemas de pareja ni sus preocupaciones sexuales porque aunque las medicinas pueden mejorar la erección, no pueden producir una. El amor, la pasión y sus propias hormonas sexuales son los mejores afrodisíacos del

Secretos de Suzy que no requieren receta médica

Supersexo con Super X

La Super X es la Viagra de la naturaleza: se trata de una combinación de plantas del Oriente que da fantásticos resultados. Contiene panax ginseng, tongkat ali y cistanche deserticola. La venden sin receta médica y uno se la puede tomar sólo cuando quiere. Tiene la capacidad de activar la erección, mejorar la resistencia y retardar la eyaculación precoz. Puede causar insomnio, pero si se están divirtiendo, ¿qué importa? Puede buscar la fórmula de Dr. Chi en www.chi-health.com. Dosis: *2 a 3 cápsulas una hora antes de hacer el amor.*

planeta. Trate de equilibrar esos factores y le prometo que habrá más acción en su cama.

La andropausia: La menopausia de los hombres

El término "andropausia" se usa para designar el descenso del nivel de testosterona en los hombres durante la mediana edad, usualmente después de los cincuenta años. Como hemos visto, necesitamos testosterona para prender el deseo. A continuación le voy a hacer unas preguntas sobre su pareja para que reflexionen al respecto y logren identificar si la andropausia le está ahogando la chispa:

1. ¿Tiene menos fuerza y menos resistencia?

2. ¿Ha perdido la urgencia de hacer el amor con usted?

3. ¿Ha perdido estatura y ha ganado peso?

4. ¿Está refunfuñón o deprimido?

Honestamente no me sorprendería si todos los hombres se identificaran con esta descripción. Ya sea que su nivel de testosterona esté descendiendo o no. Así que, por favor, no vea la andropausia ni la menopausia como si fueran enfermedades. ¡Es normal que el nivel de hormonas baje a medida que envejecemos! Sin embargo, uno puede mantenerlas equilibradas si sabemos qué hacer, para de esta manera poder seguir disfrutando de una buena vida sexual, entre otras cosas.

De hecho, un hombre sano que tenga las glándulas adrenales bien alimentadas puede esperar un descenso en el nivel hormonal, así que para cuando tenga setenta años va a poder alardear de que todavía tiene el 60 por ciento de su máximo nivel de testosterona. El problema que se presenta en la andropausia es que a veces cuando el nivel de la testosterona baja, se crea un desequilibrio con respecto al estrógeno, lo que da como resultado un trastorno denominado predominio del estrógeno. Son propensos a desarrollar este desequilibrio los hombres mayores cuyas enzimas no funcionan correctamente y los hombres de cualquier edad que comen demasiados lácteos, pollo, pescado o carne que están cargados de hormonas. También están en un alto riesgo de sufrir de este desequilibrio los hombres que no tienen la capacidad de activar las vitaminas B, particularmente el ácido fólico, y aquéllos que están continuamente expuestos a ftalatos o dioxinas en el trabajo o en una guerra. En la página web del Dr. John Lee podrá encontrar un montón de información a este respecto: www.johnleemd.com.

Otra causa, de la que casi no se habla, del predominio del estrógeno tanto en hombres como en mujeres es tener grasa en el estómago. La razón es que las células de grasa producen estrógeno, y si su hombre tiene demasiado estrógeno en el cuerpo, le saldrán unos voluptuosos senos para que le hagan juego con esa panza redonda. También puede desarrollar un ensanchamiento de la próstata. (Para consultar lo que les sucede a las mujeres cuando sufren de predominio del estrógeno, vea los capítulos del 11 al 13.)

Tanto en los hombres como en las mujeres, la testosterona se convierte en estrógeno con la ayuda de una enzima llamada aromatasa. Así que es útil para ambos sexos, cuando se sufre de dicho desequilibrio, inhibir la aromatasa con algún medicamento para evitar que se produzca más estrógeno en el cuerpo y se equilibre nuevamente su nivel con el de la testosterona. El apetito sexual regresa cuando ambas hormonas recuperan su equilibrio. Por lo general, los médicos les recetan inhibidores de la aromatasa sólo a las mujeres, y particularmente como parte del tratamiento del cáncer de seno. Sin embargo, conozco dos suplementos de venta libre que actúan como inhibidores naturales de la aromatasa: la crisina, que proviene de la pasiflora, y el Myomin, una fórmula de Dr. Chi. Uno también puede inhibir la aromatasa comiendo productos de soya y verduras coloridas. Sorprendente, ¿no es cierto?

El dominio de estrógeno: El peor enemigo del hombre

Muchos expertos, incluyendo al Dr. Jonathan Wright y al Dr. John Lee, fallecido en 2003, opinan que el dominio de estrógeno —demasiado estrógeno para un hombre en relación con el resto de sus hormonas— contribuye al ensanchamiento de la próstata y al cáncer de próstata, e incluso bien podría ser una de sus causas. Su hipótesis desa-

fía las teorías convencionales que dicen que la causa del cáncer de próstata es que la testosterona se convierte en dihidrotestosterona (DHT).
Debido a esa creencia convencional es que la medicina convencional ha
desarrollado un medicamento para hacer más lenta esa conversión:
Proscar (finasterida).

Este medicamento es la opción de oro en el tratamiento del ensanchamiento de la próstata. ¿Pero realmente está salvando vidas o, por el contrario, está poniendo a nuestros hombres en mayor riesgo de desarrollar
cáncer de próstata? Pues depende de cuál estudio decida leer y, por supuesto, quién lo haya financiado. Entonces, decidí hacer mi propia investigación sobre Proscar, el medicamento para la próstata que más se vende
en mi farmacia. Y encontré que los resultados son definitivamente contradictorios.

Por ejemplo, un estudio que publicó el *British Journal of Cancer* en
1998, les hizo seguimiento durante cinco años a cincuenta y dos hombres
que sufrían de ensanchamiento de la próstata y tomaban Proscar. El estudio a ciegas y con control de placebo reportó que el antígeno prostático
específico (APE) de estos hombres se redujo a la mitad. Teniendo en
cuenta que el APE es el principal indicador del cáncer de próstata, el estudio, entonces, era favorable al medicamento. Pero, al mismo tiempo, los
hombres que participaron en el estudio experimentaron un mayor riesgo
de desarrollar un cáncer de próstata. Su APE bajó, pero el riesgo de sufrir
cáncer aumentó.

Entonces, me pregunto: si la testosterona es de verdad el factor más
influyente en el ensanchamiento de la próstata, el cáncer de próstata y la
impotencia, ¿por qué los jóvenes de dieciocho años no sufren de estas
enfermedades? Debido a que tienen altísimo el nivel de testosterona su
grupo de edad debería tener el índice más alto de cáncer de próstata y de
impotencia. Sin embargo, a esa edad la próstata está sana y la mayoría de
ellos son prácticamente unos sementales en la cama: no experimentan
ningún problema para excitarse o para tener una erección.

¿Mi conclusión? Que la testosterona no es la única responsable. El
estrógeno desempeña su papel también, y se ve lo importante que es el
equilibrio hormonal para la salud del hombre. Muchos estudios están
de acuerdo: han demostrado que los hombres con los niveles más altos
de testosterona tienden a tener los índices más bajos de ensanchamiento

de próstata, mientras que los hombres con los niveles más altos de estrógeno tienen más probabilidades de sufrir de este trastorno. En 1996, se publicó un estudio en *Prostate* que probaba el papel del estrógeno como uno de los culpables de los problemas de próstata.

Tiene sentido porque a medida que los hombres maduran su proporción de estrógeno con respecto a la testosterona aumenta, de modo que es crucial encontrar una manera de suprimir la cantidad de estrógeno, de DHT y de otra hormona llamada "globulina ligada a la hormona sexual" o SHBG. La palma enana ayuda a protegerse contra el ensanchamiento de la próstata causado por la DHT, pero puede no puede reducir los niveles elevados de ese estrógeno extra ni de SHBG. Hay que irse a la raíz para lograr eso, y ya le explicaré cómo funciona en "Colaboradores hormonales", que puede ayudar a su hombre a sentirse bien.

Por mi formación de farmacéutica sé poner en la balanza los riesgos y los beneficios de los medicamentos, por eso le digo: el principal objetivo de su hombre debería ser bajar su nivel de estrógeno, lo que tendrá resultados fantásticos, como subir su nivel de testosterona, reavivar su vida sexual, mejorar su resistencia y su fortaleza, estimularle el crecimiento del pelo y disminuirle el riesgo de sufrir enfermedades del corazón. ¡Así es! Entonces, hablen con el médico sobre las posibles maneras de bajarle el nivel de estrógeno a su pareja y tal vez también puedan considerar algunos de los colaboradores hormonales que menciono en el capítulo 11.

Secretos de Suzy que no requieren receta médica

¡A comer pescado!

Si su hombre está preocupado por su próstata, sugiérale que aumente su ingesta de pescado de agua fría fresco o que tome *2.000 mg* de aceite de pescado dos veces al día. La prestigiosa revista médica británica *The Lancet* ha reportado que los ácidos grasos omega-3, que se encuentran básicamente en el pescado y en la linaza, detienen el crecimiento de células cancerígenas en la próstata.

La impotencia y el estrógeno

Si su hombre tiene problemas de impotencia y usted sospecha que se debe al exceso de estrógeno, pídale que . . .

✳ baje de peso, pues la grasa produce estrógeno.

✳ haga ejercicio, alguna actividad moderada unos treinta minutos al día, como una caminata a paso rápido, cinco veces a la semana.

✳ elimine el alcohol y los analgésicos recetados (¡pero que los vaya dejando paulatinamente!).

✳ le pida a su médico que le mande a hacer un examen que le mida la tolerancia a la glucosa y la resistencia a la insulina: la mayoría de los hombres que tienen exceso de estrógeno también son resistentes a la insulina, que es un estado precursor de la diabetes y un factor que favorece el aumento de peso. Si su hombre tiene problemas de insulina, va a necesitar una dieta rica en proteínas saludables y baja en carbohidratos procesados.

✳ coma frutas y verduras orgánicas, cuanto más coloridas, mejor. Es importante que sean orgánicas porque con frecuencia los pesticidas imitan los efectos del estrógeno en el cuerpo.

✳ evite los lácteos y las carnes que contengan hormonas, ya sean de res o de aves. Debería comer sólo productos orgánicos y sólo carne de ganado alimentado con pasto.

✳ evite tocar o inhalar pesticidas para el jardín, herbicidas y veneno para hormigas, pues contienen xenoestrógenos, que actúan como el estrógeno en el cuerpo.

✳ trate de no usar ropa lavada en seco, puesto que los químicos de la lavada en seco también imitan el estrógeno.

✳ ingiera los siguientes nutrientes, que ayudan a reducir la cantidad de estrógeno en el cuerpo y mejoran la salud de la próstata:

✳ crisina: *500 mg tres veces al día*

✳ Indole-3 Carbinol (I3C) o diindolilmetano (DIM): *200 mg dos veces al día* de cualquiera de los dos

✳ calcio D-glucarato: *500 mg (una o dos cápsulas) tres veces al día*

✳ licopeno: *10 mg dos veces al día*

✳ beta sitosterol: *50–60 mg dos veces al día*

✳ duerma bien y lo suficiente: entre siete y diez horas cada noche, dependiendo de sus necesidades. ¡Ninguna sugerencia va a servir de mucho si él se la pasa agotado!

La ortiga: una sorpresa para los hombres con prostatitis e hiperplasia prostática benigna (HPB)

En unas dos docenas de estudios, la ortiga (*Urtica galeopsifolia*) ha demostrado ser un factor determinante en el alivio de los síntomas de HBP y prostatitis (inflamación de la próstata). Funciona de varias maneras, una de ellas es que puede reducir los químicos inflamatorios en el cuerpo y además controlar la conversión de testosterona en DHT. Reduce los niveles de estrógeno y, por si fuera poco, se pega a la SHBG y evita que ésta se adhiera (y moleste) a la próstata. En un estudio, el extracto de ortiga inhibió el crecimiento de células de la próstata en un 30 por ciento en cinco días. Es una noticia excelente para millones de hombres que tienen problemas de próstata.

¿Cómo es que hierbas como la ortiga o la palma enana se pueden comparar con el Proscar (finasterida), el medicamento de rigor para estos problemas? De hecho, pues muy bien. En un estudio aleatorio a ciegas del año 2000 publicado en *British Journal of Urology* se analizaron a más de 500 pacientes. El grupo se dividió, y a algunos se les dio una combinación de palma enana y ortiga o el Proscar. Como era de esperarse, aumentó su flujo de orina y disminuyó la urgencia de ir al baño en ambos grupos. También disminuyeron otros síntomas de la HPB en los dos grupos, pero el grupo que tomó las hierbas reportó menos efectos secundarios.

El maravilloso mundo del Dr. Chi

Conocí al Dr. Tsu-Tsair Chi, neurópata autor de *Dr. Chi's Method of Fingernail and Tongue Analysis* (Chi's Enterprise, Inc., 2002), en una feria de salud nacional y decidí probar algunas de sus poderosas fórmulas basadas en plantas orientales y siempre obtuve buenos resultados. Si su hombre quiere reactivar su libido y revertir los incómodos síntomas del ensanchamiento de la próstata, debería ensayar Prosta Chi, *tres cápsulas dos veces al día después de alguna comida*. Este suplemento disminuye el nivel de dihidrotestosterona, mejora el desempeño sexual y estimula el crecimiento del pelo. También puede mejorar el flujo urinario, lo que significa menos urgencia. Y

> Varios estudios han demostrado que los hombres con sobrepeso tienen 30 por ciento más de probabilidades de sufrir disfunción eréctil que los hombres que son delgados. Esto se debe a que las células de grasa producen estrógeno. Así que mate dos pájaros de un tiro: haga el amor y pierda peso. ¡El sexo quema más de ochenta calorías por hora!

ambos, usted y él, deberían considerar tomar Myomin, que, como ya mencioné páginas atrás, actúa como un inhibidor de la aromatasa y, por tanto, reduce la cantidad de estrógeno del cuerpo. Pueden tomar *tres cápsulas dos veces al día después de alguna de las comidas*. Ambos se pueden tomar solos o en combinación con los nutrientes que enumeré antes. Los productos del Dr. Chi se consiguen en su página web: www.chi-health. com, o llame al 714-777-1542.

Otros productos para subirles el ánimo a los hombres, ¡sin ir al médico!

En algún punto, uno sencillamente se exaspera de todos los comerciales, listas de distribución y correos electrónicos no solicitados que anuncian pastillas que harán que uno "gane tres pulgadas" o que "tenga una buena actividad sexual toda la noche". La mayoría de las compañías que anuncian esto venden productos que son peligrosos para la salud y que dicen haber comprobado su eficacia en estudios clínicos falsos. A continuación encontrará una lista de lo que es bueno y lo que no para el departamento masculino:

Lo bueno:

❋ **PropeL (propionil-L-carnitina, acetil-L-carnitina y ácido alfalipoico):** Este suplemento puede mejorar, incluso mejor que la testosterona, el funcionamiento sexual masculino, además de que puede aliviarles la depresión y el cansancio a algunos hombres, sin efectos secundarios evidentes. Puede tomarse con cualquiera de los otros suplementos que menciono en esta lista. Dosis: *tres cápsulas en la mañana y en la noche,* para los hombres. Para las mujeres, *dos cápsulas en la mañana y en la noche.* Puede comprarse en las tiendas naturistas, en www.life-enhancement.com o llame al 1-800-543-3873.

❋ **Palma enana americana (*Serenoa repens*):** Ésta es una magnífica planta para los hombres que tienen la próstata ensanchada y que sufren de síntomas como poco flujo de orina, necesidad de orinar durante la noche y sensación de que no se ha terminado de orinar. Me gustan Super Saw Palmetto/Stinging Nettle Root Formula with Beta sitosterol, de Life Extension, y Basic Pygeum Herbal, de Thorne, que contienen palma enana americana junto con otros nutrientes que son benéficos para la próstata. Por supuesto, hay muchas otras marcas de calidad que se venden en Whole Foods, Wild Oats, Mother Earth, GNC y Vitamine Shoppe. Dosis: *160 mg dos veces al día* (extracto estandarizado de al menos 85 por ciento de ácidos grasos).

❋ **Panax ginseng (ginseng coreano):** Esta planta relaja los músculos del pene, de la misma manera que lo hacen las pastillas sexuales que necesitan receta médica, y nutre las glándulas adrenales. Es fantástico para los hombres que viven bajo mucha presión y que han perdido el impulso sexual. El ginseng tiene un historial de siglos de antigüedad que demuestra que es seguro a la hora de usarse, lo que también se ha comprobado científicamente, y es barato. También tiene la capacidad de adelgazar la sangre, lo que se considera bueno, pero no lo tome si lo van a operar o si toma anticoagulantes como Coumadin (warfarina), Plavix o aspirina. Dosis: Puede probar con *500 a 1.000 mg tres veces al día.* Sí, *a lo* *largo* del día, en lugar de antes de hacer el amor, como las pastillas recetadas.

✴ **L-arginina**: Este aminoácido estimula sexualmente y se consigue por separado o como componente de fórmulas para mejorar la vida sexual, como VasoRect, que se consigue en todo el país. Dilata los vasos sanguíneos, lo que mejora el flujo de la sangre hacia el corazón y el pene al mismo tiempo. Antes de empezar a tomarla, consulte con su médico para que le dé el visto bueno. Trabaja parecido al Viagra, pero es un aminoácido natural. Dosis: *750 a 1.000 mg dos veces al día*. Me gusta Life Fitness Arginine TR, de CVS, porque es de liberación prolongada, lo que le da más consistencia.

> ℞ *Si usted sufre de algún virus herpético, como herpes genital o herpes zóster, debe tomar al mismo tiempo 1.000 mg de L-lisina porque de lo contrario puede sufrir una recaída.*

✴ **Ginkgo biloba**: Esta planta también se conoce desde hace siglos y ha sido estudiada en profundidad. Tiene la capacidad de reactivar la libido y mejorar la memoria. Es el antídoto para esos efectos secundarios desagradables que tienen los antidepresivos como el Zoloft, el Paxil, el Lexapro, el Prozac y el Wellbutrin, que pueden demorar el orgasmo, producir eyaculación precoz, erecciones dolorosas, impotencia, dolor al llegar al orgasmo o insensibilidad en el pene. También mejora la producción de óxido nítrico y adelgaza la sangre, por lo cual no debe tomarse al mismo tiempo con ningún anticoagulante. Dosis: *40 a 80 mg dos veces al día* (extracto estandarizado que contenga al menos 24 por ciento de heterósidos).

Lo no tan bueno:

✴ **Raíz de maca** (*Lepidium meyenii*): La maca, familiar del nabo y del repollo, es un tubérculo rico en calcio, fósforo, hierro y fibra natural. No estoy convencida de que la maca pueda convertir a su hombre en un amante fogoso y resistente, pero un pequeño estudio encontró que aumenta el conteo de espermatozoides. En todo caso, no es dañino probarla: fíjese que la etiqueta diga "raíz de maca pura" y dele a su hombre *500 a 1.000 mg en la mañana.*

✳ **Yohimbe:** La corteza del árbol perenne yohimbe se encuentra en prácticamente todas las fórmulas sexuales de venta libre. No existe evidencia sólida que indique que realmente es eficaz, sólo se ha comprobado que sube la presión arterial. No lo recomiendo, pero parece ser muy popular entre los hombres. Si su hombre lo quiere probar, que lo haga con cautela.

✳ **Epimedio:** En inglés se lo conoce como *horny goat weed*, que en español quiere decir "hierba de la cabra excitada". ¿No es gracioso? El nombre le viene de que los granjeros empezaron a darse cuenta de que sus cabras se excitaban cada vez que comían esta hierba. Y si causa este efecto en las cabras, ¿no supondríamos que tiene el mismo efecto en los hombres? Algunos dicen que el epimedio tiene la capacidad de vencer el cansancio y, encima, de levantarles el ánimo a los hombres. Pero el problema, desde mi punto de vista, es que no existe suficiente literatura científica sobre este suplemento, pues no lo han estudiado lo suficiente todavía.

La nariz sabe quién está dispuesto a meterse en la cama

Nuestro sentido del olfato puede decirnos quién está excitado y quién no. Oler las feromonas (nuestro olor único y personal) que produce otra persona puede enloquecernos inconscientemente. Y el zinc mejora nuestro sentido del olfato (y del gusto), reduce la ansiedad y nutre las glándulas adrenales. Así que no hay nada mejor para un hombre que tomar zinc cuando quiere volver a ponerle plomo al lápiz. Y puede ser que usted descubra que a usted también el zinc le da más bríos. Aunque yo preferiría que obtuviera el zinc de su dieta (sólo tiene que comer más almejas, ostras, mariscos, pavo, brotes de alfalfa, germen de trigo y semillas, por ejemplo, de calabaza, ajonjolí, girasol y amapola), si prefiere, puede tomar pastillas de gluconato de zinc, que se venden en farmacias o tiendas naturistas, *una pastilla dos o tres veces al día.*

¿Para que el placer sea más duradero?

Si su hombre llega a la meta demasiado rápido, puede probar alguna de las cremas adormecedoras que contienen el anestésico benzocaína; sólo tiene que aplicarla debajo del condón. Algunas marcas confiables son Mantain, Mandelay y StayHard. O para el señor natural, una opción puede ser tratar de contenerse al llegar al "punto del no retorno" y retroceder varias veces antes de llegar al orgasmo. Su hombre puede practicar esta técnica cuando se masturbe para después aplicarla con usted.

Si el problema de la eyaculación precoz es grave, es posible que el médico le recete un antidepresivo ISRS como Prozac, Zoloft o Paxil, pero el problema es que, como ya he mencionado varias veces, estos medicamentos tienen muchos efectos secundarios como el adormecimiento de la libido.

Sí, sí, sí . . . ¡También existen productos para las mujeres!

Recuerde: no recomiendo que las mujeres tomen pastillas sexuales, es preferible equilibrar las hormonas, pero los geles y las cremas de uso tópico son otra historia. De hecho, llamo a algunos de estos productos "sexo en tubo". Cada marca es una mezcla diferente y algunas incluso contienen L-arginina, que hace que aumente el flujo de la sangre hacia las partes bajas: a las mujeres o les encanta la sensación o la odian porque se intensifica la sensibilidad. Muchos geles contienen también mentol o extracto de menta para aumentar la sensación de hormigueo y ayudar a llegar al clímax más rápidamente.

Aplique la crema o el gel sobre el clítoris y el área vaginal antes de hacer el amor y en cuestión de minutos va a sentir el brío. Es posible que le toque probar y experimentar de antemano porque un producto puede darle resultados fantásticos a una mujer pero causarle irritación a otra. Busque qué opciones le ofrece su farmacia local o pruebe estos potenciadores del placer:

* **Vigorelle**: Es un producto herbal que contiene ginkgo biloba y hojas de menta y de damiana. Valor: $60 por unas treinta o cuarenta aplicaciones. Eche un vistazo a su página web: www.vigorelle.com.

* **Zestra**: Éste es un aceite que aumenta la excitación y el flujo sanguíneo hacia la zona vaginal pero sin usar L-arginina ni mentol, que pueden causarles irritación a algunas mujeres, sino aceites herbales. Se consigue en la mayoría de las farmacias. Costo: $20–$25 por nueve o doce aplicaciones.

* **Emerita's Response Cream**: Esta crema contiene mentol, niacina y romero para ayudar a la excitación. Se consigue en muchas tiendas naturistas. Costo: $20 por veinticinco aplicaciones.

Secretos de Suzy que no requieren receta médica
Más hormigueo al tacto

Un incitador sexual rápido y barato puede ser una ducha con jabón, espuma de baño o champú de menta. La hará sentir dispuesta en cuestión de segundos, además de que aumenta su sensibilidad.

Kegel y "Myself"

Los ejercicios de Kegel fortalecen los músculos de la pelvis, lo que ayuda a llegar al clímax más rápidamente. Nadie nota cuando los hacemos y lo mejor es que no derramamos ni una gota de sudor. Lo único que tiene que hacer es apretar los músculos vaginales y mantener mientras cuenta tres segundos y después relajar nuevamente. Repita diez veces y hágalos tres veces al día. Verá que cada vez va a poder apretar más tiempo.

Myself es un aparato de biorretroalimentación que antes sólo se podía comprar con receta médica, pero hoy es de venta libre. Su objetivo es enseñarles a las mujeres a fortalecer los músculos de la pelvis y a volverlos más resistentes. En un pequeño estudio clínico el Myself demostró que reportaba beneficios significativos, pues el 50 por ciento de las mujeres que lo usaron regularmente sintieron una disminución drástica de los síntomas que sentían debido a diversos tipos de incontinencia. Se puede comprar en Internet en www.dependonmyself.com y en muchas farmacias. Costo: $100.

Pase del "¡ay!" al "¡aaaah!" . . .

El coito doloroso a veces es causado por resequedad vaginal, una molestia que es común cuando se está pasando por la menopausia. La incapacidad de lubricarse también puede ser consecuencia del uso de antidepresivos tricíclicos o antihistamínicos, de fumar, de viajar en avión o del estrés. Una solución rápida es usar un lubricante, que se consigue en cualquier farmacia y no requiere receta médica. Algunos incluso se calientan al tacto. Humm . . .

Algunas mujeres logran lubricarse metiéndose una cápsula de vitamina E *(400 IU)* en la vagina, lo que puede funcionar. También puede comprar supositorios de vitamina E, Wise Woman es una marca que me gusta. *Póngase un supositorio cada noche durante dos semanas, trascurrido ese tiempo hágalo sólo dos veces a la semana.*

Ingerir aceite de pescado omega-3 puro *(1.000 mg, dos veces al día)* también puede aumentar la cantidad de moco vaginal. Por otra parte, algunos estudios han demostrado que tomar ginseng vuelve más espeso el moco vaginal, además de que es magnífico para sus glándulas adrenales. Pruebe tomar cada mañana *400 mg* de panax ginseng, y tenga paciencia: puede tardar algunas semanas antes de que empiece a surtir efecto.

Su médico podría considerar recetarle alguna crema hormonal o sustitución hormonal con hormonas bioidénticas, como la progesterona natural, que alivia la endometriosis, otra causa común del coito doloroso. Las mujeres que tienen dolor o atrofia vaginal también se pueden aliviar con la crema de DHEA, que quita un poco el dolor cuando se aplica en la piel de la parte interior de los muslos, aunque puede tardar algunas semanas en hacer efecto. Si quiere saber más al respecto, lea la discusión sobre las hormonas y otras dificultades femeninas en los próximos capítulos.

11

Recetas para controlar la natalidad

Le ha pasado a la mayoría de las mujeres: los ánimos están dispuestos, está sonando la música apropiada, la pasión está a punto de salirse de control, cuando de pronto . . . ¡Ay! Adiós calentura. Se da cuenta de que el condón se rompió o se resbaló, entonces: ¡pánico total!

Pero el jugueteo apasionado puede agriarse a causa de otras sorpresitas, como darse cuenta de que olvidó tomarse la pastilla o ponerse el parche anticonceptivo. ¿O qué tal que el diafragma se mueva de su lugar o que usted haya calculado mal sus días infértiles? Una amiga mía quedó embarazada (¡por cuarta vez!) porque su marido "no se salió a tiempo".

Entonces, ¿cómo lidiar con esta aterradora posibilidad? O, idealmente, ¿cómo prevenirla? Usted tiene muchas opciones, y en este capítulo le voy a mencionar las mejores . . . y las peores.

Control de la natalidad ANTES del gran momento

* **Abstinencia:** ¿Tal vez no hay un magno evento? No tener ningún tipo de actividad sexual se llama abstinencia, y es una opción 100 por ciento eficaz en la prevención del embarazo. Sin embargo, y a pesar de que es la "mejor" opción a la hora de evitar un emba-

razo, no se las recomiendo a los adultos, pues tiende a ponerlos refunfuñones.

✳ **Método de la ovulación o del ritmo**: Una mujer puede identificar los días fértiles de cada mes observando señales específicas de su cuerpo, entonces si evita tener relaciones sexuales esos días, no debería quedar embarazada. Una opción puede ser el método de la ovulación Billings (www.billings-ovulation-method.org. au/), pero tenga cuidado: en su página web anuncian que el método es 99 por ciento eficaz, pero conozco a dos mujeres que pusieron en práctica una versión de este método y ambas quedaron embarazadas en cuestión de noventa días.

✳ **La píldora y otros anticonceptivos hormonales**: Los anticonceptivos por vía oral son eficaces en prevenir un embarazo en un 92 por ciento si se usan normalmente. Existen aproximadamente cincuenta marcas y sus equivalentes genéricos entre las cuales escoger, o uno puede escoger otras opciones que tienen el mismo porcentaje de eficacia: parches, anillos vaginales o inyecciones trimestrales. Estos anticonceptivos contienen hormonas femeninas sintéticas y son increíblemente populares. Según los últimos cálculos de los Centers for Disease Control (CDC), aproximadamente el 80 por ciento de las mujeres entre quince y cuarenta y cuatro años han tomado la píldora. Es cierto. Los anticonceptivos hormonales son eficaces, convenientes y fáciles para muchas mujeres, pero puede ser que se sorprenda al saber algunos de sus inconvenientes.

Sorpresa # 1: Usted puede quedar embarazada si cambia las pastillas y las toma incorrectamente

La mayorías de las píldoras anticonceptivas vienen en un conveniente empaque que contiene veintiocho pastillas y existen de dos clases: combinadas o minipastillas.

Como su nombre lo indica, las combinadas son una combinación de estrógeno y progestina (una hormona femenina sintética). En la actualidad estas pastillas son la forma más popular de anticoncepción oral y algunas de las marcas que más se venden son Alesse, Aviane, Demulen, Estrostep, Loestrin, Lo/Ovral, Mircette, Nordette, Ortho-Cept, Ortho-Tri-Cyclen, Ortho-Novum, Tri-Levlen, Triphasil, Yasmin y Zovia. Otros anticonceptivos combinados no orales son el parche OrthoEvra, la inyección Lunelle y el NuvaRing, un anillo transparente y flexible que se introduce en la vagina cada mes como si fuera un tampón.

Las minipastillas sólo contienen progestina, nada de estrógeno. Algunas marcas populares son Micronor, Nor-QD y Ovrette. También está disponible en el mercado la inyección Depo-Provera, que también contiene sólo progestina. Se necesita sólo una aplicación cada tres meses, en lugar de tener que tomarse una pastilla todos los días.

Ahora bien, en los paquetes de pastillas combinadas, por lo general las siete últimas son de azúcar o suplementos de hierro. Su objetivo es ayudarla a contar los días y recordarle que tiene que tomarse la pastilla todos los días, por tanto usted podría no tomárselas y de todas maneras no quedaría embarazada.

Por su parte, los paquetes de minipastillas, por alguna razón que todavía no comprendo, lucen exactamente igual que los de las pastillas combinadas, es decir que también traen veintiocho pastillas, pero existe una diferencia de vital importancia: las veintiocho minipastillas son activas.

Si usted no tolera la píldora y sus efectos secundarios, puede ser que su médico le cambie los anticonceptivos que esté tomando por minipastillas (o viceversa). Entonces si usted acostumbra botar las siete últimas pastillas combinadas y su médico la pasa a las minipastillas, puede ser que se le olvide y bote también las últimas siete minipastillas. Adivine qué puede pasar . . . Podría convertirse en una futura madre sin proponérselo.

Mi consejo es que se acostumbre a tomar las veintiocho pastillas, así, si la cambian a minipastillas, ya tiene el hábito creado y estará protegida.

Sorpresa # 2: Los anticonceptivos pueden enfermarla o hacerla sentir cansada

Tanto los estudios independientes como los folletos de las compañías farmacéuticas están de acuerdo: cuando uno toma algún medicamento que contenga hormonas, se arriesga a sufrir casi cien efectos secundarios, ya sean anticonceptivos o los medicamentos que forman parte de la terapia de sustitución hormonal o de cualquier tratamiento hormonal. Muchas mujeres toleran bien los anticonceptivos y la terapia de sustitución hormonal, pero, como su farmacéutica de cabecera, quiero compartir con usted la información que existe sobre algunos efectos secundarios. Los más comunes son dolor abdominal, ansiedad, dolor en los senos, náusea, vómito, infecciones por levaduras, gingivitis, depresión, migraña, enfermedad vesicular, apoplejía, hepatitis, pancreatitis, bajo deseo sexual, retención de líquidos y aumento de peso.

Los medicamentos que contienen estrógeno también pueden jugar malas pasadas como aumentar la sensibilidad al sol o desteñir la piel de la cara, de tal manera que salgan manchas café o rojizas en las mejillas (este trastorno de la piel se llama melasma). Por otra parte, tomar estrógeno o progestina sintética puede interferir con el correcto funcionamiento de la tiroides, pues baja el nivel de las hormonas tiroideas y hace que la mujer se sienta muy cansada. Además, numerosos estudios han demostrado que tomar dichas hormonas sintéticas aumenta el riesgo de desarrollar cáncer de matriz, de cuello uterino y de seno.

Ahora hablemos de la libido adormecida: ¿se ha dado cuenta de que después de tomar de manera crónica la píldora su apetito sexual decae? La razón es que la versión sintética de nuestras hormonas que contienen los anticonceptivos anulan la producción de testosterona, y sin testosterona, como hemos visto, el deseo sexual se va al piso. Así que lo único que uno quiere en la cama es dormir bien. Y lo peor es que una deficiencia en testosterona también tiene consecuencias afuera de la habitación: agotamiento general, pérdida de la memoria, resequedad vaginal, "escapes" urinarios ocasionales o incontinencia, adelgazamiento de los huesos, llanto y depresión. Si pudiera decirles a las mujeres una sola cosa, sería lo siguiente: prácticamente todos los anticonceptivos y los medicamentos de la terapia de sustitución hormonal merma el nivel de la testosterona, al igual que el estrés crónico y el sufrimiento. Apuesto a que muchas mujeres después de leer esto van, por fin, a descubrir qué causa esos misteriosos síntomas que las han aquejado.

Si le ha tocado lidiar con estos efectos secundarios, no se preocupe: no es tan difícil de resolver. Lo primero que tiene que hacer es medirse el nivel de testosterona y estrógeno con un examen de saliva, para que pueda corregir cualquier desequilibrio al mismo tiempo que sigue tomando su medicamento. Para que le hagan el examen, su médico sólo tiene que mandarle a Genova Labs su licencia vía fax y ordenarle el examen. O usted puede tomar el asunto en sus propias manos y pedir que le manden el paquete con todo lo necesario para hacerse el examen a ZRT Labs o al laboratorio del Dr. John Lee (ver las fuentes al final). Ambos laboratorios le venden directamente al consumidor lo que necesita para hacerse el examen. Su médico puede recetarle cápsulas o cremas que contengan testosterona o DHEA, la precursora de la testosterona. Aunque yo recomiendo que consulte con su médico para que él determine qué dosis es la apropiada para usted según los resultados que haya arrojado su examen hormonal. Nunca se tome a la ligera las hormonas. Es importante un equilibrio: simplemente porque las hormonas se venden sin receta o son bioidénticas no quiere decir que todo el mundo las puede usar.

Como mencioné párrafos atrás, el dolor abdominal y el vómito son efectos secundarios de la píldora y pueden sobrevenir de inmediato. Pero los efectos secundarios más graves pueden tomar meses o años en manifestarse, como la depresión o la formación de coágulos de sangre, que se van fraguando en silencio, subyacentes al radar corporal y puede ser que uno no pueda ni establecer la relación entre la enfermedad y el medicamento porque ha estado tomando este anticonceptivo durante años sin tener ningún problema. He escuchado esta razón tantas veces . . .

Ahora, he aquí un secreto que no requiere receta médica: muchos de los efectos secundarios de los anticonceptivos se deben a que este medicamento ¡es un ladrón! Le roba al cuerpo varios de los nutrientes que necesita como magnesio, tirosina, vitamina C, zinc y vitaminas B, especialmente la B_6.

Créame: cuando su cuerpo se ve corto de estos nutrientes, usted se siente enferma, y puede ser en diversos aspectos. Por ejemplo, éste pierde la capacidad de producir la cantidad adecuada de neurotransmisores, los químicos que son responsables de alegrar al cerebro, mantener estable el estado de ánimo y el nivel de energía y la sensación de vitalidad. Además, las sustancias que no afectan los intestinos y que son vitales para la digestión (y para la salud en general) se esfuman. Al igual que los nutrientes que el cuerpo necesita para mantener bien las arterias. Como resultado, las mujeres que toman anticonceptivos más probabilidades de deprimirse, de sufrir enfermedades del corazón, apoplejías e infecciones. ¿Le suena familiar?

Si usted decide tomar anticonceptivos (yo confieso que los tomé ¡durante veinte años!), o si decide someterse a la terapia de sustitución hormonal, le tengo buenas noticias: unas cuantas vitaminas de venta libre pueden ayudar a mejorar el panorama. Cómo desearía que todos los ginecólogos que recetan hormonas de cualquier tipo les dijeran a las mujeres lo que tienen que hacer para mantenerse saludables frente a los ladrones de nutrientes. Pero, afortunadamente, usted me tiene a mí, así que siga leyendo para que descubra cuáles son los colaboradores hormonales.

Colaboradores hormonales

La química de cada cuerpo es diferente, no olvide esto al considerar las sugerencias que menciono a todo lo largo de este libro. Después de todo, soy una farmacéutica tratando de ayudarla dándole buenos consejos, no estoy tratando de diagnosticarla ni de tratarla. Pero gracias a todas las investigaciones que he llevado a cabo es claro para mí que hay ciertos nutrientes que son útiles para las mujeres, especialmente si han tomado hormonas de algún tipo, ya sean bioidénticas o sintéticas. Por eso, he organizado una lista de suplementos que creo que la pueden ayudar a aliviar los síntomas premenstruales y de la menopausia. Los llamo colaboradores hormonales porque creo que nos ayudan a metabolizar las hormonas en derivados más seguros para el organismo, lo que puede atenuar la intensidad de los síntomas e incluso eliminar el riesgo de sufrir de los cánceres causados por el estrógeno, como de seno, de matriz, de cuello uterino y de endometrio. Todos los suplementos que voy a mencionar a continuación tienen antecedentes de ser relativamente confiables y un gran número de suplementos los respaldan.

❋ **DIM Complex, de Metabolic Maintenance**: *Tomar una cápsula una o dos veces al día.* Cuando una mujer toma medicamentos que contienen estrógeno como anticonceptivos o los que forman parte de la terapia de sustitución hormonal, el cáncer se convierte en una posibilidad. No es frecuente, pero sucede, y eso en parte se debe a la manera en que el cuerpo descompone y elimina el estrógeno y la progestina sintéticos. Entonces, lo que hay que hacer es abastecernos de los nutrientes correctos para que éstos ayuden al cuerpo a procesar más sanamente los medicamentos que contienen estrógeno y el estrógeno que éste produce y así se eliminen con mayor facilidad. El DIM Complex, de Metabolic Maintenance, es el primero en mi lista porque es una fórmula con diferentes funciones y contiene varios ingredientes que están diseñados para ayudar en el metabolismo del estrógeno.

Ayuda también a aliviar las dificultades premenstruales y de la menopausia, y puesto que contiene vitaminas B, vitamina C y bioflavonoides cítricos, es particularmente útil en la tarea de disminuir el nivel de homocisteína, eliminar los radicales libres y, más importante aun, reducir el riesgo de sufrir cáncer.

Su fórmula especializada contiene diindolilmetano (DIM), un pariente del I3C, que se extrae de las verduras crucíferas como el brócoli y las coles de Bruselas. En el cuerpo, el I3C se convierte en DIM, que a su vez se convierte en una poderosa sustancia anticancerígena. Por tanto, el I3C y el DIM ayudan a las mujeres a procesar el estrógeno en derivados más seguros para su organismo y así reducen el riesgo de que sufran algún tipo de cáncer femenino. Sin embargo, no sólo lo pueden usar las mujeres. Los hombres que sufren de problemas de la próstata pueden tomarlo también para mejorar la salud de este órgano. Existe controversia en cuanto a cuál nutriente es mejor, si el DIM o el I3C. A mí me gustan ambos, pero estoy de acuerdo con los investigadores que opinan que es preferible tomar DIM si uno usa bloqueadores de ácido como Prilosec, Nexium, Pepcid o Zantac. También es preferible para las personas mayores que no producen mucho ácido o para las mujeres que tienen antecedentes de cáncer de seno.

El DIM Complex también contiene NAC (N-acetilcisteína), una sustancia que dentro del cuerpo se convierte en un poderoso antioxidante y desintoxicante llamado glutatión, que también es un anticancerígeno. Tomar NAC es la mejor opción entre los suplementos porque penetra mejor en las células.

Asimismo, este complejo también contiene un mineral natural llamado calcio D-glucarato, que además de ayudar en los casos de impotencia, como ya vimos, elimina el estrógeno dañino de las entrañas y evita que se deposite en los tejidos reproductivos, donde puede producir cáncer. Varios estudios sugieren que el calcio D-glucarato puede ser útil en el tratamiento de todos los tipos de cáncer y en cualquier etapa de esta enfermedad. Cada cápsula del DIM Complex contiene 100 mg de esta forma de calcio. Si usted cree que necesita mayor protección, puede tomar sin problema un suplemento adicional de calcio D–glucarato, que se consigue en las tiendas naturistas. Tome *500 a 1.000 mg dos o tres veces al día.*

Ahora seguramente usted se estará preguntando dónde se puede comprar este fantástico complejo. Le sugiero que sea cautelosa porque es fácil confundirse, debido a que en el mercado se consiguen otros suplementos que se llaman igual. Este DIM Complex, fabricado por Metabolic Maintenance, es una fórmula exclusiva para los profesionales de la salud, por tanto, por lo general no se consigue en las farmacias ni en las tiendas naturistas. La mejor manera de comprarlo es llamando directamente a los fabricantes al 1-800-772-7873 y diciéndoles que usted ha leído este libro. Debido a que yo soy una profesional de la salud que está afiliada a ellos, la compañía ha accedido a venderles a mis lectores el suplemento, así que sólo tiene que mencionar mi nombre. Y, para que le vaya aun mejor, le van a hacer un descuento del 20 por ciento del precio de venta, que es aproximadamente $25 ó $30. Metabolic Maintenance no me paga ninguna comisión, pero en cambio usted puede ahorrar un poco. Puede consultar su página web: www. metabolicmaintenance.com.

Cuando llame, también puede preguntar si en su ciudad hay algún profesional de la salud que venda este complejo en su consultorio. Y, por supuesto, los profesionales de la salud con licencia pueden llegar a algún acuerdo para comprar el complejo al por mayor.

✳ **CoQ10**: *Tomar 100 mg en la mañana.* Esta coenzima ayuda a mantener la salud del corazón, de las arterias y del sistema circulatorio en general. También puede beneficiar positivamente su estado de ánimo.

✳ **Linaza**: *Rocíe una o dos cucharadas al día* sobre ensaladas, cereales, yogur o cualquier alimento. Puede escoger cualquier marca que encuentre en la tienda naturista de su preferencia. La linaza disminuye la inflamación, mejora el estado de ánimo y ayuda a metabolizar mejor el estrógeno.

✳ **SAMe**: *Tomar aproximadamente 200 mg al día*. Pruebe el que produce LifeExtensions, Nature Made o cualquier marca que tenga cobertura entérica. Le recuerdo que el SAMe es un aminoácido que nos ayuda a desintoxicar el cuerpo y lo libera de sustancias que pueden producir cáncer. También alivia el dolor de las articulaciones y puede mejorar los síntomas de la depresión. Evite tomar SAMe si usted toma algún antidepresivo o si sufre de trastorno bipolar.

✳ **Vitamina D**: *Tomar 1.000 a 2.000 IU al día*. Esta dosis le reduce en un 50 por ciento el riesgo de sufrir efectos secundarios relacionados con las hormonas. Puede intercambiar esta dosis por quince minutos de sol al día.

✳ **Probióticos**: Los científicos han confirmado que las hormonas femeninas como el estrógeno no se dividen ni recirculan de forma apropiada cuando la integridad intestinal es anormal. Además, la falta de probióticos puede contribuir a la aparición de pancreatitis, psoriasis, todo tipo de trastornos de la piel y también del lupus, por lo que mantener un equilibrio saludable es muy importante. Siga las instrucciones de la etiqueta de cualquier tipo de probióticos estándar: lactobacilos acidófilos, bacilos bífidos o lactobacilos esporogenes. Todos van a reabastecer a sus intestinos de la bacteria que necesitan para que la digestión se lleve a cabo correctamente y así, indirectamente, reducen el riesgo de sufrir todo tipo de enfermedades, incluyendo cáncer.

✳ **Myomin**: *Tomar tres cápsulas dos veces al día después de alguna comida durante seis meses*. Esta fórmula fue creada por el Dr. Chi, profesional de la salud, especializado en técnicas medicinales orientales. Contiene cuatro plantas chinas que ayudan a mantener en equilibrio las hormonas. Para ser más exacta, el Myomin contiene ingredientes que atenúan los síntomas del predominio del estrógeno. Además, disminuye la cantidad de estrógeno malo y produce formas más seguras de esta hormona. Este producto no está respaldado por una gran cantidad de estudios científicos, pero puedo decirle que tuvo efectos poderosos sobre mi cuerpo cuando lo tomé para tratar los calambres de la menstruación, el dolor de espalda y el aumento del flujo sanguíneo. Noté resultados drásticos durante mi segundo período mestrual desde que lo había comenzado a tomar, y los resultados han perdurado a lo largo del tiempo. Existe evidencia de que el Myomin también reduce la aparición de quistes fibroides en los senos, en el útero y en los ovarios debido a que ayuda a regular el exceso de estrógeno.

＊ **Ejercicio**: Al menos dos veces a la semana porque cuanto menos pese, menor es la cantidad de estrógeno que su cuerpo produce.

Sorpresa # 3: Es importante cuidar lo que ingiere mientras toma anticonceptivos

＊ **La mayoría de los antibióticos** reducen la eficacia de los anticonceptivos, por tanto, es importante que use otro método anticonceptivo de respaldo mientras esté tomando antibióticos y sígalo usando siete días más después de que termine con ellos. Al finalizar el tratamiento reabastézcase de bacteria buena (que los antibióticos matan también) tomando ocho onzas de yogur al día. Si usted no consume lácteos, tome un suplemento de probióticos (ver los colaboradores hormonales). Los probióticos son particularmente útiles si usted está sufriendo de diarrea crónica, calambres o náusea, que son los síntomas claros de que se tiene una deficiencia de bacteria saludable.

＊ **Algunos medicamentos para HIV** pierden su eficacia si se toman al mismo tiempo con anticonceptivos (por ejemplo,

Agenerase y Lexiva), mientras que otros, como Norvir, neutralizan el efecto de los anticonceptivos. Así que si éste es su caso, tiene que usar un método anticonceptivo de respaldo, pero, por supuesto, si está tomando medicamentos para el sida, de todas maneras tiene que usar condón.

❋ **Algunos anticonvulsionantes** minimizan significativamente la eficacia de los anticonceptivos, así que si usted toma fenitoin, carbamazepina, Trileptal o Felbatol, use condón u otro método anticonceptivo de respaldo.

❋ Las **medicinas para el tratamiento de la diabetes** pueden perder su eficacia debido al estrógeno, por tanto, puede suceder que su médico tenga que ajustarle la dosis.

❋ **La hierba de San Juan** hace que los anticonceptivos pierdan eficacia, así que, de nuevo, use condón.

❋ El nerviosismo y la ansiedad causados por **la cafeína** pueden verse intensificados por el estrógeno, entonces, puede ser que tenga que eliminar de su dieta el café, el té, el chocolate y las gaseosas a base de cafeína.

❋ **El jugo de toronja** aumenta la capacidad de absorción de algunas mujeres hasta en un 30 por ciento, así que puede eventualmente intensificar los efectos secundarios relacionados con el estrógeno de los anticonceptivos. Si usted suele tomar jugo de toronja, hágalo una o dos horas antes o después de haber tomado el anticonceptivo.

❋ **La vitamina C** también aumenta la capacidad de absorción del cuerpo, entonces, igual que en el caso de la toronja, puede eventualmente empeorar los efectos secundarios de los anticonceptivos. De nuevo, tome la vitamina una o dos horas antes o después del anticonceptivo.

❋ **El aceite mineral** neutraliza la eficacia de los anticonceptivos, así que si usted sufre de estreñimiento y está tomando un suplemento de aceite mineral para lubricar los intestinos, tenga presente que puede interferir con la absorción de su anticonceptivo. De nuevo, tómelo una o dos horas antes o después que el anticonceptivo.

Displasia cervical: La precursora del cáncer

A veces puede suceder que la citología vaginal (llamada también papanicolau) tenga un resultado ligeramente anormal, lo que puede indicar un trastorno conocido como displasia cervical, que posiblemente es la precursora del cáncer. Si usted toma anticonceptivos y su cuerpo no tiene la capacidad de activar las vitaminas B, tiene la condición perfecta para desarrollar una displasia cervical.

Un montón de investigaciones han demostrado que dosis altas de ácido fólico pueden revertir el cáncer e, incluso, eliminarlo. Ensaye 5-MTHF, de Thorne, o FolaPro, de Metagenics: *dos tabletas de 800 mcg al día durante dos meses y después, una tableta al día indefinidamente.* Adicionalmente, tome *100 a 200 mcg* de selenio *dos veces al día* y jarabe de zinc, *10 a 15 mg al día* hasta que le sepa amargo, entonces deje de tomarlo. Que le sepa amargo significa que su nivel de zinc es el adecuado.

También quiero que pruebe una idea de vanguardia: ¡tomar yodo! Los tejidos reproductivos como los del útero, de los senos, del endometrio y del cuello uterino, necesitan formas naturales y saludables de yodo (y de su hermano el yoduro) para procesar los estrógenos, especialmente los anticonceptivos y los medicamentos de la terapia de sustitución hormonal. El yodo que contiene la sal de mesa no cuenta, pero sí los suplementos de buena calidad, que a veces se consiguen en las tiendas naturistas. Puede ser que escuche fuertes críticas de parte de su médico en cuanto a esto porque el yodo no está bien mirado y un estudio pobrísimo creó muchos malentendidos con respecto a este elemento, pero yo le digo que el yodo es confiable, es un oligoelemento natural que necesitamos para tener una salud óptima. Las mujeres japonesas ingieren unos 14 mg al día, mientras que en Estados Unidos la FDA recomienda apenas unos 150 mcg al día. Cualquier médico puede medirle el nivel de yodo, si usted quiere asegurarse de que realmente necesita un suplemento. Si usted sufre de hipotiroidismo, esta opción puede ser particularmente útil para usted. Vea el capítulo 1, en donde explico más ampliamente el yodo y la salud de la tiroides. Los suplementos de yodo se consiguen de variadas marcas en las tiendas naturistas, tal vez la marca más popular es un jarabe llamado Atomidine. Le advierto que tiene un sabor fuerte, pero puede mezclarlo con jugo o con algo dulce. Las algas marinas son otra opción, pero el problema es que pueden contener impurezas del mar. Yo prefiero el complejo Iodoral, que contiene yodo y yoduro. Lo puede comprar en algunas farmacias y tiendas naturistas o en Internet: www.illnessisoptional.com. Las tabletas contienen 12,5 mg, pero la dosis para usted depende de sus necesidades particulares, que se pueden establecer por medio de un sencillo examen de orina: sólo pídale a su médico que se lo ordene. A la mayoría de las personas le viene bien una tableta al día, pero algunas necesitan una dosis mayor y otras, una menor. Obviamente, es importante que su médico le haga seguimiento y le dé el visto bueno antes de empezar a tomar yodo. Y un comentario final: todos los suplementos que he mencionado en esta sección también pueden corregir deficiencias que con frecuencia se relacionan con el cáncer epitelial.

Gardasil: ¿Una cura para el cáncer del cuello del útero?

Gardasil, que fue puesto en el mercado en 2006, son tres vacunas para las mujeres entre 9 y 26 años que reduce el riesgo de tener más adelante cáncer del cuello del útero por el virus del papiloma humano (VPH), que se transmite con las relaciones sexuales.

La mayoría de los padres han notado una masiva (e insistente) campaña para que las niñas entre 11 y 12 años se vacunen. Estos medicamentos no fueron probados en niñas, por lo tanto, ¡nuestras hijas se convertirán en el grupo de estudio de este experimento humano! Aunque a millones de mujeres les ha ido muy bien sin Gardasil, se han reportado chicas hospitalizadas con reacciones adversas y se están investigando algunas muertes. Según sus fabricantes (www.gardasil.com): "Es posible que Gardasil no proteja en todos los casos y no previene todos los tipos de cáncer de cuello de útero . . . " y es más "Gardasil no es para tratar ni para proteger contra enfermedades causadas por otros tipos de VPH".

Déjeme explicarle lo que esto significa exactamente: Gardasil reduce la incidencia de infecciones por los tipos 6, 11, 16 y 18 de VHP. Los tipos 6 y 11 solamente provocan verrugas vaginales (que son molestas, pero no matan), mientras que las cepas 16 y 18 de VHP son las que están ligadas a las células precancerosas de cuello de útero.

En mi opinión, si el Gardasil combate solamente cuatro cepas de VPH y existen decenas de otras cepas, ¿por qué hay que usarlo? El fabricante dirá que estas cuatro cepas son las que más están relacionadas con las cepas del virus ligadas a la displasia cervical y las verrugas genitales. Eso es cierto. Pero no todo el mundo con VPH desarrolla cáncer. Se trata de un acontecimiento inusual provocado por una infección común. Quienes desarrollan cáncer por lo general están infectadas con VPH. Aunque Gardasil puede ser 100 por ciento efectivo para erradicar la mayoría de los tipos de cáncer de cuello de útero provocados por las cepas 16 y 18, ¿vale la pena afrontar ese riesgo?

Gardasil contiene aluminio, un metal que puede estar involucrado en trastornos como ALS (enfermedad de Lou Gehrig), Parkinson y Alzheimer. Si eso es cierto, ¿qué les espera a nuestras hijas en los próximos años si se vacunan ahora?

El VPH puede pasar inadvertido durante años, y vacunar a una mujer que ya está infectada podría estimular el desarrollo de displasia cervical y cáncer. La vacuna tampoco garantiza que usted contraiga el cáncer, ya que hay otros factores que intervienen, como el fumar. ¿Sabía que fumar o tener relaciones sexuales con un fumador aumenta sus riesgos? Al igual que una deficiencia de ácido fólico o de vitamina C. Alimentarse mal aumenta sus riesgos de contraer cualquier tipo de cáncer. Un sistema inmunológico saludable la ayudará a lidiar más eficientemente con cualquier virus o bacteria. Según la página web cervicaldysplasia.com, "las mujeres con un funcionamiento normal del sistema inmunológico pueden curarse de la displasia cervical".

Tenga esto en cuenta antes de tomar una decisión tan delicada por su niña.

Control de la natalidad DURANTE el gran momento

✳ **Condón:** De cien mujeres cuyos compañeros usan condón, aproximadamente quince quedan embarazadas en el primer año de uso típico, sin embargo, este número disminuye a sólo tres si se usa el condón constantemente y correctamente. Los condones más conocidos son los que cubren el pene, pero ahora también se consiguen condones femeninos que se deslizan dentro de la vagina: el frente de este preservativo de látex está abierto para que entre el pene, mientras que la parte trasera está cerrada para que el semen quede depositado allí y no entre en contacto con el útero. Sin embargo, tenga en cuenta que este tipo de condón tiene un índice de fracaso del 20 por ciento.

Como puede ver, un condón normal, además de espermicida, es tan eficaz como los anticonceptivos, además, los condones vienen en todas las formas, tallas y sabores, ¡incluso chocolate! ¿Se imagina? Si un tipo entra en mi habitación usando chocolate de cualquier manera... Estoy pensando en Godiva... ¡Muchas gracias! Y eso que no estoy esperando que lo ponga en mi vagina... Em, volviendo al tema: el uso de condón también previene el contagio de enfermedades de transmisión sexual como el sida, entre otras.

✳ **Espermicida**: Se consigue en forma de crema, espuma o gel. Uno sólo tiene que untárselo en la vagina y listo, mata los espermatozoides. Según Planned Parenthood (www.plannedparent hood.com), de cien mujeres que usan alguna espuma, crema, gel o supositorio sin ningún otro método anticonceptivo (como condón o diafragma), veintinueve quedan embarazadas en el primer año de uso normal.

El espermicida más usado es nonoxynol-9. Y por favor, no olvide que los espermicidas no protegen contra el contagio de enfermedades de transmisión sexual, pero, en la mayoría de los casos, los condones sí. El *Journal of the American Medical Association* (*JAMA*) publicó un estudio en 1985 que demostraba que las mujeres que usaron espermicida junto con diafragmas y condones habían reducido el riesgo de contraer gonorrea. El estudio se realizó entre 735 mujeres.

✳ *Coitus interruptus*, **o "marcha atrás"**: Éste es el método de anticoncepción más antiguo que se conoce: durante el acto sexual el hombre retira el pene de la vagina de la mujer antes de eyacular.

Aunque es mejor que nada, es el peor método para prevenir un embarazo: según algunos expertos, es eficaz en sólo el 70 por ciento de los casos. En otras palabras, por cada cien mujeres que usan este método, treinta quedan embarazadas en el primer año. Y en parte el problema se debe a que es difícil determinar cuál es el momento exacto en que el hombre debe retirar el pene. Otro problema consiste en que el semen que puede haber salido del pene antes del orgasmo también contiene espermatozoides, y sólo se necesita un nadador de maratón para quedar embarazada.

¡Los científicos tienen el mejor de los trabajos!

Los condones existen desde hace miles de años. ¿Cómo lo sabemos? Porque algunos científicos usaron lupas para examinar las pinturas rupestres de la edad de piedra y encontraron a un hombre usando algo parecido a un condón en una escena sexual. En Egipto, se han encontrado en varios tumbas descripciones de "barreras" vaginales, aparentemente para evitar embarazos no deseados en la otra vida. Y se sabe que en la antigua Grecia las mujeres usaban media cáscara de granada como diafragma.

Nonoxynol-9: Tal vez mejor no

A pesar de que los Centers for Disease Control apoyaron el uso de espermicidas, incluyendo el nonoxynol-9 (N9), como un método eficaz para prevenir el contagio del sida, dieron una sorpresa en el año 2000, cuando lanzaron directrices revisadas que anunciaban que el uso frecuente de N9 puede, de hecho, aumentar el riesgo de contraer sida. Un estudio financiado por la ONUSIDA (Programa Conjunto de las Naciones Unidas sobre el Sida) les hizo seguimiento a mil prostitutas africanas saludables que no estaban contagiadas de sida entre 1996 y 2000. Un grupo de ellas usó condón más N9 mientras otro grupo usó sólo condón. Casi el doble de las que usó N9 se contagiaron en comparación con las mujeres que sólo usaron condón.

¿Qué se puede concluir de esto? Que tal vez el N9 irrita las paredes de la vagina, lo que aumenta el riesgo. Como consecuencia del anterior estudio, el uso de espermicidas como el N9 se ha convertido en un tema candente de discusión. Algunas personas opinan que minimiza el riesgo de contraer enfermedades de transmisión sexual, mientras que otras disienten. La decisión es suya, aunque yo le sugiero que use condones que no tengan espermicida, debido a que el N9 es un químico xenobiótico sintético (ver capítulo 12) que imita los efectos del estrógeno en el cuerpo, además de que aumenta la carga de estrógeno del cuerpo y la pone en riesgo de sufrir un desequilibrio hormonal (ver los capítulos del 12 al 14 si quiere saber más sobre los peligros del exceso de estrógeno). Algunas marcas de condones muy buenas que no tienen espermicida son Durex (fabricados por SSL International) y Kimono (fabricados por Mayer Labs). Y si quiere usar un lubricante con el condón, K-Y produce uno que no tiene N9.

Píldora del día siguiente

Si en medio del acto sexual se les rompe el condón o se sale del pene de su pareja, o si se le olvida ponerse el diafragma, una pastilla anticonceptiva de emergencia llamada Plan B ofrece una oportunidad más de no quedar embarazada. Puede tomar esta pastilla al día siguiente de tener contacto sexual en un caso de emergencia, pero no, repito: NO como alternativa a los métodos de anticoncepción antes o durante el magno evento. Este tipo de pastilla contiene dosis hormonales demasiado altas como para que su uso sea frecuente.

> Las pastillas Plan B cuestan aproximadamente entre $25 y $40. No todas las farmacias las venden, por eso le sugiero que llame antes a preguntar, para que no pierda el viaje.

La FDA aprobó la venta libre del Plan B para mujeres mayores de dieciocho años en el año 2006. Esta pastilla contiene una progestina sintética llamada levonorgestrel, que también se encuentra en muchas pastillas anticonceptivas (si quiere saber más, visite www.go2planB.com/index.aspx). El Plan B previene el embarazo de tres maneras:

1. Trata de evitar que los ovarios liberen el óvulo.

2. Si esto falla, trata de evitar que el óvulo se una con cualquier espermatozoide que esté buscando acción.

3. En casos fuera de lo común, evita que el óvulo (incluso si

está fertilizado) se adhiera a la matriz (y, por tanto, que se convierta en feto). Ésta ha sido una característica controversial entre los grupos que se oponen al aborto, así que es importante que tenga en cuenta que si el óvulo fertilizado se adhiere a las paredes uterinas, el Plan B no puede desprenderlo ni interrumpir el embarazo.

¿Anticonceptivos del futuro?

Le tengo unas noticias formidables: varios investigadores están conduciendo estudios clínicos en la actualidad para probar un tipo de anticonceptivo para hombres. Se trata de inyecciones o implantes hormonales que inhiben la producción de espermatozoides. Francamente, me sorprende que hayan encontrado suficientes hombres dispuestos a que les secaran el pozo, pero así fue, y ahora estamos muy cerca de que se apruebe este anticonceptivo masculino, aunque se ha tardado más de lo que habían previsto puesto que ha resultado más difícil suprimir los millones de espermatozoides que tiene un hombre que un solo óvulo, en el caso femenino.

Cuando sondearon la opinión de los hombres con respecto a este medicamento, la mayoría se mostró increíblemente abierta a la posibilidad de usarlo. No se mostraron para nada preocupados por su hombría o por perder su posesión del control remoto. Pero sí por las enfermedades de transmisión sexual y expresaron su deseo de seguir usando condón de todas maneras.

Algunos efectos secundarios de este supresor de espermatozoides son aumento de peso y aumento del colesterol. Pero compare eso con los efectos secundarios de los anticonceptivos para mujeres, que tienen cientos de posibles efectos secundarios. Chicas, ¡crucemos los dedos!

¡Ay! ¿Y ahora qué hago?

Ensaye el Plan B si:

* ❋ ha tenido relaciones sexuales sin protección de ningún tipo

* ❋ se les rompió el condón o se salió del pene (tal vez sea buena

idea que le hagan exámenes para detectar enfermedades de transmisión sexual)

✳ se le olvidó ponerse el diafragma o se le corrió durante la relación sexual

✳ se equivocó al contar los días no fértiles

✳ su pareja no se salió a tiempo

Use condón y / o espermicida de respaldo durante los siete días siguientes si olvidó:

✳ tomarse el anticonceptivo

✳ ponerse el parche

✳ ponerse el NuvaRing

✳ o si está tomando antibióticos al mismo tiempo que usa anticonceptivos, ya sea en pastillas, parche o inyección

Si deja de tomar las pastillas anticonceptivas por dos días o más, mi consejo profesional es que las deje de tomar del todo y espere a que le venga la menstruación; luego empiece una caja nueva en cuanto le pase. Sin embargo, consulte con su médico, que puede que le dé instrucciones diferentes.

Mitos sexuales para que le advierta a su hija

En mi época, los chicos nos decían cosas como éstas, y mis fuentes adolescentes me dicen que todavía se usan:

✳ "Si hacemos el amor en una piscina o en una tina de agua caliente, el cloro matará los espermatozoides".

✳ "Si me pongo dos condones, en caso de que uno se rompa, no vas a quedar embarazada."

✳ "Si te das una ducha vaginal con vinagre después de haber

tenido relaciones sexuales sin protección, matas los espermatozoides".

✳ "Si bebo Mountain Dew justo antes de tener relaciones, se mueren todos mis espermatozoides".

✳ "Si siento que estoy cerca al orgasmo y me detengo, los testículos se me van a poner azules y me puedo enfermar". (¡Por favooor!)

✳ "Si me salgo justo antes de eyacular, no vas a quedar embarazada".

Sobra decir que todas las aseveraciones anteriores son FALSAS. El conocimiento es poder, así que eduque a su hija . . . ¡y a su hijo!

Las hormonas pueden hacer daño

Los estrógenos sintéticos pueden contribuir a la aparición de dolorosas infecciones por levaduras debido a que alteran el recubrimiento del tracto gastrointestinal. Al principio, la infección puede manifestarse como un ardor, especialmente al orinar, pero después se convierte en una dolorosa comezón vaginal acompañada de una erupción suave y una descarga blanca y espesa (cuando a los hombres les da una infección por levaduras, a ésta se le llama tiña crural o tiña inguinal).

Algunas mujeres sufren de infecciones por levaduras todo el tiempo porque tienen bajas las defensas, les falta flora sana en el tracto gastrointestinal por el exceso de humedad, porque usan demasiado apretados los vaqueros o porque usan hormonas sintéticas. El azúcar alimenta a la bestia de levadura, así que causa infecciones con más frecuencia. Si elimina el azúcar del todo de su dieta, las levaduras empiezan a morir por su propia cuenta. Qué dulce, ¿no?

Ahora bien, si usted no tiene flora sana en sus entrañas, puede tener un riesgo más alto de sufrir cáncer de seno, y la razón es que la flora sana descompone con facilidad el estrógeno para que el cuerpo pueda eliminarlo correctamente. Un tracto gastrointestinal debilitado, al que le falta flora sana, permite que el estrógeno malo vuelva a ser absorbido por el cuerpo y pase al torrente sanguíneo, lo que, posiblemente, aumenta el riesgo de desarrollar un cáncer. Así que, por favor, créame lo que le estoy diciendo: es importante que tome probióticos para que su cuerpo tenga la capacidad de desechar los residuos que pueden hacerle daño. En el capítulo 18 le explicaré cómo aprender a escoger un buen probiótico. También considere los colaboradores hormonales que mencioné antes en este capítulo.

Si usted se siente cómoda automedicándose, compre alguna de las cremas o supositorios vaginales de venta libre que se consiguen en las farmacias: Monistat, Gyne-Lotrimin o Vagistat-1. Wise Woman Herbals (www. wisewomanherbals.com) tiene un supositorio muy bueno que contiene aceite natural del árbol del té, por si prefiere una opción más natural.

A propósito, las infecciones vaginales causadas por levaduras son contagiosas, así que tiene que proteger a su pareja usando condón cuando tengan relaciones sexuales hasta que usted esté completamente curada. Y échele un vistazo al capítulo 19 si quiere algunos consejos sobre cómo eliminar las infecciones vaginales por levaduras recurrentes. Se va a sorprender al descubrir lo fácil que es.

Secretos de Suzy que no requieren receta médica

Tratamiento de emergencia para las infecciones por levaduras

Si usted se encuentra en apuros a las dos de la mañana o si está de viaje y no tiene dónde comprar algún medicamento para las infecciones por levaduras, busque en los cajones de su marido alguna crema fungicida, de esas que se usan para el pie de atleta o para la tiña inguinal. Estos productos contienen los mismos ingredientes activos que los productos para las mujeres, así que puede aplicarse la crema de su marido en la zona vaginal adolorida. Pero de todas maneras lea la etiqueta. Estos son los nombres de los ingredientes activos que tiene que buscar en el botiquín de medicinas y sus respectivos nombres comerciales: tolnaftato (Tinactin), miconazol (Micatin o Monistat), tioconazol (Vagistat), clotrimazol (Lotrimin) o butoconazol (Femstat). Si encuentra que la hidrocortisona forma parte de la lista de ingredientes junto con alguno de los fungicidas que acabo de mencionar, es aun mejor, pues además ayuda a atenuar el dolor.

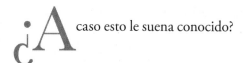

12

Recetas para lidiar con el síndrome premenstrual

¿**A**caso esto le suena conocido?

✳ De repente parece que los vaqueros le quedan más apretados que ayer y tiene que meter la barriga para abrocharlos debido a la hinchazón desmesurada.

✳ Su marido le pregunta qué hay de cenar y usted rompe en llanto.

✳ Entra en su habitación para buscar ese . . . Ummm . . . Eh . . . Se le olvida qué quería buscar . . . ¡Dos veces!

✳ Tiene que ponerse el sostén con mucha delicadeza porque los senos le duelen horriblemente.

✳ Tiene ganas de darle un golpe a su colega si vuelve a tocar sus reservas de Snickers o de Doritos. O tal vez le dé un golpe de todas maneras . . . Realmente la está sacando de las casillas.

Si le parece que mi intención fue acosarla, no es así, se lo aseguro. Los síntomas premenstruales como hinchazón, cambios abruptos de humor, confusión, dolor en los senos y hostilidad afectan a más de cuarenta millones de mujeres cada año. Así que echémosles un vistazo más de cerca a esas hormonas enloquecidas.

La guía *American Idol* para sus hormonas

Bueno, el primero es el **estrógeno**, que considero el Simon Cowell del grupo. A pesar de que Simon es un hombre y el estrógeno es, por supuesto, la hormona femenina. No sólo le estoy diciendo a Simon que es un estrógeno por esos pechos de los que siempre se burla Ryan (que, como ya vimos en el capítulo 11, pueden ser causados por el estrógeno), sino por el hecho de que el estrógeno tiende a excitar el cerebro, y todos sabemos lo excitable que es nuestro querido Simon del programa *American Idol*. El estrógeno ayuda a pensar con claridad y a recordar cosas. También participa en el funcionamiento de la vejiga, guarda la grasa de la comida, controla el termostato y genera energía.

Como Simon, el estrógeno sólo puede tomarse en dosis pequeñas porque tiende a ser dominante. Y demasiado estrógeno con frecuencia produce un desequilibrio que, como ya vimos, se conoce como predominio del estrógeno y que puede ser el causante de los síntomas premenstruales, de los malestares de la menopausia, de daños en los vasos sanguíneos y de un mayor riesgo de desarrollar un cáncer.

Ahora conozcamos a la **progesterona**, Paula Abdul, otra jurado de *American Idol*. La progesterona es una hormona tranquilizante y balsámica, así como Paula es más tranquila que Simon. Tanto Paula como la progesterona son muy racionales, femeninas y es agradable tenerlas cerca. De hecho, Paula complementa a Simon de la misma manera en que la progesterona equilibra el estrógeno en el cuerpo, así como ella dice siempre: "¡Los opuestos se atraen!". Igual que Simon necesita a Paula, el estrógeno requiere que la progesterona lo mantenga en equilibrio para que el cuerpo de la mujer pueda quemar grasa, el pelo le brille, la tiroides produzca sus hormonas para que tenga energía, los huesos se mantengan fuertes y produzca hormonas sexuales. La progesterona es tan tranquilizante que incluso puede ayudarnos a dormir.

Algunas veces, después de que cumplimos cuarenta años, el nivel de progesterona empieza a descender a pasos agigantados, al igual que el del estrógeno, aunque el de la primera desciende a mayor velocidad. Si no hay suficiente progesterona para tranquilizar al estrógeno, de la manera en que Paula tranquiliza a Simon, el cuerpo empieza a manifestar esos síntomas de la menopausia y de la menstruación, pero más intensos estos últimos. Así, los suplementos de progesterona pueden ser de utilidad: puede comprar un suplemento para tomar por vía oral que necesita receta médica, comprar cremas de venta libre o tomar una versión bioidéntica de la hormona (que corresponde a la hormona de su propio cuerpo), que se prepara según sus necesidades específicas. Para tal fin necesita de la ayuda de un médico, entonces si le interesa esta opción, llame a su farmacia local y pida que le informen si en su localidad hay algún médico que trabaje con hormonas bioidénticas. Cualquiera que sea el caso, usted sólo necesita una dosis pequeña de progesterona, así como unos pocos minutos de Paula pueden equilibrar toda una media hora de Simon.

La tercera hormona es la **testosterona**, la hormona masculina y el Ryan Seacrest del grupo. Ryan es mi metrosexual favorito y me recuerda la testosterona porque es perspicaz, siempre está de ánimo juguetón y vivaz ¡y porque se ve sexy con esa barba de tres días! De hecho, la testosterona ayuda a que crezca el vello facial y regula el humor, la pasión, la memoria y el apetito sexual.

Como Ryan, la testosterona es una parte vital del programa. Junto con el estrógeno ayuda a mantener normal el nivel de colesterol y de insulina, a que la presión arterial esté estable y a que el corazón no pierda el ritmo. También participan en la formación de los músculos y estimulan el deseo sexual. Por supuesto, demasiada testosterona tiene efectos complicados en el cuerpo de la mujer: la voz se pone más gruesa, sale acné, estimula el comportamiento agresivo, hace que salga pelo donde no debería haber (como el pecho) y que se caiga de donde sí debe estar (como la cabeza). Algunos medicamentos que sólo se pueden comprar con receta y que contienen esta hormona pueden hacer que nos aumente el nivel del cuerpo, aunque también es posible que el mismo cuerpo la produzca en exceso, debido, por ejemplo, a que se tienen quistes en los ovarios (que por lo general están relacionados con una resistencia a la insulina). Así que si usted empieza a tener síntomas que indiquen que puede tener exceso de testosterona en el cuerpo, consulte con su médico de inmediato.

Y en cuanto a **Randy Jackson**, él es la perfecta combinación de todo, siempre es razonable, amigable y justo. Personifica el equilibrio de todas las hormonas, un estado que en biología se denomina "homeostasis".

Altibajos hormonales: Predominio del estrógeno

De hecho, no existe una hormona que sea "estrógeno," así como no existe una planta que sea "flor". Nuestro cuerpo produce tres tipos clave de estrógeno: estrona, estriol y estradiol, que son superpoderosos. Se necesita menos estradiol que el peso de un copo de nieve para convertir a una niña prepúber de nueve años en una mujercita con formas de guitarra que menstrúa. Pero éste no es el fin de la historia del estrógeno. A continuación voy a mencionar otros tres tipos de estrógeno que usted debe conocer:

✳ **Estrógenos sintéticos**: Por ejemplo, el etinilestradiol y el estradiol desarrollado en un laboratorio. Ambos, producidos en un laboratorio, tienen el objetivo de imitar los efectos de nuestro estrógeno natural para usarse en medicamentos como los anticonceptivos. Este estrógeno sintético es más fuerte que el natural y baña todas las células del cuerpo, incluidas las del hígado. Normalmente, una de las funciones del hígado es filtrar las medicinas que tomamos para eliminar los residuos. El problema es que esta hormona sintética no es tan fácil de desechar. Como consecuencia, se queda dando vueltas por el cuerpo demasiado tiempo y causa una variedad de trastornos como el predominio del estrógeno. Además, alimenta los tejidos sensibles al estrógeno de los senos, del endometrio, del útero y del cuello del útero. Según varios estudios el crecimiento desmedido de estos tejidos aumenta el riesgo de desarrollar un cáncer.

✳ **Fitoestrógenos**: Estos estrógenos provienen de las plantas y se parecen bastante a los humanos. Los fitoestrógenos son ricos en isoflavonas de soya, que se encuentran en los productos de soya (como *tofu* y *edamame*). Si necesita otra fuente de isoflavonas, los frijoles, los garbanzos y otras legumbres son buenas opciones. Y si está teniendo problemas con la menopausia o se indispone demasiado con la menstruación, las isoflavonas y la fibra la pueden ayudar. Trate de ponerle garbanzos a la ensalada que come todos los días, coma *hummus* o póngale *tofu* a sus verduras. Le sorprenderán los resultados.

✳ **Xenoestrógenos o xenobióticos**: Éstos son los villanos de la película: son químicos desarrollados en un laboratorio por la industria petroquímica y no fueron concebidos con propósitos médicos. Por ejemplo, pueden encontrarse en plásticos, pesticidas, aditivos, preservativos y otras cosas asquerosas. Pero eso, a pesar de todo, llega hasta sus células, donde imitan los efectos del estrógeno de una manera peligrosa. Y ésa es otra razón por la cual tantas personas luchan con el predominio del estrógeno: estamos expuestos constantemente a estos estrógenos del ambiente que se suman a la carga que ya tenemos naturalmente en el cuerpo, lo que desequilibra nuestro nivel general de hormonas. (Vea la parte V, en donde hay una lista de los xenobióticos más comunes y le explico qué puede hacer con respecto a ellos.)

Como puede ver, es extremadamente fácil para su cuerpo sobrecargarse de estrógeno. Por eso quiero que esté lo más informada posible sobre cuáles de las medicinas que toma contienen estrógeno: anticonceptivos, las de la terapia de sustitución hormonal o cualquier otra cosa, porque para algunas mujeres incluso una cantidad mínima de estrógeno adicional puede tener efectos nefastos para su salud. El predominio del estrógeno puede producir fibroquistes en los senos, muy dolorosos, y causar retención de líquidos, migraña, várices, osteoporosis, oleadas de calor, dolor en las articulaciones, piel seca y arrugada, depresión y dificultad al perder peso. Y como si eso fuera poco, otros síntomas son desequilibrio del nivel de azúcar en la sangre, inhibición del deseo sexual, confusión mental, hemorragias durante el período menstrual con coágulos (endometriosis), fibromas en el útero, disfunción tiroidea, infertilidad, apoplejía y cáncer de seno (o cualquier tipo de cáncer "femenino").

La buena, la mala y la fea

En su cuerpo, las células están descomponiendo el estrógeno: en los senos y en el hígado y, si usted es hombre, en la próstata. De este proceso resultan tres subproductos:

La *buena* es la 2-hidroxiestrona, llamada también "2", por ser más corto, que ayuda a prevenir el cáncer.

La *mala* es la 16-alfa-hidroxiestrona o "16", que no es del todo mala porque ayuda a prevenir la osteoporosis, pero también aumenta el riesgo de desarrollar un cáncer y puede estimular la aparición de trastornos autoinmunológicos.

Y, finalmente, la *fea*: la 4-hidroxiestrona o "4", que es difícil de hacerle seguimiento. Mientras la buena y la mala son fácilmente medibles con un examen de orina, la fea no, aunque es el mejor indicador de riesgo de cáncer. Algunos estudios sugieren que las mujeres que tienen una proporción mayor de 2:16 tienen menos probabilidades de que les dé cáncer de seno que las mujeres que tienen una proporción menor de 2:16. Por fortuna, esta proporción es relativamente fácil de medir para su médico. El equilibrio es importante porque una proporción mayor que 2:16 también está relacionada con un riesgo mayor de desarrollar osteoporosis. Así que si su cuerpo produce demasiado estrógeno, o usted toma demasiado estrógeno o está expuesta constantemente a estrógenos del ambiente, creo que debería tomar los colaboradores hormonales que mencioné en el capítulo 11.

Alegue locura . . . ¡Es algo hormonal!

La razón por la cual quiere pegarle a alguien o gritar a todo pulmón cuando le va a llegar la menstruación puede ser que el nivel alto de estrógeno hace que aumente el nivel de cobre de su cuerpo y descienda el de zinc. Y las mujeres que toman algún tipo de hormona, ya sean anticonceptivos o las de la terapia de sustitución hormonal, son más propensas a este desequilibrio entre el cobre y el zinc, que a su vez baja el nivel de magnesio y de vitamina B_6, que tiene como consecuencia una crisis emocional. No sorprende, entonces, que tantas mujeres tengan que tratar de vivir con una hostilidad que no es natural y con ansiedad, irritabilidad y una sensación de que están desligadas de la realidad.

Otro factor que influye en la locura premenstrual es la insuficiencia de progesterona. El cerebro acumula veinte veces más progesterona que el resto del cuerpo, así que si el nivel de progesterona está bajo, la voz del estrógeno se va a escuchar mucho más fuerte haciendo que nos pongamos gruñonas. Así como Paula tranquiliza a Simon, la progesterona doma al estrógeno, aclara la confusión mental, tranquiliza a la preocupona que tenemos dentro, aplaca el nerviosismo, alivia la depresión y previene las migrañas. Un estudio que se llevó a cabo en el año 2006 y publicado en *Annals of Emergency Medicine* demostró que la progesterona incluso puede ayudar a las personas con lesiones cerebrales que han sufrido un accidente automovilístico, una balacera o una caída. El estudio de tres años que recibió fondos de National Institute of Neurological Disorders and Stroke (NINDS) fue el primero en el mundo es mostrar cómo la progesterona podía usarse en humanos con lesiones cerebrales. Los científicos llegaron a la conclusión de que si se le daba progesterona a una persona inmediatamente después de un traumatismo cerebral, al parecer se reducía en un 50 por ciento el riesgo de muerte y una incapacidad subsecuente. Así que si puede ayudar al cerebro de personas con lesiones severas, definitivamente tiene que ser tomada en cuenta por mujeres con síntomas premenstruales o disminución cognitiva relacionada con la menopausia.

La medicina convencional, por lo general, enfrenta los síntomas premenstruales tratando de subir el nivel de serotonina con antidepresivos como Prozac (rebautizado como Sarafem para quitarle mala fama), Zoloft, Effexor y otros. Estos medicamentos por lo general se deben tomar dos semanas antes de que llegue el período menstrual para fortalecer los niveles de hormonas cerebrales que aumentan las sensaciones de bienestar y felicidad. Aunque pueden ser útiles, yo creo que es más importante armonizar y equilibrar los minerales del cuerpo. Siga leyendo, que ya le voy a decir cómo hacerlo.

Alivio natural para las hormonas, la hostilidad y el dolor de cabeza

Por experiencia personal, como farmacéutica y como mujer, sé que existen muchos nutrientes que pueden tener un efecto benéfico sobre las hormonas y los cambios premenstruales. Los nutrientes que voy a mencionar a continuación se consiguen en la mayoría de las farmacias y tiendas naturistas y es posible que sean de utilidad para usted. Puede ensayar cualquiera o combinarlos según sus necesidades.

* **NAC (N-acetilcisteína)**: *300–500 mg dos veces al día*

* **Selenio**: *200 mcg una o dos veces al día*

* **Vitamina B$_6$**: *50 mg dos veces al día* (ó 20–30 mg de P5P, que es la forma activa de la B$_6$). Deje de tomarla si le dan pesadillas.

* **Vitamina C "amortiguada"**: *500 mg dos veces al día*

* **Quelato o glicinato de magnesio**: *200–300 mg una o dos veces al día*, pero reduzca la dosis si le da diarrea

* **SAMe (S–adenosilmetiotina)**: *400 mg una vez al día, al levantarse por la mañana y con el estómago vacío*

* **Zinc**: *5–10 mg con la comida* (tome jarabe de zinc y déjelo una vez que sienta el sabor amargo)

* **Vitamina E natural**: *500–1.000 IU de tocoferol*

* **Té verde**: *dos o tres tazas al día*, de cualquier sabor

* ***Rhodiola rosea***: *50–100 mg dos veces al día*

* **Crema de progesterona USP (o natural)**: En las tiendas naturistas se consigue este tipo de crema de progesterona natural, aunque le recomiendo que se haga un examen que le mida el nivel de progesterona antes de usar ninguna crema porque usar progesterona pueden ser contraproducente si sus hormonas están realmente desequilibradas. Sin embargo, si decide automedicarse, remítase a la parte V, en donde le explico cómo usarla.

¡Sus senos necesitan descansar!

¿Se sorprendería si le dijera que el dolor en los senos, así como muchos de los síntomas premenstruales, se exacerba debido al estrés y al ex-

Secretos de Suzy que no requieren receta médica

Alivio para el dolor de cabeza premenstrual

Para evitar las migrañas premenstruales, pruebe una crema de progesterona de venta libre: ⅛ de cucharadita dos veces al día durante los diez días anteriores a que le empiece el período menstrual (vea las instrucciones para aplicársela en la parte V). Si nota que le va a empezar el dolor de cabeza, puede aplicarse un poquito de crema cada quince o veinte minutos alternando las áreas de aplicación. Por lo general, se requieren sólo dos o tres aplicaciones para evitar que el dolor sobrevenga o, al menos, para aplacarlo.

ceso de trabajo? Muchas mujeres de hoy tienen una vida muy agitada y llena de presiones que no les permiten descansar lo que necesitan. Estas son las Janets Malabaristas, y como yo misma soy una Janet Malabarista en recuperación, puedo decirle que uno "entrena" las glándulas adrenales para que liberen hormonas del estrés todo el día, hasta que se agotan. Y si no contamos con suficientes de estas hormonas, que nos ayudan a lidiar con el estrés, nos sentimos extenuadas, nerviosas, deprimidas, temperamentales, desgastadas y sin ningunas ganas de tener relaciones sexuales.

Suena como la menopausia y los síntomas premenstruales, ¿no es cierto? Y cuando se nos agota la DHEA, automáticamente nuestro cuerpo forma subproductos de estrógeno peligrosos que bajan la proporción de 2:16 e incrementa el riesgo de sufrir un cáncer de seno. Cuanto más agotadas adrenalmente estemos, peores son los síntomas premenstruales y de la menopausia.

Entonces, ¿qué hacemos para que los senos se sientan mejor y para que el resto de los síntomas sean menos intensos? En muchos casos la cura es sencilla: ¡baje el ritmo! La meditación y la relajación se traducen en niveles menores de cortisol, lo que a su vez equivale a ciclos menstruales menos dolorosos, menos frecuencia de calorones y menos riesgo de cáncer. Contrate a una masajista o hágase un tratamiento facial, después lea los capítulos 1 y 6, que tratan sobre el cansancio y la ansiedad y donde le doy consejos para menguar la tensión de la vida diaria, cuidar las glándulas adrenales y sentirse un poco mejor.

Alivio premenstrual

Durante muchos años las mujeres no han parado de preguntarme cuáles remedios de venta libre en verdad son eficaces para aliviar el malestar premenstrual. A continuación voy a mencionar mis sugerencias, que están basadas tanto en artículos respaldados por investigaciones como en el testimonio de docenas de mujeres agradecidas.

Para la hinchazón y los dolores menstruales

✴ **Citrato de calcio**: *500–600 mg dos veces al día*

✴ **Glicinato o quelato de magnesio**: *200–300 mg una o dos veces al día* (Es probable que también pueda conseguir una buena combinación de calcio y magnesio.)

✴ **Aceites de pescado omega-3 EPA/DHA**: *1.000 mg dos veces al día*. Recuerde que los aceites de pescado adelgazan la sangre, así que si usted toma anticoagulantes, hágalo en dosis muy bajas (*500 mg al día*) o simplemente no lo tome, haga lo que le diga su médico. Esparza *1–2 cucharadas de linaza sobre las comidas*. La linaza ayuda a regular los niveles de estrógeno.

✴ **Naproxeno (el nombre comercial es Aleve)**: *200 mg dos o tres veces al día*, o tome ibuprofeno (Advil o Motrin): *200 mg cuatro veces al día*. Cualquiera que sea la opción que elija, tome las pastillas con las comidas para evitar que le irriten el estómago. No use este medicamento si tiene presión arterial alta y no se la controla o si tiene historial de úlcera, a menos que se lo mande el médico.

Para los antojos

✴ **Aceites de pescado omega-3 EPA/DHA y linaza**: Tome los aceites de pescado *dos veces al día, 1.000 mg*, y esparza la linaza sobre las ensaladas o mézclela con avena, jugos o en la masa de tortas o galletas.

❋ **5-HTP**: *50 mg una o dos veces al día*, lo que aumentará el nivel de serotonina del cerebro. Este suplemento también estimula la liberación de leptina, una hormona que le dice al cerebro que ya hemos saciado el hambre y estamos satisfechos (le recuerdo que no debe tomar este suplemento si está tomando antidepresivos).

❋ **Picolinato de cromo:** este oligomineral equilibra los niveles de azúcar y evita las altas y bajas que desencadenan los antojos de comer dulces. También resulta fascinante que un estudio publicado en *Journal of Psychiatric Practice* en 2005 encontró que el 65 por ciento de quienes tomaban cromo (contra 33 por ciento del grupo de placebo) tuvieron "mejorías significativas en las clasificaciones de depresión también". Así que este oligomineral no sólo nos ayuda a dejar el azúcar, sino que además mejora el estado de ánimo. Dosis: *200–500 mg una o dos veces al día.*

Para el llanto

❋ **5-HTP**: *50 mg antes de acostarse* (le recuerdo que no debe tomar este suplemento si está tomando antidepresivos)

❋ **Quelato o glicinato de magnesio**: *200–300 mg al día*, pero suspéndalo si le da diarrea

❋ **Hierba de San Juan**: *300 mg dos o tres veces al día* (estandarizado a 0,3 por ciento de hipericina)

Para la confusión

❋ **Lecitina**: Esparza *algunas cucharadas* de los gránulos en la comida o mézclela con el jugo, todos los días. También aumenta el deseo sexual.

❋ **Bacopa**: *100 mg tres veces al día* (extracto estandarizado al 55 por ciento de bacosida). Ésta es la pastilla para la inteligencia de la naturaleza, también ayuda a relajar y estimula la memoria.

Para el dolor en los senos

   ✱ **Vitamina E natural**: *600–800 IU al día*

   ✱ **Vitamina B$_6$ (piridoxina)**: *50–100 mg al día* (ó 20 mg de P5P al día)

   ✱ **Crema de progesterona pura**: *⅛ de cucharadita dos veces al día*; aplíquesela sobre los senos, el pecho o en la parte interna de los brazos. Alterne los sitios de aplicación cada vez, y suspéndala si los síntomas empeoran.

   ✱ **Iodoral (yodo–yoduro)**: *12,5 mg en la mañana*. Lo venden sin receta médica en www.illnessisoptional.com. Suspéndalo si la boca empieza a saberle a metal, si se le agua la nariz o si le salen brotes en la piel. Para mantener el equilibrio, es bueno que tome al mismo tiempo aceite de pescado, *500–1.000 mg al día*

Secretos de Suzy que no requieren receta médica

¡No se equivoque!

Es importante saber el punto exacto en donde le duelen los senos. Si le duelen a los lados y en las axilas, puede ser señal de que ya ovuló. Si le duelen en todas partes o sólo al frente, alrededor de los pezones, puede ser síntoma de que tiene alto el estrógeno y baja la progesterona. Aplíquese un poco de crema de progesterona (instrucciones en la parte V) y considere también tomar tres cápsulas de Myomin al día.

Los xenobióticos son malos para los senos

Como vimos páginas atrás, los xenobióticos son químicos que engañan el cuerpo y bañan todas las células que el estrógeno natural debería bañar. Como consecuencia, aumenta el riesgo de sufrir cáncer de seno, de útero y de endometrio, en las mujeres, y de próstata, en los hombres.

Hoy día los xenobióticos están en todas partes, así que no vale la pena que se enloquezca tratando de evitarlos. Sin embargo, esté consciente de que están en la comida, en los artículos de limpieza de la casa, en los espermicidas (incluyendo el N9) y en muchos medicamentos. También en la marihuana, así que si los pechos de su hijo se están agrandando, puede ser que la hierba forme parte de su dieta.

A diferencia del estrógeno real, los xenobióticos no se dejan descomponer, así que sencillamente permanecen en el cuerpo hasta que éste los excreta junto con otros desechos. También permanecen en la carne tratada con hormonas que nos comemos (a los granjeros les gustan porque hacen que el ganado engorde). ¿Pero serán los xenobióticos la razón por la cual estamos enfrentando un aumento en el riesgo de sufrir cánceres relacionados con el estrógeno, además de que la producción de espermatozoides ha disminuido en un 50 por ciento en los últimos cuarenta años? Los xenobióticos que contienen los desperdicios industriales y otros tipos de polución son, sin lugar a dudas, la razón por la cual algunos de los habitantes de los océanos tienen ahora órganos sexuales femeninos y masculinos. ¡No es broma! Y si una mujer embarazada se ve expuesta a xenobióticos, el que más sufre es el feto porque sus glándulas sexuales están en proceso de formación. Así que mis sugerencias son:

✳ Ponga un filtro en los grifos del agua o instale en su casa un sistema especial de filtración de agua que se llama "ósmosis inversa". Los contaminantes pueden colarse en sus reservas de agua, incluso si usted usa un pozo, pues viajan en la humedad del suelo y en la lluvia. Por eso le aconsejo que filtre el agua para prevenir.

✳ Use pesticidas naturales para fumigar su jardín: en la agencia de control de plagas o la cámara de comercio de su localidad podrán informarle cuáles compañías de su comunidad venden este tipo de productos.

✳ Compre alimentos orgánicos que sean certificados, para garantizar que no contienen químicos o pesticidas nocivos.

✳ Trate de no usar el lavado en seco, pues los químicos pueden ser xenoestrógenos.

Equilibre sus hormonas con la dieta anticancerígena

✳ Cocine con romero, ajo y cúrcuma frescos, pues tienen propiedades anticancerígenas.

✳ Ingiera todos los días verduras verdes, ya sean salteadas o cocidas al vapor: espinaca, hojas de nabo, hojas de mostaza, acelga y col rizada.

✳ Dígales NO a todas las comidas fritas y las grasas.

✳ Consuma carne, pollo, lácteos y huevos que no contengan hormonas. Varios estudios serios han demostrado que el cáncer de seno tiene relación con la ingesta de grasa animal, entonces procure comer en cambio más pescado, *tofu* y proteínas vegetales al mismo tiempo que va reduciendo la ingesta de proteínas animales.

✳ Coma ciruelas pasas, que suben su proporción de 2:16.

✳ Coma bayas de cualquier color, pues contienen nutrientes anticancerígenos.

✳ Coma cebolla y ajo frescos, no es broma. Repito, dije frescos, ¡los condimentos en polvo no cuentan!

✳ Coma verduras crucíferas, que son lo mejor para la salud de sus senos y la próstata de su pareja: repollo, coles de Bruselas, brócoli y coliflor. Las crucíferas son ricas en I3C, que, como ya vimos, se convierte en DIM, que ayuda al cuerpo a producir más de la forma buena de estrógeno y menos de la mala y de la fea. Como con cualquier compuesto, los estudios sobre el I3C son contradictorios y no siempre positivos, pero la inmensa mayoría coincide en que protege contra el cáncer. Se han hecho numerosos estudios en animales y humanos, y algunos son muy interesantes. Estudios sobre cáncer de pulmón indican que el I3C es muy potente y puede revertir el daño al ADN causado por el cigarrillo. Al dirigir el metabolismo hacia metabolitos menos potentes, el I3C ayuda a reducir los niveles de hormonas "fuertes" que promueven el cáncer, lo cual

Secretos de Suzy que no requieren receta médica

¿Necesita que la ajusten?

Aprendí este truco de mi marido, que es quiropráctico. El primer o segundo día de mi período menstrual, él me da masajes en la columna (se llama un ajuste), lo que hace que el ciclo sea más corto por un par de días y que el dolor y los calambres sean menos intensos. Es posible que sea una cobarde, pero me gusta su método "activador", para el cual usa una herramienta manual que aplica presión pero no hace traquear nada. Pero no sólo es cuestión mía: varios estudios confirman que los ajustes quiroprácticos pueden bajar el nivel de prostaglandinas, unos químicos que causan dolor e inflamación.

---

a su vez ayuda a reducir el potencial de contraer un cáncer relacionado con las hormonas. Por su parte, los estudios sobre el DIM sugieren que éste es incluso mejor que el anterior porque al parecer trabaja sin problemas cuando el nivel de ácido es bajo, lo que es muy común en las personas que toman bloqueadores de ácido.

Haga rebotar los senos

Si tiene bultos en los senos y le duelen, puede ser que la linfa, un líquido claro que circula por todo el cuerpo y limpia los tejidos de impurezas y toxinas, no le está fluyendo correctamente. La linfa limpia viaja por las arterias, mientras que la "sucia" lo hace por el sistema linfático, cuya función es eliminar dichos residuos con la ayuda de los nódulos linfáticos, que actúan como filtros.

La mayoría de la gente no sabe que los latidos del corazón bombean cualquier líquido que corra por las arterias, pero sólo el movimiento es capaz de ayudar a que el cuerpo drene correctamente la linfa. Así que si usted es una persona sedentaria, es probable que tenga linfa perezosa, es decir, que se acumula en los nódulos de su sistema linfático y no fluye tan rápido como debería hacerlo. Debido a que la linfa contiene cosas como células cancerígenas o muertas, desperdicios, grasa, virus y metales, al cuerpo le conviene drenarla con la velocidad que la naturaleza imponga.

Entonces, ¿cómo se pone en movimiento la linfa de nuevo? No se preocupe por los senos caídos porque los sostenes no ayudan a evitarlo. La flaccidez ocurre porque la musculatura se debilita, así que es un mito que los sostenes la previenen. Los sostenes apretados o el uso constante de sostén no es tan recomendable. Primero que todo, queme los sostenes ceñidos, que le queden apretados o que tengan alambre en la costura inferior. Y la razón es que este tipo de sostenes pueden ponerle obstáculos al sistema linfático, lo que causa que la linfa se estanque.

Un estudio de Harvard, publicado en *European Journal of Cancer* en 1991, descubrió que las mujeres que no usaban sostén tenían menos riesgo (¡hasta un 60 por ciento menos!) de cáncer de seno. En 1995, Sydney Singer y Soma Grismaijer, del Institute for the Study of Culturogenic Disease, publicaron su libro *Dressed to Kill: The Link Between Breast Cancer and Bras* (Avery Press). Su estudio incluyó a casi 4.600 mujeres. El grupo fue dividido en dos mitades entre mujeres que tenían cáncer de seno y mujeres que no. Se dieron cuenta de que mientras más horas al día se usa sostén, más alta es la tasa de cáncer de seno. Según el estudio, las mujeres que no usaban sostén tenían una tasa sustancialmente reducida de cáncer de seno. Podría ser que la linfa no fluyera como es debido porque los sostenes producen una presión constante y restringen, lo cual también aumenta la temperatura de los senos. Los resultados son sorprendentes y muy controvertidos porque muchos otros científicos piensan que son una bazofia, pero no me resulta fácil desdeñar estadísticas como ésta que encontré en *Dress to Kill:*

✳ Si usa un sostén por más de 12 horas al día, aumentarán drásticamente sus riesgos de cáncer de seno, cáncer fibroquístico, sensibilidad y dolor.

✳ Si usa sostén entre 18 y 24 horas al día, su riesgo de contraer cáncer de seno se eleva 100 veces más que si no lo usara.

✳ Deshágase también de los sostenes que tengan relleno de poliéster grueso y prefiera sostenes o camisetas de 100 por ciento algodón, y quédese sin sostén cada vez que pueda. Si usted permite que la linfa drene apropiadamente, no sólo sentirá menos dolor en los senos sino que puede mejorar su salud en general. (Pero no bote el corpiño negro de encaje, ¡sólo resérvelo para una ocasión especial!)

Otra cosa que puede poner en práctica es hacer rebotar los senos. Este consejo ayuda a drenar la linfa, así que es especialmente útil para las mujeres que tienen los senos demasiado grandes como para andar sin sostén. Por ejemplo, si usa una copa D, entonces sus senos pesan entre 15 y 23 libras. Durante el ejercicio o al rebotarlos, los senos se mueven en una distancia vertical de 6 a 8 pulgadas. De hecho, si quiere ponerlos a rebotar, cómprese un sostén para hacer deporte que tenga buen soporte y métase a un gimnasio o compre un trampolín personal pequeño (de unos tres pies de ancho) y salte unos diez minutos al día para poner a circular la linfa que esté estancada. El rebote mejora el funcionamiento inmunológico, repara las células dañadas y hace que circule más oxígeno por todo el cuerpo. También puede bajar la presión arterial y a veces ayuda a aliviar algunos dolores de cabeza. A algunas personas les pasa que al rebotar se sienten eufóricas, lo que siempre es algo bueno.

También puede hacerse un masaje en los senos, tan sólo unos treinta segundos al día pone a fluir la linfa. Masajee la zona de los lados, cerca a las axilas, así como la parte inferior, que es donde más se estanca la linfa. Al cabo de una semana notará la diferencia. Recuerde que sólo el movimiento de los músculos pone a fluir la linfa, así que si usted es una persona sedentaria, la linfa tiende a moverse con lentitud o sencillamente a no moverse. Yo prefiero hacerme un masaje rápido en la privacidad de mi ducha, pero si su hombre la pilla en ello, ¡invítelo a que le dé una mano!

Horrores hormonales

La **endometriosis** es una enfermedad que provoca dolores intensos cada vez que le llega el período menstrual, debido a que el recubrimiento del endometrio se irrita y sangra en exceso. Varios factores pueden influir en su aparición, tales como una deficiencia de yodo y sensibilidad a la insulina. Esta enfermedad se puede curar, e incluso prevenir, poniendo en equilibrio el estrógeno con progesterona, lo que disminuye la producción de la progesterona fea y la mala.

Si le han recomendado que se opere, podría probar primero los colaboradores hormonales que mencioné en el capítulo 11 durante un mes para ver si le ayudan, aunque quiero que haga un ajuste: *tome de dos a tres cápsulas de Myomin tres veces al día, después de cada comida* y póngale semillas de linaza molida a todo lo que coma. Debería notar mejoría después de su siguiente período menstrual. Después, al tercer mes, baje la dosis de Myomin a *una o dos cápsulas dos veces al día* y continúe así por varios meses. Le pido que se haga exámenes de laboratorio para asegurarse de no reducir demasiado su estrógeno. Este suplemento, como muchos otros que he recomendado en este libro, funcionan verdaderamente bien y es posible que suba drásticamente su nivel de estrógeno Ahora bien, en la mayoría de las mujeres también hay alguna relación con la insulina, así que podría tratar de eliminar de su dieta todos los productos que contengan harina blanca, incluyendo pan, tortas y pasta, así como todos los dulces y los almidones. Le pido que lea el capítulo sobre la diabetes para que aprenda a normalizar sus niveles de azúcar en la sangre. Un poquito de Iodoral (yodo–yoduro) puede ayudar también, pues ayuda a que los subproductos del estrógeno sean más saludables. Por esta razón, numerosos científicos se han dedicado a estudiar el papel que desempeña el yodo en relación con los senos y han descubierto que sí, que al parecer reduce el riesgo de sufrir un cáncer, ¡el peor horror hormonal de todos! Puede comprar un suplemento de yodo en una tienda naturista, pero recuerde la advertencia que le he hecho varias veces a lo largo del libro: el yodo no es bien mirado y muchos médicos no lo aconsejarían. He leído un montón de investigaciones y estudios sobre él, así que me siento cómoda al recomendárselo, debido a que tanto el yodo como el yoduro desempeñan un papel de vital importancia en nuestra salud y, particularmente, en la salud de los senos. Si decide comenzar a tomarlo, es mejor tomar el complejo que ya le he recomendado varias veces: Iodoral, que puede comprar en Internet en www.illnessisoptional.com. También puede preguntarle a su médico si le receta Lugol. Si no, se consiguen en el mercado formas de yodo de venta libre que son derivadas de algas marinas asiáticas orgánicas; puede ser que en la etiqueta las anuncien como *kelp*. Tal vez recuerde que hace años el psíquico reconocido a nivel mundial Edgar Cayce recomendó muchísimo la ingesta de yodo.

Así que si su médico está de acuerdo, pruebe tomar *12,5 mg de Iodoral en la mañana*. Si para el tercer período menstrual no ha visto mejoría significativa, puede aplicarse crema de progesterona pura en las noches hasta el día veintiséis, alternando las zonas de aplicación (ver la parte V).

Repita el procedimiento cada ciclo; puede ser que sienta algún alivio después de dos o tres meses. También puede tomar Nu-Iron, que es bueno para el estómago y lo venden sin receta médica, puesto que compensará cualquier deficiencia en hierro que se presente debido al sangrado excesivo. Tómelo por no más de sesenta días, que debe de ser suficiente. El hierro puede causar una decoloración inofensiva de la orina y las heces.

Los **tumores fibroides**, por su parte, son otros de los horrores hormonales: se trata de bultos duros, redondos y benignos que se forman en el útero. Algunos de los síntomas que indican su presencia son dolor al hacer el amor, hemorragias durante el período menstrual y sangrado irregular. Algunas veces la medicina convencional recomienda extirparlos quirúrgicamente, es decir, que se le practica a la mujer una histerectomía y después se la somete a un tratamiento de sustitución hormonal durante años. ¡Pero eso no es lo que va a leer acá! No permita que le corten nada hasta que no haya, al menos, probado los colaboradores hormonales, pero, igual que en el caso anterior, con un ajuste: *tome tres cápsulas de Myomin tres veces al día después de cada comida.* Debería notar alguna mejoría después del siguiente ciclo menstrual, pero si sigue sintiéndose incómoda, póngase crema de progesterona como describí antes. La mayoría de las mujeres no la necesitan, pero si usted sí, empiece a usarla el día doce (el día uno es el primer día del ciclo menstrual). Y, definitivamente, tome Iodoral, como recomendé en el caso anterior.

13

Recetas para sobrellevar los sofocos de la menopausia

Está empapada de sudor un minuto y al siguiente está congelada. No ha dormido bien en meses, a veces sufre de incontinencia, quiere arrancarle la cabeza a todos los que la rodean y se siente como si las tripas se le hubieran secado. ¡Bienvenida a la menopausia!

Han pasado dieciocho años, pero todavía recuerdo claramente cuando Kathy se inclinó sobre el mostrador de mi farmacia y con tono asustado me rogó que la ayudara a lidiar con las oleadas de calor. A duras penas podía musitar palabra y me miraba como si otra vez hubiera pasado la noche en vela. Además, se la pasaba discutiendo con su marido por su estado (al parecer él estaba demostrando poca empatía hacia ella) y el medicamento que estaba tomando no le estaba sirviendo de nada.

Yo era una farmacéutica recién graduada que sabía cuáles eran los últimos medicamentos que habían salido al mercado y cuáles eran sus beneficios. Era como una especie de enciclopedia, así que empecé a parlotear sobre todo lo que había aprendido y le informé con mucho entusiasmo cuáles eran los últimos estrógenos que la ayudarían a enfriarse y qué podía tomar para dormir. Se fue con una larga lista de productos que le iba a pedir a su médico que le recetara, y yo me sentí complacida al pensar que desde cualquier punto de vista clínico, le había dado unos buenos consejos farmacéuticos.

A pesar de que han pasado tantos años desde ese incidente, pienso en él con frecuencia, en gran medida porque hoy esa conversación habría sido muy diferente. Hoy le habría dicho a Kathy que no tomara hormonas sintéticas, sino más bien hormonas naturales bioidénticas, algunas de las cuales se pueden comprar sin receta médica. La habría llevado al pasillo de los suplementos y le habría mostrado cuáles opciones naturales y confiables, de venta libre, sirven para bajar la temperatura, tranquilizarse y dormir bien. Ay, ¡si sólo pudiera devolver el tiempo!

Aunque, bueno, puede ser que no pueda devolver el tiempo, pero ahora lo importante es que estoy aquí para *usted*.

Lo que "todo el mundo sabe" sobre la menopausia

1. Las oleadas de calor y otros síntomas incómodos de la menopausia son parte normal del proceso del envejecimiento, puesto que el nivel de estrógeno desciende cuando cumplimos cincuenta años.

2. El mejor remedio para los síntomas de la menopausia es la terapia de sustitución hormonal.

3. Nunca se ha comprobado que los remedios naturales para tratar las oleadas de calor funcionen realmente.

Pues adivine qué . . . ¡Lo que "todo el mundo sabe" está equivocado! Si quiere ser una de las pocas personas que saben la verdad, siga leyendo.

¿Hace calor o soy sólo yo?

Para la mayoría de las mujeres, empieza como una especie de "aura" o sensación, tal vez una palpitación rápida que indica que va a presentarse un aumento de temperatura. Y entonces sobreviene el calor: es posible que la cara se le ponga roja como la remolacha y que empiece a sudar mientras se le acelera el corazón. Puede ser que el pecho se le ponga rígido, empiece a sentirse ansiosa y después vuelva a enfriarse de nuevo. Tal vez usted es de las afortunadas que puede decir que tiene la menopausia pero no sufre de sofocos u oleadas de calor. Si es así, siéntase agradecida, porque algunas mujeres sienten sofocos o sufren de accesos de sudor en la noche con tanta frecuencia como diez o veinte veces al día.

Ahora le voy a explicar lo que sucede bajo su piel: cuando su cuerpo se calienta, ya sea por una salsa picante, una bebida caliente o una sesión de ejercicio, el termostato del cerebro empieza a funcionar y dice: "oh-oh, esta mujer se está calentando, así que mejor libero unos químicos que le expandan los vasos sanguíneos para que no explote en este mismo momento".

Normalmente, este tipo de regulación de la temperatura funciona sin problemas muchas veces al día durante muchos años, debido a que el cuerpo puede tolerar cambios de un grado y medio aproximadamente. El nivel de estrógeno, por su parte, pasa de estar estable durante décadas a enloquecerse en la menopausia, cuando asciende y desciende con frecuencia. Las cosas se van calmando después de dos a cinco años, y ésta es la razón por la cual eventualmente las oleadas de calor cesan. Pero durante la menopausia al termostato del cerebro no le cae en gracia esta montaña rusa de estrógeno, entonces se pone muy, pero muy susceptible. De repente, un pequeño ascenso en la temperatura del cuerpo, incluso tan insignificante como menos de un grado, activa el botón del calor y *voilà*, ¡una oleada de calor! Y a propósito: no sólo les pasa a las mujeres; los hombres también experimentan estos "calores," especialmente si están tomando medicamentos para la próstata, como Lupron, por ejemplo.

Ahora, aclaremos el mito # 1: cuando el nivel de estrógeno eventualmente se estabiliza después de la menopausia, no siempre desciende a cero. De hecho, muchas mujeres que están pasando por la menopausia tienen la capacidad de mantener algún nivel de estrógeno, lo que es tanto una buena noticia como una mala, pues significa que incluso después de la menopausia uno puede sufrir de predominio del estrógeno, especialmente si se tiene sobrepeso.

Los cambios bruscos en el estrógeno durante la menopausia tensionan el termostato mental, igual que el agotamiento adrenal. Si su vida está consistentemente llena de estrés (¿quién puede decir que no?), sus glándulas adrenales se ven obligadas a liberar hormonas del estrés constantemente, lo que puede causar que se le funda el motor adrenal debido al exceso de trabajo. Estas averías en el motor adrenal, a su vez, causan daños en el termostato del cerebro. ¿La consecuencia? Una sucesión eterna de oleadas de calor.

Así que la clave, casi desconocida, para atenuar las oleadas de calor está en nutrir y subsanar las glándulas adrenales. El estrés, como ya vimos en el principio del libro, agota las glándulas adrenales y disminuye la producción de progesterona, lo que desequilibra el balance entre el estrógeno y la progesterona, es decir, que el estrógeno empieza a predominar. ¿Y cuáles son los principales síntomas del predominio del estrógeno? Insomnio y ansiedad. Así empieza el círculo vicioso: el insomnio y la ansiedad la estresan aun más, entonces sus glándulas adrenales deben pagar el precio, lo que disminuye el nivel de la progesterona . . . y así infinitamente porque los medicamentos no son eficaces a la hora de remediar el problema.

El sofoco es el grito de auxilio de su cuerpo. Básicamente le grita: "¡Estás quemando la vela por ambos extremos!". Cuanto más agotadas estén sus glándulas adrenales, peores serán las oleadas de calor. Y ya que hablamos de esto: cuanto más agotadas estén sus glándulas, mayores son las probabilidades de que también descienda el nivel de testosterona de su cuerpo, lo que acarrea problemas todavía más graves.

Entonces, permítame que se lo repita, porque es importante para las mujeres que sufren de oleadas de calor: si quiere aplacar las oleadas o prevenirlas, empiece a cuidar de usted misma. Tómese el tiempo para que

Secretos de Suzy que no requieren receta médica

¡Los medicamentos pueden hacerla sudar también!

¿Sabía que más de setenta medicamentos pueden detonar un aumento repentino en la temperatura tanto en hombres como en mujeres? Algunos de ellos son los antidepresivos como Effexor, Cymbalta, Prozac y Sarafem; los medicamentos de triptano para la migraña como Maxalt; los inhibidores de la aromatasa como Aromasin, Arimidex y Femara; los moduladores selectivos del receptor de estrógeno como Evista y el tamoxifeno; y el Boniva, que se usa para tratar la osteoporosis. Si cree que sus oleadas de calor tienen su origen en alguno de estos u otros medicamentos, consulte con su médico la posibilidad de que le baje la dosis o le cambie el medicamento que toma por otro.

su cuerpo pueda descansar y no se preocupe por cosas sin importancia. También es importante que encuentre maneras de relajarse después de un día duro de trabajo. Y lea el capítulo 1, donde encontrará más información sobre cómo nutrir sus glándulas adrenales.

> *NO deje de tomar repentinamente ningún medicamento sin el previo consentimiento de su médico. Recuerde que algunos medicamentos tienen que irse dejando paulatinamente para no experimentar síndrome de abstinencia.*

Hablemos de la protección

La mayoría de los libros de texto convencionales enseñan que las oleadas de calor están relacionadas con un bajo nivel de estrógeno, pero puede que ésa no sea la causa completa. Considere lo siguiente: si las oleadas de calor fueran causadas solamente por una deficiencia de estrógeno, las mujeres seguirían sufriéndolas el resto de su vida. Pero después de unos años las oleadas desaparecen, con o sin medicamentos. Y la razón es obvia: el estrógeno no es el único problema. Otros factores que tienen ingerencia son el estilo de vida, la dieta, las habilidades para lidiar con la vida diaria, el descanso, el medio que rodea a la persona y el más importante: el nivel de progesterona.

Ahora, aclaremos los mitos # 2 y 3, en cuanto a la terapia de sustitución hormonal y a la eficacia de los remedios naturales: la gente cree estos mitos porque sólo se entera de los estudios que han financiado las compañías médicas y farmacéuticas grandes, pero también se han llevado a cabo estudios que han demostrado la eficacia de algunos remedios naturales. A continuación le voy a mencionar algunos de esos remedios que la ayudarán a poner fin a su sufrimiento, sin necesidad de un médico:

✳ **Cimicífuga o cimicífusa (*Cimicifuga racemosa*)**: Pertenece a la familia de las ranunculáceas. En el año 2001, el American College of Obstetricians and Gynecologists dijo que sí, que la cimicífuga podía ser eficaz en el tratamiento de las oleadas de calor si se tomaba durante seis meses o menos. También se cree que ayuda a mermar la hinchazón y la resequedad vaginal. En lo que hay consenso en la comunidad científica es que la cimicífuga se comporta como el estrógeno pero sin los peligrosos efectos secundarios. Algunos estudios han demostrado que incluso tiene efectos antidepresivos. Ciertos ensayos han comparado la cimicífuga con el estrógeno; en uno de ellos realizado durante 24 semanas, sesenta mujeres que se habían sometido previamente a un histerectomía fueron tratadas bien con cimicífuga o bien con varios compuestos de estrógeno. Los resultados mostraron que la cimicífuga disminuyó los síntomas de manera similar al estrógeno.

En vista de que la cimicífuga en realidad ha sido estudiada durante mucho tiempo, y los estudios publicados duran generalmente seis meses o menos, no entendemos cabalmente los efectos a largo plazo de esta hierba. Me gustaría que hubiera más datos, ya que como la cimicífuga es un estrogénico podría tener efectos negativos sobre el útero, el endometrio o e tejido de los senos, pero repito, esto no se ha aclarado de forma definitiva. Si la va a probar, hágalo con cautela, porque puede irritar el estómago o producir dolor de cabeza en algunas mujeres. Si quiere ver cómo responde su cuerpo, le recomiendo una marca de venta libre que es muy popular: Remifemin. Tome una tableta de *20 mg dos veces al día.* También podría probar Menopause Transition with Black Cohosh, de Triple Whammy: *una tableta dos veces al día.* Esta marca ha sido ensayada en estudios clínicos con buenos resultados. En las tiendas naturistas se consiguen otras marcas de buena calidad y diferentes dosis, aunque yo no tomaría un producto que contenga menos de 2,5 por ciento de glucósidos triterpénicos.

Advertencia: La cimicífuga puede causar malestar estomacal, dolor de cabeza y, en raras ocasiones, daños al hígado.

> *Las mujeres que están embarazadas no deben tomar cimicífuga sin consultarlo con su médico antes, aunque algunas mujeres la toman bajo la supervisión de su médico.*

✳ **Linaza**: Estas semillas superpoderosas deberían formar parte de la dieta diaria de todas las personas, además porque se ha comprobado que ayudan a aplacar los síntomas de la menopausia. La linaza contiene más lignanos que cualquier otro alimento, y si tenemos suficiente flora saludable en nuestro tracto gastrointestinal, podemos convertir ciertos lignanos en poderosos compuestos anticancerígenos. Las semillas de linaza molida son ricas en proteína, minerales y fibra, y es una manera natural fabulosa de combatir las oleadas de calor, el dolor en los senos, los ciclos menstruales irregulares y otras molestias premenstruales y de la menopausia. Los lignanos también ayudan a que el pelo se ponga lustroso, salga menos acné y a los hombres les mejora la salud de la próstata. La linaza también es rica en ácidos grasos esenciales similares a los que se encuentran en el pescado, lo que la hace buena para el corazón y para mantener bajo el nivel de colesterol.

Puede comprar la linaza en semilla y molerla usted misma, yo lo prefiero así porque es más fresca. Pero también puede comprarla ya molida. Por otra parte, no me gusta tanto el aceite de linaza, que no es la mejor opción si lo que usted quiere es aplacar los síntomas de la menopausia: se pone rancio en poco tiempo y casi no contiene lignanos. De hecho, incluso las semillas se ponen rancias si no las guarda en el refrigerador; preferiblemente hágalo en un recipiente oscuro que las proteja de la luz. Yo pongo estas semillas maravilla en casi todo lo que como, *una o dos cucharadas al día* está bien. Y puesto que la linaza es fuente de fibra, beba mucha agua.

✳ **Vitamina E y bioflavonoides cítricos**: Ésta es una combinación muy poderosa que algunas personas creen que es un fantástico agente contra las oleadas de calor. De nuevo: ¡esto ha sido comprobado! Los bioflavonoides provienen de las frutas y las verduras, y si se combinan con vitamina C o E adicional, pueden aliviar la ansiedad, la irritabilidad, la resequedad vaginal, los cambios bruscos de humor y las oleadas de calor. Tome *500 a 1.000 IU de vitamina E mezclada con 1.000 mg de bioflavonoides dos veces al día.* Puede intensificar el efecto de estos últimos comiendo muchas frutas y verduras coloridas como zanahoria, calabacín, tomate, bayas, brócoli y verduras de hojas verdes, o compre un suplemento en una tienda naturista o en una farmacia. La hesperidina es el bioflavonoide más importante, así que verifique que el suplemento que vaya a comprar la contenga. Thorne produce una variedad de hesperidina interesante: HMC Hesperidin, que el cuerpo puede procesar más fácilmente.

✳ **Progesterona**: Esta poderosa hormona ayuda a atenuar las oleadas de calor. Varios estudios han comprobado que funciona, y la razón es que hace que el cerebro sea menos sensible al comportamiento irregular del estrógeno. La progesterona también es útil para las mujeres que tienen deficiencia en progesterona o que sufren de predominio del estrógeno y que están viviendo el climaterio, es decir, la época previa a la menopausia que empieza hacia el final de los treinta años o principios de los cuarenta.

La progesterona natural se ve exactamente igual a su propia progesterona, y esto es así incluso en los productos de venta libre. Pero los médicos han seguido perpetuando el mito # 2: que el mejor remedio para los síntomas de la menopausia es la terapia de sustitución hormonal y los medicamentos recetados como Provera (medroxiprogesterona). Pero este medicamento, al igual que otros que se usan en dicha terapia, no son naturales, los han "cocinado" en un laboratorio y si bien es cierto que pueden aplacar el bochorno, ¡no es cierto que sean el *mejor* remedio! Por ejemplo, la Provera tiene al menos unos cien efectos secundarios, por no mencionar los enormes riesgos que corren quienes la toman, como la muerte. Entonces, ¿por qué no tomar en cambio progesterona natural que protege del cáncer en lugar de causarlo? Al discutir la terapia de sustitución hormonal es importante hacer una salvedad: no todos los medicamentos hormonales recetados son sintéticos. El Prometrium, por ejemplo, es una forma de progesterona natural derivada del maní (si es alérgica a las nueces, no puede tomar este medicamento). Entonces, mientras el Prometrium es progesterona granulada para tomar por vía oral derivada de una fuente natural, la Provera (medroxiprogesterona) es progesterona sintética fabricada en un laboratorio.

Puede ser que su médico trate de asustarla para que acceda a someterse a la terapia de sustitución hormonal y le diga que no hay suficientes estudios que comparen las hormonas sintéticas con las bioidénticas. Pues bien, tenga en cuenta que las hormonas sintéticas tienen el respaldo de compañías multimillonarias, ¡mientras que las plantas no! El hecho que nadie haya hecho estudios que enfrenten los dos tipos de hormonas no significa que nadie haya estudiado las plantas. Como hemos visto, hay estudios que comprueban que éstas funcionan bastante bien.

Si usted está tomando progesterona natural en cualquier forma, ya sea recetada o de venta libre, recuerde que la dosis es importante, entonces le sugiero que trabaje en conjunto con un médico y un farmacéutico que entiendan las hormonas bioidénticas y que le puedan tomar un examen que garantice que usted está tomando la cantidad apropiada según su caso particular. Por favor, no se exceda con las cremas de venta libre, pues deben usarse con moderación y en la menor dosis posible.

Si usted insiste en automedicarse, lleve un diario de sus síntomas, anote cómo van cambiando de semana a semana y de ciclo en ciclo, para que pueda ajustar la dosis. Por ahora, puede seguir las instrucciones que preparé en la parte V, pero, por favor, consulte con su médico pronto. (Para saber cómo encontrar al médico de sus sueños, vea la parte V.)

✱ **Sauzgatillo (*Vitex agnus-castus*)**: He aquí otra planta que se ha demostrado que es eficaz. El sauzgatillo estimula el cerebro para que produzca una hormona que es la responsable de que el cuerpo ovule (por eso se la usa en el tratamiento de la infertilidad). Cuando el cuerpo ovula, produce mayor cantidad de progesterona y de estrógeno, lo que mejora el equilibrio entre las hormonas y hace que el proceso sea más tranquilo y, por tanto, que sude menos. Como es obvio, el extracto de esta planta no va a servir de nada si le han extirpado quirúrgicamente los ovarios. Una advertencia: si usted sufre de endometriosis, de tumores fibroides o de cáncer de seno, ovarios o del útero, las bayas del sauzgatillo pueden empeorarle los síntomas debido a sus propiedades hormonales.

Por lo general, esta planta se encuentra en muchas fórmulas polivalentes como AM/PM Menopause Formula, de Enzymatic

Therapy, o Meno-Relief 1650, de Life Extension, por eso le recomiendo que lea las etiquetas. Es mejor que tome sauzgatillo en una fórmula combinada, pero si decide comprar un suplemento independiente, use su instinto para determinar la dosis. Puede empezar tomando *100 mg entre dos y cuatro veces al día.*

Otras maneras de enfriar el horno

✳ Duerma con un pijama ligero para que no sude durante la noche.

✳ Manténgase alejada de las personas y las situaciones que le generen emociones fuertes, o encuentre maneras diferentes de lidiar con esas emociones.

✳ Elimine completamente o limite su ingesta de alimentos picantes, cafeína y nicotina.

✳ Póngase un parche de gel frío en la frente, el cuello o el pecho. Hot Flash Gel Sheets, de Be Kool, son una buena opción porque puede llevarlos en el bolso para cuando necesite ponerse uno. Sólo tiene que quitarle el papel protector al autoadhesivo de la parte trasera y ponérselo donde quiera. Sentirá alivio inmediato, que además dura por varias horas. Se consigue en Rite Aid, Walgreens y Drugstore.com. El Head Spa Massager también es una opción innovadora que puede ayudarla a aplacar el dolor. Se siente como si mil dedos le estuvieran masajeando el cuero cabelludo. La compañía productora le devolverá su dinero si devuelve el aparato en un período de treinta días después de comprarlo si usted no se siente satisfecha con él. Para mayor información visite www.gadgetuniverse.com o llame al teléfono 800-429-0039. Valor: $50.

Antes de la menopausia, el estrógeno se produce en los ovarios, después son las células de grasa y las glándulas adrenales las que lo producen. Así que una mujer robusta que ya haya pasado por la menopausia puede estar en mayor riesgo de sufrir de predominio del estrógeno que su hermana que todavía menstrúa y es delgada, y también está en mayor riesgo de desarrollar un cáncer relacionado con el estrógeno.

✳ Practique yoga o meditación o hágase masajes con regularidad. Estos relajantes reducen la liberación de cortisol y otras hormonas del estrés, lo que ayuda al termostato de su cuerpo a sanarse a sí mismo.

✳ Y practique este relajante de acción inmediata: cierre los ojos y respire profundamente tres veces. Esta sencilla acción cambia de inmediato las ondas cerebrales a un estado más lento y relajado. ¡Es increíble lo tranquilizante que puede ser!

La soya: ¿Pecadora o salvadora?

Mientras más de la mitad de las mujeres en Estados Unidos sufre de bochorno, en Japón es algo que ocurre muy rara vez. Existen montones de teorías al respecto, incluyendo el hecho de que las personas asiáticas no comen mucha carne roja, lo que las ayuda a no ingerir todas esas hormonas a las que estamos expuestos los carnívoros de Occidente. Pero otro factor que parece ser determinante es que los asiáticos comen muchísima más soya que nosotros.

La soya es una fuente de estrógeno natural, es decir, que es un fitoestrógeno, que, como vimos en el capítulo 12, es como se les llama a los estrógenos provenientes de las plantas. Si bien es cierto que los fitoestrógenos son naturales, no son bioidénticos (lo que quiere decir que no son una réplica exacta de sus propias hormonas). Sin embargo, parece probable que lo que ayuda a las asiáticas a no tener que vivir ese molesto desequilibrio hormonal que experimentamos las mujeres occidentales es su alto consumo de soya, pues mantiene más estables sus niveles de estrógeno y hace que sea menos sensible su "botón del calor".

Cuando esta información se hizo pública, la industria de la soya trató de hacernos creer que su pequeño grano podía revertir todos los síntomas de la menopausia. Pero en mi experiencia personal puedo decir que no es cierto. Un estudio que leí recientemente mostró que las mujeres que tomaban un suplemento de soya se les redujo la severidad de los bochornos en un 50 por ciento, pero al grupo que estaba tomando placebo se les redujo en un 35 por ciento, mientras que la frecuencia se mantuvo igual para todas.

Sin lugar a dudas, la soya puede ser buena para usted (a menos que tenga un cáncer relacionado con el estrógeno, en cuyo caso las opiniones difieren), pero esto no significa que tenga que depender de ella para encontrar el alivio que está buscando. Así, si quiere aumentar su ingesta de soya, tome un suplemento: *50 a 100 mg de isoflavonas al día*. Es probable que la etiqueta del suplemento diga "daidzeína" o "genisteína," en referencia a los ingredientes activos de la soya. Una advertencia: no tome demasiado, pues puede causar confusión y pérdida de memoria. Sin embargo, yo prefiero lo natural, por tanto, le sugiero que en lugar de tomar un suplemento mejor coma alimentos de soya de verdad, como hacen las japonesas. La sopa de miso es una de mis comidas favoritas, y además, protege contra el cáncer. El *natto* también es otro de mis alimentos favoritos japoneses: es una especie de puré viscoso de soya fermentada que tiene un sabor bastante fuerte. ¡Hay que desarrollar el gusto por este platillo! El *edamame*, el *tempeh*, la salsa de soya (escoja la variedad baja en sodio) y el *tofu* son también fantásticas fuentes de soya. Otras isoflavonas saludables se encuentran en los garbanzos, en los frijoles secos, en las arvejas y en otras legumbres.

En todo caso, aunque la soya sea saludable, no se exceda. La soya puede actuar como un ladrón de zinc y de magnesio. El efecto es clínicamente insignificante, a menos que su dieta se base completamente en la soya, en cuyo caso puede disminuir la producción de su glándula tiroidea, lo que le puede causar cansancio y otros síntomas de hipotiroidismo.

¡Ay!, ¿dónde queda el baño?

Un artículo que publicó el *Journal of the American Medical Association* (*JAMA*) hablaba más en detalle sobre el Women's Health Initiative, un estudio de quince años que sigue en curso y que les ha hecho seguimiento a unas 160.000 mujeres. Al parecer, quienes toman los medicamentos hormonales Premarin y Prempro sufren de más "fugas" vergonzosas de orina, como las que suceden cuando se tose, se estornuda, se ríe o se levanta algo pesado. De hecho, el estudio ha demostrado que las mujeres que no sufrían de estas "fugas" antes de tomar las hormonas tienen más probabilidades de volverse incontinentes, mientras que las mujeres que ya sufrían de este problema vieron cómo su estado empeoró al cabo de un año de haber empezado a tomar el medicamento.

Hormonas bioidénticas: El primer paso es hacerse el examen

Las hormonas bioidénticas son derivados de plantas que después se procesan en un laboratorio para hacerlas idénticas a las humanas. Por tanto, opino que son más seguras de usar y que tienen menos efectos secundarios nocivos que las hormonas sintéticas, aunque esto no significa que no impliquen ningún riesgo. Es un hecho que necesitamos de más investigaciones clínicas que comprueben su eficacia, pero estoy usando el sentido común: debido a que se parecen tanto a las hormonas del cuerpo, no puedo evitar creer que son la mejor opción.

Las hormonas bioidénticas vienen en varias combinaciones y con diferente intensidad. Algunas se toman por vía oral, algunas se aplican vaginalmente y otras, incluidas las de venta libre, se frotan sobre la piel. Lo mejor de estas cremas radica en que permiten que más progesterona trabaje por usted, sin el riesgo de que se creen subproductos que causen efectos secundarios (como soñolencia o hinchazón, aunque el primero sería una cosa buena para las mujeres con insomnio).

Si quiere dejar de tomar los medicamentos recetados de la terapia de sustitución hormonal y empezar a usar las hormonas bioidénticas por su cuenta, en teoría puede hacerlo sin problema, puesto que existen las opciones de venta libre, pero le sugiero que no lo haga. Las hormonas son poderosas (¡como los sofocos!) y usted necesita la dosis adecuada según sus necesidades, además de que es pertinente que le hagan seguimiento. Así que lo mejor que podría hacer es encontrar al médico de sus sueños, alguien que entienda las hormonas bioidénticas, y pedirle que le ordene unos exámenes para determinar una dosis inicial y después para verificar que los niveles de sus hormonas están dentro de los rangos saludables.

Existe un enorme debate en cuanto a cuál es el mejor examen: si de saliva, de sangre o de orina (vea la sección de fuentes al final del libro, en donde encontrará un listado de laboratorios de primera línea). A continuación le diré lo que opino de los exámenes en pocas palabras:

❋ **Examen de saliva**: Es apropiado para las personas que se aplican las hormonas sobre la piel. Asegúrese de que le tomen el examen justo en la mitad de dos aplicaciones. Me explico: si usted se unta la crema a las diez de la noche para que la ayude a relajarse antes de dormir, debe ir a que le tomen el examen a las diez de la mañana, es decir, justo en medio de las dos dosis de las diez de la noche. Si el nivel de sus hormonas resulta demasiado alto, quiere decir que se está poniendo demasiada crema o que le tomaron el examen a una hora inapropiada. ¿Ve por qué le digo que es bueno tener la asesoría de un médico?

❋ **Examen de sangre (un pinchazo)**: Ésta también es una buena opción para quienes usan cremas. Se trata de un pinchazo indoloro en el dedo, y aunque se saca sólo una gota de sangre, muestra claramente lo que está pasando con sus células. Es mucho mejor que el típico examen de sangre, que puede mostrar un nivel bajo de las hormonas totalmente artificial, que llevaría a su médico a pensar que usted necesita una dosis más alta de la que en verdad necesita.

❋ **Examen de sangre**: Algunos médicos prefieren este tipo de examen, pero no es una buena opción para quienes usan cremas, pues, como dije antes, el resultado puede parecer muy bajo. La razón es que las hormonas de la crema pasan de la piel al torrente sanguíneo, pero lo abandonan pronto, pues se dirigen directamente hacia las células que son su objetivo. Así que me parece que este examen de sangre tradicional no es tan acertado como los otros.

❋ **Examen de orina**: Me gustan los exámenes de orina porque una medición de veinticuatro horas de la orina refleja bastante acertadamente lo que está sucediendo con las hormonas dentro de sus células. Sin embargo, este tipo de examen en particular es más apropiado si usted está tomando hormonas por vía oral, puesto que si usa cremas, el resultado no va a ser tan certero.

Hormonas a su medida

Los médicos que miden el nivel hormonal pueden llevar las hormonas bioidénticas un paso más allá al indicárselas según sus necesidades particulares. Por ejemplo, algunas cremas de estrógeno pueden contener una cantidad mínima de DHEA para darles arranque a las glándulas adrenales (es la receta perfecta para las mujeres agotadas adrenalmente, que se sienten cansadas, que están pasando por la menopausia y que tienen demasiados episodios de oleadas de calor durante el día). Otra fórmula especialmente compuesta por su farmacéutico según las instrucciones de su médico podría incluir estrógeno junto con testosterona, lo que no sólo eliminaría la resequedad vaginal, sino que haría explotar fuegos artificiales en su habitación.

Como puede ver, incluso si lleva algún tiempo sufriendo síntomas severos, todavía hay esperanza de que pueda sentirse mejor. Llame a las farmacias de su localidad en donde preparen sus propias medicinas y pregunte por los médicos que estén cerca de usted y que receten hormonas bioidénticas. Para encontrar una farmacia de este tipo, busque en las páginas amarillas en "farmacias" o llame a la International Academy of Compounding Pharmacies (vea la información al final del libro, en la sección de fuentes).

Quiera a su hígado

Un hígado maltrecho no es capaz de descomponer correctamente el estrógeno, así que es probable que se le suba peligrosamente el nivel, lo que aumenta el riesgo de que le dé cáncer. Revísese: si tiene venas bifurcadas debajo de la lengua, si tiene mal aliento, se siente cansada o tiene pequeñas manchas rojas en el abdomen, puede ser que el hígado le esté funcionando a marcha forzada. Consulte con su médico y tome los colaboradores hormonales que mencioné en el capítulo 11. A continuación encontrará algunos suplementos que miman el hígado, para que pruebe:

✳ **Cardo lechero**: De sus semillas se extrae una sustancia conocida como silimarina. Mejora la capacidad filtradora del hígado. Tome *150 mg tres veces al día* de silimarina estandarizada al 80 por ciento. Se consigue en todas partes, pero existe una forma superpoderosa llamada Siliphos, producida por Thorne, Phytosome y Natural Factors.

✳ **Liver Chi:** Le da al hígado un descanso al reducir los subproductos tóxicos que se supone debe filtrar. Tome *tres cápsulas dos o tres veces al día antes de las comidas.* Visite www.chi-health.com.

✳ **SAMe:** Ayuda al hígado a desintoxicarse de estrógeno. Recomiendo tomar *200 a 400 mg una o dos veces al día con el estómago vacío.*

> *Si usted está en terapia de sustitución hormonal, NO deje de tomar los medicamentos abruptamente. La terapia de sustitución hormonal hace que la producción de hormonas del cuerpo se haga muy lenta, así que necesita ir dejando los medicamentos lentamente, durante varios meses y bajo la supervisión de un médico, mientras el cuerpo empieza a producir sus propias hormonas naturales otra vez.*

cuarta parte

Consejos para el resto del cuerpo

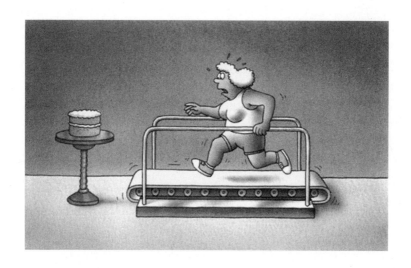

14

Recetas para librarse de las libras de más

lgunas veces pienso que la gente es como una vaca lechera para la industria médica. Piénselo: la obesidad aumenta el riesgo de sufrir enfermedades coronarias, hipertensión, diabetes tipo II, enfermedad vesicular, osteoartritis, apoplejía, cáncer e infertilidad. Y en las últimas décadas hemos visto un aumento enorme en la cantidad de personas que tienen sobrepeso en el país: ¡más de 127 millones! Lo que es peor es que las generaciones más jóvenes también se dirigen en esta dirección: desde 1980 el número de niños obesos se ha triplicado. Estamos destinando miles de millones de dólares a la industria médica, y todo empieza con lo que comemos.

Usted no alcanza a imaginar cuántos miles de personas he visto entrar a la farmacia a lo largo de los años para buscar concienzudamente medicamentos para perder peso que, la verdad, no sirven de mucho. Pues bien: este capítulo tiene el objetivo de ayudarla a navegar entre todos esos productos que causan tanta confusión, para que aprenda a mantenerse alejada de los que son inservibles o peligrosos. Más adelante, la llevaré de la mano para ayudarla a encontrar aquéllos que sí funcionan de verdad.

Deje de hacer dieta, mejor edite lo que come

Si usted no ha podido deshacerse del peso adicional, su cuerpo está siendo engañado porque los alimentos que está ingiriendo les están mandando mensajes tóxicos a sus células:

✳ "Caramba, aquí no hay nutrientes, sigo con hambre . . . Incluso con más hambre que antes. ¡Supongo que en un ratito comeré otra cosa!" (Ésta es la voz del cuerpo cuando come papas fritas, ya sean a la francesa o de bolsa, o cualquier otra comida rápida grasosa.)

✳ "¡Diablos! ¡Qué cantidad de azúcar! La voy a guardar como grasa porque no necesito tanta energía ahora mismo". (Así piensa cuando come productos de harina blanca horneados como bagels, pan, pasta, bebidas gaseosas, pasteles y dulces.)

✳ "Qué cosa más dulce . . . Creo que debe de ser azúcar, así que la voy a guardar como grasa". (Algunos estudios aseguran que a pesar de no contener azúcar, los edulcorantes artificiales pueden enviarle el mensaje al cerebro de que hay que guardarlos como grasa. Ya sea NutraSweet, Equal, Sweet'N Low y Splenda, entre otros.)

Ahora bien, ¿dónde encajan las dietas en todo esto? Cuando está a dieta, la mayoría de las personas come lo mismo de siempre, sólo que en menor cantidad. Pero, si se da cuenta, ésa es una manera de vivir artificial, además de que comer menos de lo mismo sigue enviando los mismos mensajes, sólo que a un paso más lento. A mí no me gustan las dietas porque no es posible mantenerlas. Eventualmente, uno abandona la dieta y el círculo vicioso empieza de nuevo.

Por otro lado, cuando ingerimos alimentos saludables, le mandamos al cerebro un mensaje positivo y saludable. Así que le recomiendo que sea muy selectiva con respecto a lo que se lleva a la boca porque puede írsele directo a las caderas. Si coge las letras de la palabra "dieta" y las pone en otro orden, verá la palabra "edita" y eso, exactamente, es lo que creo que tiene que hacer: no haga dieta, edite lo que come. Así:

❋ En lugar de edulcorantes artificiales, use azúcares naturales, miel, stevia, jarabe de arce, jarabe de agave o jugo orgánico de caña evaporado (ver el capítulo 6, donde hablé sobre la stevia y el jarabe de agave).

❋ En lugar de soda, tome agua, preferiblemente agua alcalina.

❋ En lugar de aceites vegetales claros, use aceite de coco, de semillas de uva, de aguacate o de oliva.

❋ En lugar de ingerir productos elaborados con harina blanca, prefiera los oscuros, ya sean de trigo o centeno integral o el famoso pan alemán llamado *pumpernickel*, que está hecho a base de masa fermentada de grano de centeno grueso.

❋ En lugar de papas fritas, ¿qué tal una papa al horno?

❋ En lugar de hamburguesa de res grasosa, coma pescado, pavo magro, pollo o búfalo (preferiblemente que haya sido alimentado con pasto).

❋ Si le gusta el jugo, póngale agua para que no sea tan dulce.

❋ En lugar de tomar malteadas, prefiera jugos naturales de fruta o verdura o prepárese un *smoothie* de yogur descremado.

❋ En lugar de comer ensalada todo el tiempo, varíe el menú y cocine al vapor algunas verduras verdes: la fibra la hará sentir satisfecha, además de que le aportará más nutrientes.

Ahora bien, si de veras está lista para comprometerse a editar lo que come, consulte el nuevo libro *Eat This, Not That!* de David Zinczenko y Matt Goulding (Rodale, 2007), que le enseñará otras cosas interesantes, como que es mejor comerse un Whopper Jr. (sin mayonesa) en lugar de un BK Big Fish. Estas dos comidas de Burger King son muy diferentes desde el punto de vista nutritivo. Yo creía que el emparedado de pescado era mejor para mí hasta que descubrí que el Whopper Jr. contiene solamente 12 gramos de grasa comparado con el BK Big Fish ¡que tiene 52 gramos de grasa! Lo ideal es evitar las comidas rápidas; sin embargo, si quiere darse un gusto, escoja sabiamente.

Secretos de Suzy que no requieren receta médica

La harina de almendra es sorprendente

¿Sabía que las personas que son diabéticas y las que tienen una dieta baja en carbohidratos pueden comer harina de almendra? No contiene gluten y puesto que es harina de una nuez, prácticamente no contiene carbohidratos tampoco. Me emociona decirles a las personas que sufren de la enfermedad de Crohn, colitis y otros trastornos inflamatorios intestinales que pueden ingerir esta harina sin problema. Por supuesto, está hecha a base de almendras, que son ricas en proteína, vitamina E y fósforo (que es bueno para los huesos). No contienen colesterol, pero sí antioxidantes anticancerígenos, lo que no es cualquier cosa para ser una nuez tan pequeña. Y es fantástico saber que todas esas propiedades se mantienen en la harina de almendra. En las tiendas naturistas se consiguen pequeñas bolsas de esta harina, aunque yo personalmente prefiero el sabor y la textura de la que vende Lucy's Kitchen Shop, www.lucyskitchenshop. com, 888-484-2126. Diez libras pueden costar alrededor de $65, y dura meses, si la mantiene en el refrigerador. Puede encontrar deliciosas recetas y directrices sobre la "dieta de carbohidratos específicos" en www.breakingtheviciouscycle.info.

Algunos medicamentos dan ganas de comer, como sedantes, tranquilizantes, antidepresivos, antialérgicos, hormonas femeninas y diuréticos. Desgraciadamente no existe un antídoto (¡aunque podría tratar una pizza grande!), pero al menos si está muerta del hambre, por fin puede entender por qué. Le puede preguntar a su médico si existe la posibilidad de que le cambie el medicamento por otro tipo, si le preocupa engordar.

¡Manténgase alejada de las estafas dietéticas!

La amarga verdad es que prácticamente ninguna de esas pastillas mágicas, pócimas, planes de comida, barras de energía o malteadas tiene la capacidad de desaparecer la grasa permanentemente si no continúa usando el producto. Los estafadores dietéticos saben que si usted está desesperada, va a comprar cualquier cosa sin verificar su autenticidad, su pureza o su fabricante, que bien podría tener su base de operaciones en un garaje sucio. Así que no va a perder peso, pero sí dinero y, tal vez, su buena salud. ¿Y acaso sueno dramática si le digo que su vida está en peligro? Algunos productos, inclusos los de buen nombre, contienen ingredientes que aceleran el corazón, suben la presión arterial y les causan daños a los riñones: una combinación mortal para quienes tienen débil el corazón o sufren de múltiples trastornos médicos.

Ahora, permítame presentarle algunos de los productos más populares que se consiguen en el mercado:

✳ **Zantrex-3**: "Sacude" el cuerpo para estimularlo a que queme grasa. Este pequeño dínamo tiene la misma cantidad de cafeína que tres o cuatro tazas de café. En la etiqueta se leen ingredientes como "yerba mate" y "semillas de guaraná", así como cafeína. Sí, le quita el hambre y la ayuda a perder algo de peso, pero tomar estimulantes de energía puede ser muy peligroso si usted sufre del corazón, hipertensión, diabetes o ansiedad. ¿Para qué correr el riesgo incluso si usted está sana? La pérdida de peso con esta pastilla es temporal, y algunos de los efectos secundarios pueden ser sudor frío, taquicardia, nerviosismo, dolor de estómago y diarrea.

✳ **NeoForm-3000**: Probablemente le debe de haber llegado por correo una oferta para comprar este producto, pero que no anuncia cuáles son sus ingredientes, ni dice cuál es el teléfono o la dirección del fabricante. Dice que puede comer todo lo que quiera, papas fritas incluso, y tomar vino, y sin embargo perderá peso. ¡Yo me siento más sana con sólo pensarlo! Le sugiero que haga caso omiso de esta oferta, échela al cesto de la basura y no le haga caso a cualquier otra que pretenda embaucarla.

✳ **TrimSpa**: Sí, efectivamente éste es el producto que usaba la fallecida Anna Nicole Smith. La historia detrás de las cámaras es casi graciosa: en 2005, el fiscal general de Nueva Jersey condenó a un hipnotizador que hacía presentaciones en público tratando de vender más TrimSpa a través de campañas publicitarias engañosas. Sus socios y él engatusaban a la gente para que asistieran a seminarios en los que se discutían enfoques de la pérdida de peso sin medicamentos, para después hacer una ronda de venta del Trim-Spa. El productor tuvo que pagar $750.000 por su indiscreción. En cuanto a los ingredientes del producto, sí, es una fórmula sinérgica que la hará adelgazar, sin duda, pero contiene estimulantes, así que puede ser peligrosa para las personas hipertensas, que son ansiosas, que sufren del corazón o de los riñones o que tienen diabetes. Y con seguridad, una vez que deje de tomarla volverá a subir de peso.

✳ **SBM-GIGA-MAGTAB:** Éste es increíble. Leí uno de los anuncios publicitarios de su suplemento de ácido de fruta (que, a propósito, no es el mismo suplemento de magnesio que se llama igual) que decía: "Coma todo lo que quiera, cuando quiera, que no va a recuperar el peso que ha perdido". Sí, claro, como si eso fuera posible. Su página web es más cuidadosa y sólo dice que "es posible que pierda una libra al día". Cuando llamé a Canadá y fingí que iba a comprar el producto, la operadora me dijo que el valor dependía de cuántas libras quería perder. Le contesté que entre diez y veinte libras, entonces me informó que tenía que pagarles $98 más gastos de envío, ¡cada veinte días! ¡Qué descaro! Tres días más tarde volví a llamar, y para entonces el precio había bajado a $75 por dos meses. Caramba, tal vez si vuelvo a llamar en varias semanas, ¡me van a pagar ellos a mí por tomarlo! Le sugiero que diga: "No".

✳ **ThermoSlim:** Los fabricantes tuvieron que pagar un millón de dólares a los consumidores por haber dicho en sus comerciales mentiras ridículas como que este producto servía para bajar noventa y cinco libras en sesenta días, que uno podía comer todas las hamburguesas, papas fritas, malteadas y tartas de queso que quisiera y aun así iba a perder mucho peso, además de que era "el producto más saludable en el mercado para perder peso". ¿Saludable? ¿Cómo alguien puede creer que bajar de peso rápido es saludable? ¡Si es de lo más peligroso! Uno tiene que adelgazar paulatinamente, máximo unas dos o tres libras a la semana, porque de lo contrario el cuerpo se va a ver inundado de todas las toxinas acumuladas en la grasa, por no mencionar el tremendo esfuerzo que tienen que hacer el corazón, el hígado y los riñones.

* **Cremas y geles para el cuerpo**: No sea tan ingenua, no existe ninguna crema que tenga la capacidad de disolver la grasa o hacer desaparecer la celulitis. La celulitis es en parte un problema de circulación porque aparece cuando pequeños depósitos de grasa se acomodan dentro de los tejidos. Y las cremas no penetran en la piel lo suficientemente profundo como para poder disolver los depósitos de grasa. Entonces, no les crea a esas bonitas etiquetas que muestran fotos retocadas de piernas *sexys*. Cuando la etiqueta prometa ridiculeces, devuelva el producto al estante. Yo creo que estas cremas son básicamente humectantes que tienen el objetivo de atraer a compradores desprevenidos que les creen a los anuncios publicitarios engañosos. ¡Espero que usted no esté dentro de este grupo!

* **Parches**: Me huele que estos parches no contienen ni un solo ingrediente que pueda realmente quemar la grasa o eliminar la celulitis, sin mencionar que pueden ser irritantes. Por ejemplo, ya retiraron del mercado un parche para adelgazar de hidrogel y la Federal Trade Comission (FTC) ha clausurado numerosas compañías fraudulentas. ¿Recuerda la propaganda que decía "pele las libras de más"? El fabricante de ese parche de algas marinas, que prometía que tenía la capacidad de eliminar entre tres y cinco libras a la semana, tuvo que pagar un millón de dólares como compensación por sus mentiras. Claro, es que si uno va a tener contacto con algas marinas, es mejor que sea por medio de la boca, ¡en forma de rollito de *sushi* de atún con jengibre y mayonesa picante!

* **Aparatos abdominales**: Mi marido, que es quiropráctico, los llama "sacudidores musculares". Se supone que uno debe amarrarse el aparatito a la cintura ¡y listo! La vibración va a quemarle a uno cuatro pulgadas en treinta días y le va a dejar el abdomen como el de la modelo que contrataron para la propaganda y que, con seguridad, ni siquiera tiene el aparato. ¡Sí, claro! Siento bajarla de esa nube, pero la única manera de tener esos músculos es sudar, pero probablemente ni así va a poder tener el cuerpo como el de la modelo, a menos que la hayan bendecido genéticamente, coma como un pájaro y haga del ejercicio su trabajo de tiempo completo. Aunque es probable que aun así le tengan que hacer liposucción. Por eso sencillamente diga: "¡NO!".

La grasa empieza en el cerebro

Esto quiere decir que el cerebro no le está mandando al cuerpo las señales adecuadas para que deje de comer porque ya está satisfecho. Esa señal química se llama leptina, y es una señal de alto. Si usted se devora las comidas, no le da tiempo a la señal de que se active porque ésta necesita entre diez y quince minutos iniciales para hacerlo. Por esta razón, las personas que comen rápido tienden a ser más robustas que quienes se toman su tiempo y saborean cada bocado. Si usted tiene una deficiencia en vitamina D porque no recibe suficiente sol, es probable que también se esté quedando corta en leptina. Así que le sugiero que tome un suplemento de vitamina D, alrededor de *1.000 IU al día*, lo que puede ayudarla, aunque indirectamente, a perder peso.

Incluso si la grasa empieza en el cerebro, eventualmente termina acumulándose en sus cojines para sentarse. Entonces, tenga presente que la mejor manera de reajustar su termostato de quemar grasa es hacer ejercicio. Según un estudio, hacer ejercicio por cuarenta y cinco minutos al día eventualmente la hará más liviana entre once y dieciocho libras que si fuera sedentaria. El ejercicio le permite al cuerpo quemar grasa incluso cuando está descansando porque modifica la manera en que sus células procesan las moléculas que usted come.

¿Su médico ha considerado todas las opciones?

A algunos de nosotros se nos dificulta perder peso o mantener un peso estable y saludable porque tenemos lento el metabolismo. Comemos menos y menos, pero el peso adicional se empeña en quedarse en el cuerpo o incluso tiende a aumentar. Para modificar esta tendencia necesitamos recuperar la salud de nuestro metabolismo.

El punto más obvio para empezar a indagar sobre los problemas metabólicos es la tiroides. La mayoría de los médicos puede medir el nivel de sus hormonas tiroideas con un sencillo examen de sangre (si quiere más información sobre el funcionamiento de la tiroides, lea el capítulo 1). Otro punto que puede ser el origen del mal funcionamiento del metabolismo son las hormonas femeninas. Algunas mujeres producen demasiado estrógeno o toman medicamentos que contienen estrógeno y que pueden hacerlas retener líquidos y acumular grasa o volverles lenta la tiroides, lo que después, a su vez, contribuye con el aumento de peso. Tener equilibradas las hormonas y que el nivel de estrógeno esté dentro de los rangos saludables es muy importante, así que lea los capítulos del 11 al 13.

Otra razón desconocida para la terquedad de esas libras adicionales es la inflamación. Existen químicos peligrosos como las especies reactivas del oxígeno, la proteína C reactiva y la homocisteína, que causan inflamación, una enfermedad que implica un montón de riesgos para la salud y que puede hacerla subir de peso. Por fortuna, el paso siguiente es sencillo: pídale a su médico que le ordene un examen de sangre que le mida cómo están estos indicadores de inflamación. Si los niveles están altos, trabaje en conjunto con su médico para bajarlos, pues una vez que lo logre su salud general va a estar mejor.

Una manera fácil de hacerlo es con suplementos de venta libre de complejo B y del ácido hidrocloruro de betaína, que puede aplacar la inflamación. He encontrado un producto que contiene una combinación de formas de fácil absorción de las vitaminas B y de betaína, todo en uno: MethylGuard, de Thorne. Sólo siga las instrucciones de la etiqueta. Si no consigue este suplemento o no tolera el ácido de la betaína, compre entonces un complejo B de buena calidad y tómelo todos los días. También la SAMe es de vital importancia porque este aminoácido ayuda en el tratamiento del dolor en las articulaciones y de la depresión. Pruebe tomar *200 a 400 mg dos veces al día con el estómago vacío.* Me gustan las marcas Life Extension y Nature Made, pero en las farmacias del país se consiguen muchas otras.

Una caminata por el pasillo

Ahora demos esa caminata que le prometí a lo largo de los pasillos de mi farmacia para buscar esos productos que sí pueden ayudarla, en verdad, a bajar de peso, ¡sin necesidad de un médico!

✳ ***Hoodia gordonii***: Este supresor del apetito natural es un derivado de un cactus surafricano y es realmente eficaz: quita el hambre sin ponerlo a uno nervioso. Los oriundos del lugar de donde proviene lo han comido durante siglos y se ven bastante saludables, creo yo. Me encanta porque engaña al cerebro para que se sienta satisfecho, lo que hace que perdamos interés en la comida y, por tanto, comamos menos. A pesar de que no existen estudios importantes que respalden la *hoodia*, las compañías farmacéuticas le han dedicado tiempo a esta planta: están tratando de patentar el ingrediente activo P57, para que nos lo puedan vender con sobrecargo. Por ahora es de venta libre y es una opción confiable que las personas pueden probar, junto con buenos hábitos alimenticios y ejercicio, por supuesto. He escuchado decir a algunos que la han probado que además les da sensación de bienestar. Compre solamente un producto bueno que tenga el respaldo de un laboratorio independiente (fíjese bien, porque hay un montón de laboratorios que no son nada serios) y asegúrese de que la etiqueta diga que forma parte de la Convention on International Trade in Endangered Species (C.I.T.E.S.) y que el certificado no tenga más de seis meses. También fíjese que esté impreso el teléfono y/o la dirección de la compañía que lo fabrica. Algunos de los mejores productos hasta ahora son Hoodi-Thin y HoodiSpray, que son extractos líquidos, y Desert Burn y Hoodia Gordonii Plus, que son suplementos para tomar por vía oral. La dosis es diferente para cada producto, así que sólo siga las instrucciones.

✳ **L-carnitina**: Este aminoácido es capaz de sacar la grasa del torrente sanguíneo y llevarla hasta las células musculares, en donde se quema. Esto es bueno, especialmente si tiene sobrepeso porque probablemente debe de tener células de grasa adicionales y el colesterol y los triglicéridos altos, que le tapan los vasos sanguíneos. Entonces tener L-carnitina recorriendo el cuerpo la ayuda a deshacerse de esas grasas, que en últimas le da más energía mientras adelgaza. No es para nada un estimulante, aunque puede sentirse menos cansada. ¡Sí, señora! Y lo que es aun mejor: la L-carnitina es atraída por los músculos, incluyendo el corazón, así que también es un suplemento bueno para el sistema cardiovascular. Dosis: *500 a 1.000 mg tres veces al día.*

✳ **Glucomanano**: Es una fibra hidrosoluble extraída de la raíz de la leguminosa *Amorphophallus konjac*, que es similar a las que se encuentran en el pasillo de los laxantes. Sin embargo, tiene que comprar este producto en una tienda naturista. El glucomanano, como es una fibra, le da la sensación de estar satisfecha, haciendo que coma menos. Además de ayudarla a perder peso, puede serle útil si sufre de estreñimiento y de problemas del corazón. Tómelo con mucha agua y no se exceda en su uso, pues se hincha en el estómago hasta un tamaño mucho mayor que las fibras típicas. La dosis varía mucho, así que le recomiendo que siga las instrucciones de la etiqueta. Dos marcas buenas son Nature's Way y Natrol.

✳ **Ácidos grasos omega-3**: El aceite de pescado es rico en ácidos grasos omega-3, que aceleran la velocidad con la cual el cuerpo quema la grasa. Varias personas me han escrito a la columna para preguntarme si los ácidos grasos engordan. ¡Siempre les respondo que no! De hecho, uno necesita estas grasas buenas para poder eliminar esas otras grasas malas. Dosis: *1.000 mg una o dos veces al día.*

✳ **Diente de león (*Taraxacum officinale*)**: El extracto de esta planta ayuda al hígado a eliminar las toxinas, incluso aquéllas que forman la celulitis. Es un diurético, así que también ayuda a no retener líquidos. No corte las flores amarillas de su jardín, compre la planta verdadera en un mercado de productos frescos. Mezcle algunas de las hojas con su ensalada y prepare una infusión con ellas. No me gustan los suplementos porque esta planta puede interferir con demasiados medicamentos relacionados con la diabetes, la enfermedad vesicular, problemas del corazón e hipertensión. Así que sólo cómase algunas de las hojas y listo, no más.

✳ **5-HTP (5-metiltetrahidrofolato):** Ayuda a silenciar los antojos de carbohidratos, a equilibrar el estado de ánimo y a dormir mejor. Como ya vimos capítulos atrás, el 5-HTP es el precursor de la serotonina, uno de los químicos del cerebro que la hacen sentir mejor y tranquilizan. Cuando tomo este suplemento maravilla, puedo pasar junto a un horno lleno de *brownies* y no siento la menor tentación. Dicen que el picolinato de cromo tiene el mismo efecto, y puede que sea útil, pero las reseñas sobre él son contradictorias, mientras que la mayoría de la gente a la que le he recomendado 5-HTP me ha agradecido; ¡así que les creo a mis pacientes! Tenga presente que este suplemento puede causar soñolencia, por tanto, es buena idea empezar con una dosis pequeña e irla subiendo según las necesidades. También recuerde que puede intensificar el efecto de los tranquilizantes. Como ya le he insistido, no lo pruebe si usted está tomando antidepresivos ISRS (Prozac, Zoloft, Paxil). Dosis: *50 mg dos o tres veces al día.*

✳ **Gugulón (*Commiphora mukul*):** Muy usado en la medicina ayurvédica, el gugulón ayuda a controlar el colesterol mientras mejora la proporción del colesterol bueno con respecto al malo. También se puede bajar de peso, pero no si continúa comiendo hamburguesas con queso. En un ensayo clínico que se hizo con el gugulón entre 103 adultos, los científicos concluyeron que éste ofrece pocos o ningún beneficio (incluso en dosis muy altas) si se consume mientras se lleva una dieta típicamente occidental. Así que no se trata de un suplemento milagroso, pero puede serle de ayuda si hace cambios en su dieta y en su estilo de vida. Además, una advertencia si tiene tiroides lenta: el gugulón al parecer aumenta la THS (hormona de estimulación tiroidea), así que tómelo solamente cuando lo indique su médico y hágase exámenes rutinarios de la tiroides. Por último, este fantástico suplemento es capaz de diluir la sangre (que se considera como bueno); sin embargo, esto puede resultar peligroso para las personas que toman medicamentos anticoagulantes (warfarina, Plavix, aspirina) o hierbas anticoagulantes (ginkco, jengibre). Dosis: *2 g dos veces al día*, o siga las instrucciones en la etiqueta.

✳ **Coenzima Q10**: Este poderoso antioxidante hace que las células del cuerpo quemen la comida más eficientemente, lo que lo convierte en una manera sencilla y segura de reajustar el metabolismo y en un asistente eficaz a la hora de perder peso. También ayuda a revivir las células que están ahogándose en las personas que viven cansadas todo el tiempo o que sufren de enfermedades cardiovasculares, hipertensión o enfermedades del hígado. Dosis: *50 a 100 mg en la mañana*. Me gustan las marcas Jarrow, Country Life, Healthy Origins y Vitamin World.

✳ **Adaptógenos**: Si usted está bajo mucho estrés, con seguridad tiene las hormonas desequilibradas. Puede ser que tenga alto o bajo el cortisol, bajas la progesterona y la DHEA, o presente otros desequilibrios, cualquiera de los cuales puede ser la causa de que no pueda perder esas libras que tiene de más. Los adaptógenos ayudan a nutrir las glándulas adrenales (ver el capítulo 1), y cuando éstas están saludables, el nivel de cortisol se normaliza y así el cuerpo puede quemar grasa. Le recomiendo que busque maneras de mermar el estrés como hacer yoga, meditación o realizar técnicas de respiración, pero también puede tomar plantas adaptógenas como panax ginseng, ashwagandha, *cordyceps sinensis, rhodiola rosea,* raíz de regaliz y eleuthero. Personalmente, me gustan las fórmulas combinadas como Phytisone, de Thorne, y Adreset, de Metagenic, pero, de nuevo, para comprarlas tiene que hacerlo por medio de un médico o llamando directamente a la compañía (ver las fuentes). Algunas opciones más fáciles de conseguir son Stress Response, de Gaia Herbs, Adrenal Support Tonic, de Herb Pharm, y Mineral-Chi Tonic, de Nature's Sunshine. Estos dos últimos son jarabes, lo que los hace ideales si usted tiene problemas al tragar.

Enzimas excelentes

Uno no ve que les hagan demasiada publicidad a las enzimas debido a que no son una solución inmediata a la obesidad. Pero teniendo en cuenta que las enzimas ayudan a procesar eficientemente los alimentos, en últimas sí ayudan a adelgazar. Si las enzimas le funcionan correctamente, usted se siente satisfecha, su cerebro cuenta con todo lo que necesita para producir los químicos del bienestar y su metabolismo está equilibrado y funciona eficientemente. Si usted fuera a tomar sólo un suplemento al día (aparte de su multivitamínico), éste debería ser de enzimas. Estoy convencida de que la salud de Estados Unidos mejoraría drásticamente si la gente hiciera de las enzimas parte de su rutina diaria.

Las enzimas son tan importantes que si se tiene deficiencia en ellas uno puede llenarse de gases, sufrir de indigestión, de hinchazón, de acidez y de otros trastornos en todo el cuerpo. Algunos estudios han demostrado que las enzimas curan la soriasis, la inflamación crónica, la hipertensión, la diabetes, el cansancio, el acné, las alergias, la artritis, las infecciones, la depresión, la ansiedad, el vértigo y el asma. Verá los beneficios al cabo de una semana, aunque los efectos totales no se harán evidentes sino hasta tres meses después, más o menos, de haberlas empezado a tomar.

Es mejor obtener las enzimas de la dieta, comiendo montones de verduras crudas o apenas pasadas por vapor. No las cocine en exceso, pues el calor es el enemigo número uno de las enzimas. Si de todas maneras decide comprar un suplemento de enzimas, busque productos que contengan las enzimas más importantes, como lipasa (digiere la grasa), amilasa (digiere los carbohidratos), lactasa (digiere la leche) y proteasa (digiere las proteínas).

> *Las personas que sufren de gastritis o que tengan úlcera (gástrica o duodenal) deben evitar tomar enzimas. Específicamente, la proteasa, que irrita e inflama tanto el estómago como el duodeno.*

En el mercado encontrará también otras enzimas fantásticas en combinaciones de alta calidad. Algunas de ellas son pancreatina, bromelina, tripsina y quimotripsina. Son buenas opciones, aunque escoja sólo una.

❋ **Wobenzym N**: *tres cápsulas dos veces al día; tomarlas al menos cuarenta y cinco minutos antes de las comidas*

❋ **Digest, de Enzymedica**: *entre una y tres cápsulas antes de cada comida*

❋ **B.P.P., de Thorne Research**: La sigla corresponde a betaína, pepsina y pancreatina (además de las enzimas, esta fórmula contiene un poquito de ácido). Tome *dos cápsulas con cada comida.*

Mis opciones de dieta

Con frecuencia la gente me pregunta cuáles dietas recomiendo. De las que he estudiado, las que más me gustan son las que voy a mencionar más abajo. Me gustan no sólo porque son eficaces en la tarea de ayudar a bajar de peso, sino porque mejoran la salud y traen bienestar en muchos sentidos: cualquiera de ellas la ayudará a mermar el riesgo de sufrir enfermedades del corazón, cáncer y apoplejía, mientras combaten la inflamación, el dolor, las enfermedades autoinmunológicas y el cansancio.

❋ The pH Miracle Diet: www.phmiracleliving.com

❋ Dieta asiático-mediterránea: www.mediterrasian.com

❋ Dieta de Dean Ornish: www.ornish.com

❋ Dieta de Barry Sears: www.drsears.com

❋ Dieta de carbohidratos específicos: www.breakingthevicious cycle.com

❋ Dieta vegetariana: no es una dieta específica, pero puede encontrar ideas magníficas en www.goveg.com

Lo básico sobre la celulitis

Los hoyuelos de la piel, que son la señal más clara de que se tiene celulitis, afectan más a las mujeres que a los hombres. Ocurre porque algún tejido de la piel hala hacia abajo mientras células de grasa y otras que retienen agua empujan hacia arriba. La combinación de estas dos fuerzas causa esa apariencia de piel de naranja. Y no sólo les sucede a las mujeres gordas, las flacas también pueden verse afectadas por la celulitis.

Existen muchas teorías que tratan de explicar por qué se forma la celulitis, pero la que más me convence a mí es la que dice que es a causa de la mala circulación. El tejido conectivo que está bajo la piel se deforma y debilita, entonces empieza la acumulación. Y por eso ni las dietas ni el ejercicio tienen efecto sobre la celulitis porque no es una consecuencia de la grasa, sino de la mala circulación. Esto también explica por qué las mujeres jóvenes y sanas tienen menos celulitis, sin importar cuánto pesen, mientras que las mujeres mayores parecen tener más. Lea el capítulo 2 para que aprenda a arreglar sus vasos sanguíneos y mejorar su circulación porque la mayoría de cremas y menjunjes no le van a servir de nada. Antes de recurrir a un par de fajas Spanx (que también funcionan) trate de sobarse la celulitis. Usted quiere deshacerse de ella, no solamente ocultarla hasta que su desprevenida pareja se dé cuenta de la verdad.

Una buena opción es sobarse la piel para "barrer" la celulitis. Sobar la piel seca mejora la circulación de la linfa, lo que puede, a su vez, reducir la celulitis, junto con una dieta sana. Compre un cepillo para el cuerpo, que cuesta $10, más o menos, de ésos que tienen las cerdas suaves y que venden en las tiendas naturistas y de productos de belleza. Cepíllese las extremidades con golpecitos cortos (o circulares), empezando por los pies y subiendo poco a poco por las piernas, siempre moviendo el cepillo en dirección al corazón, y después por el lado interno de los brazos. El objetivo es mover las células hacia el corazón, para que pueda procesarlas y ponga a recircular la linfa. Le hago una advertencia: no se cepille el cuerpo si tiene algún tipo de cáncer.

Los cepillos para el cuerpo y las esponjas vegetales son muy buenos exfoliantes, entonces trate de sobarse cuando se bañe usando su gel de baño favorito. Si su pareja quiere participar alguna vez, pídale que le dé primero un golpecito ligero con el cepillo y después otro en el mismo punto pero con la mano, y así por todo el cuerpo . . . ¡Se siente delicioso en la espalda!

Las píldoras bloqueadoras de grasa pueden tener efectos secundarios imprevistos

Alli es el único medicamento para adelgazar de venta libre aprobado por la FDA. Es un bloqueador de grasa como el Xenical (orlistato) que se vende por receta. Alli es básicamente Xenical pero la mitad de la dosis. Este medicamento evita que un cuarto de la grasa que ingiere en la comida se absorba, de modo que si usted ingiere cuatro cuñas de pizza, solamente absorberá la grasa de cuatro cuñas. Este es un buen momento para recordarle que si está tratando de perder peso, entonces debería llevar una dieta baja en calorías…¡y baja en pizza!

Es sorprendente, pero en la actualidad aproximadamente el 65 por ciento de los adultos en Estados Unidos tienen exceso de peso o están obesos, según National Institutes of Health.

Un estudio realizado en 2006 entre adolescentes 14 a 18 años mostró que el orlistato no redujo significativamente el índice de masa corporal después de seis meses de uso. En comparación con el grupo de placebo, el grupo de orlistato había aumentado los efectos adversos, que ocurren generalmente en el tracto gastrointestinal.

El orlistato no es una píldora milagrosa, sino una ayuda para un plan mayor que incluya dieta, ejercicio y fuerza de voluntad. Supera muy modestamente a las píldoras de placebo, pero sin acelerarle el corazón ni embalarla, ni tampoco interfiere con el sueño. Algunos efectos secundarios que pueden arruinarle una salida o un viaje en avión pueden ser deposiciones sueltas e inesperadas o flatulencia. Con su uso prolongado puede ocurrir una deficiencia de vitaminas, sobre todo las solubles en grasa como la vitamina A, la D, la E y la K. Las personas que toman adelgazantes de la sangre o sufren de diabetes o de enfermedades de la tiroides deben consultar al médico antes de tomar este medicamento.

Visite www.myalli.com o lo puede comprar en la mayoría de las farmacias.

15

Recetas para rejuvenecer

Si usted es como la mayoría de las mujeres, probablemente tiene cajones y cajones llenos de frascos, cremas, tubos y lociones a medio usar que prometen darle una apariencia radiante y más joven a su piel y lograr efectos "impresionantes" y "nunca antes vistos". Siento decirle que la mayoría de estos productos no son más que humectantes que contienen ingredientes impronunciables y químicos sintéticos que ¡incluso pueden envejecerle la piel más rápidamente!

Claro que en el mercado se consiguen productos maravillosos, aunque yo creo que una piel, unas uñas y un pelo realmente hermosos son el resultado de una buena salud interior. ¡Cosas buenas para adentro, cosas buenas para afuera! Así que en este capítulo le voy a dar algunas claves, le voy a revelar algunos de los secretos nutricionales mejor guardados y le voy a decir cuáles productos realmente ayudan a devolver el tiempo. Y no va a tener que gastar montones de dinero para sentirse bonita. Todo empieza por dentro, una célula sana a la vez.

Tic-tac, tic-tac . . . El reloj de los radicales libres está marcando el tiempo

¿Por qué parece que para algunas mujeres el reloj marca el tiempo con mayor velocidad? ¿Por qué algunas mujeres se ven fantásticas mientras otras de su misma edad tienen arrugas profundas y la piel flácida? La respuesta podría ser por los radicales libres, moléculas altamente cargadas que rondan como locas entre las células. Escogen como pareja a otras células que están por ahí sin hacer nada y las exaltan también, lo que crea una reacción en cadena en la piel: un escuadrón de células enloquecidas que disparan a diestra y siniestra y matan a "testigos" inocentes, es decir, las células y los tejidos de los alrededores.

En pocas palabras: ¡los radicales libres envejecen! Hay que detenerlos y sólo hay una manera: con sus antagonistas los antioxidantes. Así que el primer paso es eludir los radicales libres y después, si no se ha podido evitar que invadan el sistema, hay que neutralizarlos en cuanto sea posible.

Alimentos que arrugan: Azúcar, panes, pasta, café, alimentos procesados, edulcorantes artificiales, glutamato de monosodio
Alimentos antiarrugas: Agua, salmón, aceite de oliva, aceite de semillas de uva, arándanos, jugo de naranja, té verde, col

Es preferible ingerir una dieta sana que tomar un montón de antioxidantes, pero siéntase libre de tomar un suplemento, si lo prefiere. Puede ser que tome meses, pero los efectos que notará van más allá de la belleza porque los antioxidantes mejoran la salud de tantas maneras que es increíble: suben el estado de ánimo, cuidan del corazón, aumentan la energía y combaten el cáncer, sólo por mencionar algunos efectos.

Revitalizadores de la piel que pueden rejuvenecerla, ¡sin ir al médico!

A continuación voy a mencionarle mis productos favoritos para que se vea siempre bella, por menos de $10 al mes:

1. **Sílice**: Cada hebra de pelo de la cabeza, cada uña, cada diente y cada pulgada de piel contiene sílice. El sílice se puede ver en la arena de la playa, pero otras formas mantienen nuestro pelo brillante y nuestras uñas fuertes. Algunos de los síntomas de deficiencia de sílice, que sucede a medida que envejecemos, son pelo seco y opaco, uñas quebradizas y osteoporosis. Es buena opción lavarse el pelo con esos champús sofisticados y ponerse en la uñas esos productos endurecedores, pero con seguridad obtendrá mejores resultados si enriquece su nivel de sílice.

El primer paso para ingerir suficiente sílice es concentrarse en verduras y cereales como avena, mijo, cebolla, cereales integrales y papa. También puede tomar un suplemento de sílice, pero asegúrese de tomar solamente extracto acuoso al 100 por ciento, derivado de cola de caballo (*equisetum arvense*): es una fabulosa fuente de sílice que también aporta algo de calcio. Como el sílice se usa para formar el colágeno, sirve para ayudar a curar ligamentos rasgados y ayuda a mejorar las hemorroides. Me gusta la marca de Natural Factors. Dosis: *500 mg tres veces al día*.

2. **Vitamina E**: Esta vitamina es una maravilla antiarrugas. Me gusta porque al ser aceitosa puede colarse dentro de las células de grasa de la piel a donde los otros antioxidantes no pueden llegar. Pero no se preocupe: no le va a engrasar la piel para nada. Por el contrario, si la toma todos los días, puede suavizar la piel, poner el pelo brillante y grueso y suavizar las líneas de expresión. La vitamina E es un embellecedor poderoso que también ayuda a proteger el corazón, los ojos y el sistema inmunológico al tiempo que aplaca los síntomas premenstruales. Y definitivamente éste es el suplemento que necesita si quiere cicatrizar bien. Si se ha hecho una herida pequeña o tiene alguna cicatriz de alguna operación, sólo tiene que punzar una cápsula de vitamina E (*800 IU*) y untarse el aceite en el área afectada, o también puede aplicarse aceite de vitamina E, que venden en casi todas las farmacias y tiendas naturistas del país.

3. **Vitamina C**: Esta vitamina es el principal suplemento contra la gravedad, pues mantiene la piel firme y no deja que se descuelgue, además, es la mejor defensa contra los radicales libres. A diferencia de la vitamina E, que es aceitosa, la C es resbalosa como una anguila y, como ella, es de agua, es decir, hidrosoluble, y es capaz de bañar prácticamente todas las células del cuerpo, lo que intensifica su impacto. Tomar vitamina C (y ponerse crema que la contenga) aclara las manchas de la piel, pues repara los capilares maltrechos que las producen. Por otra parte, la vitamina C también nos ayuda a estar más contentas, energéticas y concentradas, debido a que es uno de los ingredientes que componen los químicos del cerebro que nos hacen sentir bien. Algunos alimentos ricos en esta vitamina son las frutas cítricas, las fresas, los pimientos, la espinaca, el brócoli y el tomate. En cuanto a los suplementos, los mejores son los de liberación prolongada y los recubiertos, que contienen una proporción de 2:1 entre ácido ascórbico y bioflavonoides. Dosis: *500 mg dos veces al día* .

4. **Ácido alfalipoico (ALA) o R ácido alfalipoico (R-ALA)**: El ALA es un antiarrugas poderoso: según un pequeño estudio, tiene la capacidad de reducir las líneas de expresión hasta en un 50 por ciento. Y todo lo que hace el ALA, el R-ALA lo hace mejor. Estos nutrientes reúnen los mortales radicales libres y los metales indeseables y ayudan al cuerpo a eliminarlos, lo que es una cosa fantástica, puesto que metales como el mercurio, el cadmio y el plomo al parecer tienen ingerencia en trastornos tales como la neuropatía diabética, la hipertensión, el Alzheimer y las enfermedades hepáticas. Y lo mejor de todo es que estos dos ácidos pueden regenerar cuatro antioxidantes que son todavía más poderosos: la vitamina C, la vitamina E, la CoQ10 y el glutatión. Entonces, si usted toma ya sea ALA o R-ALA, junto con alguno de estos antioxidantes, ¡obtiene un gran beneficio para su estado de belleza! Dosis de ALA: *100 mg en la mañana*. Se consigue en tiendas naturistas y en algunas farmacias. O si decide probar R-ALA: *50 mg al día*. Se consigue en Thorne Research, www. thorne.com, y en algunas tiendas naturistas.

5. **Complejo B**: Las vitaminas B ayudan a tener un pelo hermoso, pero la mejor de todas es la biotina, claro que trabaja conjuntamente con sus hermanas: ácido fólico, tiamina, B_6, B_{12}, riboflavina y demás, para evitar que salgan canas prematuramente, que el pelo se ponga grasoso, que salga caspa y que crezca poco. Por otra parte, las B combaten el cansancio. Ahora bien, es probable que tenga una deficiencia en estas vitaminas si tiene la piel seca, se le han hecho heridas, siente tirones en los músculos, tiene poca coordinación o sufre de insomnio. Aproximadamente el 40 por ciento de las personas que sufren de dermatitis tiene deficiencia de estas vitaminas. Los medicamentos que contienen estrógeno, como los anticonceptivos y los de la terapia de sustitución hormonal, son ladrones de las vitaminas B, entonces le sugiero que si toma esos medicamentos, empiece a tomar un suplemento de complejo B (en la parte V encontrará otros ladrones de las B). Dosis: *50 mg de complejo B en la mañana.*

6. **Ácidos grasos omega-3**: Los ácidos grasos esenciales llamados omega-3 provienen del pescado. Sé que es raro pensar que el omega-3 es bueno para la piel, teniendo en cuenta que los peces tienen una piel escamosa tan horrible, pero confíe en mí: el extracto de omega-3 (EPA/DHA) la va a hacer resplandecer. También pone el pelo brillante y evita que tanto la piel como el pelo se resequen y se debiliten. Éste es el suplemento perfecto para usted si sufre de soriasis o eczema. Además, tiene que saber que los ácidos grasos omega-3 también mejoran la digestión y ayudan a adelgazar. Asegúrese de tomar un suplemento de buena marca (a mí me gusta Nordic Naturals). Dosis: *1.000 mg de EPA/DHA una o dos veces al día.* Si usted es alérgica y sencillamente no puede tomar aceite de pescado, pruebe el aceite de krill, otra fuente rica en ácidos grasos esenciales que aunque es un derivado marino a muchas personas les

> El aceite de coco es un bálsamo para la piel seca, escamosa y cuarteada, ya sea de las manos, los codos o los talones. Se consigue en las tiendas naturistas y lo único que tiene que hacer es darse unos masajes con él en la zona afectada dos veces al día durante unas pocas semanas.

viene bien. Tome la misma dosis: *1.000 mg una o dos veces al día*. Algunas marcas que producen aceite de krill son Neptune, Twinlab y Thorne Research, entre otras.

Antioxidantes de origen vegetal

Las plantas, especialmente las bayas y las verduras, también contienen poderosos antioxidantes. Puede, sin ningún problema, tomar un antioxidante de origen vegetal al mismo tiempo que los suplementos que mencioné antes. De hecho, yo lo haría. Los nutrientes que contienen los antioxidantes de origen vegetal tienen efectos de largo alcance en todo el cuerpo y protegen todas las células. Écheles un vistazo a las "Platioxidants" de Thorne, en www.thorne.com, u otra buena opción es Doctor's Choice Antioxidant, de Enzymatic Therapy, que se consigue en la mayoría de las farmacias del país.

También puede probar algunos de los deliciosos jugos que están colmados de estos antioxidantes, como el de granada y el de arándano, o los jugos tropicales especializados como Noni, Goji Juice o Mangosteen (estos tres se consiguen en la mayoría de las tiendas naturistas).

Piel irritada y con comezón

Si usted sufre de eczema o dermatitis, dos palabras que describen fielmente la piel irritada y con comezón, aquí hay una solución: tome aceite de onagra, un suplemento dietético de ácidos grasos esenciales rico en ácido gamma linoleico (AGL). Investigaciones realizadas en 1993 demostraron que los bebés con eczema presentaban niveles bajos de estos ácidos grasos esenciales, probablemente por una deficiencia presente en la madre. Los niños y adultos con estas enfermedades de la piel responden magníficamente bien a los suplementos ricos en GLA, como el aceite de onagra, algunas veces en apenas cuatro semanas.

Estos suplementos se venden en cápsulas de gelatina, y dicen "Evening Primrose Oil" en la etiqueta. También puede decir "linoleic acid" (ácido linoleico) o "other fatty acids" (otros ácidos grasos). Tome el aceite de onagra con las comidas para minimizar los efectos en el estómago y no lo consuma en grandes cantidades, ya que el AGL puede producir inflamación en el cuerpo.

Elija lo natural

Seamos honestas, es difícil descifrar los ingredientes de las etiquetas, pero realmente vale la pena ser precavida porque muchos de los productos llamados de "belleza" para el pelo, la piel y las uñas contienen químicos que son nocivos para la salud, según lo han demostrado varios estudios.

Por ejemplo, muchos champús y productos cosméticos están repletos de colores y fragancias sintéticos (que pueden causar cáncer), de diazolidinil urea (que puede liberar el peligroso preservante llamado formaldehído), de lauril sulfato de sodio (algunos estudios controversiales lo han relacionado con dolores de cabeza y daño de los nervios), de glicol de propileno (que puede causar daños hepáticos y renales, además de eczemas) y de parabens (que son xenobióticos, que, como ya vimos, son sustancias que actúan como estrógenos dentro del cuerpo y por tanto aumentan el riesgo de sufrir predominio del estrógeno). Y no me haga empezar a hablar sobre los labiales y los productos de maquillaje, ¡no tengo suficientes páginas en este capítulo!

El punto es que si usted quiere estar bien informada en temas de la salud, que es algo que siempre recomiendo, por favor, busque alternativas naturales y confiables que sean buenas para el medio ambiente y que hayan sido probadas en personas. Empiece por visitar www.safecosmetics. org, allí encontrará una lista de las compañías que firmaron un documento en el que "prometieron no usar químicos en sus productos que se sabe o se sospecha que pueden causar cáncer, mutaciones o defectos de nacimiento". Para diciembre de 2006 habían firmado aproximadamente quinientas compañías, y la página web actualiza constantemente esta lista. Es probable que se sorprenda, pero cuando terminé de escribir este libro, la mayoría de las grandes compañías no habían firmado, como Estée Lauder, Lancôme, Procter & Gamble, Revlon, L'Oréal y Avon. Me complace informarle, sin embargo, que Sally Hansen aceptó sacar de sus esmaltes de uñas tres químicos malísimos que al parecer tienen relación con el cáncer y algunos defectos de nacimiento.

A pesar de que yo misma tengo en mi cajón de los cosméticos varios productos de esas marcas archiconocidas, estoy haciendo un esfuerzo por inclinar mi régimen de belleza en favor de compañías naturales y holísticas que se toman el trabajo de invertir un poco más de tiempo y dinero para que los consumidores estén más protegidos de los químicos dañinos. Algunas de las compañías que sí firmaron el documento son Aubrey Organics (www.aubrey-organics.com), The Body Shop, que se encuentra en muchos centros comerciales (www.bodyshop.com), Kiss My Face (www.kissmyface.com), The Purist Company (www.purist.com), Naturopathica (www.naturopathica.com) y Juice Beauty (www.juicebeauty.com). A veces se consiguen estas marcas, y otras naturales, en las tiendas naturistas, en algunas farmacias, en algunos distribuidores como Sephora y en Internet.

Otra página web fantástica que debería visitar es Skin Deep. En esa página uno puede escribir el nombre de un producto y verificar qué tan seguro es. Debido a que la FDA sólo ha evaluado aproximadamente el 11 por ciento de los 10.500 ingredientes que se encuentran en los productos cosméticos, esta página web nos ayuda a establecer qué tan seguros son los productos que usamos habitualmente. Me quedé pasmada cuando consulté uno de mis limpiadores faciales favoritos: contiene cinco ingredientes que al parecer tienen relación con el cáncer de seno y otros cinco que se cree que trastornan el sistema endocrino, lo que quiere decir que pueden afectar todo el sistema hormonal, así como la fertilidad. En cuanto al gel bronceador que uso, ni le cuento los resultados que arrojó Skin Deep, pero lo tiré a la basura de inmediato. Créame: no sólo sabrá más después de visitar esta página web, sino que será más selectiva en cuanto a los productos de cuidado personal que usa, lo que es bueno porque cada pequeña cosa que haga para preservar su buena salud es importante. ¡No se unte venenos ingenuamente! Verifique qué tan seguros son en realidad los productos que usa y cambie de marca si es necesario. Es muy sencillo, sólo tiene que ir a www.ewg.org/reports/skindeep2/index.php.

Deshágase de los pelos de abuelita

❋ Si le crecen pelos en la cara, hágase un examen que le mida el nivel de hormonas porque puede ser que tenga alto el de la testosterona. Me gustan los laboratorios ZRT y el de John Lee porque venden paquetes con todo lo necesario para realizarse uno mismo el examen.

✳ Para deshacerse de esos indeseables pelos de la cara, considere usar Vaniqa, una crema por receta comprobada clínicamente para reducir el crecimiento del vello facial en las mujeres. Se empiezan a ver los resultados al cabo de dos meses. Cualquier médico puede recetarla. Para más información, visite www.vaniqa.com.

✳ También podría considerar la electrólisis, si tiene demasiados pelos de abuelita en la cara. Mis amigas que se la han hecho me han dicho que si se tienen muchos pelos es un procedimiento bastante incómodo. Aunque a algunas personas les parece que la incomodidad vale la pena porque da buenos resultados.

Cómo deshinchar los ojos

Ooh La Lift, de Benefit, deshincha los ojos abotagados de inmediato y le da firmeza a la zona alrededor de éstos. Al ponérselo, los extractos de plantas tensan la piel y los pigmentos que reflejan la luz ayudan a que uno se vea como si hubiera dormido toda la noche, incluso si no es así. Se aplica debajo de los ojos como si fuera un corrector; al absorberse, después de un minuto, se siente una especie de tirón, como si nos estuvieran tensando la piel, mientras los ingredientes actúan. Algunos de ellos son extracto de frambuesa, algas, manzanilla y vitaminas A, D y E. Funciona tan bien, que realmente esconde el hecho de que estuvimos levantadas toda la noche, ya fuera con el bebé o estudiando para los exámenes finales. Se puede aplicar varias veces durante el día, incluso sobre el maquillaje. Se consigue en Internet: www.sephora.com o en www.benefitcosmetics.com.

Secretos de Suzy que no requieren receta médica

Humectantes hechos en casa, con olor a gloria

Muchos humectantes finos son incosteables; ¡algunos frasquitos cuestan más de $200!

Usted puede elaborar un humectante antienvejecimiento fantástico en casa que le hidratará la piel, evitará la pérdida de humectación y suavizará las líneas de expresión. Compre una loción

o crema humectante sin perfume. Si contiene antioxidantes, tales como vitaminas A, C o E, ayudará a reducir el daño ambiental de los radicales libres. Para un tarro de crema de 2 oz, agregue *10 gotas de aceite esencial puro de rosa y 2 gotas de manzanilla alemana*. Si no le gusta el perfume de rosas o le parece muy caro este aceite, use entonces *4 gotas de ylang ylang y 8 gotas de lavanda*. Para una botella de loción de 4 oz, añada *20 gotas de aceite esencial puro* o una mezcla de aceites esenciales. De cualquiera de las maneras, se puede hacer un humectante en casa para la cara o el cuerpo que es maravilloso para la piel y que huele a gloria.

Mascarillas mágicas

Póngase una mascarilla refrescante si quiere verse de maravilla:

✳ **Mascarilla limpiadora, de Bioré**: ¿Qué es azul y caliente y puede limpiar todo? La mascarilla limpiadora, de Bioré, que limpia y purifica la piel mientras calienta la cara. En cuestión de segundos se siente como si nos estuvieran haciendo un tratamiento de *spa* (¿o será una oleada de calor?). Esta mascarilla caliente abre los poros y absorbe el exceso de grasa y la suciedad. Pero no la use si tiene la piel muy sensible o si no le gustan los químicos. Se consigue en la mayoría de las farmacias del país. Costo: $8.

✳ **Mascarilla de barro de sílice**: Proviene directamente del famoso manantial caliente de Islandia, la Laguna Azul, y contiene sílice natural para sacar a la luz el brillo interno de su piel. Limpia profundamente, exfolia y cierra los poros, lo que hace que la piel se vea suave y radiante. También me gustan las sales minerales para el baño de esta marca, que son un magnífico bálsamo para el eczema y la soriasis. No me considero una persona demasiado exigente, pero estos dos productos son obligatorios en mi lista de productos de belleza, a pesar de que ni la mascarilla ni las sales son baratas: cuestan aproximadamente $50 cada producto. Visite www.bluelagoon.com.

✳ **Mascarilla antibacteriana fría, de Dermalogica**: Si usted tiene tendencia al acné, esta mascarilla puede ayudarla a espaciar los brotes. Contiene mentol, que enfría; zinc, que combate las bacterias; y extracto de té verde y de regaliz, para calmar la piel inflamada. ¡A uno casi que le dan ganas de comérsela! También contiene aceite de árbol de té verde natural y aceites esenciales de romero, salvia y naranja, que ayudan a reparar la piel. Los productos de Dermalogica se consiguen en los salones de belleza de todo el país, en Sephora y en Internet: www.dermalogica.com. Costo: $35.

Belleza con Botox

¡Belleza en un pinchazo! Este veneno poderoso es, en verdad, muy eficaz a la hora de suavizar las arrugas del ceño, que la pueden hacer ver furiosa todo el tiempo, las líneas profundas de la frente o las patas de gallo que molestan a tanta gente. El Botox es el procedimiento cosmético número uno en Estados Unidos: en el año 2005 se llevaron a cabo casi cuatro millones de tratamientos. Después de unos cuantos pinchazos que toman unos cuantos minutos, por unos cuantos cientos de dólares, uno puede esperar quitarse unos diez años de encima. Aunque hay que esperar entre tres y cuatro días después de los pinchazos antes de poder ver los resultados, que deben de durar entre cuatro y seis meses.

La clave para tener resultados óptimos con el Botox es encontrar un buen médico que tenga don artístico. Tiene que ser muy selectiva porque no todos los médicos son tan hábiles (o guapos) como Sean y Christian, de "Nip/Tuck". Por todo Hollywood se ven malos trabajos de Botox, que son los responsables de que algunas celebridades y presentadores de noticieros tengan ahora una imagen inexpresiva.

Si a usted no le gustan las agujas, pídale al médico que le ponga un poco de crema anestésica y una bolsa de hielo en la zona que va a pinchar, para que se le adormezca. Después de

> Dependiendo del lugar en donde se inyecte, el Botox puede ayudar a aliviar las migrañas, el lumbago, la sudoración excesiva de las axilas y las manos y, posiblemente, la cistitis intersticial: una necesidad enloquecedora de orinar.

unos cuantos minutos ni se va a dar cuenta de que la están inyectando. Por otra parte, tenga cuidado, porque el Botox puede interferir con algunos medicamentos como ciertos antibióticos (gentamicina, clindamicina), quinidina (para el corazón) y algunos que se usan en el tratamiento del Alzheimer y de la miastenia grave. Costo: $200–$800 por sesión, dependiendo de cuánto Botox le apliquen, cuáles zonas de la cara traten y en qué ciudad vive. Para obtener más información, visite www.botoxcos metic.com.

¡Cosas extrañas en mi lápiz labial!

Aunque usted no sea una de los participantes del programa *Sobreviviente*, lo cierto es que hay insectos que se utilizan en la fabricación de casi todos los labiales del mercado, ¡y hasta en la de los alimentos! Algunas personas son sensibles al colorante, aunque la mayoría de la gente simplemente se asquea. Es sorprendente, pero los colorantes aprobados por la FDA contienen polvo de escarabajos rojos. Ninguna compañía se atrevería a poner eso en la etiqueta, sino que lo enmascaran con los siguientes nombres: ácido carmínico, lago carmínico, extracto de cochinela, C.I. 75470, lago carmesí, rojo natural 4, "color añadido" o "color natural". Estos tintes aportan el bonito color rosado o rojo a casi todas las barras de labios (sí, hasta los naturales. ¿Acaso los insectos no son "naturales"?) y a las bebidas, helados, paletas, dulces y yogures de color rojo. Si yo quisiera un yogur rojo, le agregaría fresas, porque en mi casa se atrapan los insectos con un matamoscas, ¡no con una cuchara!

Aunque hay un factor asqueante en la coloración con insectos, hay que sopesar los riesgos de tintes sintéticos que pueden desencadenar reacciones alérgicas, producir cáncer o afectar el cerebro. Se ha calculado que las mujeres consumen de cuatro a nueve libras de barra de labios a lo largo de su vida, solamente al pasarse la lengua por los labios o al comer con la boca pintada.

En los Estados Unidos hay unos 20 millones de vegetarianos, y ciertas formas de las religiones hebrea o musulmana prohíben productos derivados de animales, así que investigué y llamé a decenas de compañías de productos cosméticos. Averigüé que se le puede dar color a las barras de labios con minerales o con pétalos de flores. Algunas compañías producen barras de labios sin dañar animales y/o sin gluten, parabenos, plomo o ingredientes con base de petróleo. Estas son algunas de las compañías que producen barras de labios sin carmín:

* **Zuzu Luxe Lipstick and Lip Gloss:** Libre de plomo, vienen en colores preciosos y son muy humectantes. El estuche es muy moderno. El producto es vegano, libre de carmín, cera de abejas y colorantes sintéticos FD&C. Se le añade color con minerales y se siente sedoso y suave.

* **Beauty without Cruelty Vegan:** Ingredientes no derivados de ni probados en animales, sin perfumes sintéticos, la presentación es moderna con elegantes estuches. Dispone de una variedad de colores, teñidos con colores sintéticos, y se puede conseguir en tiendas naturistas. Son suaves, no se sienten pegajosos y no se pegan a los dientes. www.beautywithoutcruelty.com

* **Real Purity:** Colores minerales, humectante con aceite de almendra dulce y pinogenol. Hay varios colores para escoger y la presentación es muy moderna. Toda la línea de productos está libre de preservativos, productos derivados de petróleo o solventes de ningún tipo. Recomendado para veganos. www.realpurity.com

* **Beauty Wise Lipstick:** Vegano, con colores minerales, contiene aceites esenciales. www.holisticbeauty.net (Haga clic en *Cosmetics* en el lado izquierdo y, a continuación, haga clic en *Lips* en el centro de la página.)

Reviva con Restylane

Restylane es una inyección, igual que el Botox, que también debe ser puesta por un médico competente en su consultorio. El procedimiento, que puede quitarle diez años de encima, puede completarse en una hora y es muy popular: se usa en setenta países y se han realizado cerca de tres millones de tratamientos.

¿Cómo funciona? El Restylane es una especie de relleno inyectable que suaviza o borra las arrugas profundas de la cara, especialmente las de la risa, que van de la nariz a la boca. Algunas mujeres lo usan también para rellenarse los labios o debajo de los ojos, cuando están hundidos.

Algunos de los efectos secundarios típicos son hinchazón o rubor temporal que puede durar hasta una semana y algunas personas desarrollan reacciones alérgicas. Costo: $400–$600 por procedimiento, que debe repetirse entre dos y cuatro veces al año. Para obtener más información, visite www.restylane.com.

Cuide su cara

✳ Asegúrese de que el médico que ha escogido para que la inyecte tenga vigente su licencia médica.

✳ Averigüe si el médico está especializado en cirugía plástica o dermatología y verifique que haya obtenido su certificado. Puede confirmar llamando a la American Board of Medical Specialties: 1-866-275-2267 (866-ASK-ABMS), o puede consultar su página web: www.abms.org.

✳ Pregúntele si tiene página web, lo que es una señal de autenticidad, aunque no es una garantía absoluta.

✳ Hable con el personal que trabaja con el médico y averigüe si les ha practicado un tratamiento similar y vea los resultados por usted misma, en caso de que la respuesta sea afirmativa.

✳ Los modales en el consultorio importan: usted tiene que sentirse cómoda.

✳ Pídale que le muestre fotos de pacientes a quienes les haya practicado el mismo tratamiento, y vea fotos de antes y después del tratamiento. Asegúrese de que las fotos pertenezcan a ese médico, ¡porque los médicos pueden comprar fotos tomadas de otras personas que no son sus pacientes!

✳ Pregúntele si estaría dispuesto a ponerle crema anestésica. Incluso si no la necesita, es bueno saber si el médico está dispuesto a considerar sus necesidades.

✳ Averigüe si el médico tiene alguna queja disciplinaria en su contra o si ha sido suspendido por la junta disciplinaria de su especialidad. Esos récords se remontan hasta cuarenta años atrás. Pero no se preocupe si descubre que han sancionado al médico por alguna cosa nimia, como no reportar un cambio de dirección o cosas así. Lo que le interesa descubrir es si lo han sancionado por infracciones como dependencia de sustancias químicas, incompetencia o negligencia, y cualquier tipo de delito como recetas ilegales o asesinato . . . (¡huy!). Puede descubrir este tipo de cosas en el Internet por unos $10 en www.docinfo.org. Si no tiene acceso a Internet, llame al 817-868-4000, le mandarán el récord del médico por correo.

Secretos de Suzy que no requieren receta médica

Puede comprar Retin-A sin receta

Bueno . . . casi. Las mujeres adoran la Retin-A y la Renova (tretinoína), dos cremas que sólo se pueden comprar con receta que sirven para aumentar el contenido de colágeno de la piel, suavizar las arrugas y tratar el acné. Después del tratamiento, la piel se verá más viva, firme y con el color más parejo.

¡Puede comprar hormona del crecimiento en un tubo! La loción Kinerase contiene quinetina, una hormona del crecimiento derivada de plantas y ADN animal. Si la usa durante varios meses, verá cómo las arrugas van desapareciendo. Para obtener más información, visite www.kinerase.com. Costo: $120.

Pero estas cremas costosas no son más que una forma elegante de vitamina A. Una alternativa posible es Retinol Complex, de Skin-Medica, que contiene tres compuestos diferentes que funcionan igual que la Retin-A. ¿Cuánto cuesta engañar al tiempo? $45.

Dientes blancos como perlas

Blanquearse los dientes es una fantástica manera de resaltar la sonrisa, quitarse años de encima y remover las manchas de café, té y vino tinto.

Me encantan los blanqueadores que son fáciles y cómodos de usar. Crest Whitestrips y Simply White funcionan en menos de dos semanas y el sistema de WhiteLight, en unos treinta minutos. Por menos de $20 uno obtiene resultados visibles.

Pero, por favor, no se obsesione con blanquearse los dientes. Recuerde que el efecto de blanqueado se logra gracias a que estos productos contienen un químico que se encarga de tal labor, pero que puede dañarle las encías si usted es sensible o si lo usa en exceso. Y también recuerde que los blanqueadores no sustituyen el cepillo de dientes y el hilo dental. Debe continuar con su cuidado bucal habitual y consultar con su dentista regularmente.

Ojos más despiertos

¿Quién quiere tener ojeras? ¡Nos hacen ver como si hubiéramos estado levantadas toda la noche! Las ojeras pueden ser consecuencia de deshidratación, agotamiento adrenal, insomnio, alergia, trauma e, incluso, del uso de algunos medicamentos y plantas que aumentan la circulación, como los que se usan para tratar la hipertensión, la aspirina y el ginkgo biloba. La piel debajo de los ojos es muy delgada y cuando la sangre circula por los vasos debajo de ella, se puede ver un tinte azuloso. Además, los capilares que circulan la sangre alrededor de los ojos son muy delicados, entonces, cuando se rompen, se oscurece la delgada piel abajo.

Pero no se desespere. Una nueva crema que ha salido al mercado llamada Hylexin aclara de verdad las ojeras, pues tiene la capacidad de reparar las fugas y poner en movimiento la sangre estancada. Debe surtir efecto al cabo de unas dos o tres semanas. La probé cuando tuve que quedarme levantada hasta tarde trabajando en este libro, ¡y puedo decirle que sí funciona! Puede conseguirla en tiendas por departamentos como Saks,

Aplíquese sobre las manchas de la piel causadas por el envejecimiento una mezcla de vinagre de sidra de manzana y jugo de limón (en partes iguales) varias veces al día, todos los días. Puede tomar varios meses en surtir efecto, pero es eficaz. O pídale a su médico que le recete un gel llamado Solaraze.

Macy's, Bloomingdales o Sephora, o en Internet: www.hylexin.com. También puede llamar a 1-800-506-7498. Costo: $100.

¿Mejor que el Botox?

Pues eso es lo que dicen los fabricantes de StriVectin-SD en los comerciales. Montones de mujeres y hombres han descubierto que este producto puede desvanecer las arrugas, las líneas delgadas de la expresión y las patas de gallo sin recurrir al Botox. Se ha demostrado que el StriVectin-SD las reduce visiblemente y se vende con ese propósito. Y cuando la gente empieza a usarlo, se da cuenta de que es cierto: las arrugas desaparecen. Contiene una variedad de sustancias que reafirman la piel mientras le dan elasticidad y la humectan.

El StriVectin-SD es muy costoso (un tubito de seis onzas cuesta unos $135), pero al parecer a algunas mujeres no les importa porque de todas maneras es más barato que una inyección de Botox. Compré un tubito y la verdad no noté ninguna diferencia, pero algunas amigas lo probaron también y estuvieron contentas con el resultado. En mi opinión, no es tan eficaz como el Botox, pero vale la pena probarlo, si le tiene miedo a las agujas. Aunque yo prefiero los revitalizadores de la piel que mencioné anteriormente. Para obtener más información, visite www.strivectin.com.

Genes jóvenes de nuevo

El Dr. Stanislaw Burzynski ha embotellado la fuente de la juventud. Sus innovadoras loción y crema cosméticas trabajan a nivel genético: apagan los genes del envejecimiento al tiempo que prenden los del antienvejecimiento. ¿El resultado? La imitación de la secuencia genética de la juventud. Al apagar los genes del envejecimiento se hace más lento el proceso de envejecer y todos los accesorios que trae consigo. Estos productos cosméticos son únicos porque afectan nuestro ADN, dado que penetran mucho más allá de la epidermis y llegan más profundamente a las células que la mayoría de los otros productos.

La loción y la crema del Dr. B pueden usarse junto con cualquier otro producto cosmético o facial porque trabajan en diferente "carril". Uno de los ingredientes que contienen sus productos es aceite de tamanu, que los polinesios consideran sagrado y lo han usado durante siglos para sanar y proteger la piel. Este aceite también es antibacteriano, antimicótico y antiinflamatorio. Si usa la crema o la loción y al tiempo toma alguno de los suplementos del Dr. B, obtendrá mayores beneficios para no envejecer, además de protección sistémica.

Probé durante dos meses la crema Aminocare alrededor de los ojos al mismo tiempo que tomaba el suplemento Aminocare A10, también del Dr. B, y durante ese tiempo tuve más energía, dormí mejor, se me mejoró la digestión y noté que las arrugas delgadas alrededor de los ojos se desvanecieron. Así que no me quedó más remedio que ¡convertirme en una creyente! Para obtener más información, visite www.aminocare.com o llame al 1-800-856-8006.

Si no le gusta afeitarse, ¡hágalo desaparecer!

En esta época, el negocio de la depilación con láser es enorme, debido a que tantas mujeres quieren que les "maten" los folículos. Honestamente, yo no quiero matar nada que tenga en el cuerpo con lo cual haya nacido, pero es cierto que la depilación con láser es una buena opción para los hombres y las mujeres a quienes no les gusta afeitarse, ponerse cera o usar cremas olorosas.

Cada rayo láser se siente como un golpecito con una banda elástica. Las buenas compañías les prestan atención a las necesidades de sus clientes, por tanto, si usted detesta la incomodidad, pida que la adormezcan con anticipación. Puede ser que tenga que espaciar las sesiones del tratamiento a lo largo de uno o dos años, entonces, tenga en cuenta que el precio puede variar. Por ejemplo, el tratamiento para remover el vello del bigote puede costar $600, mientras que depilarse las piernas de la rodilla para abajo, entre $3.000 y $4.000. ¿Cuánto cuesta una máquina de rasurar Venus y una crema para afeitarse? Unos $10, y sin que le arranquen nada.

Secretos de Suzy que no requieren receta médica

Té anticaspa

Si usted tiene caspa o sufre de seborrea, piense en el romero. Puede beber una taza de infusión de romero al día o puede poner unas cuantas gotas de aceite esencial de romero en su champú favorito. (Nunca beba aceites esenciales, es muy peligroso.) Cualquiera de las dos opciones que escoja son buenas: el romero mejora casi cualquier problema del cuero cabelludo, pues devuelve a la normalidad las secreciones excesivas de grasa. Y puesto que estimula la circulación, es posible que también estimule el crecimiento del pelo.

16

Recetas para acabar con la diabetes

La diabetes se le puede aparecer de repente. De hecho, muchas personas se sorprenden cuando reciben el diagnóstico en un examen de rutina y no tienen síntomas.

La comunidad médica tiene diferentes opiniones sobre lo que causa la diabetes, y de todas las complicaciones que acarrea, como ceguera, infecciones, dolor en los pies y úlceras en las piernas, daño en los nervios, fallas renales, cáncer y derrames cerebrales. Hasta hace poco tiempo, se les decía a las personas diagnosticadas con diabetes que básicamente debían dejar de comer dulces y perder peso. Con la aparición de la insulina inyectable, y últimamente con los medicamentos orales, la diabetes ya no es una sentencia de muerte. Es más, ¡usted puede tener una vida sana y normal!

La International Diabetes Federation dice que la diabetes afecta a 246 millones personas en todo el mundo, y lo peor es que ¡se espera que se dispare a 380 millones para 2025!

En la década de los ochenta, esa cifra apenas rondaba los 30 millones. Millones de personas no saben que tienen la enfermedad. Siga leyendo, porque en pocos minutos estará armado con gran cantidad de información que le ayudará a ponerle de nuevo dulce a su vida.

Es muy fácil, yo le diré cómo hacerlo.

¿Mucha o poca? Entérese

La cantidad de azúcar en la sangre cambia constantemente, de un minuto a otro.

Muy baja: Muy poca azúcar en el torrente sanguíneo se llama hipoglicemia. Sus atemorizantes síntomas incluyen soñolencia, temblores, sudoración, palpitaciones, confusión, dolor de cabeza y mal genio. Si usted no come o bebe algo dulce a tiempo, puede desmayarse o tener convulsiones. Lleve con usted un sobrecito de miel o, mi favorito, un tubito de glaseado para pastel del sabor que más le guste.

Muy alta: Demasiada azúcar en la sangre se llama hiperglicemia. La hiperglicemia constante por lo general se clasifica como una enfermedad: ¡diabetes! Tiene que vigilar síntomas como fatiga, infección vaginal crónica causada por levaduras, cicatrización lenta de cortaduras y rasguños, piel reseca, boca seca, disfunción eréctil, ovarios policísticos o visión borrosa. Pero si tiene esos síntomas y además hambre y sed constante (y por lo tanto idas frecuentes al baño), entonces es que tiene un problema de azúcar en la sangre.

Apenas un pinchazo

Diabetes mellitus significa literalmente "orina dulce". Antes de que pudiéramos pincharnos el dedo con esos aparatos tan vistosos (Accu-check, Freestyle y One Touch) que miden los niveles de azúcar en la glucosa, los médicos antiguos ¡solían probar una gotita de orina! Yo creo que por eso es que dejaron de hacer visitas a domicilio. Un diabético con orina que sabe dulce puede poner unas cuantas gotitas de su orina en el suelo y ver cómo las hormigas se acercan para recoger su almuerzo. Puede intentarlo, ¡pero después no me eche la culpa si lo acusan de asqueroso!

Lo básico sobre el páncreas

Cuando usted come, su páncreas segrega dos hormonas primarias (insulina e incretina) las cuales tienen como propósito principal separar el azúcar. El páncreas es también responsable de liberar enzimas digestivas, que usted necesita para dividir los alimentos en partículas diminutas. Imagine que la insulina es como la llave que abre las puertas en la superficie de sus células. Cuando se abren esas puertas, permiten la entrada de azúcar de la sangre, lo cual es bueno porque sus células convierten ese azúcar en energía para usted. Si la insulina no puede abrir las puertas, entonces todo ese azúcar se queda holgazaneando por ahí —en el torrente sanguíneo— y usted desarrolla hiperglicemia o diabetes.

Vale la pena señalar que la mayor parte de la glucosa (azúcar) se convierte en energía, pero algo se queda almacenado en el hígado y los músculos, para que usted tenga energía para después. Y el resto de azúcar que sobra se almacena en forma de grasa (¡uh!) y, por supuesto, se queda en las partes del cuerpo en que menos las queremos, como el estómago, los muslos y las nalgas.

Trastornos

＊ **Diabetes tipo I:** Como son los niños los que generalmente la desarollan se le llama "diabetes juvenil". La incidencia global de la diabetes tipo I en niños y adolescentes está aumentando cada año en más o menos un tres por ciento. Ocurre debido a que el cuerpo no fabrica suficiente insulina, de modo que las células se quedan encerradas y el azúcar en la sangre se deposita en el torrente sanguíneo. En la actualidad, las inyecciones de insulina son la principal forma de tratamiento.

＊ **Diabetes tipo II:** La mayoría de los estadounidenses que desarrollan problemas de azúcar adquieren la diabetes tipo II, y el ser sedentario o tener sobrepeso es un factor de riesgo. Es el resultado de "resistencia a la insulina", lo cual quiere decir en términos sencillos que su páncreas fabrica insulina suficiente pero sus células no le hacen caso porque han perdido sensibilidad a sus efectos. Esto significa que los carbohidratos y el azúcar que usted ingiere con sus comidas se dividen en glucosa (porque usted tiene bastante insulina), pero el problema es que se queda dando vueltas por el torrente sanguíneo y finalmente se queda almacenada como grasa.

✳ **Diabetes gestacional:** Alrededor de un cuatro por ciento de todas las mujeres embarazadas tienen el azúcar en la sangre alta. Es posible que la placenta sea la reponsable, ya que las hormonas que fabrica ayudan a crecer al bebé, pero puede al mismo tiempo bloquear la acción de la insulina en la mamá.

✳ **Pre-diabetes:** El azúcar en la sangre de una persona es más alta de lo normal (80–120 mg/dl), pero no lo suficiente como para que sea considerada diabetes. Hay cincuenta y cuatro millones de estadounidenses que tienen pre-diabetes, también llamada "disglicemia", y déjeme decirle que un diagnóstico así debe ser su llamado de atención.

✳ **Síndrome X:** Este síndrome abarca un conjunto de trastornos que incluyen diabetes más presión arterial alta y colesterol alto. Le puedo apostar a que la mayoría de la gente que tiene rollitos alrededor de la cintura tienen este síndrome o lo tendrán en el futuro. Este trastorno es resultado, en parte, de niveles inusualmente altos de sustancias químicas inflamatorias, y es más difícil de resolver que la diabetes. Los expertos algunas veces se refieren a este síndrome como "síndrome metabólico" o "síndrome metabólico X". Las personas que presentan estas tres amenazas tienen, naturalmente, muchas más posibilidades de fallecer de un ataque cardíaco o un derrame cerebral que si solamente tuvieran diabetes. En vista de que también el exceso de peso está involucrado y de que mucha gente se resiste a dejar de comer lo que les gusta, a lo mejor lo puedo entonces convencer de que haga circular la sangre. Eso no quiere decir que tenga que reventarse haciendo ejercicios, ¡solamente ponerse en movimiento!

Un estudio clínico de 2007 (STRIDDE) que se realizó con fondos de National Institutes of Health y fue publicado en el *American Journal of Cardiology* en diciembre de 2008 demostró que el caminar—no correr— es lo mejor para revertir el Síndrome X, ¡así que no se estrese pensando que tiene que correr en su máquina de ejercicios a diez millas por hora! Sólo tiene que hacer una caminata todos los días disfrutando de la naturaleza. Le aseguro que le hará muy bien a su cuerpo y a su espíritu.

Cúrese naturalmente: lo que puede tomar

✻ **Fenogreco (*Trigonella foenum-graecum*):** Este planta de nombre gracioso se da muy bien en Oriente Medio. Las semillas contienen fibra y otros componentes altamente activos que disminuyen el azúcar en la sange, fomentan la liberación de insulina y aumentan la sensibilidad del cuerpo hacia la insulina. El fenogreco también puede bajar el colesterol y los triglicéridos, así que es el remedio natural perfecto para quien tiene problemas de azúcar en la sangre y colesterol alto o enfermedades cardíacas (sí, adivinó, Síndrome X). Lo puede comprar en cualquier tienda de alimentos y cocinar con él o sacarle el jugo. Algunos prefieren los suplementos de fenogreco porque la planta es algo amarga. La dosis varía mucho, pero el rango típico de consumo para tratar la diabetes o bajar el colesterol es *2 a 30 gr dos veces al día.*

Advertencia: Ingerir cantidades excesivas de fenogreco (unos 100 gr o más) puede causar flatulencia, hinchamiento o diarrea. Las personas con alergia al cacahuate deben usarlo con precaución o evitarlo, ya que el fenogreco pertenece a la misma familia que los cacahuates y los garbanzos. Y le voy a dar un dato interesante: esta hierba puede estimular el flujo de leche en las madres lactantes.

✻ **Gymnema silvestre:** Esta hierba ha sido usada en la medicina ayurvédica durante siglos y su nombre hindú se traduce como "destructor de azúcar", lo cual resulta muy útil para el Síndrome X, diabetes tipo 1 ó 2. Es una hierba extraordinaria porque tiende a normalizar el azúcar en la sangre, el colesterol y, lo mejor es que ¡quita el antojo de comer dulces! Entre otras cosas, la gymnema pone en marcha el páncreas creando las células que secretan insulina. Además, despierta el hambre de glucosa para las células, de modo que todo ese azúcar no se deposita en el torrente sanguíneo. También se han observado efectos terapéuticos en personas con gota y artritis reumatoide. Yo he sido farmacéutica por dos décadas y no tengo un solo medicamento en mi farmacia que sea tan revolucionario como este. Dosis: *300 a 800 mg antes de las comidas.*

Advertencia: Asegúrese de que el suplemento que compre use extracto de la hoja porque es la parte de la planta que contiene ingredientes activos.

✳ **Extracto de cundeamor chino (*Carela o Momo*):** En español se le llama cundeamor chino o melón amargo, pero en la India lo conocen como *Karela* y en Japón como *Nigai Uri*. Estoy segura de que nunca lo ha incluido en su lista de víveres, a pesar de sus deliciosos beneficios para la salud. Casi cien estudios clínicos demuestran que el cundeamor puede bajar el azúcar en la sangre, pues algunos de sus componentes se comportan como la insulina mientras otros aumentan el efecto de la insulina que circula por su cuerpo. Se le debe prestar atención especial al polipéptido-P, una insulina vegetal presente solamente en el cundeamor y que se comporta como la insulina animal. Al igual que el fenogreco y la gymnema, puede mejorar la proporciones de colesterol, lo que resulta estupendo para cualquier tipo de diabetes y el Síndrome X. Si quiere, puede comprar la fruta; solamente tiene que lavar la cáscara, quitarle las semillas del centro, cortarla en rodajas finas y sofreírla para quitarle un poco el amargor. En Internet encontrará muchas recetas para prepararlo. También se vende como té y en cápsulas, y una marca popular es Charantea (www.charanteausa.com). Puede tomarse *una taza de té después de las comidas o ingerir dos cápsulas de 500 mg después de comer.*

Advertencia: El cundeamor chino baja el nivel de azúcar en la sangre, así que debe ingerirlo con el estómago lleno, preferiblemente después de comer, o puede desarrollar hipoglicemia. Use la dosis recomendada en la etiqueta porque mucha cantidad de algo tan bueno también pueden afectarle el estómago. No se debe administrar a mujeres embarazadas ni a niños menores de siete años. En algunas mujeres también puede aumentar el flujo menstrual.

✳ **Cromo, vanadio, selenio y zinc:** Los oligominerales hacen que la insulina trabaje con más eficiencia para que pueda abrir más células y, por ende, ayudan a que su cuerpo procese carbohidratos, proteínas y grasas. El vanadio imita a la insulina y el zinc, lo cual ayuda a que el páncreas fabrique insulina, aplaste los radicales libres y mejore la sensibilidad hacia la insulina. Los minerales pueden ser de ayuda en cualquier forma de diabetes y en el Síndrome X. Muchos diabéticos tienen deficiencia de zinc. Debido a que los procesos de manufacturación moderna y las técnicas agrícolas han estropeado el suelo, nuestro suministro de alimentos es deficiente en esos nutrientes vitales. Suplementarlo con un buen oligomineral puede ayudarle a controlar los niveles de azúcar en la sangre y hasta es posible que baje un poco de peso. Los puede encontrar en cápsulas y suplementos líquidos de diversas marcas, solamente busque en la etiqueta "Trace Minerals".

Un cafecito para celebrar

Los adictos al café tienen algo que celebrar. Estudios clínicos antiguos aseguraban que la cafeína estaba contraindicada para los diabéticos, pero un estudio Lance de 2002 descubrió sustancias químicas saludables y benéficas en el café que compensan el daño causado por la cafeína. Según ese estudio, las personas que tomaban siete tazas de café al día tuvieron cincuenta por ciento menos posibilidades de desarrollar diabetes tipo II. ¡Siete tazas! Me parece demasiado y no lo recomendaría, a pesar de todo lo que me gusta el café, pero la buena noticia es que la diabetes puede ver al café con buenos ojos. Mejor ingiera 1 ó 2 tazas al día, quizás descafeinado. Eso sí, olvídese de cargarlo de azúcar y crema y le pido por favor que lleve un control de sus niveles de azúcar hasta que se tengan más datos al respecto.

Cúrese naturalmente: lo que puede comer

✳ **Pescado:** Mientras más pescado de agua fría usted ingiera, más bajo será el riesgo de que tenga una enfermedad cardíaca. Las personas con diabetes usualmente tienen una proporción poco saludable de grasas malas (como las grasas transgénicas) con respecto a grasas buenas, así que compensarlas con grasas buenas es muy importante. En vista de que resulta difícil consumir suficientes pescados frescos y silvestres como bacalao, salmón, caballa, arenque y otros que contienen estos ácidos grasos esenciales (AGE), la mayoría de la gente lo suplementan con aceite de pescado o de camarón antártico, en dosis de unos *1.000 mg dos o tres veces al día con las comidas.*

✳ **Follaje:** Sí, leyó bien, ¡follaje! Las plantas contienen clorofila, el colorante que los hace verde. No le voy a pedir que se ponga a masticar sus plantas ornamentales porque eso no funciona y además las plantas domésticas son tóxicas. Pero sí le pido que comience a ingerir más vegetales verdes todos los días, como acelgas, col verde, nabos verdes, mostaza de la India, apio, espinaca y brócoli. Los puede saltear en la sartén con ajo fresco o hacerlos jugo añadiendo unas cuantas hojitas de menta para darle sabor. La clorofila en los vegetales verdes (o en suplementos) puede eliminar el mal aliento y además alcaliza el cuerpo, mejorando la salud y la eficiencia de todos sus órganos, incluyendo el páncreas. Cuanto esto suceda, tendrá que reducir sus dosis de medicamentos. Hay más sobre ellos y sobre cómo suplementarlos en el capítulo 17.

✳ **Fibra:** La fibra es la parte de la planta que su cuerpo no puede digerir. En realidad, es un carbohidrato, aunque las calorías no cuentan porque la fibra simplemente pasa por el cuerpo. No se encuentra en los animales, sino solamente en los alimentos derivados de las plantas como frutas, vegetales, panes y cereales de grano entero, legumbres (judías, garbanzos, lentejas), semillas y nueces. Es una excelente cura natural para quienes necesitan normalizar el azúcar en la sangre y reducir sus riesgos de enfermedades cardíacas. No le pido que haga una dieta, sino que edite lo que come, pues resulta mucho más fácil obtener fibra si edita lo que ingiere.

✳ **Panes de grano entero:** No pan blanco, sino asegúrese de que los granos enteros sean el principal ingrediente en el pan que consume, no "harina de grano entero" ni harina "blanqueada".

✳ **Arroz oscuro:** No arroz blanco, porque no contiene la capa fibrosa del afrecho que sí tiene el arroz silvestre.

❋ **Frutas y vegetales frescos:** Déjeles la cáscara, que es la que contiene fibra. Lávelos muy bien para quitarles los residuos de pesticidas o cómprelos orgánicos.

❋ **Judías y arvejas secos:** No los compre en lata, sino frescos, y póngalos a remojar toda la noche en una olla de agua. Esto dividirá los azúcares complejos que tienen y cuando los cocine (en agua fresca, por supuesto) sacará el máximo a su valor nutritivo y minimizará las flatulencias que puedan provocar.

Secreto de Suzy que no requieren de receta médica
Azúcar y especias, una gran combinación

No le estoy dando una excusa para atiborrarse de rollitos dulces de canela, pero ¿sabía usted que el ingrediente activo en la canela, llamado MHCP (siglas en inglés del polímero metilo hidroxi-chalcone) imita a la insulina y aumenta la sensibilidad a ésta, reduciendo por tanto su nivel de azúcar en la sangre? Un estudio incluso demostró ¡que también bajaba los niveles de colesterol malo y aplastaba los radicales libres! Apenas una cucharadita de canela al día reduce significativamente los niveles de azúcar, ¡así que úsela! También puede remojar una ramita de canela en su café o té, o consumir en suplemento.

Algunos medicamentos no le hacen ningún favor a los diabéticos

Es cierto, mire en su botiquín de medicinas a ver si tiene algún medicamento que haya elevado el azúcar en su sangre al mismo tiempo que combatía la diabetes. Aunque sí es verdad que muchos medicamentos elevan el azúcar. He aquí algunos:

❋ píldoras de agua (diuréticos) que reducen la presión (bumetadina, furosamida, HCTZ)

❋ píldoras para la presión arterial (captoprilo, bisopropol, atenolol, lisinoprilo, metoprolol)

✳ esteroides para el asma, artritis y alergias (cortisona, dexama-
tasona, prednisona)

✳ Prozac (fluoxetina)

✳ medicamentos que contienen estrógenos (como anticonceptivos, terapia de remplazo hormonal)

✳ medicamentos para el VIH (indinavira, lopinavira + ritonavira, ritonavira, esquinavira)

Hay todo un arsenal disponible de medicamentos para la diabetes

Pero también tiene que hacerle caso a su doctor, hacer ejercicios y perder peso porque tomar medicamentos no es divertido. Quizás muchos de ustedes están tomando medicinas ahora mismo, así que antes de que los combine con suplementos dietéticos, obtenga el permiso de su médico (y chequee rutinariamente su azúcar) porque es posible que la combinación reduzca demasiado el azúcar en su sangre. En vista de que tantos de ustedes toman medicamentos, he incluido la siguiente sección con categorías de medicamentos para ayudarlo a aprender más sobre sus medicinas. Les he puesto nombres pegajosos, aunque también he incluido los términos técnicos en paréntesis para que el profesional de la salud que use mi libro pueda tener una referencia.

Conductores de insulina (Sulfonilureas)

Diabetes tipo II: Estos medicamentos orales ayudar a conducir la producción de insulina desde el páncreas, pero como trabajan todo el día todos los días usted corre el riesgo de hipoglicemia. Son medicamentos antiguos de "primera generación", como la clorpropamida y la tolbutamida, pero los más nuevos de "segunda generación" trabajan igual de bien pero con menos efectos secundarios como el aumento de peso. Incluyen Glucotrol (glipizida), Diabeta o Micronase (gliburida) y glimepirida (Amaryl). No debe ingerir alcohol con estos medicamentos o, si no, tome un adelgazante de azúcar. Y dígale a su médico si es alérgico a las sulfonamidas.

Imanes musculares (Biguanidas)

Diabetes tipo II: Hace que sus músculos absorban más glucosa para que no se queden rondando por el torrente sanguíneo. Además le pone un candado al hígado para que no bote demasiada azúcar. El imán muscular más famoso es la metformina, que se vende bajo la marcas comerciales Glucophage, Fortamet y Riomet (en forma líquida). Este medicamentos tiene muchas ventajas: no produce aumento de peso ni bajas peligrosas de azúcar y además es una buena opción para los que tienen fallas cardíacas. También ayuda a aliviar el síndrome de ovarios poliquísticos. De todas maneras, tome nota de que la metformina es un medicamento ladrón de vitamina B_{12}, así que tome suplementos (*1.000 mcg tres veces por semana*) mientras tome el medicamento. Una deficiencia de vitamina B_{12} puede conducir a una neuropatía, confusión, pérdida de memoria, depresión, fuegos en la boca y fatiga.

Rompeazúcar (Meglitinidas)

Diabetes tipo II: Son medicamentos de rápida acción que se toman de unos treinta minutos a una hora antes de las comidas. Elevan rápidamente la insulina mientras usted come, que es cuando más necesita bajar los niveles de azúcar cuando son muy altos. Los más comunes son Prandin (repaglinida) y Starlix (nateglinida). Pueden hacer subir de peso.

Tragaglucosa (Glitazonas o tiazolidinedionas)

Estos medicamentos utilizan mejor el azúcar de la insulina que usted tiene, para que se abran las puertas de sus células, y se tragan la glucosa que está dando vueltas por ahí. Muchas personas usaron Rezulin hasta que fue retirada del mercado en la década del noventa (por complicaciones hepáticas). Dos medicamentos muy populares hoy en día son Avandia (rosiglitazona) y Actos (pioglitazona). Avandia entró en la línea de fuego en 2007 cuando un artículo publicado en the el *New England Journal of Medicine* (mayo 2007) reportó que los datos obtenidos de docenas de estudios clínicos sugerían que Avandia causó un 43 por ciento más de riesgo de ataques cardíacos.

Estancalmidones (inhibidores de alfa-glucosamida)

Diabetes tipo II: Estos medicamentos ralentizan la división de los almidones y los carbohidratos en el intestino delgado. Al estancar el proceso, la glucosa de los alimentos que usted ingiere entra en su torrente sanguíneo de forma más constante, en vez de todo al mismo tiempo. Esto es bueno porque la insulina es capaz de mantener el ritmo. Glyset (miglitol) y la acarbosa se venden bajo la marca Precose en los Estados Unidos y como Glucobay en Europa.

Subidores de incretina (análogos de incretina)

Estos medicamentos actúan como la hormona incretina y, como ya le expliqué a principios de este capítulo, actúa como la insulina para disminuir el azúcar en la sangre. En realidad, la incretina es liberada por el páncreas junto con la insulina. Por lo general los diabéticos tienen deficiencia de esta hormona, por lo que este medicamento les ayuda a reducir el tirón de glucosa mientras comen. Esto significa que le ayudará a disminuir el apetito y perder peso, una opción estupenda para quienes tienen el Síndrome X. Está disponible en inyecciones bajo la marca Byetta y en tabletas Januvia. Los efectos secundarios pueden incluir soñolencia, síntomas parecidos a la gripe y dolor de cabeza.

Empujapáncreas (análogos de amilina)

Diabetes tipo II: la amilina es una hormona natural que se fabrica en la misma parte del páncreas donde se fabrica la insulina. Los empujapáncreas son medicamentos que desencadenan la liberación de amilina y por lo tanto bajan los niveles de azúcar. Symlin (pramlintida) es un medicamento inyectable que se usa junto con la insulina en casos de diabetes tipo I y II muy difíciles de tratar.

El pan ya no es tabú

Si usted usa harina de almendras podrá consumir todo el pan que desee. Como se trata de una harina derivada de frutos secos, prácticamente no contiene carbohidratos y no tiene azúcar. Esta harina no es más que almendras molidas, así que quizás usted misma la puede hacer y podrá usarla para hornear pan porque tiene una consistencia parecida a la harina de maíz. Solamente tenga en cuenta que no levanta mucho, ni siquiera agregándole polvo para hornear, así que tendrá que acostumbrarse a un pan con una textura más pesada. Puede leer más sobre la harina de nueces en el capítulo "Pierda grasa mientras duerme".

Síntomas y tratamientos específicos: ¿Estamos haciendo suficiente?

✳ **Neuropatías dolorosas:** El dolor puede pasar completamente desapercibido durante años hasta que comienza a sentirse como si alguien nos pinchara un dedo de las manos o los pies con agujas. Luego, a medida que avanza el daño al nervio, se comienza a sentir ardor o zumbidos (tinnitus) en los oídos, cambios en la digestión o ampollas en los pies. Si usted padece esta "neuropatía diabética", es posible que no esté haciendo lo suficiente, así que pruebe esto:

✳ *Ácido alfa-lipoico:* La dosis varía, *100–200 mg de tres a cinco veces al día.*

✳ *Vitamina B_{12}: 500–1.000 mcg al día.*

✳ *Vitamina B_6: 50 mg al día o 20 mg al día* de su forma activa P5P.

✳ *Ácido fólico:* esta dosis puede parecerle alta, pero tome *3–5 mg al día por la mañana.*

✳ *Aceite de pescado: 1.000 mg tres veces al día con las comidas.*

✳ *Té de hojas de ráspano: 1 vaso de té al día.*

✳ **Pérdida de visión:** Cuando los diminutos vasos capilares pierden circulación, los ojos sufren. Aparecen las cataratas, también llamada retinopatía diabética, que puede conducir a la ceguera. Si está perdiendo visión poco a poco, pruebe esto:

✳ *Taurina:* Protege la retina, el cristalino y los nervios del ojo. Tome *500 mg al día.*

✳ *Mirtilo:* Esta fruta parecida al arándano contiene antioxidantes que protegen los pequenísimos vasos capilares del ojo y ofrecen soporte a la retina y la córnea, preservando así la visión. Tome el extracto de mirtilo *80–160 mg dos veces al día* estandarizado al 25 por ciento con antocianosidas.

✳ **Para daños renales:** Si su médico le ha dicho que sus riñones están sufriendo como consecuencia de su diabetes, intente lo siguiente:

✳ *Taurina: 500 mg dos veces al día.*

✳ *Melatonina: 1-3 mg antes de acostarse.*

✳ *Licopeno:* ¡Coma salsa! Los tomates contienen montones de licopeno que protege los ojos.

✳ *Proanantocianidinas:* Beba *2 cucharadas de jugo de arándano rojo al día,* que contiene proanantocianidinas, que son químicos que protegen los riñones y reducen el riesgo de infección.

✳ **Para daños al corazón:** Si le han dicho que usted tiene enfermedad del corazón, además de la diabetes, lea el capítulo 2 Recetas que le cuidan el corazón. A continuación, intente la siguiente recomendación:

✳ *L-arginina:* L-arginina aumenta la tolerancia a la insulina y abre los vasos sanguíneos mejorando la circulación y aumentando la energía y la sensación de calidez. Pruébela en forma de liberación extendida que se vende en CVS y en Internet bajo la marca Life Fitness Arginine TR.

✳ *L-carnitina:* Es un aminoácido que protege el corazón, los músculos, mejora el flujo de oxígeno y de sangre y protege contra las fallas cardíacas. También aplasta los radicales libres y mejora las neuropatías. Tome *500–1.000 mg dos veces al día.* Los vegetarianos a menudo tienen deficiencia de este aminoácido. Tome *una taza de té de espino al día.*

✳ *Espino:* Espino beberté, *una taza al día.*

Refrésquese con té rojo asiático (té de rooibos)

Una de las complicaciones más frecuentes y dolorosas de la diabetes es la que ocurre en los vasos sanguíneos más pequeños, que son como tuberías microvasculares que existen en su cuerpo. Cuando los radicales libres dañan estas delicadas tuberías aparecen complicaciones de la diabetes como cataratas, ceguera, sensación de dolor en manos y pies (neuropatía periférica), dolor en los nervios de la cara y derrames cerebrales.

Los diabéticos deben concentrarse en reducir el daño de los radicales libres, y una manera de lograrlo es con un té de hierbas llamado té rojo asiático o té re rooibos. Es naturalmente dulce, así que dependiendo de su gusto, puede agregarle miel o stevia, y lo que es mejor, tampoco contiene ningún ácido oxálico, así que no le va a agravar los cálculos renales como la mayoría de los tés. El rooibos contiene quercetina, que fortalece los capilares mejorando la circulación y previniendo esas complicaciones microvasculares.

Dulces alternativas

Evite los edulcorantes artificiales porque ¡son artificiales! Es mejor usar edulcorantes naturales como stevia, sirope de agave, sirope de arroz oscuro y miel. Su cuerpo reconoce estos productos hechos por la Madre Naturaleza y sabe cómo descomponerlos y eliminarlos, a diferencia de los químicos creados en laboratorio que le pueden hacer daño.

Productos curiosos para diabéticos

1. **GlucoBoy:** Es un sistema de monitoreo de la glucosa de alta precisión para niños o para adultos con un corazón juvenil. Fue creado a semejanza de los famosos juegos GameBoy y combina muy bien con las inyecciones de insulina, visite www. glucoboy.com.

2. **Rx Crocs:** Estos curiosos zapatos plásticos son acolchados y permiten espacio suficiente para los dedos. Vienen con material antibacterial para prevenir infecciones.

3. **Medi-Fridge:** Es un refrigerador portátil que se enchufa en cualquier parte y donde se guardan insulina y lápices inyectables, por lo que es ideal para salir de viaje. Mide 8,5 x 2,5 x 4,25 pulgadas y cuesta unos $60. www.medi-fridge.com

4. **Frio Cooling Wallet:** Es una billetera que le permite viajar con insulina y lápices de insulina. Para activarla, tiene que mojar el compartimento interior con agua del grifo, que hace que los cristales formen un gel que se mantiene frío unos tres días seguidos. Se puede usar numerosas veces. Cuesta entre $25 y $40. Paraobtenir más información, visite www.frious.com.

Una fanfarria para sus pies

Las lesiones en los pies son unas de las complicaciones más comunes y severas de la diabetes y también la causa frecuente de hospitalizaciones relacionadas con ella. Comienza de forma muy inocente con una cortadura o un rasguño producidos quizás por unos zapatos muy apretados. Pero los diabéticos tienen problemas de circulación, así que los pies no obtienen suficiente oxígeno y, cuando esto sucede, el tejido se sofoca, muere y se pone negro. El tejido negro en los dedos de los pies o en cualquier lugar de la piel indica que hay un gangrena. Si usted nota manchas rojas (señal de infección) o negras en sus piernas, pies o dedos de los pies, vaya a un podiatra. No se le ocurra irse a la farmacia a busca Neosporin o cualquier otro antibiótico ¡porque no le servirá de nada! Como por lo general se siente muy poco o ningún dolor, muchas personas no les hacen caso, aunque podrían causarle una osteomielitis grave, una infección que comienza en el pie y se extiende a los huesos. Y, lo que es peor, algunas infecciones le pueden costar una de sus extremidades. Sí, me refiero a una amputación. Busque un buen podiatra en la página web www.podiatry network.com usando su código postal.

Conozca sus números

La glucosa en plasma en ayunas normal (FBS) debe ser 70–120, que es la cantidad de glucosa en su sangre en perído de descanso. Este número aumenta significativamente después de una comida. La FBS le permite controlar ese número en un momento determinado, por lo que es una buena prueba de control.

La homoglobina A1C es otra prueba de sangre, aunque más confiable porque le dice cómo se ha comportado su azúcar en los últimos tres meses, tomando en cuenta todas las altas y las bajas. Si su A1C es alta, lo más probable es que tenga problemas de insulina. La American Diabetes Association recomienda que la A1C sea de 7 por ciento o menos.

17

Recetas para aliviar la artritis

Querida Suzy:
Sufro de tantísimo dolor, que ya casi no puedo caminar y, encima, tengo que tomar cuatro medicamentos diferentes para aplacar el dolor de la artritis. Mi médico dice que en menos de un año voy a tener que usar silla de ruedas y me siento desesperada. Por favor, Suzy, ¿se le ocurre alguna otra opción? ¡No sé qué más hacer!

Esta pregunta y otras parecidas me llegan todos los días provenientes de lectores de mi columna que sufren terribles dolores en las articulaciones que ya no pueden controlarse con medicamentos recetados. Me parte el corazón leer estos gritos de auxilio, así que este capítulo está dedicado a esas personas que piensan que ya no pueden disfrutar de la vida y que se sienten prisioneras en un cuerpo plagado de males. Pero no es así, ¡no hay que perder la esperanza!

Es cierto: la artritis es la principal causa de invalidez en el país: cada año se hospitalizan a 750.000 personas y se llevan a cabo unas treinta y seis millones de consultas externas por causa de esta enfermedad. Pero el alivio del dolor puede presentarse en formas tan extrañas que el médico no se las habría imaginado nunca, como, por ejemplo, pimientos, veneno de abeja, piña (ananás), mariscos, mejillones de labios verdes y gusanos.

Ya sé que parece un menú de "Fear Factor," pero estoy hablando en serio. Empecemos por el principio: por qué duele.

¿Por qué duele?

La palabra "artritis" significa "inflamación en las articulaciones", y esa inflamación es la que causa dolor y rigidez en las articulaciones. Tendemos a pensar que la artritis es una enfermedad de la vejez, pero la realidad es que dos tercios de las personas que la sufren son menores de sesenta y cinco años.

Existen dos tipos de artritis: la osteoartritis y la artritis reumatoide. La primera, que es la más común, puede presentarse en cualquier articulación, ya sean las rodillas, la cadera, los dedos o la columna vertebral. La causa es básicamente el desgaste y el desgarramiento de las articulaciones. Por eso tiende a doler más cuando el clima se pone frío, dado que el frío aumenta la rigidez de las ya de por sí rígidas articulaciones. Entonces, tiene sentido que los veranos calientes y húmedos aumenten la flexibilidad y aplaquen el dolor. Si usted no vive en un pantano como yo, y sufre de estos dolores, le recomiendo que compre una almohadilla de calor húmedo, que le traerá alivio inmediato.

Mientras la osteoartritis se limita a las articulaciones doloridas, la artritis reumatoide es un síntoma de que su sistema inmunológico está averiado. A pesar de que ambos tipos tienen causas diferentes, a veces el tratamiento es el mismo, aunque más adelante le contaré algunas excepciones importantes.

Por otra parte, para ambos tipos hay que corregir la causa subyacente para poder prevenir daños irremediables. Y aquí es donde las cosas se complican porque los medicamentos se concentran en aliviar los síntomas, lo que tiene sus riesgos, pero es fantástico cuando a uno siente dolor. Pero, por favor, no piense en los medicamentos como si fueran la única opción, porque existen otras, como plantas (que ayudan a reducir la inflamación), suplementos (para darle mayor movilidad a las articulaciones) y masajes, acupuntura y quiropráctica (para aumentar la flexibilidad y desatar esos nudos que se forman en los músculos). Creo que si usted sufre de artritis, debería probar un poco de todo porque, después de todo, ¿qué puede perder?

Secretos de Suzy que no requieren receta médica

Mímese las manos y haláguese los pies

Para darles alivio a manos y pies doloridos, tome un baño de cera con parafina tibia. No el cuerpo completo, claro, sólo de manos y pies. Lo único que tiene que hacer es hundir las manos o los pies, o ambos, en la cera tibia varias veces, después, permita que se endurezca sobre la piel y póngase unos guantes o babuchas, para que el calor se irradie profundamente. Cuantas más veces hunda manos y pies, mayor será la penetración del calor y, por tanto, ¡mayor será el alivio! Después de cinco o diez minutos, pele la cera y descubrirá que la piel se le ha suavizado y, lo mejor de todo, que el dolor se adormece por unas cuantas horas.

Puede tener un adelanto de cómo se siente si va a un salón de belleza y pide que le hagan un baño de cera, que debe de costar entre $5 y $10. A veces está incluido en las manicuras y pedicuras en los *spas*, y algunos consultorios de quiroprácticos ofrecen el servicio. También podría comprar la cera usted misma, que cuesta entre $40 y $200, dependiendo de la marca, y es del tamaño de una tostada. Vaya a cualquier farmacia, tienda de belleza o distribuidor, como Target o Wal-Mart, que tienen opciones buenas y para nada costosas. Yo compré el Spa Petite, de Therabat (www.therabath.com), porque tiene control variable de temperatura y usa cera de parafina de buena calidad. Además, esta compañía fabrica productos de muy buena calidad y desde 1962 ha estado produciendo una versión profesional de este baño de cera. Costo: $70.

Alivio al dolor proveniente de fuentes inesperadas

Últimamente los analgésicos que sólo pueden ser comprados con receta han dado mucho de qué hablar. Por ejemplo, retiraron del mercado los medicamentos muy populares Vioxx y Bextra porque se comprobó que podían causar la muerte. Y el Celebrex y otros antiinflamatorios no esteroideos como el ibuprofeno y el naproxeno, continúan generando se-rias dudas. A la luz de estas controversias, decidí darme a la tarea de buscar medicamentos para aplacar el dolor que no requieran receta médica.

El compromiso es primordial al usar estos analgésicos naturales no tradicionales: tiene que seguir el programa al pie de la letra para ver los poderosos resultados que pueden conseguir. Es posible que tenga que esperar varias semanas, o incluso meses, para revertir el daño que durante años han sufrido sus articulaciones. Es hora de que piense más allá de las pastillas, *mucho* más allá, porque estos tratamientos son sorprendentes, ¡y no requieren de médico!

1. **Pimientos picantes (capsaicina)** —*los recomiendo para tratar ambos tipos de artritis*. Y no se preocupe, no va a tener que comer nada que la haga llorar. Estoy hablando de cremas y parches de venta libre que contengan capsaicina, que es el ingrediente picante de los pimientos. Productos como Zostrix, Salopan y Capzasin alivian los musculares después de dos o tres aplicaciones (por lo general, las personas que sufren de artritis necesitan varias aplicaciones). El extracto de pimiento picante alivia el dolor al engañar a su cuerpo y entrenarlo para que sea menos sensible al dolor. En realidad, el dolor no desaparece, pero el cuerpo piensa que es así porque las terminaciones nerviosas están adormecidas. Como dice mi hijo adolescente: ¡Es lo máximo!

Asegúrese de masajearse bien la zona afectada con la capsaicina para que se absorba adecuadamente, unas tres veces al día. Recuerde que estos productos son, al fin y al cabo, de pimiento, entonces cualquier sensación de ardor o escozor es "normal" y debe desaparecer a los pocos días de usarlos sistemáticamente. Algunas personas ni siquiera se dan cuenta, pero otras, cuando se dan una ducha o salen en un día muy caluroso de verano, ¡ay! ¡Se pone caliente!

Lávese las manos con jabón al menos dos veces inmediatamente después de la aplicación, para que no vaya a tocarse una zona delicada como los ojos, y se haga daño. Aunque, por supuesto, si lo que necesita es aliviarse el dolor de las manos, déjese la crema al menos treinta minutos y tenga mucho cuidado de no tocarse los ojos, la boca o cualquier otra parte sensible del cuerpo. También entre al baño a hacer sus necesidades *antes* de aplicarse la crema. Después de que haya transcurrido la media hora, lávese bien las manos.

Si descubre que sencillamente no puede tolerar las cremas de pimiento picante, pruebe el Bálsamo del Tigre, que es un ungüento frío y oloroso originalmente producido para los emperadores chinos. Cuenta la leyenda que sufrían de dolores de espalda debido a sus constantes retozos sexuales. No contiene capsaicina, pero de todas maneras tiene que lavarse bien las manos después de aplicárselo porque le puede arder bastante si entra en contacto con los ojos o con cualquier otra parte sensible del cuerpo.

2. **SAMe (S-adenosilmetionina)** —*recomendada para tratar ambos tipos de artritis*. El cuerpo produce esta sustancia a partir de la metionina, un aminoácido que se encuentra en los huevos, el pescado, la carne y la leche. Como ya he mencionado, es uno de los mejores suplementos que uno puede tomar porque ayuda a mejorar todo tipo de trastornos como migraña, depresión y, por supuesto, dolor en las articulaciones. SAMe recomendada para tratar ambos tipos de diabetes. El cuerpo produce esta sustancia a partir de la metionina, un aminoácido que se encuentra en los huevos, el pescado, la carne y la leche. Como ya he mencionado, es uno de los mejores suplementos que uno puede tomar porque ayuda a mejorar todo tipo de trastornos como migraña, depresión y, por supuesto, dolor en la articulaciones. En 2002, se reunieron varios científicos para revisar 11 ensayos clínicos aleatorios con SAMe, fijándose en efectos como nivel de dolor, mejora de la función articular y reacciones adversas relacionadas con este suplemento dietético al que, por cierto, se le hizo mucha propaganda durante décadas en países europeos antes de que comenzara a venderse en Estados Unidos. Examinando todos esos estudios (a esto se le llama análisis meta), los científicos llegaron a sus propias conclusiones y decidieron que el SAMe pasaba la prueba como lo hacían otros antiinflamatorios no esteroideos (como el ibuprofeno), pero que tenía menos efectos secundarios que quienes tomaban medicamentos. Empiece con *200 mg dos veces al día, tómela con el estómago vacío, al levantarse y en la noche.* Después de dos semanas empiece a aumentar la dosis gradualmente hasta llegar a

1.200 mg al día, si puede pagarla, porque es costosa. Costo: $300 al mes.

> *No tome SAMe si sufre de trastorno bipolar.*

3. Piña —*recomendada para ambos tipos de artritis*. La enzima bromelina, que contiene esta fruta tropical, funciona como si fuera un medicamento, o incluso mejor, porque prácticamente no tiene efectos secundarios. Es del tipo de enzima proteolítica, es decir, que usa las proteínas (o el desperdicio proteínico) como combustible. Puede decirse que es como un Pac-Man que corre por el cuerpo comiéndose coágulos, quistes y placas peligrosas. ¡Fin del juego y usted gana! Además, la bromelina alivia el dolor al inhibir la liberación de químicos que producen inflamación. No surte efecto de inmediato, como sucede con las medicinas, pero pueden verse resultados al cabo de algunas semanas.

La bromelina es unas de las enzimas antiinflamatorias que más se han estudiado. En casi todas las farmacias y tiendas naturistas del país se consiguen muchas marcas muy buenas, también en Internet. Dosis: *500 a 750 mg tres veces al día entre las comidas con el estómago vacío.*

4. Mariscos —*recomendados sólo para la osteoartritis*. El caparazón del cangrejo, la langosta, el camarón y la cigala es rico en glucosamina, una sustancia poderosa que también se produce naturalmente en el cuerpo y que éste usa en tendones, ligamentos y cartílagos. Infortunadamente, el nivel baja a medida que vamos envejeciendo, por tanto, tomar un suplemento de alta calidad de glucosamina le da más movilidad a nuestras articulaciones. De hecho, aumenta el amortiguamiento entre las articulaciones para que haya menos fricción, que es lo que causa el dolor.

5. La glucosamina no es un analgésico, pero sí ataca la causa subyacente del dolor. No todos los estudios que se han hecho sobre ésta han arrojado resultados positivos, pero algunos sí, los suficientes como para llamarme la atención. Lo mejor de esta sustancia es que no abre huecos en el estómago, como algunos antiinflamatorios no esteroideos, no daña el hígado, como el acetaminofén, y, a diferencia de los inhibidores de la ciclooxigenasa 2 (Celebrex y Mobic, por ejemplo), la muerte súbita no es uno de sus riesgos.

Mucha gente está tomando glucosamina porque cada vez más estudios están demostrando que puede eclipsar al acetaminofén, el ibuprofeno, el naproxeno y otros antiinflamatorios no esteroideos vendidos por receta. Me ha impresionado mucho el Estudio GAIT (Glucosamine/Chrondroitin Arthritis Intervention Trial), un proyecto de investigación de seis meses publicado en 2006 en el *New England Medical Journal* que les hizo seguimiento a mil doscientas personas y comprobó que una fórmula combinada de buena calidad de glucosamina y condroitina (suplemento extraído de los cartílagos de la vaca, usualmente de la tráquea) puede aliviar más eficazmente el dolor de rodilla de intensidad media a grave que el Celebrex. Este estudio, a ciegas y con control de placebo, es el más grande que se ha realizado hasta ahora sobre la glucosamina y la condroitina. Si está pensando que alguna compañía financió el estudio, me complace informarle que no: los catorce millones que costó llevarlo a cabo fueron sufragados por los National Institutes of Health. Así que, ¡estoy convencida!

Algunos científicos creen que el sulfato de glucosamina es mejor que el hidrocloruro de glucosamina porque sus investigaciones han dado mejores resultados con el primero. Si usted es alérgica a la sulfa, no se preocupe: ésta es un tipo de antibiótico, mientras que el sulfato es un compuesto natural, es decir, que son dos cosas completamente diferentes. Sin embargo, tenga en cuenta que la mayoría de glucosaminas proviene del mar, así que si usted es muy alérgica a los mariscos, es probable que la glucosamina detone una reacción indeseada. Pero no se preocupe: existen otras opciones.

Aparte de las alergias, algunas personas no quieren tomar glucosamina derivada de mariscos debido a sus creencias religiosas, preferencias personales o miedo a la contaminación de los océanos. Si éste es su caso, puede comprar glucosamina de origen vacuno o aviario, sólo tiene que leer la etiqueta. También existen suplementos vegetarianos que contienen glucosamina, pero extraída del maíz. Una buena opción es Vegetarian Glucosamine, de Source Naturals, que se consigue en casi todas las tiendas naturistas. Dosis: *500 mg tres veces al día ó 750 mg dos veces al día.*

> *Algunos informes apuntan a que la glucosamina aumenta el nivel de azúcar en la sangre, pero yo no creo que esta información tenga suficiente sustento clínico. Sin embargo, si usted sufre de diabetes y le están monitoreando el azúcar en la sangre, présteles atención a los "baches". En el peor de los casos su médico le aumentará ligeramente la dosis de los medicamentos que toma para la diabetes, pero es probable que sienta muchísimo menos dolor de artritis. A mí me parece que vale la pena, ¿o no?*

6. MSM (metilsulfonilmetano) —*recomendado para ambos tipos de artritis*. Este magnífico nutriente ha ganado opiniones contradictorias, pero yo sigo creyendo en sus virtudes. Lo probé en una época en que me aquejó un terrible dolor de rodilla (debido a demasiados aeróbicos) y me fue de mucha utilidad. Incluso noté que me traqueaban menos las articulaciones, que tenía más energía y que me crecía más rápido el pelo.

El MSM se descompone en el cuerpo para proveerlo de sulfuro, un elemento que es esencial para la vida porque elimina impurezas y promueve el funcionamiento sano de las articulaciones. Dosis: si lo toma solo, *800 mg tres veces al día con las comidas,* para evitar que se le irrite el estómago. Si lo combina con glucosamina, *300 a 400 mg tres veces al día, también con las comidas.*

7. Incienso de la India (*Boswellia serrata*) —*recomendado para ambos tipos de artritis*. La oleorresina que contiene este árbol ha sido usada durante siglos en el Ayurveda, la medicina tradicional india. Existen muchos estudios sobre ella que han comprobado que es muy eficaz a la hora de reducir la inflamación y aliviar el dolor, mucho más que algunos de los antiinflamatorios no esteroideos más populares, incluyendo el ibuprofeno y el naproxeno, pero sin los efectos secundarios de estos últimos, que pueden incluir náuseas, reflujo, dolor de estómago y aparición de úlceras. Sin embargo, en algunos casos el incienso de la India puede producir diarrea, erupciones en la piel y náuseas.

Varios estudios han demostrado también que puede ser de utilidad para las personas que sufren de asma, de la enfermedad de Crohn y de colitis ulcerosa, así como para quienes sufren de cualquiera de los dos tipos de artritis. El incienso de la India trabaja como un inhibidor de la 5-lipoxigenasa (5-LOX), es decir, que reduce la inflamación al reducir la cantidad de leucotrienos. Ésta es una manera diferente de desinflamar a la de los antiinflamatorios no esteroideos y a la de los inhibidores de la ciclooxigenasa 2, por tanto, no es dañino tomar incienso de la India al mismo tiempo que otros medicamentos para la artritis.

En el mercado se consiguen muchas marcas buenas, pero asegúrese de comprar una que tenga un contenido estándar del 60 por ciento de ácidos boswélicos. La dosis varía, entonces, tiene que experimentar para descubrir cuánto necesita según su caso particular. Puede probar con cantidades entre *400 y 1.000 mg entre dos y cuatro veces al día.*

8. **Aceites omega de pescado** —*recomendados para ambos tipos de artritis*. Los aceites de pescado son compatibles con la mayoría de los suplementos y medicamentos que se venden por receta. Tienen un efecto antiinflamatorio natural sobre las articulaciones, debido a que reducen la cantidad de prostaglandinas, unos químicos que causan hinchazón y dolor. Los aceites de pescado son esenciales para la buena salud. Dosis: *1.000 mg cuatro veces al día con las comidas* debe brindarle algo de alivio al cabo de unos cuantos meses.

℞ *Debido a que los aceites de pescado adelgazan la sangre, lo que por lo general se considera una cosa buena, por favor, tome sólo 500 mg una o dos veces al día si está tomando también heparina, Coumadin (warfarina) o cualquier otro adelgazante de la sangre. Esté atenta a síntomas como moretones y hemorragias nasales (la principal señal de que la sangre está demasiado líquida). Y, por supuesto, que su médico le haga exámenes de sangre de rutina, para que le haga seguimiento adecuadamente.*

9. Niacinamida —*recomendada para ambos tipos de artritis*. Esta forma de vitamina B$_3$ puede ser particularmente útil para aliviar el dolor de las rodillas. La mayoría de multivitamínicos la contienen, pero a veces quienes sufren de artritis necesitan una dosis adicional. Tenga cuidado, sin embargo, porque las cosas se pueden poner calientes y sudorosas. Este poderoso nutriente hace que los vasos capilares se expandan con rapidez, lo que causa una oleada de calor temporal que puede dejarla con picazón y ruborizada.

La mejor forma de esta vitamina es el hexaniacinato de inositol, que no produce ese efecto de rubor. Además de ser eficaz para la artritis, sirve para el síndrome de Raynaud, la diabetes, el tinitus y para bajar el colesterol. Dosis: *500 mg de hexaniacinato de inositol tres veces al día*. Empiece con unos *250 mg tres veces al día* y vaya aumentando *50 mg cada varios días* hasta que llegue a la dosis sugerida.

10. Serrapeptasa —*recomendada para ambos tipos de artritis*. Los gusanos de seda producen esta enzima cuando se comen su propia seda para convertirse en mariposas. Como la bromelina, es una enzima proteolítica, es decir, que se "come" las proteínas. La serrapeptasa tiene la capacidad de reducir la inflamación si se la usa repetidamente y es un analgésico fantástico. En Europa y Asia han estado usándola durante más de veinticinco años, así que usted misma podría probarla, en lugar de la aspirina, el ibuprofeno o los antiinflamatorios no esteroideos.

Me gusta recomendarles este producto a las personas que sufren de fibromalgia y a los deportistas lesionados. Según algunas investigaciones, la serrapeptasa tiene la capacidad de "digerir" coágulos de sangre y placas arteriales, lo que la convierte en un magnífico remedio para las personas que además de sufrir de artritis tienen problemas del corazón. Compre una marca que tenga cobertura entérica, para asegurarse de que pasa por los ácidos del estómago hasta los intestinos, en donde será absorbida. En el mercado se consiguen muchas marcas buenas, pero mis favoritas son Serrapeptase y SerraEnzyme, de Physician Formula. Dosis: *200–400 mg (*puede ser que la etiqueta mida la cantidad en unidades, entonces esta dosis equivale a 20.000–40.000 unidades) *una o dos veces al día.*

11. **Mejillones de labios verdes (*Perna canaliculus*) —recomendados para ambos tipos de artritis.** Por supuesto que se puede comer estos animalitos, si quiere (a mí me gustan adobados con ajo y mantequilla), pero la cualidad analgésica se encuentra en su extracto, que se ha estudiado ampliamente en humanos y en perros, obteniendo siempre óptimos resultados. Estos mejillones contienen un antihistamínico natural, ácidos grasos omega-3 (ambos reducen la inflamación) y un poco de glucosamina (que, como ya vimos, ayuda a formar cartílago entre las articulaciones para minimizar la fricción). Me gusta Green Lipped Mussel Extract, de Natural Life, porque proviene de mejillones que han sido criados en aguas sin contaminar y forma parte del Australian Register of Therapeutic Goods (ARTG). Me gusta también Lyprinol, del Dr. Ray Sahelian.

> Evite las frutas y verduras de la familia de las solanáceas, pues pueden empeorar ambos tipos de artritis. Dígales no al tomate, la papa, la berenjena, el pimiento y, ¡sorpresa!, al tabaco. También evite el contacto con pesticidas, pues, al igual que las solanáceas, estimula en exceso las terminaciones nerviosas.

Tenga en cuenta que como es un producto derivado del mar puede producirles reacciones alérgicas a las personas que son alérgicas a los mariscos.

La condroitina: mucho ruido y pocas nueces

Como ya lo mencioné antes, puede ser que usted se esté preguntando por este suplemento tan comentado en la prensa últimamente como un excelente remedio para las articulaciones doloridas. A mí, la verdad, no me parece tan maravillosa. Pienso que los resultados de los estudios sobre la glucosamina son mucho más impresionantes y confiables. Sé que muchas personas creen que es lo máximo, pero otras no han notado ninguna mejoría al usarla. Probablemente la razón es que la condroitina es una molécula demasiado grande y tiene problemas al pasar por la puerta de entrada de las células cuando se la toma por vía oral. Está bien tomarla en combinación con otros suplementos, pero le sugiero que si va a escoger sólo un suplemento, se vaya mejor con alguna de las diez opciones que mencioné anteriormente.

La solución más sencilla

¿Se siente abrumada? ¿Confundida? ¿O preocupada por tener que gastar todo ese dinero? ¡Podemos hacer las cosas más sencillas! He aquí lo que yo haría si sufriera de alguno de los dos tipos de artritis:

* Empezaría probando la crema de pimiento picante durante cuatro semanas.

* Al mismo tiempo empezaría a tomar omega-3, porque la mayoría de los estadounidenses tiene deficiencia en ácidos grasos esenciales, que son antiinflamatorios naturales.

* Si estos dos pasos no la aliviaran lo suficiente, compraría AR-Encap, de Thorne Research, que contiene numerosos agentes antiartríticos, incluyendo glucosamina, MSM, incienso de la India, cúrcuma y uña de gato, una planta que aplaca el dolor. Puede tomarla por algunas semanas mientras surte efecto.

* Si todavía siguiera sintiendo dolor, empezaría a tomar serrapeptasa, que también puede tardar algunas semanas antes de surtir efecto.

✳ Si todavía siguiera necesitando algo más, tomaría también bromelina y *SAMe*.

Intente seguir esta secuencia, pero prepárese para ser infiel porque los otros suplementos de la lista que mencioné antes son muy buenos también. Hágale caso a su intuición porque puede pasar que una cosa que le sirve a una persona no le sirva a la otra. Esto se aplica tanto a las alternativas de venta libre como a los medicamentos vendidos por receta. Así que le sugiero que sea paciente, siéntase optimista y no se rinda.

Artritis reumatoide: incompatible con la glucosamina y la condroitina

Éste es un tema álgido, pero mi opinión es que la gente que sufre de artritis reumatoide debe evitar tanto la glucosamina como la condroitina porque estos dos suplementos ayudan a generar cartílago entre las articulaciones, lo que es muy útil para quienes sufren de osteoartritis (es decir, que han perdido el amortiguamiento entre las articulaciones). Pero quienes sufren de artritis reumatoide tienen un sistema inmunológico que piensa que esos cojines entre las articulaciones son el enemigo (lea el capítulo 4 para descubrir cómo puede estar involucrada la sensibilidad al gluten). Entonces, cuanto más cartílago se forme, más enemigos ve el sistema inmunológico. ¿Y qué hace? ¡Ataca! Así que manténgase alejada de la glucosamina y la condroitina si tiene artritis reumatoide. ¿Para qué buscarse más problemas? Una vez haya apagado el incendio de su sistema inmunológico puede tomar precursores de cartílago como éstos, pero sólo bajo la supervisión de su reumatólogo.

Dicen que . . . ¿Cuál es la conclusión de los antiinflamatorios no esteroideos?

Dado que soy su farmacéutica de guardia permanente, le voy a hacer una lista de analgésicos convencionales en el orden que puede ensayarlos si usted sufre de osteoartritis:

✳ ***Tylenol:*** Es barato y lo venden en todas partes sin receta médica. En Estados Unidos se lo conoce como acetaminofén y como paracetamol en la mayoría de otros países. No lo tome en exceso, pues puede dañarle el hígado, especialmente si usted suele beber alcohol, tiene problemas hepáticos o toma otros medicamentos que sobrecargan el hígado. La máxima dosis aprobada es *4.000 mg al día,* pero para que cuide su hígado, yo creo que no debería tomar más de *2.500 mg,* sólo por cuidar su salud, digo yo. La conclusión: es una buena primera opción para aliviar el dolor, a menos que tenga problemas hepáticos derivados de otros medicamentos o alcoholismo.

✳ **Antiinflamatorios no esteroideos**: Me gustan estos medicamentos en dosis bajas como parte de tratamientos a corto plazo para aliviar el dolor, ya sea de dientes, muscular, calambres premenstruales y, por supuesto, de articulaciones. Algunos de los más populares son Aleve (naproxeno), Motrin y Advil (ambos ibuprofeno), que se consiguen en dosis altas con receta médica. Estos medicamentos alivian el dolor temporalmente, pero sus efectos secundarios pueden ser graves: úlceras, problemas renales y hemorragias gastrointestinales. Las personas que tengan úlcera o perforaciones intestinales deben mantenerse alejadas de estos medicamentos. Se pueden evitar las náuseas, la irritación estomacal y la acidez que producen a veces si se los toma con la comida o junto con una cucharada de Maalox. La conclusión: para la mayoría de los adultos está bien usar estos antiinflamatorios en dosis bajas y por poco tiempo; son muy útiles cuando se tienen calambres premenstruales.

✳ **Inhibidores de la ciclooxigenasa 2 *(COX-2)*:** Dos de este tipo de medicamentos, que se consiguen sólo con receta, son el *Celebrex (celecoxib)* y el *Mobic (meloxicam).* El *Vioxx* también formaba parte de este grupo, pero lo sacaron del mercado en 2004 debido a la cantidad de muertes que al parecer causó. Son eficaces y no lastiman el tracto gastrointestinal como otros antiinflamatorios, sin embargo, afectan el sistema cardiovascular, pues hace más lento el funcionamiento de los riñones, lo que a su vez produce hinchazón, presión arterial alta, ataque cardíaco o apoplejía. Son mejores si se toman en dosis bajas y en conjunción con algunos de los suplementos que recomendé páginas atrás. La conclusión: son eficaces e incluso son una buena opción si usted tiene problemas gastrointestinales, pero son peligrosos para las personas que sufren de hipertensión o alguna enfermedad del corazón.

✳ **Ultram (tramadol es el genérico)**: Este medicamento es un analgésico que se vende por receta que tiene el beneficio adicional de que sube el nivel de serotonina, uno de los químicos del cerebro que sube el ánimo y minimiza la sensación de dolor. Algunos de los efectos secundarios pueden ser problemas del tracto gastrointestinal, dolor de cabeza, mareo y soñolencia. Puede también hacerla más propensa a sufrir convulsiones. La conclusión: creo que este medicamento es más confiable que los inhibidores de la ciclooxigenasa 2 y que los antiinflamatorios no esteroideos, pero no le viene bien a todo el mundo, especialmente si la persona toma otros medicamentos que pueden producirle convulsiones, como es el caso de los inhibidores selectivos de la recaptación de serotonina (ISRS), tales como Prozac, Paxil y Zoloft.

✳ **Analgésicos**: Los que se usan para aliviar dolores graves, como Darvocet (propoxifeno/acetaminofén), Vicodin o Lortab (hidrocodona/acetaminofén) y oxicodona, que es el más fuerte de todos. Estos analgésicos son eficaces, pero también son adictivos. Pero si usted está sufriendo de dolores insoportables a diario, es probable que su médico se compadezca de usted y le recete alguno de éstos. Busque un especialista en dolor, si su médico se muestra renuente a hacerlo. Estos analgésicos no revierten el daño, pero honestamente pienso que nadie debe pasarse el día sufriendo por temor a la adicción. Algunos de los efectos secundarios son náuseas, estreñimiento, mareo y soñolencia, así que no conduzca mientras esté tomando estos medicamentos. La conclusión: lo más importante es que no sufra tanto dolor para que pueda disfrutar algo de la vida. Pero considere de todas maneras probar algunos de los suplementos que recomendé páginas atrás, para que eventualmente pueda ir dejando los medicamentos.

✳ **Esteroides:** Son los últimos de mi lista porque a pesar de que no son adictivos tienen demasiados efectos secundarios y la verdad es que no son muy eficaces. Pueden ser una buena opción en un momento dado, por ejemplo, en un ataque de gota, de asma, de alergia o en un caso de dolor agudo debido al síndrome del túnel carpiano o a la artritis reumatoide. Puede ser que los efectos secundarios (náuseas, aumento de peso, aftas o irritabilidad) no suenen tan mal, pero tomar prednisona o algún medicamento similar durante demasiado tiempo puede acarrearle otros problemas como insomnio, psicosis, convulsiones, infecciones crónicas, pancreatitis y síndrome de Cushing.

> *Nunca deje de tomar ningún medicamento esteroideo abruptamente porque mientras los ha estado usando su cuerpo ha dejado de producir sus esteroides naturales. Dejar de tomar los esteroides de un momento a otro equivale a estrellarse contra una pared conduciendo a una velocidad de setenta millas por hora. POR FAVOR, si va a dejar de tomarlos, hágalo paulatinamente y bajo estricta supervisión médica.*

Secretos de Suzy que no requieren receta médica

Métase en los frascos de medicamentos

Si las tapas a prueba de niños de sus frascos de medicamentos le están haciendo pasar un mal rato por el dolor que le causan al tratar de abrirlas, pídale a su farmacéutico que le dé frascos fáciles de abrir, ya sean de rosca o de presión. Debido a las leyes que tienen como finalidad proteger a los niños y minimizar los riesgos de envenenamiento en el hogar, usted tendrá que firmar un documento de renuncia en la farmacia, pero eso es todo. Después, su farmacéutico le empacará todos sus medicamentos recetados en frascos fáciles de abrir, a menos que se le olvide. ¡Al fin y al cabo, somos humanos! Revise su compra cada vez que vaya a recoger sus medicamentos y pídale a su farmacéutico que le haga el cambio de frasco, si se ha olvidado.

¿Y qué pasa con las abejas?

Definitivamente usted no le puede tener fobia a los insectos si quiere seguir este tratamiento, que consiste en inyectar en las articulaciones veneno de abejas vivas directamente del aguijón. No intente hacer esto en su jardín, por favor. Tiene que buscar a un médico que tenga experiencia en la apiterapia. El médico tiene que calentar unas cuantas abejas, que debió de haber congelado con anticipación. Incluso puede ser que las sople, para agitarlas un poco. Después, hace que las abejas piquen a la persona con artritis en la zona que le duele, y entonces, los increíbles químicos antiinflamatorios que contiene el veneno de las abejas hacen todo el trabajo. Las avispas y los avispones también están empezando a entrar en acción.

Puedo decir sin exagerar que la apiterapia funciona mejor que la cortisona: alivia el dolor y elimina la inflamación en cuestión de minutos. De hecho, algunos atletas están empezando a usar esta terapia en lugar de la cortisona, en medio del campo. Pero recuerde que tiene que trabajar con un médico competente que esté entrenado en este tipo de terapia, porque si usted es alérgica a la picadura de abeja, podría morir por anafilaxia, es decir, una reacción alérgica que puede ser mortal debido a que la persona entra en choque y se le detiene la respiración. Entonces, el médico debe tener lista una inyección de epinefrina, por si acaso. Para ser justos, hay que decir que un choque anafiláctico puede presentarse a causa de cualquier medicamento, aditivo o producto alimenticio.

Buenas ideas para combatir la gota

El ácido úrico es un componente natural que se halla normalmente en la sangre y que por lo general se disuelve por completo. Pero cuando la sangre cambia su composición química, el ácido úrico no se disuelve por completo sino que forma un precipitado, que no es más que una forma pomposa de denominar una gotita no disuelta de algo, y en este caso el ácido úrico toma la forma de cristales afilados. Por alguna razón se concentra en el dedo gordo del pie, y despierta durante la madrugada para torturar a quien lo sufre, quien no puede levantarse con facilidad y al caminar siente un dolor horrible, como si estuviese caminando sobre agujas o cristales rotos. También se puede tener fiebre durante un ataque de gota.

La mayoría de las veces afecta a los hombres, y se puede extender a otras articulaciones a medida que el ácido úrico aumenta en el cuerpo. Este trastorno también está relacionado con los riñones. Si usted se despierta de madrugada con este dolor, los médicos recomiendan casi siempre tomar ibuprofeno (Motrin o Advil) o naproxeno (Aleve), pero no aspirina, ya que lo puede empeorar. Aunque el dolor se concentra casi siempre en el dedo gordo del pie, usted tiene que concentrarse en lo que se lleva a la boca, sobre todo si son cerezas, aunque de eso hablaré más adelante.

En vista de que la gota es resultado de un exceso de cristales de ácido úrico en el cuerpo, es importante evitar alimentos altos en dicho ácido. Las carnes, sobre todo órganos (hígado, corazón, riñón, sesos) tienen alto contenido de ácido úrico, lo cual aumenta el riesgo de ataques de gota y de cálculos renales. Lo que tiene que hacer es reducir o eliminar la ingesta de azúcar y productos con cafeína. También debe ser mesurada con las anchoas, los crustáceos, la caballa, los hongos y la levadura (de repostería y de cerveza).

También debería revisar su botiquín de medicamentos, ya que algunos de ellos y los suplementos aumentan los riesgos de sufrir síntomas de gota. Los siguientes medicamentos pueden contribuir a causar ataques de gota:

* insulina

* Levodopa (para el Parkinson)

* aspirina

* niacina (que se encuentra en suplementos y en el medicamento Advicor)

* vitamina A

* Ciclosporina (que calma el sistema inmunitario)

* diuréticos (píldoras de agua usadas para la presión arterial alta)

Consumir alcohol también contribuye. ¿Sabía que el primer ataque de gota puede sobrevenir después de beberse un trago? Y ahora que le doy datos para evitar estos ataques dolorosísimos, le recuerdo que no coma en exceso y que se cuide del estrés. Otro factor que contribuye a estos ataques es golpearse el dedo gordo del pie.

La colchicina es un medicamento estándar para tratar la gota, y hay medicamentos antiinflamatorios que su médico le puede recetar. La quercetina que contienen el té verde y las manzanas, así como la bromelania presente en la piña, son dos potentes antiinflamatorios que pueden prevenir los ataques de gota. Otro suplemento sencillo es un antioxidante de base vegetal que se venda en cualquier tienda naturista de su localidad. Los antioxidantes y esas populares bebidas de jugos que contienen extractos de frutas y vegetales son muy buenos para reducir la inflamación y los ataques de dolor.

Desde luego, si usted tiene gota no verá la vida del color de las cerezas, pero comerlas sí la ayudará mucho. Según dice la sabiduría popular, hay que comerse una taza grande de cerezas todos los días, lo mismo frescas que congeladas. Todo esto empezó en 1950, cuando un pequeño estudio con doce personas comprobó que éstas mejoraban consumiendo esas frutas. Las cerezas frescas contienen potentes antioxidantes, así que si quiere probar este remedio natural, consuma *un tazón todos los días o una taza de su jugo cada día*. El torrente de reportes anecdóticos provenientes de personas en todo el país despertó el interés del Agricultural Research Service, que en mayo de 2004 publicó sus propios hallazgos sobre las cerezas. Tomaron a 10 mujeres sanas entre los 22 y los 40 años de edad y las hicieron consumir un tazón grande de cerezas por la mañana, asegurándose de que no ingirieran otras frutas o bebidas que pudieran confundir los resultados. La mañana en que desayunaban con cerezas midieron los químicos inflamatorios del cuerpo, como la proteína reactiva C y el óxido nítrico, dos sustancias químicas que aumentan en la persona si tienen un ataque de gota. El estudio encontró que estas sustancias químicas estaban más bajas que antes de las cerezas, una señal de que estas frutas pueden, de hecho, reducir la inflamación en el cuerpo.

18

Recetas para forta lecer
el sistema inmunológico

Es terrible: usted está acostada en la cama sintiéndose mal . . . Tiene la nariz tapada, un cesto lleno de pañuelos desechables arrugados en el piso junto a la cama, no puede tragar, tiene escalofríos y siente el pecho a punto de estallar si tose una vez más. ¡Ayayay! Me siento muy mal por usted, quisiera poder reconfortarla como lo hice con mis hijos. Pero es que yo soy una maniática de los gérmenes, así que permítame que en cambio le cuente un cuento para la hora de acostarse.

Había una vez siete enanitos . . .

✺ *1. Tontín . . .*

Es decir, los inhibidores de la tos, que por lo general contienen dextrometorfano, un químico que al llegar al cerebro lo hace sentir a uno atontado. Sin embargo, es lo que tiene que tomar si tiene tos seca y continua, pero no si la tos es húmeda, porque en ese caso lo más conveniente es que expulse las flemas (puede ser peligroso no hacerlo). La tos húmeda requiere de un expectorante, algo que ayude a que salgan los fluidos. Tome los expectorantes con mucha agua para que el pecho se descongestione.

Me gustan los jarabes simples, ya sean inhibidores de la tos o expectorantes, y nunca recomiendo las fórmulas combinadas porque los dos ingredientes trabajan uno contra el otro: los inhibidores cierran el pecho, mientras que los expectorantes lo abren para que salga la flema. En el mercado se consiguen varias marcas buenas, pero dos de mis favoritas son Delsym, inhibidor de la tos, y Mucinex, expectorante. Se consiguen en todas las farmacias del país.

✸ 2. Feliz . . .

Los descongestionantes que destapan la nariz me ponen feliz de inmediato, especialmente los atomizadores nasales como Afrin o Neo-Synephrine porque me ayudan a que me entre aire por la nariz en menos de cinco minutos. Me encanta la sensación. Pero no se deben usar por más de tres días seguidos porque puede experimentar una gran congestión, trastorno conocido como rinitis medicamentosa, y no va a poder destaparse de nuevo las vías respiratorias.

En el mercado se consiguen también atomizadores salinos que no contienen medicamentos, pero que ayudan a diluir el moco grueso, lo que es especialmente útil cuando los bebés están congestionados. Puede usar estos atomizadores salinos con la frecuencia que quiera porque no producen rinitis medicamentosa.

También se pueden comprar descongestionantes en tabletas que contienen fenilefrina o pseudoefedrina, que producen energía (otra razón para ponerse contenta). Estas sustancias que aumentan el nivel de energía del cuerpo son parientes de las anfetaminas, razón por la cual algunas farmacias esconden estos descongestionantes en tabletas detrás del mostrador: algunos drogadictos los compran para fabricar *speed*, una de las llamadas drogas de club. No le estoy diciendo que no los tome si los necesita, pero tenga presente que los descongestionantes que se toman por vía oral pueden subirle la presión arterial, achicarle las pupilas, acelerar el ritmo cardíaco, darle taquicardia o producirle ansiedad.

✸ 3. Estornudón . . .

Si está estornudando, pruebe algunos de los antiguos antihistamínicos como Benadryl (difenhidramina), Tavist (clemastina) y Chlor-Trimeton (clorfeniramina). Debido a su capacidad de secar, ayudan a mejorar síntomas como ojos aguados, garganta carrasposa e, incluso, fiebre del heno. Estos antihistamínicos se sientan en la entrada de las células para evitar que éstas liberen al torrente sanguíneo histaminas u otros químicos que causan malestares.

Por supuesto, hay un lado malo: esa misma capacidad de secar puede resecar la boca, los ojos y, algunas veces, la vagina también. Otros efectos secundarios de los antihistamínicos son mareo, visión borrosa y diarrea. Los más antiguos dan soñolencia y no se debe conducir mientras se los está tomando. Algunos productos de fórmula combinada como Contac, TheraFlu, Vicks y NyQuil, que mejoran la tos, los estornudos, la nariz aguada y otro montón de síntomas, también contienen antihistamínicos sedantes, por tanto, es preferible que los tome en la noche y así no sentirá los efectos secundarios.

Si quiere un antihistamínico que no le dé sueño, puede probar Claritin y Alavert (loratadina ambos), que son de venta libre, o medicamentos que se venden con receta como Allegra y Clarinex. El Zyrtec es un fantástico antihistamínico nuevo, pero a algunas personas les da somnolencia. Consulte con su médico antes de tomar cualquier antihistamínico si tiene problemas urinarios, de la próstata o glaucoma de ángulo cerrado.

✺ *4. Dormilón . . .*

Suponga que el dolor y la fiebre la están haciendo sentir adormilada, pero la nariz tapada o demasiada tos no la dejan conciliar el sueño. Entonces, querría tomar un sedante que la ayudara dormir. Es comprensible, pero le recomiendo que sea cautelosa al hacerlo. La mayoría de las personas que están resfriadas echan mano de medicamentos para dormir de venta libre como Sominex, Nytol y Unisom, pero puede ser que no le vengan bien: algunos de ellos contienen los mismos antihistamínicos sedantes que muchos remedios para la tos o los resfríos, así que le puede pasar que se tome una dosis doble, lo que puede tener consecuencias letales.

Va a estar mejor si hace una de dos cosas: o bien toma un producto combinado como NyQuil, que ya tiene todos los medicamentos mezclados de una manera correcta para "ayudarla a descansar". O, si no quiere tomar una fórmula combinada, cómprese un antihistamínico sedante como Benadryl, y así mata dos pájaros de un tiro.

✿ 5. Gruñón . . .

Quién no estaría gruñón si le dolieran todos los músculos, ¡además de la cabeza! El Tylenol (acetaminofén) es el analgésico más popular del mundo y también es eficaz para bajar la fiebre. Pero no se exceda: puede dañarle el hígado. De hecho, en Islandia, por ejemplo, su venta está restringida. Cuando estuve de vacaciones allá, fui a ver a un farmacéutico y sólo me pudo vender unas cuantas cápsulas, y a escondidas detrás del mostrador de la farmacia. No hay punto de comparación con los estantes de nuestras farmacias, que están abarrotados de frascos de analgésicos.

Otros analgésicos eficaces son el ibuprofeno (Motrin, Advil) y el naproxeno (Aleve), que además de calmar el dolor disminuyen la inflamación. La aspirina es otra opción, pero tenga en cuenta que diluye la sangre, así que las personas mayores que toman medicamentos como warfarina, heparina, Plavix y Lovenox, deben tener especial cuidado y dejar de tomarla si notan que se les hacen morados en la piel con mucha facilidad. Para finalizar, le recuerdo que es buena idea tomar cualquier analgésico después de haber comido algo, para minimizar la irritación del estómago.

✿ 6. Tímido . . .

Si quiere probar este tipo de medicina, tiene que quitarse la ropa, ¡así que espero que no sea tímida! Las SudaCare Shower Soothers son tabletas envueltas en papel de aluminio que se pueden comprar en cualquier farmacia. Lo único que hay que hacer es destapar una, ponerla en el piso de la ducha y abrir la llave, antes de meterse. En cuestión de un minuto uno se encuentra envuelto en un delicioso y reconfortante vapor de eucalipto, mentol y alcanfor, que ayuda a despejar las vías respiratorias. (Tenga cuidado de no tocar la tableta ni acercársele mucho, pues se pone muy caliente después de que se activa, además de que puede irritarle los ojos).

✿ 7. Doc . . .

¡Porque hay que saber cuándo es oportuno llamar al médico! A veces no se puede aguantar más, entonces llame al médico si:

  ✳ ha tenido un resfriado entre una semana y diez días

  ✳ le sale alguna erupción en la piel

✳ se le hace una peladura dolorosa en la garganta o si se le ven manchas blancas

Cómprese un cepillo de dientes después de haber sufrido un resfrío, para que no se infecte de nuevo a usted misma. O bien puede hundir el cepillo viejo en extracto de semillas de toronja durante unos minutos, después enjuáguelo y listo.

✳ tiene fiebre muy alta (más de 102 grados Fahrenheit) o si se mantiene en 101 grados Fahrenheit durante tres días

✳ le duelen los oídos

✳ se está quedando sin aliento o si hace ruidos al respirar

✳ se le han hinchado las glándulas linfáticas

✳ le salen flemas por la boca de color amarillo o verde

Los antibióticos no sirven contra los resfríos y los pueden empeorar

Los resfriados son causados por virus, y hay más de 200 especies diferentes de virus que causan el resfriado común y que han sido identificados; sin embargo, ninguna de esas cepas se cura con antibióticos. Los antibióticos combaten las infecciones al matar las bacterias, pero la causa de los resfríos son los virus, un organismo completamente diferente. Cuando escribí sobre este tema en mi columna, la respuesta fue abrumadora. Éste es uno de los grandes "secretos" de detrás del mostrador de la farmacia: los antibióticos no sirven para mejorar los resfríos. Si a usted le hace efecto algún antibiótico recetado cuando tiene gripe, puede ser debido a un efecto placebo o a la capacidad natural de su cuerpo de recuperarse por su cuenta más tarde o más temprano. De hecho, los antibióticos pueden debilitar su sistema inmunológico, pues destruyen la flora intestinal, es decir, las bacterias buenas que su sistema inmunológico necesita para mantenerse saludable. Cuando usted destruye la bacteria buena (la flora bacteriana) crea una ambiente agradable y cómodo para que el virus se instale y continúe infectando, porque no puede acampar en un ambiente saludable, ¿no es verdad?

Por esta razón, los buenos médicos no recetan antibióticos para curar los resfríos. Pero como soy farmacéutica, conozco los secretos de mis pacientes, incluso el hecho de que algunas personas guardan los antibióticos que les sobran para tomárselos después. ¡Mala idea! También conozco médicos que recetan antibióticos porque los pacientes les insisten, aunque podrían admitir de inmediato que ése no es el tratamiento apropiado.

Soy especialmente sensible al uso excesivo de antibióticos porque crecí en una familia en la que me daban antibióticos por cualquier cosa. Como consecuencia, se me debilitó el sistema inmunológico porque no se entrenó lo suficiente para combatir las infecciones por su cuenta. A nivel general, el uso excesivo de antibióticos puede causar resistencia. Los virus aprenden a burlar a los antiguamente útiles antibióticos y se hacen más letales, así que infecciones que una vez fueron controlables pueden convertirse en enfermedades potencialmente mortales.

¿Qué podemos hacer? Sólo tomar antibióticos cuando estemos totalmente seguros de que tenemos una infección bacteriana, y solamente cuando el médico nos los recete. Si el profesional de la salud que la está tratando no le ha mandado a hacer un cultivo del área infectada, entonces está adivinando y puede ser que el problema sea viral, en cuyo caso los antibióticos no le harán bien e incluso puede ser que a largo plazo sean nocivos para su salud. Asegúrese de que el antibiótico que le han recetado sí mate las bacterias específicas que la han infectado. A veces los médicos tienen la tendencia a adivinar basándose en su experiencia, pero el problema es que pueden equivocarse.

Y, por favor, no presione a su médico para que le prescriba antibióticos; conténgase y estimúlelo a que haga lo mismo. Para finalizar, quiero que me prometa que si alguna vez le recetan antibióticos, se va a tomar todo el frasco. Si deja de tomarlos cuando ha empezado a sentirse mejor, puede enfermarse más de lo que estaba antes porque la bacteria que le queda en el cuerpo puede empezar a reproducirse sin control.

Cuando le duele al tragar

❋ Ponga un vaporizador o humidificador de aire frío en su habitación.

❋ Haga gárgaras de agua con sal (media cucharadita de sal, media cucharadita de polvo para hornear y un vaso de agua de ocho onzas).

❋ El Alkalol es un producto natural que desarrolló un farmacéutico en 1896 para calmar el dolor de garganta. Se trata de una solución que contiene sal, polvo para hornear, eucalipto y otros ingredientes que también ayudan a curar las aftas de la boca. Visite www.alkalolcompany.com, o búsquelo en la farmacia de su localidad.

❋ Beba té tibio o agua caliente con un poco de jengibre molido y miel.

Use el ungüento de Vicks. Sí, yo sé que es para untárselo en el pecho, pero me gusta ponérmelo en las fosas nasales cuando las tengo irritadas de tanto sonarme porque se siente frío. Otra opción es Carmex, un humectante para labios que venden en todas las farmacias y tiene el mismo efecto frío.

❋ Chupe pastillas de zinc para que le alivien el dolor y la ayuden a curar la garganta; otras pastillas que adormecen son Cepacol, Cepastat, Ricola, Halls y Chloraseptic.

❋ Tome una dosis baja de Tylenol si lo necesita.

❋ Evite tomar jugo de naranja y gaseosas carbonatadas porque le van a molestar al tragar.

❋ Haga gárgaras con UlcerEase, un anestésico único que es fantástico para las personas que tienen úlceras en la boca, aftas o que les duele la lengua.

Oscillococcinum

Este remedio homeopático de nombre extraño y difícil de pronunciar (de hecho, se pronuncia *o-sil-o-cox-si-num*) no produce soñolencia, es fácil de tomar y se supone que aplaca los síntomas de la gripe cuando se lo empieza a tomar al principio de la enfermedad (no sirve de mucho si se empieza a tomar después). Si he de juzgar, éste sería mi veredicto: algunos estudios han llegado a la conclusión de que este remedio no sirve de nada, pero otras investigaciones demuestran que tiene la capacidad de acortar el sufrimiento y aplacar los síntomas y el dolor.

Lo único que puedo decirle es esto: muchas de las personas que han probado el oscillococcinum, que se vende en cuarenta y tres países, regresan por más. En Francia, por ejemplo, el sistema de salud nacional cubre el costo de este remedio, que es el más vendido para tratar la gripe. Si quiere probarlo, en Estados Unidos es de venta libre y se consigue en casi todas las farmacias del país. No hace daño tomarlo al mismo tiempo con otros medicamentos para los resfriados y la tos o con antibióticos recetados.

¡Tómese un trago!

Pero no del tipo alcohólico, me refiero a un trago de agua fresca. Lo siento, tampoco debería tomar café. La cafeína y el alcohol pueden deshidratarla, cuando lo que necesita es llenarse de agua para poder eliminar todos esos gérmenes que tiene en el sistema. Y cuando suda a causa de la fiebre o le sale moco viscoso por la nariz, también está perdiendo líquido del cuerpo. Así que es de vital importancia que abastezca su cuerpo de agua fresca.

Pero entiéndame bien: ¡no todas las aguas son iguales! Cuanto más alcalina sea, mejor, debido a que la alcalinidad tiene un efecto regulador sobre el cuerpo enfermo (cuando uno está enfermo, el organismo tiende a ponerse más ácido). Algunas de las aguas que se consiguen en el mercado en la

> Es cierto que el caldo de pollo es bueno para la salud, por lo menos si lo prepara con ajo y cebolla. Estas poderosas verduras antioxidantes fortalecen el sistema inmunológico al mismo tiempo que matan la bacteria, los hongos y los virus. Pero póngalos en la sopa hacia el final de la cocción, para que no se cocinen en exceso.

actualidad están enriquecidas con antioxidantes y minerales y son extremadamente puras. A causa de mi naturaleza de sabueso siempre meto un medidor del pH en el agua para verificar su alcalinidad. A continuación le voy a mencionar mis favoritas (pero, por supuesto, existen otras que también son buenas): Fiji (www.fijiwater.com), Essentia (www. essentiawater.com), Zephyrhills (www.zephyrhillswater.com) y Evamor (www.liveacidfree.com). Sería maravilloso si pudiera tomar estas aguas todo el tiempo, no solamente cuando esté enferma.

Había una vez tres cerditos . . .

A continuación le voy a contar otra historia sobre cómo construir un sistema inmunológico que la proteja contra los resfriados y la gripe. ¿Se acuerda cómo cada uno de los tres cerditos construyó su casa con diferentes materiales en un esfuerzo por evitar que los soplidos del lobo la tumbara? ¿Y recuerda que unos materiales fueron más resistentes que otros? Pues bien, le voy a contar cómo esta historia puede relacionarse con su sistema inmunológico, ¡sin necesidad del médico!

Paja

Los nutrientes que voy a mencionarle a continuación sin duda son magníficos, pero son sólo una pequeña parte de la construcción inmunológica. Como una casa hecha de pajillas, quizás pueda brindarle algún tipo de protección, pero esas pajillas no podrán soportar los embates del lobo.

✳ **Alimentos**: Comer bien es la manera más fácil de construir un buen sistema inmunológico. Estoy convencida de que la salud empieza por el estómago y lo que le metemos: la mitad del sistema inmunológico vive en las entrañas. Un primer paso importante es eliminar de la dieta el azúcar blanca. Algunos expertos creen que una cantidad tan pequeña como una cucharadita de azúcar blanca es suficiente para cerrar el sistema inmunológico casi durante una hora. Y si usted tiene un apetito insaciable por los dulces, es probable que tenga una sobreproducción de cándida, lo que a su vez exacerba infecciones, cansancio, tiña crural, vaginitis y confusión mental. Es mejor para su salud inmunológica que limite lo más que pueda la ingesta de dulces y alimentos procesados, mientras come más alimentos frescos como verduras, frutas, nueces, semillas y, por supuesto, agua fresca.

✳ **Ejercicio**: El ejercicio moderado aumenta las células "asesinas por naturaleza" que son parte esencial de su sistema inmunológico, pues matan a los bichos que pueden enfermarla. Incluso si lo que le apetece es tumbarse en el sofá, trate de reírse de buena gana al menos una vez al día. Varios estudios han demostrado que las personas que se ríen con frecuencia tienden a enfermarse menos porque la risa tiende a bajar el nivel de las hormonas del estrés mientras sube el de la felicidad (endorfinas), lo que no sólo mejora el estado de ánimo, sino que aplaca el dolor y fortalece la inmunidad.

Madera

Si usted construye su inmunidad con madera, estará en capacidad de resistir mejor los embates del lobo feroz, especialmente si la combina con las pajillas que vimos antes. Pruebe algunos de los suplementos que aparecen a continuación:

✳ **Arabinogalactano**: Este extracto natural proveniente del árbol alerce refuerza el funcionamiento inmunológico de manera sorprendente. Debido a que es como una fibra, atrae el agua y mejora la evacuación de los intestinos y la eliminación de las toxinas. A diferencia de otras fibras, que son ásperas y pueden causar diarrea, el arabinogalactano es suave. También ayuda al sistema linfático a fluir mejor, para que la linfa pueda barrer las toxinas y los invasores peligrosos fuera del cuerpo. Muchos profesionales de la salud holísticos piensan que el flujo correcto del sistema linfático es especialmente útil para los niños que se enferman constantemente de sinusitis o del oído. Algunos productos reciben sencillamente el nombre de "alerce". Personalmente me gusta el polvo Arabinex, de Thorne, porque prácticamente no le cambia el sabor al jugo cuando se lo mezcla con él. Dosis: *para los adultos, entre una y tres cucharadas al día y para los niños entre un tercio y una cucharada al día.* Por supuesto, si sus hijos pequeños se la pasan sufriendo de infecciones, es buena idea que por un tiempo les elimine de la dieta el azúcar, los alimentos procesados y los lácteos.

✳ **Hongos**: No me refiero a los que uno se come en la cena, sino del tipo medicinal que se consigue en forma de suplementos que se toman por vía oral o de infusiones. Algunos ensayos clínicos de diseño óptimo y unos cuatrocientos estudios han demostrado que algunos hongos recargan el sistema inmunológico y protegen el cuerpo de amenazas tan graves como el cáncer. Durante siglos los hongos han sido populares en el Asia e, incluso, en Japón, el Ministerio de Salud (el equivalente a la FDA) ha permitido que en muchos casos el seguro médico cubra el costo de esta fórmula superinmunológica. Sin embargo, en Estados Unidos casi nunca escuchamos hablar de estos hongos curativos.

Uno de los mejores hongos para el sistema inmunológico, y el más popular, es el hongo nube o cola de pavo (*Coriolus versicolor*); su extracto se llama PSK (polisacárido K). La historia de este hongo empezó cuando alguien lo usó para tratar un cáncer de estómago y obtuvo resultados positivos, entonces, llamó la atención de un científico japonés, que ayudó a poner en marcha la investigación sobre el extracto que ahora llamamos PSK. Hoy día, cientos de personas en el extranjero gastan cientos de millones de dólares para obtener el preciado extracto del hongo nube, que varía de color entre el café y el gris. Algunos estudios han comprobado clínicamente que el PSK fortalece las defensas naturales del cuerpo y lo protege si algún alma descuidada le tose encima mientras hacen fila para comprar los boletos para entrar al cine.

Otro hongo oriental mágico es el maitake, que se vende como Maitake D, que crece tan grande ¡que puede llegar a pesar hasta 100 libras! El extracto de maitake es un potente fortalecedor del sistema inmunológico y ha demostrado actividad antiviral contra el virus de la inmunodeficiencia humana (VIH)/Sida en un estudio confirmado en 1992 por US National Cancer Institute.

Me gusta la marca JHS porque su fabricante le presta mucha atención a la pureza y tiene mucho cuidado al sacar el extracto de los hongos con agua caliente para no destruir los ingredientes activos. Una compañía que presta atención a la calidad es JHS Mushrooms (www.jhsnp.com o por teléfono llamando al 888-330-4691). Venden Corolius versicolor y noventa cápsulas cuestan unos $60. Existen otras compañías fabulosas que les prestan atención a la extracción y a la pureza, entonces, compre la que crea que le viene bien. La dosis depende de su estado, así que siga las instrucciones de la etiqueta. Y, por favor, no se preocupe de que estos hongos le puedan causar una infección como la infección vaginal provocada por levaduras o candida, ¡porque no lo hacen!

Ladrillo

❋ **Antioxidantes**: Estas sustancias vitales le ofrecen algo de protección. Sin ellos está uno desprotegido ante la bacteria, los hongos, los parásitos, los virus y las sustancias que producen cáncer, que están en todas partes y en todo lo que uno toca. Por unos pocos dólares al año, los antioxidantes destierran estos peligrosos agentes del cuerpo y los destruyen antes de que ellos lo destruyan a uno. La mejor manera de abastecernos de antioxidantes es comiendo frutas y verduras coloridas, pero también puede ingerirlas en jugo, que es una manera fácil y rápida de fortalecer el sistema inmunológico. ¿Por qué no invertir en un Juiceman o en el extractor de jugo de Jack La Lanne? O compre jugo de uva, de granada y de frutas exóticas como el Noni, Goji y Mangosteen Complete, que se consiguen en las tiendas naturistas. ¡Con estos jugos se abastecerá de un montón de ladrillos para fortalecer su sistema inmunológico! También debería tomar un suplemento antioxidante todos los días durante todo el año, no sólo cuando siente que se ha resfriado. Puede comprar una fórmula combinada: un par de buenas opciones son Antioxidant Formula, de Nature's Way, y Doctor's Choice Antioxidant, de Enzymatic Therapy. Además del suplemento, quiero que tome CoQ10, *100 mg al día*.

❋ **Probióticos**: Como ya lo he mencionado antes, los probióticos son bacterias buenas que respaldan el funcionamiento del sistema inmunológico y reducen la frecuencia del candidiasis vaginal, así que es buena idea que los tome con regularidad. Puede ya sea tomar varias porciones a la semana de yogur orgánico sin azúcar o tomar un suplemento de buena calidad de probióticos, como Probiotic Eleven, de Nature's Sunshine o Multidophilus, de Thompson. Tiendas como GNC, The Vitamin Shoppe, Mother Earth y Whole Foods venden una magnífica variedad de marcas de buena calidad, al igual que otras tiendas naturistas del país. La mayoría de las marcas buenas requieren de refrigeración, excepto las lactoesporas Thome. Verifique en la etiqueta que el suplemento que compre contenga lactobacilos acidófilos, lactobacilos búlgaros, *L. plantarum*, bacilos bífidos y *B. longum*. Algunas veces se consigue una levadura muy buena llamada *Saccharomyces boulardii* (la marca es Florastor), que es estupenda para contrarrestar la diarrea producida por el uso de antibióticos, un efecto secundario que sufre casi todo el mundo que sigue algún tratamiento con este tipo de medicamentos. Sé que estos nombres suenan raros, pero es muy fácil encontrar estos suplementos en las tiendas naturistas. Yo creo firmemente que el sistema inmunológico se fundamenta en la integridad del tracto gastrointestinal, así que aumentar la flora intestinal es de vital importancia cuando lo que se quiere es construir (o reconstruir) el sistema digestivo y fortalecer la inmunidad. Se va a dar cuenta de que el suplemento que compró le está haciendo efecto, pues desaparecen los problemas intestinales. Con frecuencia me preguntan si está bien tomar una dosis adicional de probióticos o tomar dos a la vez. Le recomiendo que siga las instrucciones del empaque del que haya comprado, pero le digo que es prácticamente imposible tomar demasiados probióticos, a menos que se tome el frasco entero de una sentada. Los probióticos reducen la incidencia de infecciones vaginales por levaduras. Yo los tomo varias veces al día con el estómago vacío. Si está tomando algún antibiótico, es especialmente importante que tome un suplemento de probióticos porque los antibióticos son ladrones de bacteria buena. Pero separe la ingesta del antibiótico y el probiótico al menos un par de horas, aunque sería preferible que esperara unas cuatro horas. Recuerde que los bichos buenos ponen feliz la panza.

✳ **Adaptógenos:** Los adaptógenos fortalecen el mecanismo de defensa del cuerpo y ayudan a que el sistema inmunológico funcione mejor durante períodos de estrés, para que se enferme menos. Tienen la capacidad de aumentar o disminuir la producción de hormonas para restaurar el equilibrio según lo que usted necesite, por eso se llaman adaptógenos. Mis favoritos son raíz de astrágalo, eleuthero, ashwagandha y rhodiola. Puede tomar Phytisone, de Thorne, o Adreset, de Metagenics.

¡El verde es maravilloso!

Me encantan mis verdes y los bebo todos los días como parte de mi rutina diaria. Estoy hablando de un suplemento en polvo para beber que se mezcla con agua y que contiene todas las verduras que debería comerme, ¡pero que no quiero! Siempre recomiendo el verde porque a la mayoría de los estadounidenses le cuesta trabajo consumir todas las porciones de frutas y verduras que necesita. Así que tomarse el verde todos los días en forma de una bebida sabrosa es una magnífica manera de fortalecer la inmunidad, aumentar la energía, perder peso, aplacar el dolor de las articulaciones y mejorar la digestión. He notado que mi verde es tan eficaz como el café a la hora de eliminar el cansancio. Pruébelo usted misma y opine después con conocimiento de causa. Es un buen hábito alimenticio introducir el verde en la rutina diaria, algo así como tomar un multivitamínico todos los días. El verde es una manera rápida y eficaz de ingerir muchos de los mejores antioxidantes, enzimas y minerales de la naturaleza, en sólo un trago.

Ahora bien, a pesar de que el verde le ofrece el beneficio nutricional de casi una docena de porciones de frutas y verduras, no es un sustituto de éstas, pero es un buen complemento si usted no tiene el tiempo de comer suficientes verduras todos los días. Algunos de estos suplementos contienen también probióticos como Jordan Rubin's Primal Defense, de Garden of Life.

Otro beneficio de consumir verde es que de inmediato está recibiendo clorofila, el pigmento que hace que las plantas sean verdes. La clorofila neutraliza la acidez del cuerpo y crea más alcalinidad, lo que, según algunos nutricionistas y profesionales de la salud alternativos, promueve el bienestar. ¡Y también acaba con el mal aliento!

El sabor de los suplementos verdes varía según la marca. Así que si el que compró le sabe a pasto recién cortado, pruebe otra marca. Las mejores marcas tienen un sabor muy suave y saben ligeramente a menta: increíblemente delicioso. Me gusta Nanogreens porque la compañía que lo produce usa una tecnología patentada que hace que los nutrientes se liberen más fácilmente dentro del cuerpo. Además, publican en su página web todos los exámenes de pureza y potencia a que someten sus productos, para que el consumidor esté al tanto de la calidad. Esta marca en particular se consigue por medio de profesionales de la salud calificados y en Internet. También puede llamar al 877-772-4362. Algunos profesionales de la salud y páginas web ofrecen muestras gratis de este producto para que los consumidores puedan probar; sólo pregunte.

Otras marcas buenas que se consiguen en tiendas naturistas son pHion Alkalive and Greens + (así aparece en la etiqueta), Berry Greens y Greens to Go (que se pueden comprar en Costco y otras cadenas). Cualquiera que sea la marca que escoja, asegúrese de que no esté endulzada, pues esos químicos edulcorantes no le hacen bien a su salud. También, trate de comprar una marca que contenga frutas y verduras orgánicas certificadas.

El zinc para mayores bríos

El zinc es un mineral y las ostras contienen la mayor cantidad de zinc. Muchas personas relacionan las ostras con el apetito sexual, ya que están consideradas un afrodisíaco; sin embargo, el zinc funciona en todo el cuerpo. Usted puede saber si tiene bajo este mineral si ha dismuido su paladar y su olfato y también si le cuesta ver bien de noche. Es también un poderoso antioxidante que tiene la capacidad de acortar su sufrimiento al aplacar los síntomas de la gripe sin causar soñolencia como lo pueden hacer las típicas medicinas para los resfriados. Usar zinc fortalece la función inmunológica de una forma natural, ya que es necesario para realizar cientos de funciones químicas en el cuerpo. En un estudio se demostró que las pastillas de zinc acortaron de tres a cuatro días una gripe, pero el truco está en tomarlo a la primera señal de resfriado. Funciona en parte adhiriéndose al rinovirus y básicamente destruyéndolo, así que el virus es detenido antes de que se riegue por todas partes. Chupar pastillas de zinc es muy bueno, pues también alivian la garganta dolorida y los sabores de las pastillas enmascaran el sabor metálico del zinc. A la señal de un resfriado, tome *una pastilla dos o tres veces al día,* y como prevención, todos los años a partir de agosto *tome una pastilla al día* para prepararse contra la temporada de gripe.

La plata: No sólo para joyería

La plata coloidal es una forma de plata que ha sido quebrada en partículas minúsculas y después ha sido suspendida en un líquido. Se toma con gotero porque no se necesita mucha cantidad, y también se consigue como un atomizador nasal (una buena marca es Source Naturals), que es muy útil si usted está congestionada, tiene sinusitis o sufre de alguna alergia.

Esta forma de plata es un arma poderosa contra cientos de patógenos que infectan a los humanos. Solía ser el principal agente antiinfección que teníamos hasta que todas esas medicinas patentadas hicieron su aparición. Combate los gérmenes, y creo que no es tóxica si se toma en dosis normales, así que siga las instrucciones de la etiqueta. Yo la uso todos los años en plena temporada de tos y gripe, junto con otros de los suplementos que fortalecen la inmunidad y que ya le he recomendado.

¿Cómo funciona este metal milagroso? Sofoca la bacteria, pero sin dañar el tejido humano. Es ahí donde radica la diferencia con los medicamentos que se venden con receta, que, por cierto, pueden dañarle el hígado, el cerebro, el tracto gastrointestinal y los riñones. La plata coloidal me sirve en esas pocas ocasiones en que siento que me voy a resfriar, pero gracias a que he construido una casa de pajillas, madera y ladrillo, la verdad es que casi nunca tengo que tomar plata.

> *Es posible que la plata coloidal interfiera con la absorción de las quinolonas (Cipro, Levaquin), las tetraciclinas y los medicamentos para la tiroides. Por tanto, si está tomando alguno de estos medicamentos y va a tomar plata coloidal, separe la ingesta de uno y otro al menos un par de horas.*

Tomar té trae resultados asombrosos

Si está lidiando con cualquier reto inmunológico, quiero que beba té Essiac, que fue desarrollado por una enfermera canadiense llamada Rene Caisse y cuyo apellido deletreado al revés le sirvió de nombre al producto. Se dice que un indígena de la tribu norteamericana Ojibway le dio la fórmula, que es una poderosa combinación de hierbas como acederilla, corteza de olmo, raíz de bardana y ruibarbo turco. Esta mezcla provee valiosos oligoelementos, vitaminas, minerales, fitoestrógenos, antioxidantes y otras sustancias activas que ayudan a curar problemas gastrointestinales, fortalecen el sistema inmunológico, limpian la sangre, disminuyen la inflamación y eliminan los radicales libres. Existen dos compañías formidables que producen un té Essiac de alta calidad: Essiac Herbal Supplement Extract Formula (www.essiac-canada.com; 561-585-7111) y Flor-Essence Herbal Tea Blend (www.florahealth.com).

Secretos de Suzy que no requieren receta médica

¡Los humidificadores son lo máximo!

Usar un humidificador de aire frío es una manera fantástica de descongestionar el pecho y la nariz tapada sin necesidad de usar medicamentos. Es especialmente bueno para los niños, entre otras cosas si le pasa lo mismo que a mí, que me preocupo por la cantidad de medicinas que los niños de hoy están tomando. Los humidificadores no tienen efectos secundarios y mejoran la respiración, además, tienen un beneficio adicional: su sonido puede arrullar a un niño ansioso. Yo tengo un Vicks V3500 Cool Mist Humidifier, que cuesta $50, pero en el mercado se consiguen otras opciones muy buenas.

Si usted está sufriendo de alergias pruebe la aromaterapia con manzanilla alemana. Vierta un poco de aceite esencial de manzanilla en un pañuelo, en el baño, en un vaporizador para la cara, en su loción favorita o, incluso mejor, en el aceite con que le dan masajes.

19

Recetas para molestias menores

Uno nunca se olvida de la primera vez que alguien se sube el pantalón y muestra un forúnculo que hasta entonces había estado cubierto o una taza de plástico llena de flema. Yo no lo llamaría exactamente un trabajo agradable, pero la verdad es que me siento bien al saber que la puedo ayudar a solucionar estos problemas asquerosos, ¡aunque, por favor, no me haga examinarlos de cerca! Hablando en serio, los farmacéuticos somos profesionales de la salud de primera línea y estamos acostumbrados a resolver problemas sencillos. De hecho, la mayoría de las personas acude a nosotros, antes que al médico, y por esa razón me parece que el nombre "médicos de farmacia" nos viene muy bien, pues ofrecemos consejos gratis en el momento mismo de la consulta y, además, hacemos que la persona se vaya con el remedio en la mano, sin necesidad de un médico.

Vayamos detrás del mostrador y veamos qué casos se pueden presentar en un día típico. Pero guarde silencio, ¡ésta no es exactamente una conversación para la hora de la cena!

Lo siento, ¡pero esto es de lo más desagradable!

✳ **Piojos:** Si siente que es absolutamente necesario, puede mostrarnos la cabeza de su hijo, pero le creemos sin necesidad de ver los bichos. Regla # 1: ¡Peinar! Regla # 2: ¡Peinar otra vez! Regla # 3: ¡Y otra vez! Si no saca las liendres y los piojos, no sirve de nada todo lo demás que haga. Untar el pelo con aceite de coco (se consigue en las tiendas naturistas) antes de peinar ayuda a despegar y matar las liendres.

Puesto que las piojos pueden sobrevivir de cuatro a diez días, tiene que fumigar las camas y también los asientos del auto. El problema es que la mayoría de los champús y atomizadores para la cama de venta libre contienen un pesticida (piretrín), y usted no querrá que sus hijos entren en contacto con él. Además, porque de todas maneras no mata las liendres. Entonces, le quedan dos opciones: probar los productos que contienen aceite del árbol del té, que se consiguen en las tiendas naturistas y gozan de buena reputación, o hacer lo que la mayoría de la gente hace, que es usar productos de farmacia convencionales que se consiguen en todo el país. Le recomiendo que tenga cuidado con los atomizadores: no los use cerca de la comida, los ojos o la piel. Lave con desinfectante todo lo que haya rociado con el atomizador y ponga la lavadora a funcionar por dos ciclos en lugar de uno, para asegurarse de que no queden rastros de pesticida. Y si usted o su hijo es alérgico al polen de la artemisa, use los productos que contengan piretrín con cautela y consulte con su médico antes, porque pueden detonar un ataque de asma.

Aunque ciertos productos para los piojos (que contienen lindano) han tenido problemas y han sido prohibidos en otros países, algunos que no lo contienen son muy populares en Estados Unidos y se venden sin receta médica. Le resultará fácil encontrar marcas sin lindano. De los muchos productos buenos que se consiguen en el mercado, recomiendo Nix o Rid, o sus equivalentes en la marca de la tienda donde vaya a comprarlos. Creo que el mejor

es Nix (permetrina) porque mata tanto los piojos como las liendres. Si quiere opciones holísticas, vaya a la tienda naturista de su
predilección y busque productos naturales sin químicos tóxicos
como Licefreee! y Hair Clean 1-2-3.

Secretos de Suzy que no requieren receta médica

¡Champú para eliminar los piojos!

Para proteger el cuero cabelludo de su hijo, compre un frasco de
Gentle Skin Cleanser, de Cetaphil, en la farmacia. Este jabón líquido no contiene pesticidas, pero si usted está dispuesta a em-
barcarse en un proceso dispendioso, puede usarlo en lugar de
los productos convencionales para matar los piojos. Esto es lo
que tiene que hacer:

1. Unte el jabón líquido en todas y cada una de las hebras
de pelo.
2. Después de unos pocos minutos, peine los cabellos
con un cepillo o peine largo y de metal para sacar las liendres. Sea meticulosa: una sola que le quede es suficiente
para que su hijo se vuelva a infestar de piojos.
3. Séquele el pelo con un secador. A medida que se va
secando el pelo se siente como ese plástico que se usa
para embalar y que se contrae con el calor.
4. Deje que su hijo se vaya a la cama con el jabón en el
pelo, unas ocho horas es lo que se necesita.
5. En la mañana, lávele el pelo con champú como de cos-
tumbre, séqueselo y péinelo de nuevo.
6. Repita el proceso una vez a la semana durante tres o
cuatro semanas y asegúrese de lavar muy bien la ropa de
cama, las almohadas, el pijama y los asientos del auto, para
evitar otra crisis de piojos. También limpie bien su casa.

✳ **Heridas y cortes:** La mayoría de los farmacéuticos no tiene
tripas de acero, pero hay que echarle un vistazo a la herida para
saber si es necesario irse a la sala de emergencias. Le sorprendería
saber con cuánta frecuencia las personas llegan a la farmacia con

un pedazo de dedo colgando o con una herida profunda y sangrante en la pierna. Incluso, una vez llegó a mi farmacia un muchacho que tenía una rozadura de bala. Así que si bien es cierto que la farmacia no es una sala de emergencia, a veces parece que lo fuera.

¿Qué recomendamos? La opción típica favorita de cualquier farmacéutico es sin duda la betadina líquida para desinfectar. Después, Neosporin Plus para prevenir las infecciones. La marca genérica de las tiendas donde compre estos productos le ahorrará un montón de dinero y es tan eficaz como los productos de marca específica. Por supuesto, tiene que cubrirse la herida con una venda o con gasa, entonces, por razones obvias, compre gasa que no se pegue. Si de todas maneras se le pega a la herida, mójela con solución salina, para que la pueda desprender fácilmente. Otra opción es usar esas tiritas que ayudan a cerrar las heridas cuando son un poco más profundas, llamadas *butterfly closures*. Por lo general, no recomiendo las vendas líquidas (*spray-on bandages*), porque no creo que sirvan de mucho, salvo si se trata de peladuras o cortadas menores.

✳ **Cicatrices**: Mederma, un producto derivado de la cebolla, se vende en la farmacias, pero tomar nutrientes naturales puede ser más afectivo. Pruebe a tomar vitamina E natural de forma oral (*800 IU diarias por seis semanas*) o *aplíquese el aceite sobre la piel dos veces al día durante seis semanas*. También puede tomar jugo de naranja para obtener de él la vitamina C. Si tiene deficiencia de esta vitamina, notará que le sangran las encías, que se le hacen moretones con facilidad y las heridas tardar en curar. Ya en 1969, los científicos estudiaron un grupo de personas a las que le indujeron deficiencia de vitamina C y les hicieron incisiones de cinco centímetros en los muslos. El grupo comenzó tomando varias dosis de vitamina C que iban de 4 a 32 mg al día, que no es ni siquiera la cantidad recomendada por la U.S. RDA. A pesar de la dosis, el estudió concluyó que cualquier cantidad de vitamina C podía ayudar a sanar las heridas.

También puede tomar suplementos que contengan vitamina C, unos *100 a 250 mg tres veces al día durante algunas semanas*.

Otro truco anticicatrices eficaz es comer piña, ya que contiene bromelaina, un compuesto útil para la cicatrización. Los cirujanos que prueban alternativas a menudo recomiendan la bromelaina a pacientes que se van a someter a una cirugía, pero en vista de que el compuesto diluye la sangre es importante comenzar a tomar suplementos después y no antes de la operación. La bromelaina es un antiinflamatorio, del que ya hablé en el capítulo sobre artritis, aunque también tiene la capacidad de disminuir la aparición de hematomas. Se ha conocido durante décadas, cuando los investigadores hallaron que 53 pacientes que iban a someterse a una cirugía reconstrucitva de la nariz recibieron bromelaina o placebo. Los que habían recibido bromelaina solamente presentaron alguna hinchazón o enrojecimiento durante dos días, en comparación con los que recibieron placebo, que estuvieron así toda una semana.

Las personas mayores que tardan una eternidad en cicatrizar y que parecen más susceptibles a las escaras puede que tengan una deficiencia de zinc, lo que dificulta más su curación. Es muy común entre los ancianos, sobre todo si un medicamento ladrón les ha robado el zinc (ver el capítulo "Medicamentos que pueden mermar nuestra salud") o si no ingieren alimentos ricos en zinc, como pescados y mariscos, cereales fortificados, carne, aves, productos lácteos y granos. La mayoría de las personas consumen suficiente zinc, pero si no es su caso, entonces puede tomar suplementos. Las pastillas de zinc son muy populares y seguras cuando se toman en dosis normales, de *10 a 15 mg al día*. Siga estos consejos para que compruebe su efectividad y no se le ocurra tomar demasiado, porque el consumo excesivo de zinc (o de cualquier otro mineral) puede alterar el delicado equilibrio de todos sus minerales, sobre todo de cobre y zinc. De hecho, sería bueno que tomara suplementos de cobre, unos *2 mg* si toma alrededor de 15 mg de zinc. Tenga siempre en mente esta proporción.

Por último, también el aloe vera es muy útil. Corte una hoja de la planta y aplíquela directamente sobre la cicatriz dos o tres veces al día por unas cuantas semanas. Es muy bueno y puede comenzar ya mismo.

✱ **Herpes labial/fuegos**: Existen un montón de productos fantásticos en el mercado para aliviar las ampollas de la fiebre o los fuegos causados por el frío. Un par muy buenos son Abreva y Zilactin porque realmente hacen que la lesión sane pronto. La mayoría de los productos para curar los fuegos tiene ingredientes que adormecen la piel para aplacar el dolor, como benzocaína, benzil alcohol, lidocaína, tetracaína, alcanfor y fenol.

Sin embargo, la clave del asunto es que no le salgan fuegos a uno en general. Tome *500 mg de L-lisina todas las mañanas* para encaminar los aminoácidos del cuerpo en la dirección correcta. Algunas veces los fuegos se producen por exceso de arginina, un aminoácido natural, lo que desequilibra la proporción entre éste y la lisina. De hecho, algunos vegetarianos tienen más propensión a desarrollar fuegos porque ingieren montones de alimentos ricos en arginina como mantequilla de maní, nueces, *tahini*, trigo (crema de trigo, pan de trigo integral y germen de trigo), avena y jugos de naranja y uva. También se cree que el sol ayuda a que salgan fuegos, así que los humectantes labiales que contienen óxido de zinc pueden mermar su aparición.

Uno de los mejores tratamientos para que un fuego no se desarrolle, si nota que le va a salir uno, es que cuando sienta el primer ardor en el labio se ponga un cubo de hielo sobre el área afectada el mayor tiempo que pueda: lo ideal son entre cinco y diez minutos, pero también sirve si se lo pone a ratos. Puede hacerlo cada treinta minutos durante la fase en que le arde, para bajarle la temperatura al labio. No se moleste en ponerse el hielo pasada la fase de ardor, pues no le servirá de nada. También puede ponerse una bolsa de té húmeda, para que el ácido tánico de ésta interrumpa la formación del fuego. Pero, igual que con el hielo, sirve si se la pone durante la primera fase, la del ardor, después no.

✱ **Cera del oído**: Cuando los oídos se llenan de cera, se siente una incomodidad tremenda, una especie de sensación de estar tapado, un pito en los oídos o escozor en el canal auditivo. La mayoría de los productos de venta libre contiene peróxido, para ablandar la cera, y viene con una jeringa para poder ser aplicados.

Tres productos populares de este tipo son Debrox, Murine y Physician's Choice, que están bien, pero yo prefiero Similasan, un remedio homeopático que no contiene peróxido.

Le advierto: *no* debe usar ningún producto de éstos si le duelen los oídos, está con mareo o si le está saliendo pus. Debe consultar con su médico ante la aparición de cualquiera de los síntomas anteriores. Existe un tratamiento que no es muy popular, pero que algunos profesionales de la salud holísticos lo usan: se trata de prender una vela en el oído. Uno se acuesta de medio lado, le meten una vela especial en el oído mientras encienden el otro extremo. Se supone que saca un montón de toxinas, pero personalmente no recomiendo este tratamiento porque no me gusta la idea de poner llamas cerca de la cabeza de una persona. En una feria de salud, lo probé con un profesional, pero no puedo decir que haya funcionado, aunque bastantes personas se agolparon alrededor a ver el espectáculo "mágico". Y puedo decir que toda esa cosa que quedó en el plato ¡no salió de *mi* cabeza! Prefiero pensar que era cera derretida y no materia gris proveniente de mi cabeza.

✳ **Callos:** Si usted sufre de diabetes, debe consultar con su médico y no tratarse por su cuenta los callos. Si no es diabética, ¡siga leyendo! Un callo es una formación de piel gruesa y dura que por lo general sale en los talones o en los dedos de los pies a causa de fricción o presión, tal vez por el uso de zapatos demasiado apretados.

Debo admitir que una vez me quemé, literalmente. Se me formó un callo por unos zapatos de tacón demasiado alto, entonces me puse uno de esos parches adhesivos que contienen ácido salicílico, pero el químico me quemó la piel. En todo caso, por lo general no recomiendo productos de venta libre para solucionar este problema porque nunca sanan la causa subyacente, que puede ser una deformidad o un espolón calcáneo. Y, por supuesto, ningún parche puede mejorar la presión constante que ejercen los zapatos sobre los pies. Es posible que necesite usar plantillas o algún aparato ortopédico que la ayuden a que los zapatos le calcen mejor.

Así que lo mejor que puede hacer es donar los zapatos incómodos a alguna tienda de segunda mano, comprar parches para los callos que no contengan medicamentos (para alivio temporal) y considerar usar plantillas cómodas (se consiguen en casi todas las farmacias) dentro de los zapatos para que le queden mejor. Después, hágase la pedicura con un profesional que sea delicado y, lo más importante de todo, consulte con un podólogo que la ayude a encontrar una solución a largo plazo.

✳ **Espinillas**: Resista la urgencia de quitárselas usted misma, pues puede terminar con una cicatriz. Adquiera el hábito de limpiar y tonificar la cara, además de humectarla en las zonas secas. Si necesita hacer algo con respecto a una imperfección, póngase un poco de mascarilla de barro sobre la espinilla, espere a que se seque y entonces quítesela: de esta manera sacará las toxinas de la zona. También puede aplicarse cualquiera de esos medicamentos para el acné que contienen peróxido de benzoilo o ácido salicílico. Me gusta particularmente uno que se llama Bye-Bye Blemish, que contiene sulfuro. Sólo tiene que aplicárselo, esperar a que se seque y limpiárselo. Repita el proceso varias veces durante el transcurso de la noche y a la mañana siguiente la espinilla debe estar seca.

Las espinillas pueden ser el resultado de problemas hormonales o del estrés y, por lo general, desaparecen solas, pero si usted tiene un problema grave de acné, tal vez necesite hacer un poco más. Considere seriamente tomar o no tomar un medicamento muy popular que se llama Accutane (isotretinoina), pues tiene demasiados efectos secundarios. Incluso se le ha relacionado con tendencias suicidas. En vista de que se sabe que este medicamento derivado de la vitamina A puede causar defectos de nacimiento, las mujeres embarazadas o en edad de embarazarse no deben tomarla a menos de que se ciñan a reglamentos estrictos de que van a usar dos tipos de anticonceptivos y a hacerse pruebas mensuales de embarazo para asegurar al farmacéutico que no están embarazadas mientras toman el medicamento. Aprenda más sobre los términos de ese programa, desarrollado en Estados Unidos y diseñado para prevenir daños fetales en la página www.ipledgeprogram.com; 1-866-495-0654.

Debido a que el Accutane y varios de sus genéricos están bajo la lupa por el asunto del daño al feto y por los problemas psiquiátricos potenciales, yo le sugeriría que probara alternativas más confiables, como el zinc. La mayoría de los médicos no se da cuenta de que una deficiencia de zinc puede detonar un episodio de acné, especialmente en las mujeres que toman medicamentos que son ladrones, como los que contienen estrógeno o los bloqueadores de ácido. El cuerpo necesita del zinc (y hormonas tiroideas) para tener una piel rozagante, así que si usted está cansada y tiene la cara con espinillas, el zinc puede ser la solución. Sin embargo, sea cautelosa: poco zinc alcanza para mucho. Pruebe tomar *10 a 20 mg con la cena*. Cuando tome un suplemento, prefiera tomarlo en forma de jarabe y deje de hacerlo cuando empiece a saberle amargo, pues significa que su cuerpo ya tiene suficiente cantidad. O también puede probarlo en formas menos amargas, como las pastillas, que son baratas, saben bien y se venden en farmacias y tiendas naturistas en todo el país. (Dosis: *una o dos pastillas al día*). Finalmente, si puede, trate de hacerse una limpieza de piel con regularidad con una esteticista profesional.

Y a veces estas dolencias también son asquerosas . . .

✳ **Comezón vaginal o infecciones por levaduras**: Como vimos en capítulos anteriores, estos síntomas pueden ser consecuencia de tomar antibióticos, pastillas anticonceptivas o por sufrir de hiperpermeabilidad intestinal. Regrese a los capítulos del 11 al 17 para que lea sobre soluciones a largo plazo, pero también trate de evitar usar papel higiénico perfumado y de colores, tampones perfumados y cualquier tipo de polvo, atomizador o lubricante que irrite la vagina.

Para tratar las infecciones por levaduras me gustan las opciones combinadas que traen crema para aplicarse en la parte externa y supositorios o aplicadores vaginales para la parte interna. Algunas marcas populares son Monistat, Femstat 3, Vagistat-1 y Gyne-Lotrimin, aunque también puede probar algún producto de marca genérica. Si le parece que las cremas la ensucian demasiado, tal vez prefiera tomar un medicamento que se vende por receta llamado Diflucan (fluconazola), pero recuerde que puede tener efectos secundarios como dolor de cabeza, náuseas, calambres, mareo y posibles daños hepáticos. ¿Para que pasar por todo eso cuando puede ponerse la crema y usar un protector durante la noche? Además, hay que tener en cuenta que las cremas de venta libre surten efecto más rápidamente que los medicamentos por vía oral.

No siempre la comezón y el ardor tienen relación con las levaduras: a veces pueden ser síntomas de enfermedades de transmisión sexual. Así que consulte con su médico y no se practique duchas vaginales porque puede impulsar organismos infecciosos hacia el útero, lo que a su vez puede empeorar tanto la infección como la incomodidad que siente. De hecho, recomiendo no usar duchas vaginales en general porque al parecer las mujeres que se hacen duchas vaginales sufren de mayor cantidad de infecciones e irritaciones vaginales que las que no lo hacen. Y no es sólo mi opinión: The American College of Obstreticians and Gynecologists está de acuerdo conmigo. Si es necesario, póngase una crema para el escozor, como hidrocortisona o Vagisil, pero consulte con su médico de inmediato. Si se infectó con alguna enfermedad de transmisión sexual, va a necesitar tomar antibióticos o medicamentos antivirales cuanto antes. Sin embargo, si usted es de las mujeres que se sienten incómodas haciéndose una ducha vaginal —a pesar de todo lo que ya le he dicho— entonces pruebe este remedio de viejo: agregue una cucharada de extracto de semilla de pomelo (cómprelo en una tienda naturista) en dos tazas de agua. Dúchese dos veces al día por una semana.

✳ **Infecciones urinarias**: Síntomas como dolor en el bajo vientre, calambres y sensación de ardor al orinar son señal de infección, algo que les pasa a muchas mujeres, especialmente cuando se acercan a la menopausia. Otro síntoma es la urgencia, esa sensación de que hay que orinar ya, sin mencionar que duele al tratar de hacerlo.

En la farmacia puede conseguir algo que le brinde alivio temporal y le ayude a pasar mejor la noche, pero para curarse a largo plazo necesita antibióticos recetados por su médico. La medicina de venta libre se llama fenazopiridina y se consigue con el nombre de Azo–Standard o Uristat. Si la toma con mucha agua, debe de sentir alivio en cuestión de media hora. Tome *200 mg tres veces al día*, si quiere aplacar el dolor. Y no se preocupe si empieza a orinar de color anaranjado brillante o rojo, es sólo un tinte inocuo. También recuerde: no puede pasársela tomando fenazopiridina, pues es un remedio temporal mientras consulta con su médico.

Si empieza a sufrir de infecciones urinarias con frecuencia, especialmente al día siguiente de haber tenido relaciones sexuales, puede ser señal de que la bacteria *E. coli* se ha salido de sus intestinos, donde vive habitualmente, y se ha mudado a su tracto urinario o su vejiga. Esta bacteria es la culpable de las infecciones urinarias en un 80 por ciento ó un 90 por ciento de los casos. Así que lo mejor que puede hacer es convertir su tracto urinario en un lugar inhóspito para ella: acidifique su orina tomando dosis altas de vitamina C (*500 mg tres veces al día con las comidas*). Y definitivamente, límpiese de adelante hacia atrás.

Algunas personas sostienen que las tabletas de arándano rojo de venta libre son de mucha ayuda, y la razón puede ser que también hacen más ácido el tracto urinario, más resbaloso, entonces la *E. coli* no se puede adherir a él. Pero estas tabletas no les vienen bien a todas las personas: por ejemplo, no debe usarlas si toma adelgazantes de la sangre, como warfarina, porque puede sufrir una hemorragia. Si bien es cierto que las tabletas de arándano rojo o el jugo de esta baya (natural, no cocteles edulcorados) puede ayudar a reducir la frecuencia de las infecciones urinarias, no es una cura definitiva.

Le recomiendo dos productos naturales: D-Mannose es una sustancia natural que no permite que la *E. coli* se adhiera al tracto urinario. Y Thorne fabrica un producto fantástico, Uristatin, que ayuda a generar flora sana y normal en dicho tracto. Dos cosas que también contribuyen a evitar cualquier tipo de infección, incluyendo las pélvicas, son tomar mucha agua para ayudar a los riñones a eliminar las toxinas, y tomar probióticos con regularidad. Y un truco final que es muy útil: orine justo después de haber tenido relaciones sexuales y después báñese. Muchas mujeres me han dicho en repetidas ocasiones que las ayuda mucho a prevenir infecciones.

✳ **Verrugas**: Las verrugas comunes parecen un coliflor que tiene el mismo tono de su piel. Las verrugas plantares, que sólo salen en la planta de los pies, son suaves en apariencia. Los productos de venta libre que se consiguen en el mercado usan la misma tecnología que usa su dermatólogo para "congelar" en el acto a los pequeños demonios. La verruga tratada se cae sola al cabo de un par de semanas.

Por lo general, los farmacéuticos recomiendan dos productos para remover las verrugas: Compound W Freeze Off y Wartner. Cualquiera de los dos cuesta alrededor de $25–$30. Prefiero estas marcas porque no vienen en un atomizador, sino que hay que aplicarse el remedio con un hisopo. Los remedios en atomizador tienen el problema de que si no tiene buena puntería, puede quemar tejido sano. Existen también fórmulas antiguas, más tradicionales, que son más baratas (alrededor de $5), pero no son tan eficaces.

También puede tratar con esmalte de uñas: aplique esmalte transparente sobre la verruga por la mañana y por la noche, para asfixiarla. Verá que se le cae sola en una semana o dos.

✳ **Flema**: La flema es esa mucosidad que le sale por la boca cuando tose. Créame: no necesitamos verla, usted sólo tiene que decirnos de qué color es. Cuando es clara, blanca o pálida, puede significar que está sufriendo de un virus, como un resfrío o gripe, lo que significa que no es necesario tomar antibióticos. Como ya mencioné, los antibióticos sólo sirven para tratar infecciones bacterianas. Por otra parte, varios médicos me han explicado que la flema amarilla o verdosa por lo general es síntoma de infección bacteriana, por tanto, es probable que el médico le recete antibióticos o cualquier otro medicamento que la ayude a curar la infección.

Cualquiera que sea el caso, la clave para curarse es sacar esa flema del cuerpo, no secarla. Es buena idea no tomar productos que contengan antihistamínicos porque secan. También procure evitar los jarabes para la tos que contengan dextrometorfano (DM) porque inhiben la tos, cuando el cuerpo tose justamente para expulsar las flemas. Pregúntele a su "médico de farmacia" qué le aconseja para la tos particular que la aqueja.

La dieta también desempeña un papel importante. Yo le aconsejaría que suspendiera los productos lácteos si tiene tos o está congestionada. Algunos expertos opinan que la leche (incluso la de arroz y la de soya) produce más moco en el cuerpo, lo que puede causar que escupa incluso más flemas.

Ahora, antes de proseguir quiero advertirle que la tos es un síntoma, no una enfermedad en sí misma. No se imagina cuántas personas entran a la farmacia y me dicen: "He tenido esta tos durante varios meses y . . . ". ¿Varios meses? ¡Pero si ése es el boleto de primera clase para ir donde el médico! Otro boleto es toser con sangre. ¡Los farmacéuticos no podemos ayudarla con eso! La tos continua por un largo tiempo puede ser síntoma de una enfermedad grave como alergia, bronquitis, neumonía, enfisema o cosas peores. Consulte con su médico si la tos persiste por más de una semana.

Por supuesto, si tiene un resfriado común, sólo beba muchos líquidos, descanse y póngase sobre el pecho una almohadilla de ésas que se calientan en el microondas, para que la alivie un poco. Y dese una ducha con agua caliente, para que el vapor le afloje las flemas. O use un vaporizador o un humidificador, que desempeñan la misma función.

Para la tos, tome alguno de estos jarabes: Mucinex DM, Robitussin DM o Delsym. También tome té de malvavisco (*Althaea officinalis*), que aplaca la tos, los resfríos, la garganta irritada y el asma. Y después lea el capítulo 18 que trata sobre los resfriados, la gripe y la inmunidad; allí encontrará montones de remedios que la pueden aliviar.

Recuerde que la tos puede ser un efecto secundario de los inhibidores de la enzima convertidora de la angiotensina (IECA), sólo que sin flema. Si usted toma alguno de los medicamentos que voy a mencionar a continuación y tiene una tos molesta que no produce flema, pregúntele a su médico si puede cambiar de medicamento: Capoten (captopril), Lotensin (benazepril), Vasotec (enalapril), Privinil o Zestril (lisinopril), Monopril (fosinopril), Altace (ramipril), Aceon (perindopril), Accupril (quinapril), Univasc (moexipril) y Mavik (trandolapril).

✳ **Caspa**: En la década del noventa, la FDA prohibió un montón de ingredientes que contenían los champús anticaspa, puede escoger entre una gran variedad de productos como XSeb, Head & Shoulders, Sebulon y DHS Zinc, que contienen ingredientes activos como sulfuro de selenio, piritionato de zinc y alquitrán de carbón. Si prefiere una opción natural, compre en alguna tienda naturista extracto de semillas de toronja, que tiene propiedades fungicidas. Ponga diez gotas de este extracto dentro de cualquiera que sea el champú que usa y cuando se lave el pelo, hágase masajes con él durante dos minutos antes de enjuagárselo. También puede comprar vinagre de cidra de manzana. Póngaselo en el pelo (unas dos o tres cucharadas, lo suficiente para que le cubra toda la cabeza), déjeselo durante unos treinta minutos y después lávese el pelo con champú como hace habitualmente y finalice con un poquito de acondicionador.

Cualquiera que sea la opción que tome, su mejor arma contra la caspa es eliminar de su dieta los azúcares y los almidones y empezar a tomar aceite de pescado o de onagra, ya que la comezón y las escamas pueden ser resultado de exceso de levaduras en el cuerpo o de que las glándulas sebáceas trabajen en demasía. Así que cambie su dieta y verá que las escamas desaparecen. También añádale unas gotas de aceite esencial de romero a su champú para promover la salud de su cuero cabelludo.

¡Y no se le ocurra mostrarme esto!

✳ **Moco nasal**: Si se le está escurriendo algo de la nariz, el farmacéutico seguramente le dará un pañuelo desechable y le recomendará algún antihistamínico para secarle las mucosas. Con frecuencia, la nariz aguada viene acompañada de comezón en los ojos, en la garganta y estornudos . . . y la incomodidad más espantosa. Si estos síntomas son crónicos, le recomiendo que cambie sus hábitos alimenticios y que tome algunas hierbas para fortalecer su sistema inmunológico.

La mayoría de los "médicos de farmacia" la enviarán al pasillo cuatro, donde se encuentran el Claritin y el Alavert, que contienen loratadina, ¡para después correr a esconderse detrás del mostrador! La loratadina es la opción preferida porque sólo hay que tomarla una vez al día y no produce soñolencia. Los antiguos antihistamínicos, como Tavist (clemastina) y Benadryl (difenhidramina), funcionan igual de bien, pero dan sueño. Si además de tener la nariz aguada se siente congestionada, es probable que necesite un medicamento que sea una combinación de antihistamínico y descongestionante. Si decide tomarlo de noche es perfecto porque recuerde que es muy peligroso tomar antihistamínicos sedantes durante el día, cuando tiene que trabajar, llevar a sus hijos de un lado a otro o manejar algún tipo de maquinaria, ya sea la podadora de césped, una herramienta eléctrica o la cafetera.

✳ **Hongos en las uñas de los pies**: Pueden ser el resultado de muchas cosas. Los hongos crecen en ambientes húmedos, tal vez debido a una sobrepoblación de levaduras, por tanto, les suele suceder a las mujeres que toman medicamentos que contienen estrógeno como los de la terapia de sustitución hormonal y los anticonceptivos. Es probable que necesite cambiar su dieta, pero de todas maneras va a necesitar medicinas. Pruebe cremas o lociones de venta libre como Lamisil o Lotrimin, o aceite del árbol del té, que se consigue en las tiendas naturistas.

Conozco personas que usan otro truco para deshacerse de los molestos hongos: se untan el ungüento mentolado de Vicks en los dedos de los pies tres veces al día. El mentol penetra la piel y mata los hongos, y probablemente al cabo de entre seis y nueve meses tendrá uñas bonitas de nuevo. Y he aquí otro remedio popular: con delicadeza frótese la superficie de la uña y después aplíquese aceite del árbol del té tres veces al día. Puede ser que tarde varios meses en sanar, pero es más seguro que tomar fungicidas, que pueden dañarle el hígado.

✳ **Oxiuros:** Estas lombrices son muy comunes en los niños de entre cinco y diez años. Viven en el intestino y a veces reptan y sacan la cabeza por el ano. Algunos padres ansiosos necesitan ver las lombrices para creer en ellas, así que es posible que se acerquen con sigilo a su hijo mientras duerme, le quiten las cobijas y le iluminen con una linterna por el susodicho orificio, para después ponerle allí un pedazo de cinta adhesiva para que la lombriz se pegue cuando salga por el ano. Sobra decir que si el niño se despierta durante este proceso, ¡es muy probable que necesite terapia psicológica durante muchos años! Hablando en serio: estas lombrices son asquerosas, pero para nada peligrosas. Sin embargo, son incómodas y hay que tratarlas.

Dentro de los síntomas siempre se cuenta escozor en el ano, entre otras cosas. Dele un buen baño a su hijo, para asegurarse de que la rasquiña no se debe a problemas de higiene. Si continúa quejándose, entonces probablemente se trata de oxiuros. Puede usar una crema antiescozor (hidrocortisona), para aliviar la incomodidad durante la noche, pero tenga en cuenta que no es una cura, sólo aplaca el síntoma durante unas horas.

Los oxiuros son como un hilo de color amarillo blancuzco, y se pueden ver en las deposiciones de su hijo. Padres, hablo en nombre de todos los farmacéuticos del país: ¡no nos traigan muestras en bolsas Ziploc! Le prometo que vamos a creer todo lo que nos diga sin necesidad de verlo.

Es probable que le recomienden Pronto Plus o Pin-X, que son medicamentos de venta libre. La dosis se calcula según el peso del niño. La transmisión se lleva a cabo de la mano a la boca, así que es probable que su hijo haya "pescado" estos huéspedes indeseables en la arenera (en donde algún animal puede haber hecho sus necesidades), en esos sitios donde los niños juegan con pelotas gigantes, en la ropa, la ropa de cama o los juguetes. Manténgale las manos limpias y procure mantenerlo alejado de zonas donde habiten gusanos. Y, aunque sé que es prácticamente imposible, ¡que no se meta las manos a la boca!

✳ **Hemorroides**: Las hemorroides son venas que están alrededor del ano que se hinchan, lo que causa dolor, picazón y sangrado, especialmente cuando se está defecando. Son muy comunes en las mujeres embarazadas y en personas mayores de cincuenta años. Pueden empeorarse si usted sufre de estreñimiento, diarrea o si tiene relaciones sexuales anales. Son muy incómodas, pero no son una amenaza para su vida; sin embargo, verifique si sus deposiciones tienen sangre porque esto puede ser señal de algo grave.

Para aliviar el estreñimiento, es probable que su farmacéutico le recomiende un suplemento de fibra como Metamucil o Citrucel. Le aconsejo también que elimine de su dieta los alimentos que estriñen como los almidones y las carnes, e ingiera más alimentos ricos en fibra como verduras y frutas, especialmente brócoli, repollo, zanahoria, manzana, pera y bayas.

Un suavizante de la materia fecal puede ayudarla al defecar mientras que la hidrocortisona (1 por ciento) puede aliviarle el dolor. Tucks tiene unas almohadillas para las hemorroides que son muy buenas y que vienen empapadas en extracto de avellano de bruja (*Hamamelis virginiana*). Guárdelas en el refrigerador, así, cuando las use, va a sentir una sensación refrescante y fría. También puede tomar un baño de asiento: revuelva sales de Epsom en agua tibia y remójese durante quince minutos.

✳ **Forúnculos**: Empiezan como puntos rojos, pero después se llenan de pus y duelen. La mayoría de las veces, los forúnculos drenan por su propia cuenta y se revientan solos en cuestión de una semana o dos. Por lo general, salen en lugares donde uno suda o donde hay fricción, especialmente el cuello, las axilas, las nalgas, los muslos y, a veces, la frente y la cara. Existen más probabilidades de que salgan si la persona tiene débil el sistema inmunológico, si sufre de diabetes o si sencillamente no se cuida como es debido.

En las farmacias se consigue Boil Ease, que aplaca el dolor y contribuye a la sanación. Otra opción es comprar en alguna tienda naturista té de aceite del árbol del té o un ungüento que contenga olmo resbaladizo. Varios de mis lectores me han dicho que frotarse un poco de aceite de orégano justo cuando están empezando a aparecer, ayuda a que los forúnculos no se desarrollen del todo y les acorta la vida. Otro remedio popular dice que hay que comer montones de ajo y cúrcuma y aplicarse jugo de ajo y de cebolla sobre el forúnculo, para que comience a drenar. Finalmente, existe un remedio de farmacia muy antigüo: ictamol. Es un ungüento negro y espeso que saca las toxinas. La mayoría de las farmacias lo vende todavía con el nombre de Draw Out Salve.

✳ **Flatulencia:** Si le dan gases con algunos alimentos particulares como repollo, brócoli, cebolla y judías, tome Beano (¡o tal vez mejor deba evitar comer estos alimentos en los almuerzos de trabajo o cuando le van a hacer un masaje!). También deje en agua filtrada los frijoles (ya sean negros, rojos, pintos, blancos o garbanzos) durante doce horas antes de cocinarlos. El agua les quita la presión, ¡y por ende a usted también!

Si se ha dado cuenta de que los productos lácteos le producen gases, puede ser que sea intolerante a la lactosa, lo que significa que su estómago no es capaz de digerir los productos que la contienen. Algunas personas compran un remedio llamado Lactaid, que las ayuda a digerir los lácteos, pero ¿no es mejor sencillamente no ingerir los alimentos que le causan problemas? Los alimentos grasosos y los que contienen fibra como el brócoli, la avena y los frijoles, son ¡combustible puro!

Si para usted la flatulencia es un problema general, lo primero que puede hacer es comprar enzimas en una tienda naturista y empezar a tomarlas de inmediato para que la ayuden a descomponer lo que come (vea el capítulo 4). También puede tomar carbón activado, que es un desintoxicante interno que absorbe los olores en el tracto digestivo. Me gusta CharcoCaps, que se consigue en la mayoría de las farmacias del país. Otros remedios populares son

Gas-X, Phazyme y Mylanta Gas. Pero recuerde que por lo general la flatulencia es un síntoma de mala digestión, así que la clave es mejorar la integridad de los intestinos y cambiar la dieta. Gases frecuentes y regulares pueden ser señal de hiperpermeabilidad intestinal, cándida o síndrome del colon irritable. Lea el capítulo 3 si quiere obtener más información al respecto.

quinta parte

Más allá de los medicamentos

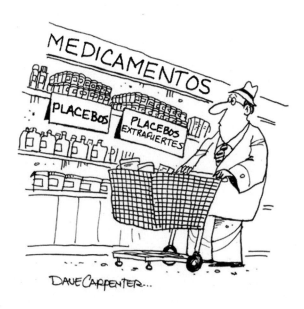

DAVE CARPENTER...

20

Extractos de plantas y vitaminas

Extractos de plantas que le ganan a los medicamentos renombrados

⚙ *Palma enana americana (Serenoa repens) vs. finasterida (Proscar), para problemas de la próstata*

Se ha comprobado a través de estudios clínicos serios que el extracto de la palma enana americana es más eficaz que el placebo en la labor de aliviar problemas urinarios y cuando se lo compara con nuestro medicamento de renombre, se ve que funciona igual de bien. Debido a que la finasterida puede modificar el nivel del antígeno prostático específico (un indicador de cáncer), y la palma enana americana tiene menos probabilidades de interferir con dicho nivel, creo que compite mano a mano con la primera.

⚙ *Hierba de San Juan (Hypericum perforatum) vs. fluoxetina (Prozac), para la depresión*

El extracto de esta popular planta produce millones de dólares en ventas en Estados Unidos porque la gente sabe que mejora la calidad del sueño y el estado de ánimo. Algunos estudios clínicos han demostrado que la hierba de San Juan es significativamente más eficaz que la fluoxetina, que es un antidepresivo muy popular, y parece tener menos efectos secundarios. Además, en Europa confían completamente en la hierba de

San Juan y la usan ampliamente para tratar la depresión, las infecciones, el insomnio y la libido baja.

⚙ *Cimicífuga o cimicífusa (Cimicifuga racemosa) vs. estrógeno conjugado (Premarin), para los bochornos*

De nuevo, está comprobado que las mujeres que se protegen de las repentinas oleadas de calor obtienen alivio refrescante gracias a la cimicífuga. Algunos estudios han demostrado que las mujeres que usan el extracto de esta planta obtienen más alivio incluso que las que usan estrógeno conjugado. Un estudio del año 2002 descubrió que además tiene efectos favorables sobre la salud de los huesos y el nivel de colesterol: todo sin aumentar el tejido del endometrio, que es un efecto secundario peligroso de muchos medicamentos que contienen estrógeno.

¿Valen la pena las vitaminas que toma? Seis reglas que garantizan la calidad

El debate se pone candente cuando las personas hablan sobre vitaminas porque algunas creen verdaderamente que son útiles, mientras otras opinan que no sirven para nada. Pero un estudio reciente, publicado en *The Journal of the American Medical Association*, que revisó treinta años de estudios sobre suplementos, llegó a la conclusión de que los multivitamínicos sí pueden ayudarnos a prevenir muchas enfermedades graves del corazón, osteoporosis y cáncer.

Caramba, ¿se tuvo que invertir un montón de dinero en un estudio para corroborar que los nutrientes aumentan el bienestar? Por supuesto, comer bien es la mejor manera de obtener esos nutrientes porque los suplementos desarrollados en un laboratorio no tienen la capacidad de capturar lo que la naturaleza ha creado, aunque algunos fabricantes de medicamentos hacen un trabajo mejor que otros. Tomar suplementos vitamínicos no es reemplazo de comer bien, sin embargo, sigue siendo una buena idea.

A pesar de que no lo he mencionado en todos los capítulos, creo que un multivitamínico debería ser su primer suplemento del día. Asegúrese de elegir la mejor marca que pueda pagar y tenga en cuenta que algunas cosas que dice la etiqueta pueden ayudarla a decidir si el producto es adecuado para usted o no. A continuación le voy a mencionar las seis reglas que debe seguir para que su elección sea más eficiente:

⚙ *Regla # 1: No compre cien tabletas de nada por $6,99.*
¿Exactamente qué espera obtener por ese precio? Detesto decir esto, pero a veces es necesario gastar un poco de dinero

⚙ *Regla # 2: Siempre que pueda, prefiera cápsulas en lugar de tabletas.*
El cuerpo absorbe mejor las cápsulas que las tabletas.

⚙ *Regla # 3: Si usted sufre de alguna enfermedad crónica, toma montones de medicamentos o tiene problemas gastrointestinales, compre los suplementos en polvo o en jarabe.*
Igual que en el caso anterior, el cuerpo absorbe con mayor facilidad los líquidos. Y si tiene que escoger entre las dos formas, jarabe o polvo, elija el polvo porque muchos jarabes contienen preservativos

⚙ *Regla # 4: No compre nada que prometa curar diecisiete enfermedades.*
A menos que esté interesada en este buenísimo negocio que le quiero proponer . . .

⚙ *Regla # 5: Cuando de multivitamínicos se trata, es preferible tomar algo que no tomar nada, pero varias dosis son mejor que una.*
Por esta razón los mejores multivitamínicos dicen en la etiqueta que hay que tomarlos dos o tres veces al día. Si usted toma una sola dosis de su multivitamínico al día, el efecto se elimina algunas horas después. Esto es frustrante para las personas a quienes les gusta tomar una sola dosis en la mañana. Pero el asunto es que las células se están regenerando todo el tiempo, así que el cuerpo se beneficia más si recibe múltiples dosis.

⚙ *Regla # 6: Lo mejor es comprar suplementos que estén certificados.*
Puede estar segura de que una compañía nutracéutica es mejor que la competencia si tiene un certificado GMP (Good Manufacturing Practices) o, aun mejor, un certificado completo de una oficina del gobierno,

como la TGA (Therapeutic Goods Administration) australiana. La TGA da mayor seguridad porque un GMP puede comprarse, mientras que la TGA trabaja independiente del fabricante y no se puede comprar.

Por otra parte, el certificado USP (U.S. Pharmacopeia) tiende a confundir. Este certificado es bueno, como los que dan otras organizaciones, pero el problema es que tienen un número limitado de exámenes que respaldan la calidad. En otras palabras: que una compañía tenga un certificado USP no necesariamente significa que han examinado la calidad de todos sus productos, bien pueden haber examinado sólo unos pocos. Algunas compañías les pegan a sus frascos unas etiquetas muy bonitas, pero el contenido puede no ser el mejor. Pero que el producto tenga el logo GMP o el certificado TGA indica que el fabricante es de primera línea según la mayoría de los estándares.

21

Placebos y otras terapias

Tómese dos pastillas de azúcar y escríbame un e-mail en la mañana: es necesario entender el efecto placebo

Un placebo es una pastilla que no contiene medicamento (por lo general es de azúcar) que les dan a tomar a las personas que participan en algunos estudios clínicos para que los investigadores puedan comparar los efectos benéficos del medicamento real que están estudiando con los del "impostor". Por lo general, ni las personas que participan en el estudio ni los investigadores saben quién recibe el medicamento real y quién el placebo. Cuando se tabulan los resultados, el medicamento tiene que demostrar mejores resultados que el placebo para obtener la aprobación de la FDA.

Sin embargo, después de años de usar placebos en estudios clínicos, los científicos descubrieron algo sorprendente: ¡con mucha frecuencia los placebos funcionan! Según algunas investigaciones, la vieja pastilla de azúcar, sin ningún contenido medicinal, mejora a las personas un tercio de las veces, sencillamente porque éstas creen que así será. Piénselo por un momento: un tercio de las veces, tomar una pastilla de azúcar que uno piensa que es un nuevo medicamento maravilloso tiene tanto efecto como el mismo medicamento. ¡Nunca subestime el poder del placebo!

Entre usted y yo: esto es algo que sabemos todos los farmacéuticos, aunque no nos guste admitirlo. Por ejemplo, muchos medicamentos que se venden hoy día funcionan sólo ligeramente mejor que los placebos (claro, no es como para alardear), a pesar de que la publicidad los hace parecer como si fueran lo último en milagros. Y algunos medicamentos que se venden por receta llegan a las farmacias sin estar respaldados por ningún estudio clínico que confirme su eficacia. Es decir, se siguen vendiendo en la actualidad sólo porque se han venido usando durante décadas, no porque se haya comprobado que surten efecto. Yo personalmente respeto profundamente todos los métodos de sanación y soy plenamente consciente de que somos más que un cuerpo físico, especialmente a nivel molecular, en donde estamos compuestos por energía. De hecho, es muy factible que nuestra confianza en los placebos funcione en ese nivel molecular, y ésta es la razón por la cual creo que éstos desempeñan un papel fundamental en el cuidado de la salud. Entender cómo y por qué los placebos surten efecto puede ayudar a los científicos a descubrir todo tipo de tratamientos que algún día podrían desembocar en la sanación de todo nuestro campo energético a nivel molecular, en lugar de sólo un órgano o una parte del cuerpo. Como farmacéutica que soy, sé que muchos medicamentos tienen efectos secundarios desagradables y que algunos, incluso, pueden ser letales. Por ende, me he vuelto muy flexible en la práctica profesional y siempre tengo el cuidado de considerar muchos métodos de sanación diferentes, incluso aquéllos que han sido menos estudiados.

En última instancia, creo que las personas se curan más rápidamente si tienen fe en lo que están tomando. Y es exactamente por esta razón que los placebos funcionan: porque le dan reposo a la mente si uno está convencido de que se va a mejorar. Y ésta no es sólo mi opinión, es un fenómeno aceptado científicamente: las personas que participan en un estudio y tienen la suerte de tomar placebos creen que están tomándose el medicamento real, entonces su cuerpo manifiesta una respuesta clínica.

Muchas personas coinciden en que existen varios factores que influyen en la respuesta que tengamos a un medicamento: el mismo medicamento, por supuesto, pero también la sensación táctil, las palabras, los gestos y las buenas intenciones del médico. Por ejemplo, todos sabemos que los pacientes a quienes tratan con mayor empatía y les brindan atención y consejos durante la recuperación de una operación se mejoran más fácilmente que quienes reciben menos atención.

¿Y qué hay con la medicina? ¿Cuántos medicamentos son realmente placebos? Sabemos que el cerebro es capaz de liberar sustancias opiáceas muy fuertes: una endorfina es más poderosa que un analgésico recetado. Algunos estudios sugieren que tan pronto como el cerebro anticipa el alivio, libera endorfinas que nos hacen sentir mejor, incluso si lo que nos han dado es un placebo en lugar de un analgésico real.

En repetidas ocasiones he sido testigo de este fenómeno en mi farmacia. A veces una persona viene a mi mostrador y me dice que se está muriendo del dolor. Por lo general, le doy por anticipado un analgésico del que le han recetado mientras le preparo su dosis, que si la farmacia está muy llena, bien puede tardar cuarenta y cinco minutos. Y entonces, se da el efecto placebo: repentinamente, en cuestión de cinco minutos, la persona está conversando con el personal de la farmacia, bromeando y con las mejillas sonrosadas de nuevo, a pesar de que farmacéuticamente el analgésico no empieza a obrar efecto sino una hora después. He visto este efecto una y otra vez, y recientemente me sentí fascinada al descubrir que varios estudios que cita el Dr. Jerome Groopman, profesor de medicina en Harvard en su famoso libro *The Anatomy of Hope* y también *How a Doctor Thinks* respaldan mis observaciones.

Considere los millones de dólares que han gastado los consumidores en antidepresivos como Prozac, Paxil y Zoloft. Después recuerde que un estudio que publicó el *Journal of the American Medical Association*, demostró que la pastilla de azúcar aliviaba más los síntomas de la depresión. Otros estudios han mostrado efectos similares. Por ejemplo, un equipo de investigadores comparó a un grupo de personas que tomaba antidepresivos como Prozac y Effexor con un grupo que tomaba placebos. Los estudios cerebrales de ambos grupos revelaron mejorías definitivas en la corteza prefrontal, la parte del cerebro que controla el estado de ánimo, pero mientras el 52 por ciento de quienes tomaban el medicamento mostró mejoría, un impresionante 38 por ciento de quienes tomaban placebos también mostró mejoría.

Otro estudio comparó a personas que sufrían de depresión y tomaban hierba de San Juan con otras que también estaban deprimidas pero tomaban Zoloft, y con otras que tomaban un placebo. La hierba y el medicamento fueron igualmente eficaces y le aliviaron los síntomas a un 25 por ciento de las personas de estos dos grupos, pero ¡el placebo lo hizo con el 32 por ciento de su grupo! Esto no significa que puede dejar de tomar su antidepresivo. Como he reiterado en varias oportunidades a lo largo del libro, recuerde que *no debe dejar de tomar el medicamento antidepresivo abruptamente y menos sin el consentimiento de su médico* porque puede sufrir síndrome de abstinencia y ponerse muy enferma. Algunos psicólogos también han notado efectos similares a los que mencioné antes con pacientes que toman antidepresivos: los pacientes empiezan a sentirse mejor en cuanto empiezan a tomarse la medicina, a pesar de que farmacéuticamente se supone que no empieza a surtir efecto sino pasadas unas cuantas semanas. Varios estudios han demostrado que la cirugía puede tener también un efecto placebo. En 1950, un estudio pequeño con pacientes que fueron sometidos a un ligamiento arterial para tratar el dolor del pecho (angina de pecho) reveló que el 76 por ciento de los pacientes se mejoró, mientras que el 100 por ciento de quienes creyeron que los habían operado se mejoró, aunque en realidad sólo les hicieron una incisión en el pecho. En otro estudio llevado a cabo en Inglaterra, a cien hombres les dijeron que les estaban haciendo quimioterapia, pero en realidad sólo les estaban aplicando solución salina. Casi el 20 por ciento creyó de tal manera que estaban recibiendo quimioterapia que ¡hasta se les cayó el pelo! El Dr. Groopman cita también otros placebos quirúrgicos en su libro.

Quiero que recuerde que el poder de la mente es espectacular. Tenemos la capacidad de convencernos de casi cualquier cosa. Entonces, por favor, esté abierta a la posibilidad de recibir ayuda pero sin ingredientes activos. ¿Por qué no? Puesto que mi marido y yo nos hemos interesado en el trabajo con energía y en la sanación con las manos, no me cuesta trabajo creer que es posible sanar el cuerpo si se desbloquea la energía que está atascada en los puntos energéticos del cuerpo físico. A mí me ha funcionado la sanación con las manos y la he usado para ayudar a otras personas. Sea creativa e imagínese hermosas visiones de sanación. Por ejemplo, si tiene cáncer, imagínese que la quimioterapia en como un Pac Man que se come todas las células malas. Si tiene problemas del corazón, imagínese que un ser querido la abraza y le llena el corazón de energía cálida. Véalo latir con un ritmo perfecto. Si usted tiene tendencia a formar coágulos de sangre, cierre los ojos y véalos disolverse e imagine que una luz violeta la envuelve. ¿Suena loco? No si funciona, y es así para algunas personas. Uno de los sanadores más famosos es Adam, autor de libros como *The Path of the Dreamhealer*. En el mercado se consigue un DVD suyo que ayuda a las personas con menos imaginación a hacer visualizaciones sanadoras sobre su propio cuerpo. Adam tiene veintitantos años y cree que la gente puede aprovechar su propio poder sanador y curarse de enfermedades por medio de visualizaciones. Puede visitar su página web en www.dreamhealer.com. Coincido con él en esto. Ya aceptamos que el estrés puede causar enfermedades físicas, entonces, lo contrario debe de ser cierto también. La relajación, la alegría y el pensamiento positivo deben inducir bienestar y sanación, y con las visualizaciones, no se presentan efectos secundarios. Además, es gratis. La risa es otra manera comprobada de aplacar el dolor y mejorar los resultados de la sanación. Alquile películas graciosas, rodéese de gente divertida, vea caricaturas ingeniosas y lea libros de humor.

Esto no significa que deba abandonar el tratamiento médico que esté siguiendo ni dejar de tomar los medicamentos que le hayan recetado, pero empiece a pensar de manera positiva. Así podrá romper el ciclo de negatividad e irse sacudiendo la sensación de ser una víctima y de sentirse atrapada en su enfermedad. Pensar positivo y "como si" usted estuviera saludable empezará a atraer el bienestar a sus células y tejidos. Tengo que decirle que todas sus preocupaciones le pasan la cuenta a su cuerpo. Creo que cada vez que piensa algo negativo de usted misma, como "no valgo nada, soy tan estúpida, odio mi cuerpo, esto me enferma", su cuerpo libera químicos que refuerzan su enfermedad y aumentan el dolor que siente.

Dese cuenta de que incluso en los momentos en que debería estar alegre, es posible que siga hablando del dolor que la aquejaba ese día en la mañana o cuánto sufrimiento le toca en la vida. Si se imagina que sus palabras y pensamientos se convierten de inmediato en sustancias nocivas dentro de sus células, entonces puede que empiece a escoger mejor lo que dice y lo que piensa. Su meta debería ser pensar y decir cosas que se conviertan en endorfinas que la hagan sentir bien, no en químicos dañinos. Encontrar algo, cualquier cosa, por nimia que parezca, por lo cual sentirse agradecida es también parte de la ecuación.

La actitud es otro factor clave. Un estudio muy famoso demostró que las mujeres que tomaban el control de su vida después de que las hubieran diagnosticado con cáncer de seno respondían mejor inmunológicamente hablando que las que se resignaban ante el diagnóstico. El poder de la mente sobre la materia . . . ¡No es sólo un eslogan!

Así que hágase un favor y sea más flexible. Escuche esa queda voz interior que es su intuición, pues ella es capaz de ayudarla a descifrar qué está mal en su cuerpo cuando los exámenes de sangre no pueden. Tome conciencia de que su cuerpo les cree a sus palabras y a sus pensamientos, lo que es una razón más para pensar y hablar positivamente.

Para finalizar, esté abierta a la posibilidad de que la sanación puede darse en varias formas. Como sugiere el efecto placebo, podemos alterar la respuesta de nuestro cuerpo a la sanación si cambiamos nuestras percepciones, rezamos o confiamos en distintos métodos alternativos de sanación. Incluso si usted está tomando medicamentos recetados, puede usar su mente para aprovechar el poder de su espíritu para sanarla.

Placeres que la ayudan a curarse: ¡Buenas noticias para los adictos al chocolate y al café!

El chocolate es bueno para usted porque:

* contiene magnesio, que es bueno para la circulación y el estado de ánimo

* ayuda a relajar los vasos sanguíneos

* diluye ligeramente la sangre (no tiene nada de qué preocuparse si toma adelgazantes para la sangre)

* mejora el equilibrio de los compuestos llamados eicosanoides, que son buenos para el corazón

* contiene antioxidantes, que eliminan a los malvados radicales libres que le pueden hacer daño

* activa los mismos receptores de su cerebro que la marihuana, ¡pero el chocolate es legal!

Y a continuación, más buenas noticias: ¡el chocolate no engorda tanto como la gente cree!

Sé que probablemente le están dando vueltas en la cabeza imágenes de empalagosas barras de chocolate con caramelo, pero la combinación de un saludable grano de cacao con aditivos, grasa adicional, azúcar y aceites no es exactamente lo que tengo en mente. No, estoy pensando en el chocolate puro de verdad, que no ha sido adulterado y contiene al menos un 70 por ciento de cacao. El chocolate de leche es básicamente grasa y no alimenta nada. El chocolate puro es el que ha sido estudiado clínicamente. Es más natural y tiene muchísimos nutrientes, y es el que es bueno para el espíritu. Ayuda al cerebro y calma la mente y, lo mejor de todo, ¡no engorda!

Busque entonces una de las muchas marcas deliciosas de chocolate orgánico que se consiguen en las tiendas naturistas. No le estoy dando permiso para comerse una barra todos los días, pero puede darse el gusto de comerse unos cuadritos sin sentirse culpable una que otra vez. Siempre he pensado que detrás de cada mujer exitosa se esconde una caja de chocolates en su escritorio, por si se presenta algún caso de emergencia. De hecho, ¡me estoy comiendo uno en este momento!

El café es bueno para usted porque:

✱ aumenta la energía temporalmente

✱ mejora la concentración y la agudeza mental

✱ crea una sensación temporal de bienestar

✱ puede disminuir el riesgo de sufrir enfermedades hepáticas

✱ puede proteger contra el cáncer de colon

✱ al parecer mejora trastornos de la memoria (como demencia y Alzheimer)

✱ puede ayudarla a perder peso

✱ según algunos estudios, ayuda en los casos de diabetes

✱ a la mayoría de las personas "les pone a funcionar" el estómago, por tanto, es bueno para quienes sufren de estreñimiento

✻ puede aliviar dolores como el de cabeza (por esta razón varios analgésicos contienen cafeína)

¡Pero sea moderada! Después de todo, el café es una droga: contiene sustancias poderosas que alteran tanto el humor como el cuerpo. Así que trátelo con respeto. La próxima vez que esté haciendo fila en Starbuck's (que es como una gasolinera humana), recuerde que la cafeína tiene también varios efectos no tan agradables como nerviosismo, diarrea, ansiedad, náuseas, taquicardia y puede causarles depresión a algunas personas. Si está acostumbrada a tomar café, bajar la cantidad puede hacer que le duela la cabeza. Y si el café es su principal fuente de energía, probablemente usted está sufriendo de agotamiento adrenal y de cansancio a largo plazo (vea el capítulo 1).

Así que disfrute de vez en cuando de ese *hazelnut soy latte*, incluso dos o tres veces a la semana. Pero asegúrese de tomar suficientes bebidas saludables como agua y té verde, el resto del tiempo. Y no, ¡las bebidas gaseosas no son saludables! No crea que soy una ogra, ¡hasta le permití tomar café y comer chocolate! ¡Retírese mientras esté ganando!

22

Los medicamentos más incomprendidos

✦ *Xanax y otras benzodiazepinas para dormir*

Porque la gente cree que las pastillas para dormir las ayudan a dormir mejor, lo que no es siempre cierto. A largo plazo estos medicamentos no permiten que el sueño sea reparador ni refrescante porque cortan las etapas de sueño profundo, más conocidas como sueño de movimientos oculares rápidos (MOR). Lea el capítulo 9.

✦ *Premarin, PremPro y otros medicamentos que contienen estrógeno y progestina sintéticos*

Porque la gente cree que la versión farmacéutica de estas hormonas es una copia de sus hormonas naturales. No es cierto. Tanto el Premarin como el PremPro contienen ingredientes extraídos de orina de caballo. Éstas y otras hormonas hechas por el hombre imitan pocas acciones benéficas de nuestras hormonas naturales. Y, además, implican muchos riesgos. Lea los capítulos del 11 al 13.

✦ *Lipitor, Zocor y otros medicamentos que bajan el colesterol*

Porque la gente cree que al bajarle el colesterol, estos medicamentos protegen de un ataque cardíaco. Falso. Es cierto que hacen un buen trabajo al bajar el colesterol, pero a algunas personas de todas maneras les da ataque cardíaco mientras están tomando el medicamento. Para empezar, no tienen en cuenta por qué una persona produce tanto colesterol o por qué tiene tan tapados los vasos sanguíneos. Las estatinas son ladrones de CoQ10, que es necesaria para que el corazón funcione óptimamente. Lea el capítulo 2.

✲ *Viagra y otros medicamentos para mejorar el desempeño sexual*

Son malinterpretados por dos razones. La primera, la gente cree que sirven para lograr una erección, lo que no es cierto. Sólo prolongan la erección y ponen el pene más duro, pero a veces ni siquiera eso. Así que si el pene no puede levantarse por su cuenta aunque sea un poco, estos medicamentos no sirven de nada. Y la segunda, estos medicamentos son muy riesgosos para las personas que tienen problemas cardíacos y de visión. Lea el capítulo 10.

✲ *Marihuana*

Porque la gente supone que sólo sirve para drogarse y la relacionan con los *hippies*, los drogadictos, los adolescentes caprichosos y la gente de poca moral. Pero según datos clínicos, el extracto de esta planta es muy medicinal. La FDA la ha aprobado y se vende legalmente bajo el nombre de Marinol, para ayudar a los enfermos de cáncer que están en quimioterapia a controlar las náuseas y el vómito y a los de sida a recuperar el apetito.

✲ *Ibuprofeno, naproxeno y otros medicamentos de venta libre para la artritis (antiinflamatorios no esteroideos)*

Porque la gente cree que curan la artritis, pero la verdad es que sólo enmascaran el dolor. Además, tienen efectos secundarios como irritación del tracto gastrointestinal, hemorragias, hipertensión y posibles problemas cardíacos. La verdadera cura para la artritis es aumentar la calidad de amortiguamiento de las articulaciones, no disimular el dolor. Lea el capítulo 17.

✲ *Warfarina (Coumadin)*

Porque la gente teme que si come verduras verdes al mismo tiempo que está tomando este adelgazante de la sangre, el medicamento dejará de surtir efecto. De hecho, está bien que coma verduras y ensaladas, pero tiene que hacerlo diariamente. Así, el médico puede calcular bien la dosis que es adecuada para usted según su ingesta diaria de verduras.

⚙ *Oxycontin y otros analgésicos de cobertura entérica*

Porque la gente ha escuchado en las noticias historias de sobredosis y muertes y piensa que el Oxycontin es un medicamento nocivo. Pero la verdad es que es muy eficaz y tiene la capacidad de mejorar la calidad de vida a muchas personas. Sólo tome la dosis que le han recetado, no muela la pastilla, no la mastique ni la mezcle con alcohol. Las mismas recomendaciones se aplican a cualquier analgésico de este tipo. Las personas de las historias que se oyen en las noticias seguramente abusaron del medicamento, lo tomaron mal o lo mezclaron con alcohol o con otros narcóticos, o la mordieron, lo que hizo que la dosis liberada fuera demasiado grande, puesto que está diseñada para irse liberando paulatinamente en un lapso de veinticuatro horas.

Medicamentos que se recetan con frecuencia en Estados Unidos

Sus efectos secundarios y remedios naturales para combatirlos

MEDICAMENTO	EFECTO SECUNDARIO	REMEDIO NATURAL
Advair diskus	Infección respiratoria superior	Vitamina C, glutatión
Amoxicilina	Diarrea, infecciones por levaduras	Probióticos, *Saccharomyces*
Anticonvulsionantes	Daño hepático	SAMe
Antidepresivos	Libido baja, incapacidad de orgasmo	Ginkgo biloba
Celebrex	Edema, hipertensión	Aceites de pescado, ácido fólico

MEDICAMENTO	EFECTO SECUNDARIO	REMEDIO NATURAL
Estatinas (Lipitor, Zocor)	Debilidad muscular, cansancio	CoQ10
Nexium	Aftas, cansancio	Vitaminas B
Prevacid	Aftas, cansancio	Vitaminas B
Procrit	Piernas hinchadas, hipertensión, ataque cardíaco	CoQ10
Zyprexa	Humor atontado	Quercetina, rhodiola

23

Aromaterapia y hierbas medicinales

Adoro las plantas, pues nos ofrecen remedios potentes que han sido utilizados durante siglos por infinidad de culturas. Los aceites esenciales son extractos de plantas aromáticas. Su valor terapéutico fue descubierto en la década de 1930 por R. M. Gattefossé, un químico y perfumista francés que cierta vez sufrió una quemadura accidental en la mano en el laboratorio, y el único líquido que tenía a su alcance era una cubeta de aceite esencial de lavanda. Fue entonces que notó que el dolor de la mano disminuía con rapidez y que sanaba más pronto de lo que esperaba. Gattefossé pasaría el resto de su vida estudiando las propiedades terapéuticas de los aceites esenciales.

La aromaterapia se define como el arte y la ciencia de usar los aceites esenciales para estimular la salud y el bienestar. Es apreciada por su efectividad y naturaleza holística en diversas situaciones de autosanación. Los aceites esenciales se fabrican dentro de la planta misma para varios fines, entre ellos proteger la planta de enfermedades, repeler insectos o atraer a las abejas para la polinización. Estos aceites se extraen de diferentes partes de la planta, ya sean flores, semillas, hojas o pasto, y se encuentran en muchas zonas geográficas diferentes. La tierra necesita los aceites esenciales para florecer, pero los humanos también se benefician de sus propiedades curativas.

Los aceites esenciales son únicos, altamente concentrados —hasta cien veces más fuertes que las hierbas secas de la misma planta—, existen en una variados colores y viscosidades y son solubles en alcohol y en aceites vegetales (aunque no en agua). Duran muchos años cuando se guardan apropiadamente en botellas de cristal grueso y oscuro bien cerradas y alejadas del calor y de la luz. Tampoco se ponen rancios porque no contienen ácidos grasos.

El precio de un aceite esencial depende de su calidad y disponibilidad, y puede variar mucho entre un aceite y otro. Por ejemplo, el aceite esencial de rosa es caro porque se necesitan unas dos mil libras de pétalos de rosa para producir una sola de aceite, y una onza puede costar ochocientos dólares. Sin embargo, una onza de aceite esencial de menta puede costar cuarenta dólares. Aunque tratándose de productos hechos por la naturaleza, si las existencias de menta mermaran o resultaran destruidas, el precio aumentaría considerablemente.

Los aceites esenciales resultan versátiles para sus usos físicos. Pueden aliviar el dolor, calmar irritaciones, reducir la inflamación, relajar los músculos, estimular la circulación y combatir una gran gama de infecciones. En 1988, Benouda y Hassar probaron tres aceites esenciales específicos (artemisia, orégano y eucalipto) contra tres bacterias patógenas de hospital. En estudio clínico encontró que tenían un efecto comparable a los antibióticos estándar.

Desde el punto de vista psicológico, la aromaterapia se utiliza para estimular los estados emocionales y mentales positivos como la lucidez mental y el optimismo, y para reducir los negativos, como la fatiga mental o la ansiedad. Esto se logra de dos maneras: 1) escogiendo un aceite esencial con las propiedades adecuadas, por ejemplo romero o menta para la lucidez mental y 2) usando la memoria y la asociación con un aroma para recrear las sensaciones positivas. Los efectos sicológicos de los aromas fueron probados por primera vez en 1966 por R. Moncrieff, quien realizó ensayos con diversos aceites esenciales y descubrió que algunos producían patrones beta (atención y alerta) mientras otros provocaban patrones delta (euforia y calma).

Desde el punto de vista espiritual, la aromaterapia se utiliza como asistente de diversas técnicas de transformación como la meditación, la afirmación, la oración y la visualización. Es este campo, se escogen los aceites esenciales por sus propiedades energéticas y vibratorias. Joni Keim, especialista en estas sustancias y coautor de *Aromatherapy & Subtle Energy Techniques,* dice que "las cualidades aromáticas de las plantas se han usado durante miles de años para ritos religiosos, meditación y oración. Los perfumes se escogían por su capacidad de estimular sensaciones de unidad con el universo y de cercanía a Dios". En un fragmento de su libro, Joni explica:

> Estas conexiones espirituales han pasado de generación en generación desde el antiguo Egipto, Arabia, Grecia y Asia, y también de otras culturas como la de los nativos americanos. Las hierbas secas se quemaban como incienso y se creía que el humo que ascendía comunicaba con las deidades. A medida que subía al cielo, se ofrecían plegarias. El olíbano (franquincienso) era el que más se usaba, y como se menciona varias veces en la Biblia, fue uno de los regalos que recibió el Niño Jesús. Los nativos americanos usaban tradicionalmente la salvia en sus ceremonias.

Durante mucho tiempo se ha creído que se necesitan hongos, LSD o ayahuasca para entrar a otros reinos y tener experiencias espirituales. Al parecer, ciertos aceites esenciales tienen la capacidad de sintonizarnos con Dios, con guías espirituales o con ángeles, aunque por supuesto no con tanta potencia como con las drogas antes mencionadas. El olíbano es fantástico para esto, aunque si no le gusta el olor puede probar el sándalo, el cedro o el palo de rosa. Seguramente usted se preguntará cómo usarlos con este propósito. Lo que tiene que hacer es inhalar una gota del aceite rociada en un pañuelo, o también puede ponerse una gotita en las palmas de las manos (si no tiene la piel muy sensible), frotarlas y aspirar el perfume. Haga una pausa e inhale de nuevo. Si toma un baño de tina, ponga unas cuantas gotas en el agua. Estos aceites pueden intensificar cualquier ejercicio de meditación. Igualmente puede llevar una botellita en el cuello, que se venden en muchas tiendas naturistas o en librerías especializadas en textos metafísicos.

Cuando use aceites esenciales tenga en cuenta que sus efectos no se pueden separar o aislar completamente de un campo o de otro, ya sea el cuerpo, la mente o el espíritu. Por ejemplo, cuando se aplique lavanda en la piel para aliviar una quemadura causada por el sol, también debe inhalar el perfume, que ejercerá un efecto calmante en su psique. En el libro *Daily Aromatherapy: Transforming the Seasons of Your Life with Essential Oils* (North Atlantic Books, 2008), Joni afima que "esto demuestra la verdadera naturaleza holística de los aceites esenciales, que se acoplan maravillosamente con la naturaleza holística de los seres humanos".

Aplicados sobre la piel o aspirando su perfume, estos aceites también se utilizan para estimular la salud y el bienestar (no se deben tomar oralmente sin la supervisión de un aromaterapeuta cualificado). Los métodos más comunes de uso son en masajes, baños, inhalación del vapor y difuminándolo. La estructura molecular de los aceites esenciales y su capacidad lipofílica (atracción del aceite) permiten que se absorban ciertos de sus componentes cuando se aplican sobre la piel. Cuando se inhala por la nariz el perfume de un aceite esencial algunas moléculas entran en los pulmones y otras hacen contacto con el bulbo olfativo. Estas últimas viajan a través de la parte límbica del cerebro y producen diversas respuestas relacionadas con las emociones y los recuerdos.

Para obtener los resultados deseados, los aceites esenciales tienen que ser de excelente calidad. Dos líneas excelentes de este tipo de aceites son Oshadi (800-674-2344, www.oshadiusa.com) y Primavera (www.primaveralife.com). Si le interesa la aromaterapia, hay muchos libros que le pueden enseñar cómo incorporar estos increíbles regalos de la naturaleza a su vida diaria. Aquí le doy algunas ideas para comenzar.

✳ Ponga unas cuantas gotitas de aceite esencial de neroli (*Citrus aurantium*) en un pañuelo y guárdelo en una bolsita dentro de su cartera para olerlo y aliviar la ansiedad. Simplemente abra la bolsita y aspire el perfume. Haga una pausa e inhale de nuevo.

✳ Si tiene problemas para dormir, pruebe poner unas cuantas gotas de lavanda (*Lavandula angustifolia*) en una bolita de algodón y colóquela en una esquina de la funda de su almohada. La lavanda ayuda a mucha gente a conciliar el sueño.

✳ Para aliviar la congestión nasal, frótese el pecho con *10–20 gotas de eucalipto* (*Eucalyptus globulus o radiata*) diluidas en una onza de loción sin perfume. Aplíquelo en el pecho y en la parte superior de la espalda.

✳ Haga su propia loción con *20–30 gotas* de su aceite esencial favorito, que puede ser geranio, lavanda o rosa, *diluidas en 8 onzas* de loción sin perfume.

Cuando diga "masaje" abajo, se puede usar aceite o loción. Es una cuestión de preferencia personal. La mayoría de las personas prefieren agregar las gotas de aceite a una loción sin perfume porque no deja una sensación grasosa sobre la piel y no mancha la ropa como el aceite. Aunque, por supuesto, quienes tienen piel seca prefieren el aceite, y también los terapeutas de masaje que quieren intensificar la sensación de relajación de sus clientes. El aceite de avellana, el de durazno, el de almendra dulce o el de aguacate son buenas opciones, pues todos ellos penetran bien en la piel. Sin embargo, algunos son más pesados que otros, así que pruebe con varios para ver cuál siente mejor y se desliza mejor para dar masajes.

Aceites esenciales y sus usos

TRASTORNO	ACEITE ESENCIAL QUE PUEDE AYUDAR	CÓMO USARLO
Alergias	Manzanilla alemana	Inhalación de vapor
Ansiedad	Neroli	Masaje, inhalación
Artritis	Limoncillo	Masaje, compresa
Calambre muscular	Manzanilla romana	Masaje
Caspa	Romero	Tónico capilar
Deseo sexual	Jazmín, sándalo	Masaje, baño, inhalación

TRASTORNO	ACEITE ESENCIAL QUE PUEDE AYUDAR	CÓMO USARLO
Depresión	Ylang Ylang	Baño, masaje, inhalación
Dolor de cabeza (sienes, nuca)	Menta, menta verde	Masaje
Dolor de garganta	Sándalo	Inhalación de vapor
Dolor premenstrual	Geranio, salvia	Masaje, baño, inhalación
Embellecer la piel	Lavanda, rosa	Masaje, compresa
Estrías	Siempreviva en escaramujo	Masaje
Fatiga	Romero	Inhalación
Insomnio	Lavanda, salvia	Baño, masaje, inhalación
Manchas	Lavanda, árbol de té	Aplicación tópica
Neuralgia	Lavanda, eucalipto	Masaje suave
Picadura de insecto	Lavanda, árbol de té	Aplicación tópica (1 gota)
Pie de atleta	Árbol de té	Masaje, compresa, baño de pies
Refuerzo innmunitario	Eucalipto, olíbano	Masaje, inhalación
Resfriados, gripe	Eucalipto	Inhalación de vapor, frotación de pecho

TRASTORNO	ACEITE ESENCIAL QUE PUEDE AYUDAR	CÓMO USARLO
Sinusitis	Alcanfor blanco	Inhalación de vapor
Tristeza	Rosa, olíbano	Inhalación
Verrugas	Árbol de té, palmarosa	Aplicación tópica

Nota: Los aceites esenciales son para uso externo y se deben diluir si se van a aplicar sobre la piel. El porcentaje de disolución y la duración o uso depende del aceite utilizado, del propósito para el que se use, el lugar donde se va a aplicar y el trastorno que presente la persona.

¿Para qué sirven estás plantas?

Alfalfa	Diurético
Aloe vera	Vejiga
Canela	Diabetes
Cayena	Alivio del dolor
Equinácea	Gripe/resfrío
Espino	Corazón
Hoja de arándano	Visión
Hoja de frambuesa	Síntomas premenstruales y menopausia
Kava	Ansiedad
Santamaría	Migraña

24

Cómo encontrar el mejor doctor

Escucha durante más de cinco minutos y es capaz de descubrir el origen de sus siete extraños síntomas que no parecen estar relacionados ni remotamente. Su personal le devuelve la llamada con presteza y pide a la farmacia sus medicamentos. Si algo que el médico le recomienda no le funciona, no le da una dosis más alta sino que decide probar con otra cosa. Se toma el tiempo de leer artículos que usted le lleva, ya sea del diario o de Internet, así su conocimiento médico está en constante aumento y cambio. No le parece para nada extraño que a usted le parezca que la coenzima Q10 es buena para usted o que quiera probar el ginseng. De hecho, acaba de recomendarle algunas hierbas a otro paciente.

¿Esta descripción suena parecida a la del médico de sus sueños? ¿Alguien que esté abierto tanto a la medicina convencional como a la alternativa, alguien que sepa cómo pensar más allá de las pastillas y que entienda que algunas veces las curas milagrosas no necesariamente provienen de la farmacia?

Pero seamos razonables. Una vez que hemos dejado el mundo de la televisión nos damos cuenta de que los médicos no son superhumanos y a veces cometen errores, se confunden o pasan por alto detalles que debieron tener en cuenta. No es posible que lo sepan todo porque todos los días salen a la luz docenas de estudios y cada mes, cientos de ellos se imprimen en diferentes revistas y periódicos. Ningún médico, mejor dicho, ningún humano, puede mantenerse al día con toda esa literatura. Pero su médico sí puede ser abierto de mente, flexible, considerar importante la nutrición y estar dispuesto a considerar métodos alternativos como acupuntura, masajes y homeopatía. De hecho, algunos médicos están tan comprometidos con integrar la medicina convencional con la alternativa que se han unido a organizaciones que se dedican a tal propósito.

Puede ser que el médico de sus sueños ni siquiera sea un médico. Estas organizaciones entrenan a todo tipo de profesionales de la salud, incluyendo enfermeras, odontólogos, terapeutas físicos, quiroprácticos, acupunturistas y farmacéuticos. Sí, yo soy miembro también, ¡aunque seguro que ya se había dado cuenta al leer este libro! Así que si quiere encontrar al médico de sus sueños en la vida real y no en un programa de la televisión, siga leyendo.

Institute of Functional Medicine (IFM)

Es una organización internacional sin fines de lucro integrada por profesionales de la salud que piensan más allá de las pastillas. Su misión es mejorar la salud y el bienestar usando medios preventivos. Su objetivo es identificar las causas que subyacen a la enfermedad y creen que la mejor manera de hacerlo es integrando cambios en el estilo de vida, la dieta y los nutracéuticos, y valiéndose de otros especialistas y sanadores. Su prioridad es cuidar del paciente como un todo, no tratar un síntoma a la vez y recetando un medicamento tras otro.

Puede llamarlos o consultar su página web para buscar un médico cerca de usted. O si su médico actual está interesado, invítelo a usar el grupo como una fuente.

Institute of Functional Medicine (IFM)
4411 Point Fosdick Drive NW, Suite 305
P.O. Box 1697
Gig Harbor, WA 98335
800-228-0622
www.functionalmedicine.org

American College for Advancement of Medicine (ACAM)

Ésta es otra sociedad médica sin fines de lucro que les enseña a los médicos y a otros profesionales de la salud los últimos descubrimientos en medicina preventiva y nutricional. El grupo está comprometido con integrar la medicina complementaria y alternativa con la convencional por medio de la investigación, la práctica y la educación. ("Medicina complementaria" se refiere a los tratamientos que complementan o respaldan los procedimientos convencionales.)

El ACAM, que ya ha celebrado veinticinco años de servicio, representa a médicos en más de treinta países. Es la organización más grande y más antigua de este tipo en el mundo. Visite su página web para encontrar un médico cerca de usted.

American College for Advancement of Medicine (ACAM)
8001 Irvine Center Drive
Suite 825
Laguna Hills, CA 92653
800-352-3688
www.acam.org

Tiendas naturistas

Visite la tienda naturista o el supermercado de productos naturales de su localidad y pregúntele al personal, que es una fantástica fuente de información, y es probable que sepa qué médicos o sanadores holísticos trabajan en la zona. Muchas de estas tiendas tienen un tablón de anuncios con folletos o tarjetas profesionales que pueden ayudarla a encontrar el médico de sus sueños.

La guía telefónica

También puede buscar en las páginas amarillas en la sección destinada a los médicos, pero escoja uno que anuncie que practica medicina alternativa. Por lo general, se denominan con términos como "holístico," "complementario" o "integral". Hoy día, cuando la demanda de tratamientos más confiables y naturales ha aumentado exponencialmente, más y más médicos tradicionales se están entrenando en métodos de sanación naturopáticos. Con frecuencia, los médicos convencionales saben quiénes son los holísticos, entonces pueden guiarla, si pregunta.

American Academy of Anti-Aging Medicine (A4M)

Esta organización sin fines de lucro tiene miembros en todas partes del mundo y representa a médicos y científicos de unos sesenta y cinco países. Su misión es detectar, prevenir y tratar enfermedades relacionadas con el envejecimiento y promover las investigaciones sobre cómo hacer más lento el proceso de envejecimiento. He asistido a varios de sus seminarios internacionales y si usted es un profesional de la salud, le digo que son absolutamente fascinantes. Siempre les recomiendo a los médicos que participen en uno, aunque sea una sola vez.

American Academy of Anti-Aging Medicine (A4M)
www.worldhealth.net
E-mail: info@a4m.com
888-997-0112

American Association of Naturopathic Physicians (AANP)

Esta organización puede ayudarla a encontrar un profesional de la salud naturopático en su zona. Los médicos naturopáticos consideran el cuerpo como un único sistema y usan métodos de tratamiento naturales muy confiables. Con frecuencia, el seguro cubre el cuidado naturopático y puede usarse junto con la medicina convencional. No tienen licencia en todos los estados, así que le sugiero que visite su página web o llame para que averigüe si cerca de usted hay algún médico naturópata.

American Association of Naturopathic Physicians (AANP)
866-538-2267
www.naturopathic.org

American Chiropractic Association (ACA)

Muchos quiroprácticos han recibido una fuerte formación nutricional y pueden darle consejos sobre vitaminas y plantas medicinales. Algunos venden fórmulas que sólo se consiguen por medio de un profesional de la salud, como Thorne, Metagenics y Xymogen, así como otros suplementos certificados. Los quiroprácticos también saben cuáles médicos de la zona practican la medicina alternativa.

www.acatoday.com
703-276-8800

American Holistic Medical Association (AHMA)

www.holisticmedicine.org
216-292-6644
Fax: 216-292-6688
E-mail: info@holisticmedicine.org

American Holistic Health Association (AHHA)

Esta organización sin fines de lucro brinda información gratis e imparcial sobre salud, para que usted aprenda a escoger. Su misión es única y des-prejuiciada y puede ayudarle a encontrar una organización, profesional de la salud o artículo de investigación que le convenga según sus necesidades. Cree que usted debe ser partícipe del cuidado de su salud y no un mero espectador. Cuenta con una extensa lista de fuentes y referencias para que cualquiera, ya sea que esté enfermo o saludable, pueda contactar las que necesite para mejorar su estado de salud o mantener el bienestar.

www.ahha.org
714-779-6152
E-mail: mail@ahha.org

American Osteopathic Association (AOA)

www.osteopathic.org
800-621-1773

Council for Responsible Nutrition (CRN)

www.crnusa.org
202-204-7700
E-mail: webmaster@crnusa.org

Professional Referral Network

www.healthreferral.com

Alternative Medicine Network

Brinda una lista gratis de profesionales de la salud que usan hormonas naturales, por estado.
www.altmednetwork.net

The Health Resource

Este servicio de información reconocido internacionalmente le brinda un reporte individualizado de su estado de salud. Lo bueno es que la investigación se usa ajustándola a sus necesidades personales y le sugieren opciones de tratamiento, contactos para que pueda resolver sus dudas y preocupaciones específicas adicionales, y la información sobre profesionales de la salud que pueden ayudarla. Cuentan con investigaciones amplias y de lo más novedosas. Creo que este servicio es indispensable, especialmente si usted sufre de alguna enfermedad rara o grave. Puede ser que le cobren, pero bien vale la pena.
www.thehealthresource.com
933 Faulkner Street
Conway, AR 72034
800-949-0090 / 501-329-5272
E-mail: research@.thehealthresource.com

Stanford Health Library Research Services

Éste es un servicio gratuito de información que ofrece la Universidad de Stanford para ayudarle a responder sus preguntas sobre salud, incluyendo opciones de tratamiento para diferentes enfermedades. Los paquetes de información contienen artículos de revistas y extractos de libros y bases de datos especiales. Si usted sufre de alguna enfermedad y no está contenta con el tratamiento que tiene, ésta es una fantástica fuente de información.

800-295-5177

healthlibrary.stanford.edu

E-mail: healthlibrary@stanfordmed.org

Para obtener información sobre la progesterona en el Reino Unido y Europa:

The Natural Progesterone Information Service

P.O. Box 41, Robertsbridge, TN32 5XG

07-000-784849

Fax: 01580 830780

www.npis.info

E-mail: news@npis.info

The Natural Progesterone Information Service brinda información sobre todos los aspectos del uso de la progesterona natural para mujeres, médicos y otros profesionales de la salud. Este servicio también tiene disponible muchos libros, casetes, videos y ensayos científicos relacionados con la progesterona natural.

Cómo encontrar un médico que recete hormonas bioidénticas

Si quiere encontrar un médico que pueda recetar hormonas bioidénticas, pregúntele a su farmacéutico: cualquier farmacéutico que prepare medicamentos compuestos en su farmacia sabe dónde encontrarlo. Los profesionales de la salud que con más frecuencia recetan hormonas naturales son los médicos (MD), los médicos naturópatas (ND) y los médicos osteópatas (DO). En algunos estados, los naturópatas no pueden recetar, entonces es posible que, si usted vive en uno de estos estados, tenga que pedirle a su médico que le recete lo que sugiere su naturópata.

Si no encuentra una farmacia que prepare compuestos en las páginas amarillas, contacte a alguna de las tres organizaciones que menciono a continuación:

The International Academy of Compounding Pharmacists (IACP)
4638 Riverstone Boulevard
Missouri City, TX 77459
800-927-4227
www.iacprx.org
E-mail: iacpinfo@iacprx.org

Professional Compounding Centers of America, Inc. (PCCA)
9901 S. Wilcrest
Houston, TX 77099
800-331-2498
www.pccarx.com

National Association of Compounding Pharmacies (NACP)
4015 River Road
Amarillo, TX 79108
800-687-7850

25

Los pormenores de la progesterona y el estrógeno

Estrógenos ambientales: Identificar y responder a los xenobióticos

Los xenobióticos (sustancias que imitan el estrógeno) más comunes son:

* Químicos del lavado en seco

* Pintura fresca

* Gasolina

* Limpiadores para la casa que contienen solventes

* Humo de cigarrillo

* Nonilfenol (un subproducto del espermicida nonoxynol-9)

* Bisfenol-A (se encuentra en las botellas de policarbonato —un tipo de plástico— y en muchos alimentos enlatados)

* Pesticidas

* Insecticida para hormigas

* Herbicidas

✳ Insecticida DDT

✳ PVC o policloruro de vinilo (se encuentra en la película plástica que se usa para envolver las botellas plásticas y los recipientes para alimentos. No lo congele ni lo caliente en el microondas porque puede ser tóxico).

✳ Benceno (un aditivo de la gasolina)

✳ Parabenos y ftalatos (se encuentran en muchos cosméticos)

✳ Dioxinas (con frecuencia se encuentran en carne contaminada y pescado graso)

✳ Bifenilos policlorados

✳ Algunos champús que contienen placenta, hormonas, estrógeno, estradiol o estrógeno, especialmente fabricados para mujeres afroamericanas que quieren un acondicionador profundo para el pelo

✳ Plásticos que contienen ftalatos, que es lo que los hace flexibles. No caliente en el microondas los recipientes plásticos, pues el calor puede contaminar la comida con los ftalatos. Cuando compre recipientes plásticos, prefiera los gruesos y pesados que los delgados y flexibles.

> Un estudio de la Universidad de Dartmouth descubrió que al calentar envoltura plástica con aceite vegetal en el microondas ésta liberaba quinientas mil veces la cantidad mínima de xenoestrógenos que se necesita para estimular el crecimiento de células cancerígenas en el tubo de ensayo.

Para contrarrestar los efectos de estos químicos, usted puede:

✳ Usar un filtro HEPA o cualquier otro tipo de purificador de aire para interiores, como un ionizador.

✳ Evite calentar o congelar plásticos tanto como le sea posible.

✳ Tome N-acetilcisteína, que la puede ayudar a eliminar los pesticidas del cuerpo. Siga las instrucciones de la etiqueta o tome *500 mg dos veces al día.*

✳ Tome un suplemento de clorofila, coma verduras verdes (brócoli, col, acelga, hojas de nabo) o tome un suplemento verde en polvo, que se disuelve en agua y se consigue en las tiendas naturistas.

✳ Tome curcumina, que se consigue como suplemento, pero se encuentra naturalmente en la cúrcuma. La curcumina puede cerrar la entrada de las células para que no pasen los xenobióticos.

✳ Considere tomar Pesticide Protector, de Thorne Research, que se consigue en www.thorne.com o en el teléfono 800-228-1966. Valor: $25.

Causas directas e indirectas del predominio del estrógeno

✳ ácidos grasos trans (dulces y pasteles producidos al por mayor y alimentos procesados)

✳ trabajar de noche y dormir en el día

✳ déficit de antioxidantes

✳ estilo de vida sedentario

✳ obesidad

✳ estrés crónico (exceso de cortisol)

✳ falta de sueño

✳ resistencia a la insulina (causada por exceso de almidones y azúcar)

✳ agua y pasta de dientes con flúor

✳ fumar

✳ deficiencia de progesterona

✳ deficiencia de zinc

✳ deficiencia de magnesio

✷ xenobióticos ambientales (químicos industriales)

✷ deficiencia de aminoácidos que contengan sulfuro (por ejemplo, SAMe)

✷ deficiencia en el nutriente L–glutamina

✷ usar medicamentos que dañan el funcionamiento del hígado

Las cremas de progesterona

La crema de progesterona es de venta libre, pero las opciones no siempre vienen en la misma dosis. Generalmente un cuarto de cucharadita contiene 20 mg de progesterona natural, pero lea la etiqueta.

Escoja una marca buena con la que se sienta cómoda, que no contenga metilparabenos o propilparabenos porque los parabenos son xenobióticos, que se comportan como el estrógeno en el cuerpo.

Trabaje conjuntamente con su médico para determinar la dosis que le conviene porque el equilibrio lo es todo. Usar demasiada progesterona durante demasiado tiempo puede aumentar el riesgo de sufrir cáncer. De la misma manera, una deficiencia de progesterona también puede causar cáncer, por lo que es importante que la usen sólo las personas que saben con certeza que tienen una deficiencia. Es importante que se sopesen tanto los riesgos como los beneficios de usar progesterona, al igual que con cualquier hormona bioidéntica o recetada. Dado que la progesterona es de venta libre, sé que es posible que varias personas empiecen a automedicarse a pesar de mis repetidas advertencias. Entonces, por lo menos, hay que hacerlo con la dosis más baja posible. He sugerido que use la mínima dosis eficaz para mejorar los síntomas. Si su estado empeora, o si empieza a experimentar nuevos síntomas, consulte con su médico de inmediato. Si tiene fibromas o sufre de displasia cervical, en el capítulo 12 encontrará información adicional que puede ayudarla, pero no olvide que éstas son enfermedades graves, por ende, debe consultar con su médico antes de empezar a tomar cualquier suplemento nuevo.

R× *Si experimenta soñolencia, aumento de peso, hinchazón, aumento de los triglicéridos, descenso del colestrol HDL o la hormona tiroidea, puede ser indicio de que debe bajar la dosis de progesterona, ya sea poniéndose menos crema o hacerlo con menos frecuencia.*

Cómo ponerse la crema de progesterona:

Saque la cantidad apropiada y póngasela directamente sobre senos, pecho, manos, cuello y parte interior de brazos y muslos. Escoja un sitio cada vez y después rote, así se va a estar aplicando en varias partes del cuerpo. La crema se siente como si fuera un humectante y no tiene que lavarse las manos después de la aplicación, pero puede hacerlo, si lo prefiere.

Si usted está en sus años reproductivos:

Cuente como el día 1 el primer día de la menstruación.

✷ No use crema entre los días 1 y 14.

✷ De los días 15 al 21, aplíquese *un cuarto de cucharadita (20 mg) dos veces al día.*

✷ De los días 22 al 28, aplíquese *un cuarto o media cucharadita (20–40 mg) dos veces al día.*

✷ No se ponga más crema en cuanto empiece a sangrar.

Si usted está llegando a la menopausia:

Cuente como el día 1 el primer día de la menstruación.

✷ No use crema entre los días 1 y 7.

✷ Entre los días 8 y 21, aplíquese *un cuarto de cucharadita (20 mg) dos veces al día.*

✷ De los días 22 al 28, aplíquese *un cuarto o media cucharadita (20–40 mg) dos veces al día.*

Si usted está en la menopausia o ya la pasó o si le han extraído el útero y los ovarios:

Cuente como el día 1 el primer día del mes.

* No use crema entre los días 1 y 13.

* De los días 14 al 30/31, aplíquese *un cuarto o media cucharadita (20–40 mg) dos veces al día.*

También puede usarse así:

Use la crema todos los días, descansando cinco días al mes.

* Aplíquese *un cuarto o media cucharadita (20–40 mg) una o dos veces al día.*

> *Algunas mujeres que están a punto de llegar a la menopausia o ya han llegado a ella sufren de oscilaciones de la insulina o diabetes. No olvide que el médico puede hacerle un examen de sangre sencillo para saber cómo está. Y si usted tiene tendencia a sufrir de oscilaciones de la insulina, use menos progesterona de la que he sugerido. Trabaje conjuntamente con su médico para establecer la dosis adecuada.*

26

Los medicamentos que peuden mermar nuestra salud

Instale un sistema de seguridad nutricional

Nutrientes que necesita si toma estos medicamentos

MEDICAMENTO	LO QUE SE ROBA, ENTRE OTRAS COSAS
Ácido valproico (Depakote)	Cartinina, ácido fólico
Aceite mineral	Betacaroteno
Acetaminofén	Glutatión
Antiácidos	Calcio y vitamina D
Aspirina	Ácido fólico y vitamina C
Benazepril	Zinc y vitamina D
Bisacodyl (Dulcolax)	Potasio
Bloqueadores de ácido	Zinc & vitaminas B
Boniva	Calcio y vitamina D
Butalvital	Biotina, ácido fólico, calcio

MEDICAMENTO	LO QUE SE ROBA, ENTRE OTRAS COSAS
Carbamazepina	Biotina, ácido fólico, calcio y vitamina D
Celebrex	Ácido fólico
Ciclosporina	Magnesio y potasio
Clorpropamida	Coenzima Q10
Clortalidona	Zinc
Diclofenac	Ácido fólico
Didanosina	Carnitina, vitamina B_{12}, cobre y zinc
Digoxina	Calcio, magnesio, tiamina y fósforo
Doxepina	Coenzima Q10 y riboflavina
Enalaprila	Zinc
Esteroides	Calcio, potasio y vitaminas D y C
Estrógeno conjugado (Premarin/Prempro)	Magnesio y vitamina B_6
Estrógenos	Vitaminas B
Fenobarbital	Calcio, vitamina D, ácido fólico y vitamina K
Fluticasona (atomizador nasal)	Selenio
Fosamax	Calcio y vitamina D
Furosemida	Calcio
Gemfibrozil	Vitamina E

MEDICAMENTO	LO QUE SE ROBA, ENTRE OTRAS COSAS
Gliburida	Coenzima Q10
Glipizida	Coenzima Q10
Gotas para los ojos Betoptic	Coenzima Q10
Haloperidol	Coenzima Q10
Hidroclorotiazida	Coenzima Q10, magnesio, potasio, zinc y fósforo
Hidrocodona y acetaminofén	Glutatión
Ibuprofeno	Ácido fólico
Indapamida	Lo mismo que la hidroclorotiazida
Isoniazida (INH)	Vitaminas B_6, D y niacina
Lansoprazole (Prevacid)	Vitamina B_{12}
Levodopa/Carbidopa	Potasio y SAMe
Levonorgestrel	Ácido fólico, magnesio, vitaminas B_2, B_6, B_{12}, C y zinc
Lisinoprilo	Zinc
Litio	Inositolina
Melixicam	Ácido fólico
Metformina	Coenzima Q10, ácido fólico y vitamina B_{12}
Metotrexato	Ácido fólico
Metroprolol	Coenzima Q10
Moexipril (Univasc)	Zinc
Nadolol	Coenzima Q10
Nortriptilina	Coenzima Q10 y riboflavina

MEDICAMENTO	LO QUE SE ROBA, ENTRE OTRAS COSAS
Omeprazole (Prilosec)	Vitamina B_{12}
Orlistat (Xenical y Alli)	Betacaroteno, vitaminas D y E
Questran	Vitaminas A, D y E
Oxcarbazepina (Trileptal)	Biotina, calcio, ácido fólico y vitamina D
Oxicodona	Melatonina
Pantoprazole (Protonix)	Vitamina B_{12}
Parches y goma de mascar de nicotina	Vitamina B_6
Pravastatina	Coenzima Q10
Prednisone	Calcio, magnesio, ácido fólico, potasio, selenio, vitaminas C y D y zinc
Propafenone (Rythmol)	Coenzima Q10
Quinaprilo (Accupril)	Zinc
Raloxifeno	Magnesio y vitamina B_6
Ramiprilo (Altace)	Zinc
Repaglinida	Coenzima Q10
Sildenafil (Viagra)	Ninguno conocido hasta ahora
Simvastatina (Zocor)	Coenzima Q10
Sulindac (Clinoril)	Ácido fólico
Trandolaprilo/Verapamilo (Tarka)	Zinc
Triamtereno	Calcio, ácido fólico, zinc
Xenical	Vitaminas A, D y E

MEDICAMENTO	LO QUE SE ROBA, ENTRE OTRAS COSAS
Zidovudina (Retrovir)	Cartinina, cobre, vitamina B_{12}, zinc
Zonisamida (Zonegran)	Biotina, calcio, ácido fólico, inositolina, vitamina B_1

Ladrones de vitamina B_6 (Piridoxina)

La vitamina B_6 es importante para mantener alto el ánimo, dormir bien y para que el sistema nervioso funcione apropiadamente. Si uno sufre de deficiencia de vitamina B_6, puede sufrir de depresión, insomnio, síntomas premenstruales, cansancio, anemia, dermatitis seborreica y nivel alto de homocisteína, que, como hemos visto, es un químico inflamatorio que tiene relación con las enfermedades del corazón. Algunos medicamentos que se roban del cuerpo la vitamina B_6 son:

* Acitromicina
* Amoxicilina
* Antibióticos cefalosporinas
* Antibióticos fluoroquinolonas (ciprofloxacina, lomefloxacina, moxifloxacina, levafloxacina)
* Bumetanida
* Claritromicina
* Dicloxacilina
* Doxiciclina
* Enalapril e hidroclorotiazida
* Eritromicina
* Furosemida
* Hidralazina
* Isoniazida
* Levonorgestrel
* Medicamentos que contienen estrógenos, como los de la terapia de sustitución hormonal y anticonceptivos
* Minociclina
* Penicilina
* Raloxifeno
* Tetraciclina
* Trimetoprim

Medicamentos ladrones que roban biotina

La biotina pertenece al grupo de complejo de vitaminas B. Se produce en los intestinos, así que para contar con un campo saludablemente natural de bacterias beneficiosas es importante que usted tome biotina. Su principal función es ayudarnos a descomponer los carbohidratos, las grasas y las proteínas. Las personas que tienen uñas quebradizas o el cabello opaco que crece muy despacio a menudo utilizan los suplementos de biotina. Los síntomas de deficiencia de este nutriente incluyen calvicie, canas prematuras, depresión, sensaciones anormales en la piel, dolor muscular e inflamación de la piel o las membranas. Puede encontrar biotina en alimentos como levadura de cerveza, granos integrales, fresas, sandía, pomelo, legumbres, yema de huevo, bananas y coliflor. Las dosis para suplementos varían bastante: *100–5.000 mcg al día.*

* Alcohol

* Antibióticos, todos; aquí le doy una lista de los más populares, pero todos los antibióticos son ladrones: Amoxicilina, cefalexina, doxiciclina, ciprofloxacina, claritromicina, levaquina, SMZ/TMP, tetraciclina, paquetes Z

* Anticonvulsionantes: Carbamazepina (Tegretol), Zonisamida (Zonegran), Fenobarbital, Fenitoína (Dilantin)

* Medicamentos que contengan butalbital (Fioricet, Fiorinal)

Ladrones de vitamina B₉ (Ácido fólico o folato)

Uno necesita ácido fólico para producir glóbulos rojos sanos, que son los encargados de transportar el oxígeno a todo el cuerpo. También la necesita para producir ADN sano, que es la estructura genética. Sin ácido fólico todas las células sufren. A la larga, la deficiencia en esta vitamina puede causa enfermedades como cáncer, displasia cervical, aterosclerosis, defectos de nacimiento y depresión. Así que si usted está tomando alguno de los siguientes medicamentos, puede ser que necesite tomar un suplemento de ácido fólico o la forma activa que el cuerpo absorbe con mayor facilidad llamada 5-MTHF.

* Ácido valproico

* Anticonvulsionantes (fenobarbital, etosuximida, fenitoína, carbamazepina)

* Antiinflamatorios (la mayoría)

* Aspirina

* Bloqueadores de ácido (la mayoría)

* Carisoprodol

* Celecoxib

* Colestiramina

* Esteroides (prednisona, metilprednisolona, betametasona, dexametasona)

* Gliburida

* Ibuprofeno

* Indometacina

* Levonorgestrel

* Medicamentos que contienen estrógenos, como los de la terapia de sustitución hormonal y anticonceptivos

* Metformina

* Naproxeno

* Nizatidina

* Percodan (aspirina y oxicodona)

* Sulindac

* Triamterene/HCTZ (Dyazide, Maxzide)

Ladrones de vitamina B_{12} (cianocobalamina)

La vitamina B_{12} es importante para tener energía y para que el sistema nervioso funcione bien. Cuando el cuerpo no cuenta con suficiente vitamina B_{12}, uno se siente cansado todo el tiempo y se le olvidan las cosas. Puede causar depresión y algunos otros síntomas son aftas en la boca y en la lengua, poco apetito, confusión y, como ya dije, pérdida de la memoria. Dicha deficiencia también hace que salgan morados en la piel con facilidad y que se presente neuropatía periférica, que es esa sensación de hormigueo en manos y piernas. Algunos de los ladrones de la B_{12} son:

* Acitromicina

* Amoxicilina

* Antibióticos cefalosporinas

* Bloqueadores de ácido (nizatidina, ranitidina, omeprazol)

* Colchicina

* Colestipol

* Dicloxacilina

* Famotidina

* Fenitoína

* Levofloxacina

* Medicamentos que contienen estrógenos, como los de la terapia de sustitución hormonal y anticonceptivos

* Metformina

* Noretindrona

* Sulfametoxazola

* Tetraciclina

* Trimetoprim

* Zidovudina

Ladrones de vitamina C (ácido ascórbico)

La vitamina C es de vital importancia para prevenir infecciones y proteger las arterias, eso se debe a que fortalece los capilares y, por tanto, todo el sistema cardiovascular se beneficia. Además, como la vitamina C se concentra en las glándulas adrenales, también es importante para tener un buen nivel de energía. La deficiencia de vitamina C (que produce una enfermedad llamada escorbuto) se manifiesta con síntomas como sangrado en las encías, anemia, cicatrización lenta, debilidad muscular, articulaciones hinchadas y doloridas, infecciones constantes e, incluso, cáncer. Algunos de los ladrones comunes de la vitamina C son:

* Aspirina

* Bumetanida

* Carisoprodol con aspirina

* Dexametasona

* Esteroides (prednisona, metilprednisolona)

* Fluocinonida

* Fluticasona

* Furosemida

* Levonorgestrel

* Medicamentos que contienen estrógenos, como los

de la terapia de sustitución hormonal y anticonceptivos

* Percodan (aspirina y oxicodona)

* Torsemide

* Triamcinolona

Ladrones de calcio

El cuerpo necesita calcio para formar huesos y dientes fuertes y para mantener equilibrada la presión arterial. El calcio también ayuda a que los músculos trabajen adecuadamente y con comodidad. La deficiencia de calcio puede causar osteoporosis, calambres musculares, caries, hipertensión, enfermedades cardíacas, cáncer, insomnio y problemas digestivos. Tome un suplemento de calcio si está tomando alguno de los siguientes medicamentos ladrones:

* Aceite mineral

* Anticonvulsionantes (fenobarbital, etosuximida, fenitoína, primidona, metsuximida)

* Bloqueadores de ácido (nizatidina, famotidina)

* Carbamazepina (Tegretol)

* Colchicina

* Digoxina

* Diuréticos (bumetanida, furosemida)

* Esteroides (dexametasona, fluticasona, hidrocortisona, triamcinolona, prednisona)

* Laxantes

* Medicamentos que contienen butalbital

* Triamterene/HCTZ (Dyazide, Maxzide)

Medicamentos ladrones que roban coenzima Q10

El CoQ10 es un potente antioxidante que juega un papel crucial en cada célula del cuerpo humano, ya que fabrica ATP, la molécula de energía que se necesita para tener niveles normales de azúcar en la sangre, una función cardíaca adecuada, contracción muscular, función inmune y salud cerebral. Sin cantidades adecuadas de CoQ10, nos podríamos morir, literalmente. Y a medida que envejecemos, la cantidad que fabricamos disminuye. Estudios clínicos demuestran que el CoQ10 mejora la angina de pecho, las arritmias, la presión arterial alta, los problemas de colesterol y los niveles de energía. Las fuentes alimenticias de la coenzima Q10 no me resultan apetitosas, porque provienen de órganos como riñón, corazón e hígado. En la actualidad existen muchas marcas comerciales de alta calidad que se venden en las tiendas naturistas. Puede reducir sus riesgos de falla cardíaca congestiva, por lo que resulta muy irónico que haya medicamentos para bajar el colesterol y la presión arterial en esta lista. El CoQ10 puede reducir significativamente los efectos secundarios de los bloqueadores beta y de los medicamentos para el colesterol con estatinas. Estos son los medicamentos ladrones que roban CoQ10:

* Acebutolol

* Atenolol

* Bisoprolol (Zabeta)

* Medicamentos para el colesterol que contienen estatinas (Lipitor, Mevacor, Zocor, Pravastatin, Advicor, Lescol, etc.)

* Cardesartan/HCTZ (Atacand HCT)

* Carvedilol (Coreg)

* Antidepresivos tricíclicos (Amitriptilina, doxepina, desipramina, imipramina, nortriptilina)

* Clonidina

* Clorpropamida

* Clomipramina (Anafranil)

* Fenofibrato (Tricor)

* Gemfibrozilo (Lopid)

* Glimepirido (Amaryl)

* Glipizida (Glucotrol)

* Gliburida (Diabeta, Glynase, Micronase)

* Glyburida/Metformina (Glucovance)

* HCTZ (Hidroclorotiazida) y Cualquier medicamento que contenga HCTZ (Dyazide, Maxzide, Avapro HCT, Hyzaar, Micardis HCT)

* Labetolol

* Indapamida (Lozol)

* Metildopa

* Metoprolol (Lopressor, Toprol XL)

* Nadolol (Corgard)

* Propranolol

* Propafenona (Rhythmol)

* Repaglinida (Prandin)

* Sotalol (Betapace)

* Antipsicóticos (haloperidol, tioridazina)

Ladrones de vitamina D (calciferol)

La mayoría de las personas obtiene suficiente vitamina D del sol porque los rayos ultravioleta ayudan al cuerpo a producir esta hormona naturalmente. Pero algunas personas no reciben suficiente sol, por ende, necesitan tomar un suplemento. El cuerpo necesita vitamina D para formar huesos y dientes fuertes y para mantener alejado al cáncer. En los niños, la deficiencia de esta vitamina puede causar rodilla valga (*genu valgum*), piernas arqueadas, escoliosis y problemas dentales. En los adultos, la deficiencia puede manifestarse como osteoporosis, trastorno afectivo estacional, depresión, dolores reumáticos, debilidad muscular, fractura de la cadera, pérdida gradual de la audición e, incluso, un riesgo mayor de cáncer, particularmente de próstata y de seno, según algunas investigaciones de vanguardia. Los medicamentos que voy a mencionar a continuación se roban la vitamina D del cuerpo:

* Aceite mineral

* Antiácidos

* Anticonvulsionantes (primidona, etosuximida, fenitoína, carbamazepina)

* Bloqueadores de ácido (ranitidina, cimetidina, famotidina)

* Colestipol

* Colestiramina

* Esteroides (dexametasona, fluticasona, hidrocortisona, metilprednisolona, prednisona)

* Laxantes que contienen hidróxido de aluminio o de magnesio

* Orlistat

Ladrones de magnesio

El magnesio contribuye a un mejor estado de ánimo, mayor nivel de energía y buena salud del corazón. La deficiencia de este mineral esencial puede causar dolores de cabeza frecuentes, dolores musculares, mal funcionamiento cardiovascular, sangre más espesa, hipertensión, asma, osteoporosis y síntomas premenstruales. No permita que estos medicamentos le roben su magnesio:

* Ciclosporina

* Colestiramina

* Digoxina

* Doxiciclina

* Enalapril

* Esteroides (dexametasona, fluticasona, hidrocortisona, metilprednisolona, prednisona)

* Furosemida

* Medicamentos para la hipertensión (la mayoría, pero especialmente si contienen hidroclorotiazida)

* Medicamentos que contienen estrógenos, como los de la terapia de sustitución hormonal y anticonceptivos

* Metolazona

* Minociclina

* Raloxifeno

* Tetraciclina

Medicamentos ladrones que roban potasio

El potasio se considera un electrolito porque está "cargado" y contribuye al equilibrio del agua y los circuitos eléctricos en el cuerpo. Cuando se acaba (y eso ocurre fácilmente si tiene una diarrea severa) o si se lo roba un medicamento, pueden aparecerle problemas en todo el cuerpo. La deficiencia de potasio puede tener como resultado anormalidades en el ritmo cardíaco, presión arterial alta, reflejos inadecuados, debilidad muscular, fatiga, confusión, estreñimiento, osteoporosis, sed constante y hasta una enfermedad cardíaca. Lo puede encontrar en muchos alimentos, tales como frutas y vegetales frescos, nueces y productos lácteos. El melón, la espinaca y las bananas tienen un alto contenido de potasio. Usar suplementos también es bueno, aunque primero consulte con su médico. Es irónico, ¡pero muchos medicamentos para reducir la presión arterial están en esta lista! A continuación le detallo los ladrones que roban potasio:

* Alcohol

* Cafeína

* Consumo excesivo de sal

* Aspirina

* Bisacodilo (Dulcolax)

* Bumetadina (Bumex)

* Compuesto butalbital/ Aspirina (Fiorinal)

* Carisoprodal/Aspirina (Compuesto Soma)

* Colchicina

* Ciclosporina

* Dexametasona

* Dicloxacilina

* Fluticasona (Flonase)

* Docusato/Casantranol (Peri-Colase)

* Furosemida

* Hidralazina

* Hidroclorotiazida (HCTZ) o cualquier medicamento que contenga HCTZ (Dyazide, Maxzide, etc.)

* Levopona/Carbidopa

* Oxicodona/Aspirina (Percodan)

* Esteroides (metilprednisolona, prednisona, prednisolona)

* Valsartan y HCTZ (Diovan HCT)

* Metilclotiazida

Medicamentos ladrones que roban selenio

El selenio es un oligomineral necesario para ayudarnos a fabricar la hormona tiroidea y mantener nuestro sistema inmunológico funcionando apropiadamente. Debido a que ya casi no se encuentra en los suelos de forma natural, es posible que tenga carencia incluso si no ingiere alguno de los medicamentos ladrones de la lista de abajo. También las personas con problemas digestivos o intestinales tendrán deficiencia de este mineral, la cual puede conducir a enfermedades cardíacas, agotamiento, hipotiroidismo y débil función inmunológica. Algunos estudios indican que las tasas de muerte por cáncer (de pulmón, de colon, de recto y de próstata) son más bajas entre las personas con consumo más alto de selenio. Las fuentes alimenticias de este mineral son nueces, atún, pavo, carne de res, avena y vegetales. Verifique si usted toma alguno de estos medicamentos ladrones de abajo:

* Esteroides, todos, incluyendo: betametasona, cortisona, dexametasona

* Fluocinolona (crema Synalar)

* Fluticasona (Flonase)

* Fluticasona/Salmeterol (Advair)

* Metilprednisolona

* Prednisolona

Medicamentos ladrones que roban zinc

Los niveles de este oligomineral declinan con la edad, además de que ha desaparecido del suelo en muchas partes del mundo. La deficiencia de zinc es bastante común; de hecho, las personas mayores por lo general presentan deficiencia, al igual que los alcohólicos, los vegetarianos y quienes tienen enfermedades renales o hepáticas. Debido a que el zinc trabaja en conjunto con la vitamina A, su deficiencia puede causar degeneración macular y ceguera. En vista de que el zinc es necesario para fabricar tanto la insulina como la hormona tiroidea, su deficiencia puede conducir a la diabetes y al hipotiroidismo, respectivamente. El zinc es un conocido protector inmunitario, que impulsa la actividad de nuestros linfocitos T, de las células asesinas naturales y de la interleucina. Sin suficiente zinc padeceríamos de resfriados e infecciones frecuentes. Y, para terminar su lista de bondades, el zinc aumenta el apetito sexual. Estos son algunos de los ladrones de zinc:

✳ Alcohol

✳ Inhibidores IECA: Benazeprilo (Lotensin), Ramiprilo (Altace), Enalaprilo (Vasotec), Lisinoprilo (Zestril, Prinivil)

✳ Café

✳ Bloqueadores de ácido

✳ Antiácidos

✳ Colestiramina (Questran)

✳ Algunos diuréticos: Bumetadina, Furosemida

✳ Esteroides

✳ Anticonceptivos orales y TRH (terapia de sustitución hormonal)

✳ Estrógenos conjugados (Premarin o Prempro)

✳ Raloxifeno

✳ Los suplementos de calcio, si se hace demasiado

Medicamentos que pueden causar o empeorar la artritis y el dolor en las articulaciones

✳ Antibióticos y antivirales (algunos)

✳ Bloqueadores de ácido (algunos)

✳ Estatinas

✳ Esteroides (prednisona, metilprednisolona)

✳ Estimulantes (muchos) para el trastorno de déficit de atención e hiperactividad

✳ Medicamentos para la disfunción eréctil

✳ Medicamentos para la hipertensión (algunos)

✳ Medicamentos para la osteoporosis

✳ Vacunas (la mayoría)

Medicamentos que causan pérdida de pelo

* Ácido valproico, sodio divalproex

* Antidepresivos (fluoxetina, doxepina)

* Benazepril

* Bloqueadores de ácido (famotidina, omeprazol, ranitidina)

* Carbamazepina

* Colchicina

* Dietilpropión

* Estatinas (atorvastatina, lovastatina, simvastatina, pravastatina)

* Isotretinoína

* Medicamentos que contienen estrógenos, como los de la terapia de sustitución hormonal y anticonceptivos

* Medicamentos para la hipertensión (la mayoría, pero especialmente si contienen hidroclorotiazida)

* Medicamentos de la quimioterapia

* Medroxiprogesterona (Provera)

* Metiltestosterona

* Prempro (estrógenos combinados con medroxiprogesterona)

* Tamoxifeno

* Valsartán

* Warfarina

Medicamentos que pueden causar dolor muscular

* Aciclovir

* Antibióticos quinolonas (ciprofloxacina, ofloxacina)

* Antidepresivos (paroxetina, citalopram, fluoxetina, sertralina, buspirona)

* Azatioprina

* Estatinas (atorvastatina, lovastatina, simvastatina, pravastatina)

* Esteroides (betametasona, dexametasona, prednisona, metilprednisolona)

* Fibratos para bajar el colesterol (fenofibrato, gemfibrozil)

* Interferón

* Isotretinoína

* Losartan

* Medicamentos para la función sexual (tadalafil, vardenafil, sildenafil)

* Medicamentos para la hipertensión (algunos como propranolol, pindolol)

* Medicamentos para dormir (algunos como zaleplón)

* Medicamentos para la osteoporosis (bisfosfonatos y calcitonina)

* Mefloquina

* Metformina

* Moexipril

* Norfloxacina

* Orlistat

* Raloxifeno

* Salmeterol

* Zafirlukast

* Zolmitriptano

Medicamentos que pueden bajar la libido

* Anticonvulsionantes (la mayoría, como fenitoína, gabapentina, carbamazepina)

* Antidepresivos (la mayoría, como fluoxetina, escitalopram, venlafaxina, paroxetina, duloxetina, sertralina, imipramina, nortriptilina)

* Antipsicóticos (la mayoría, como prometazina, risperidona, olanzapina)

* Bloqueadores de ácido H2 (ranitidina, cimetidina)

* Diuréticos (cualquiera que contenga hidroclorotiazida o espironolactona)

✳ Estatinas (la mayoría, como lovastatina, atorvastatina, simvastatina, pravastatina)

✳ Fungicidas que se toman por vía oral (la mayoría, como ketoconazola)

✳ Medicamentos para el dolor de cabeza que contengan butalbital

✳ Medicamentos para tratar el sida

✳ Medicamentos para la hipertensión (la mayoría, como atenolol, bisoprolol, metoprolol, doxazosin, clonidina, verapamilo, diltiazem, digoxina)

✳ Supresores del apetito (fentermina, dietilpropión)

Y estos medicamentos populares (el nombre de la marca está en paréntesis):

✳ Diazepam (Valium)

✳ Escopolamina en parches, para el mareo marítimo (Transderm-Scop)

✳ Finasterida (Proscar)

✳ Fluvoxamina (Luvox)

✳ Medroxiprogesterona (Provera)

✳ Tamoxifeno (Nolvadex)

Medicamentos que pueden engordar

✳ Anticonceptivos inyectables o por vía oral

✳ Bloqueadores de ácido

✳ Ibuprofeno

✳ Insulina

✳ Litio

✳ Mirtazapina

✳ Prednisona

✳ Psiquiátricos (olanzapina, risperidona)

✳ Raloxifeno

✳ Terapia de sustitución hormonal

27

Interferencias entre alimentos/medicamentos

* **Alcohol**: Cualquier bebida alcohólica, incluso la cerveza, interfiere bastante con algunos tipos de medicamentos.

  * *Antibióticos, especialmente metronidazola:* Evite todas las bebidas alcohólicas así como los jarabes para la tos porque de lo contrario puede experimentar vómito violento por un largo espacio de tiempo.

  * *Medicamentos que afectan el cerebro, incluyendo antidepresivos, ansiolíticos, antihistamínicos, antipsicóticos, relajantes musculares, analgésicos en parches y tabletas, anticonvulsionantes, pastillas para dormir y tranquilizantes:* Estos medicamentos hacen más lento el sistema nervioso, al igual que el alcohol. Por ende, la combinación puede ser peligrosa y, a veces, hasta letal, porque también retardan la respiración y los latidos del corazón.

* **Bebidas con cafeína, incluyendo café, gaseosas, té negro y bebidas energizantes como Red Bull**: La cafeína es un estimulante que acelera el sistema nervioso, al igual que algunos medicamentos.

  * *Medicamentos para el asma, broncodilatadores de inhalación, inhibidores selectivos de la recaptación de serotonina (ISRS) y estimulantes para tratar el trastorno de déficit de atención:* La cafeína

interfiere bastante con todos estos medicamentos y se corre el riesgo de dañar el sistema nervioso, algo que puede ser mortal.

✳ **Queso**: En algunas personas, la tiramina que contienen los quesos curados puede interferir con los inhibidores de la monoamino oxidasa y se corre el riesgo de que se suba peligrosamente la presión arterial. Tenga en cuenta de que el riesgo se corre con quesos como el parmesano, *brie*, *cheddar*, camembert y roquefort.

> ✳ *Inhibidores de la monoamino oxidasa como Parnate, Marplan, Nardil y Emsam:* A propósito, estos medicamentos tampoco deben tomarse con vino tinto, cerveza, frijoles fava, chucrut y *pepperoni*.

✳ **Productos lácteos**: Dado que son ricos en calcio, es posible que interfieran con la capacidad del cuerpo de absorber ciertos antibióticos.

> ✳ *Algunos antibióticos como ciprofloxacina (Cipro), levofloxacina (Levanquin) y las tetraciclinas:* Evite los lácteos mientras esté tomando estos antibióticos o puede que no se mejore. O al menos separe su ingesta de lácteos de su ingesta de antibiótico por un período de dos horas, cuando menos.

✳ **Toronja, la fruta y el jugo**: La enzima que contiene la toronja, llamada naringina, no permite que el cuerpo descomponga algunos medicamentos.

> ✳ *Estatinas como simvastatina (Zocor) o felodipina (Plendil), nifedipina (Procardia), nisoldipina (Sular), ciclosporina (Sandimmune y Neoral):* Evite comer toronja o beber su jugo mientras esté tomando alguno de estos medicamentos.

> ✳ *Otros medicamentos:* Si le apetece comer toronja o beber su jugo, hágalo sistemáticamente para que su cuerpo se acostumbre a ella.

✳ **Alimentos ricos en fibra**: Algunos ejemplos son manzana, pera, zanahoria, bayas, repollo y cereales integrales. Por lo general, este tipo de alimento puede neutralizar el efecto de algunos medicamentos, así que si usted está acostumbrada a ingerir mucha fibra, no deje de hacerlo abruptamente porque puede suceder que el medicamento que toma empiece a surtir efecto más intensamente de lo acostumbrado. Si va a reducir la cantidad de fibra de su dieta, hágalo paulatinamente o siga las sugerencias que le ofrezco a continuación.

❋ *Acetaminofén (Tylenol):* Los alimentos ricos en fibra pueden eliminar los efectos de este analgésico, así que cómase su avena un par de horas antes o después de tomarse el medicamento.

❋ *Antibióticos:* Los alimentos ricos en fibra pueden minimizar los efectos del antibiótico al aislarlo y no dejar que llegue al estómago. También pueden hacer más lenta su absorción. Ingiera la fibra al menos cuatro horas antes o después de tomarse la dosis del antibiótico.

❋ *Digoxina:* El salvado de los cereales puede hacer más lenta la absorción de este medicamento para el corazón.

❋ **Alimentos ricos en vitamina K**: Algunos alimentos ricos en vitamina K son las verduras de hojas verdes como brócoli, espinaca, col, hojas de nabo, acelga, espárrago y lechuga morada. Estos alimentos tienden a espesar la sangre y, por ende, a formar coágulos, lo que le hace contrapeso a los medicamentos para diluir la sangre.

❋ *Medicamentos para diluir la sangre como aspirina, Coumadin (warfarina), clopidogrel (Plavix), Lovenox y heparina:* Hágalo regularmente. Una ingesta diaria y habitual de verduras verdes es tan bueno para su salud, que ningún experto recomienda eliminarlas del todo de la dieta. En cambio, cómalas con regularidad, para que el médico pueda establecer la dosis del medicamento adecuada para usted con base en su ingesta de verduras.

Agradecimientos

No habría podido terminar este libro sin la paciencia y la comprensión de mi amorosa familia. ¡Gracias por llevarme una bandeja con la cena a la oficina! Sam, tú eres mi inspiración constante y mi otra mitad. Mi dulce Michael, ¿acaso puedes quedarte dormido en las noches sin el sonido de las teclas? Samara, tú eres mi editora campeona: ¡incluso haces que las fechas límites sean divertidas! Rachel, ¡eres una investigadora sensacional! Mamá y papá, gracias por todo. Todos ustedes me han dado más alegría de lo que pensé que sería posible. ¡Los quiero muchísimo!

Gracias a David Brown por ponerme en marcha. Espero haber estado a la altura de tus expectativas y que estés orgulloso de mí. Steve Doyle, del *Orlando Sentinel*, te estoy eternamente agradecida: gracias a ti, el *Tribune* se interesó en mí y distribuyó mi columna durante tantos años.

Kim Pearson, ¡sencillamente eres lo mejor! El solo hecho de saber que tus ojos expertos están velando mi compañía me tranquiliza profundamente. El mundo necesita más gente como tú.

Les agradezco a Susan Berg y a Nancy Hancock por publicar este trabajo y por mejorar tanto mi libro original. Compartimos los mismos sueños y les estoy agradecida por reconocer mis verdaderas intenciones y mi espíritu.

También le doy gracias a Joe Tessitore, Mary Ellen O'Neill y Laura Dozier por ayudarme a hacer realidad mis sueños en la versión original de *Recetas para la buena salud*. Ustedes creyeron en mí y se arriesgaron, y por eso les guardo gratitud eterna. Mi agente, Janis Vallely, me has arrastrado por toda Nueva York en taxis. Pero qué más puedo decir, si de todas maneras sigues siendo un ángel para mí y una gran bendición. Por supuesto, Rachel Kranz, este libro no existiría sin tus habilidades industriales para escribir, tus comentarios agudos y tu ojo editorial mágico. Eres una persona fantástica y espero que ya hayas podido dormir.

También quiero agradecerles a algunos amigos brillantes y genios en tecnología cuyo trabajo pionero ha aliviado el sufrimiento de tantas personas. Todos ustedes me han dado su tiempo y su conocimiento, y su generosidad se verá recompensada con todas las personas que lean este libro. Deseo que se vean colmados de bendiciones. Los siguientes héroes y heroínas que han trabajado tras bambalinas no son glamorosos ni ostentosos, pero en mi libro son las verdaderas celebridades:

Adam, Dr. Frederick Behringer, Dr. John F. Berg, Dr. Jeffrey Bland, Dr. Stanislaw Burzynski, Dr. Tsu-Tsair Chi, Dr. Martin Cohn, Al Czap, Sheila Dean, MS, RD, Dr. Robert Erickson, Dr. Edwin Ernest, Dr. Kenneth Fine, Marita Graves, Dr. Douglas Hall, Dr. Patrick Hanaway, Dr. Kathi Head, Virginia Hopkins, Dr. David Klein, Dr. Peter y Alena Langjsoen, Dr. Jay Lombard, Dr. Alison McAllister, Dr. Alan Miller, Lorraine Mobley, R.Ph., James Paoletti, R.Ph., Dr. David y Leize Perlmutter, Dr. Richard Nesmith, Azad Rastegar, Dr. Ray Sahelian, Barbara Brandon Schwartz, A.P. Dr. Dean Silver, Janet W. Slimak, LMT, Dr. Gregg Stern, Caroline Sutherland, Dr. Bear y Susan Walker, Dr. Brian Weiss, Dr. Julian y Connie Whitaker, Dr. James Wilson, Dr. Jonathan Wright, Dr. David Zava y Phyllis Zermeno.

Crystal Wright, tú eres mi superestrella. Tu incentivo profesional y tu amistad han cambiado mi vida para mejor. Craig Fuller, Gale Bensussan y Kurt Proctor, su fe en mí y su apoyo significan mucho para mí. También, Dean William Riffee y Art Wharton, de la Universidad de Florida.

Joni Keim, llevaste mi capítulo sobre Aromaterapia al máximo nivel con tu experiencia. Ahora brilla con energía y nos permite a todos acudir a nuestra fortaleza interior a través de los aromas.

Cada uno de ustedes sabe todas las cosas buenas que han hecho por mí para facilitarme la vida y para que este proyecto fuera mejor. Estoy tan agradecida de tenerlos en mi vida: Susan Anton, LMT, Bob Brewster, Linda Cirulli-Burton, Carol Colman, Christine Gallick, Sandy Long, Daryl Collier, Sandy Ezell, Peggy Dace, Paul Franck, Bob Gruber, Susan Hussey, Dr. Jeffrey y Linda Pitts, Marta Aman, Barbara Close, Dr. George Graves, Danny Gurvich, Bill Cheek, Ed Oberhaus, Ryoichi Ojima, Sarah Hill, Gail Murphy, Jan y George Specht, Laurie Johnson, Mark Marinovich, Sherry McCullough, Sheila Still, Peter Awad, Sam, de Elite, Joy Hannon, Terry May, Cindy Turner, Brooke Patillo, Mike Rose, Larry Whitler, Tony Rodríguez, Tyrone Russell, Carrie Scharf y Rebecca Walker.

Fuentes de información

Lecturas recomendadas

Arem, Ridha, MD, *The Thyroid Solution: A Mind-Body Program for Beating Depression and Regaining Your Emotional and Physical Health*. (Ballantine Books, agosto, 2000)

Abramson, John, MD. *Overdosed America; The Broken Promise of American Medicine*. (HarperCollins, 2004)

Adam. *The Path of the Dream Healer*. (Penguin, 2006) www.dreamhealer.com

Balch, Phyllis A., CNC. *Prescription for Nutritional Healing*, 4th Ed. (Avery, 2006)

Bland, Jeffrey, PhD. *The 20-Day Rejuvenation Diet Program*. (Keats, 1997)

Braverman, Eric. R., MD. *The Edge Effect*. (Sterling, 2004)

Brennan, Barbara Ann. *Hands of Light*. (Bantam, 1987)

Brownstein, David. *Iodine, Why You Need It, Why You Can't Live Without It*, 2nd Ed. (Medical Alternative Press, 2006)

Campbell, T. Colin, PhD y Thomas M. Campbell II. *The China Study*. (BenBella Books, 2006)

Challem, Jack, Burton Berkson, MD, y Melissa Diane Smith. *Syndrome X—The Complete Nutritional Program to Prevent and Reverse Insulin Resistance*. (Wiley & Sons, 2000)

Crook, William G., MD, Hyla Cass, MD, Elizabeth B. Crook y Carolyn Dean. *The Yeast Connection and Women's Health*. (Professional Books/Future Health, 2005)

Duke, James A., PhD. *The Green Pharmacy*. (St. Martin's Press, 1997)

Eden, Donna y David Feinstein. *Energy Medicine*. (Tarcher, 1998)

Fuller, DicQie, PhD, DSc. *The Healing Power of Enzymes*. (Forbes, 1998)

Gottschall, Elaine. *Breaking the Vicious Cycle—Intestinal Health Through Diet*. (Kirkton Press, 1994)

Groopman, Jerome, MD. *The Anatomy of Hope: How Some People Prevail in the Face of Illness*. (Random House, 2005)

Hyde, Stephen S. *Prescription Drugs for Half Price or Less*. (Bantam Books, 2005)

Janse, Allison y Charles Gerba, PhD. *The Germ Freak's Guide to Outwitting Colds and Flu*. (Health Communications, 2005)

Lawless, Julia. *The Illustrated Encyclopedia of Essential Oils*. (Element Books, 1995)

Lee, John R., MD, y Virginia Hopkins. *What Your Doctor May Not Tell You About Menopause.* (Warner Books, 1996)

Lee, John R., MD, David Zava, PhD, y Virginia Hopkins. *What Your Doctor May Not Tell You About Breast Cancer.* (Warner Books, 2003)

Lee, John R., MD, Jesse Hanley, MD, y Virginia Hopkins. *What Your Doctor May Not Tell You About Premenopause.* (Warner Books, 1999)

Levine, Barbara Hoberman. *Your Body Believes Every Word You Say.* (Words Work Press, 2000)

Lowell, Jax Peters. *Against the Grain.* (Henry Holt and Company, 1995)

Mitchell, Deborah R. y David Charles Dodson, MD. *The Diet Pill Guide.* (St. Martin's Press, 2002)

Murray, Michael, MD. *The Healing Power of Foods.* (Prima Publishing, 1993)

Myss, Caroline, PhD. *Anatomy of the Spirit.* (Crown Publishers, 1996)

Myss, Caroline, PhD. *Why People Don't Heal and How They Can.* (Harmony Books, 1997)

Northrup, Christiane, MD. *The Wisdom of Menopause.* (Bantam, 2003)

Northrup, Christiane, MD. *Women's Bodies, Women's Wisdom.* (Hay House, 2006)

O'Neill, Brian E. *The Testosterone Edge.* (Healthy Living Books, 2005)

Perlmutter, David, MD, y Carol Colman. *The Better Brain Book.* (Riverhead Books, 2004)

Perlmutter, David, MD, y Carol Colman. *Raise a Smarter Child by Kindergarten.* (Bantam Dell, 2006)

Pert, Candice B., y Deepak Chopra. *Molecules of Emotion: Why You Feel the Way You Feel.* (Scribner, 1997)

Pierce, Tanya Harter. *Outsmart Your Cancer. Alternative Non-Toxic Treatments That Work.* (Thoughtworks Publishing, Stateline, NV, 2004)

Rach, Matthias, MD. *Why Animals Don't Get Heart Attacks but People Do.* (MR Publishing, 2003)

Ravnskov, Uffe, MD, PhD. *The Cholesterol Myths: Exposing the Fallacy That Saturated Fat and Cholesterol Cause Heart Disease.* (New Trends Publishing, 2000)

Redmond, Geoffrey, MD. *The Hormonally Vulnerable Woman.* (HarperCollins, 2005)

Robbins, John. *The Food Revolution: How Diet Can Help Save Your Life and Our World.* (Conari Press, 2001)

Rogers, Sherry A., MD. *No More Heartburn.* (Kensington, 2000)

Roizen, Michael F., MD, y Mehmet C. Oz, MD. *You: The Owner's Manual.* (Harper Collins, 2005)

Rubin, Jordan S., N.MD, PhD. *The Maker's Diet.* (Siloam, 2004)

Rubin, Jordan S., N.MD, y Joseph Brasco, MD. *Restoring Your Digestive Health.* (Kensington, 2003)

Sapolsky, Robert M. *Why Zebras Don't Get Ulcers.* (W. H. Freeman and Company, 1994)

Seidman, Michael. D., MD, FACS, y Marie Moneysmith. *Save Your Hearing Now.* (Warner Books, 2006)

Shames, Richard MD, y Karilee Shames, PhD, RN *Feeling Fat, Fuzzy or Frazzled?* (Penguin, 2005)

Shealy, C. Norman, MD, PhD. *The Illustrated Encyclopedia of Healing Remedies*. (Element Books, 1998)

Shippen, Eugene, MD, y William Fryer. *The Testosterone Syndrome*. (M. Evans and Co., 2001)

Somers, Suzanne. *Ageless: The Naked Truth About Bioidentical Hormones*. (Crown Publishers, 2006)

Sutherland, Caroline M. *The Body "Knows"—How to Tune into Your Body and Improve Your Health*. (Hay House, 2001)

Talbott, Shawn, PhD. *The Cortisol Connection*. (Hunter House Inc., 2002)

Teitelbaum, Jacob, MD. *From Fatigued to Fantastic*. (Avery, 2001)

Tolle, Eckhart. *A New Earth*. (Penguin, 2005)

Tolle, Eckhart. *The Power of Now*. (Namaste Publishing, 1997)

Weil, Andrew. *Eight Weeks to Optimum Health, Rev. Ed.: A Proven Program for Taking Full Advantage of Your Body's Natural Healing Power*. (Knopf, 2006)

Weil, Andrew. *Healthy Aging: A Lifelong Guide to Your Physical and Spiritual Well-Being*. (Knopf, 2005)

Weiss, Brian L., MD. *Mirrors of Time*. (Hay House, 2002)

Weiss, Brian L., MD. *Through Time into Healing*. (Simon & Schuster, 1992)

Whitaker, Julian, MD. *Dr. Whitaker's Guide to Natural Healing: America's Leading Wellness Doctor Shares His Secrets for Lifelong Health!* (Three Rivers Press, 1996)

Whitaker, Julian. MD. *The Whitaker Wellness Weight Loss Program*. (Rutledge Hill Press, 2006)

Williamson, Marianne. *A Return to Love: Reflections on the Principles of a Course in Miracles*. (HarperCollins, 1992)

Wilson, James L., ND, DC, PhD. *Adrenal Fatigue: The 21st Century Stress Syndrome*. (Smart Publications, 2001)

Wright, Jonathan. *Natural Hormone Replacement for Women Over Forty-five*. (Smart Publications, 1995)

Young, Robert O., PhD, y Shelley Redford Young. *The pH Miracle*. (Warner Books, 2002)

CD y DVD

Adam. Dream Healer: Visualizations for Self-Empowerment.

www.dreamhealer.com. Éste es un DVD narrado por Adam y resume catorce poderosas visualizaciones. Me gusta mucho este DVD, y usted puede ponerlo en cualquier momento. Le enseña a "verse" mientras se cura por medio de imágenes creativas.

Byrne, Rhonda. The Secret DVD. (Beyond Words, 2006)

El pensamiento positivo la ayuda a sentirse mejor. Esta interesante película le enseña a tener una actitud positiva y le explica las leyes de atracción.

Dyer, Wayne W. The Power of Intention. Audio CDs. (Hay House, 2004).

www.drwaynedyer.com

Franco, Lisa Lynne y George Tortorelli. Love & Peace, (Lavender Sky Records, 1997)

Halpern, Steven.

www.innerpeacemusic.com. La música de Halpern la puede ayudar a relajar, mermar el estrés, dormir mejor y conectarse con su esencia espiritual. Esta música está diseñada para reorganizar las ondas cerebrales de una manera positiva.

Thompson, Dr. Jeffrey. Brainwave Suite.

www.unwind.com o llame al 888-4-UNWIND. $28. Éste es un set de cuatro CD que usa pulsaciones inaudibles de sonido, basadas en mapas cerebrales, para incentivar al cerebro para que produzca ondas alfa, delta o alfa-teta. Escoja el CD según quiera sentirse relajada, intuitiva, soñolienta o bien despierta.

Tolle, Eckhart. The Power of Now, Stillness Speaks y A New Earth: Awakening Your Life's Purpose.

www.eckharttolle.com. Éstas son versiones en audio de los libros de Tolle. ¡Escúchelas si usted es de las que se la pasa de un lado para el otro!

Virtue, Doreen. Chakra Clearing.

www.angeltherapy.com Éste es un CD diseñado para manipular los patrones de energía y para darle una sensación de vitalidad y bienestar.

Weiss, Brian, MD. Mirrors of Time.

www.brianweiss.com Este CD contiene las técnicas de regresión que el Dr. Weiss usa con sus pacientes. Con él, usted podrá retroceder en el tiempo y recordar sucesos pasados que pueden estar causándole síntomas o dificultades en el presente.

Aromaterapia

Oshadhi USA

www.oshadhiusa.com 800-674-2344 Esta compañía cultiva sus plantas en todas partes del mundo con un compromiso hacia los cultivos orgánicos y sostenibles. A diferencia de otras compañías que los diluyen, sus aceites son auténticos. Oshandi ofrece fantásticas mezclas sinergéticas de aceites para todo tipo de fines. Puede pasarse horas curioseando su página web.

Primavera Life

www.primaveralife.com Distribuye y vende a nivel mundial desde su sitio web, y su sede está en Alemania. Esta compañía comprometida con la pureza y la calidad cultiva sus plantas en los suelos más puros del mundo. Se puede comunicar con ellos al correo info@primavera-life-de

Cosméticos y cuidado de la piel

Aminocare Lotion and Cream

www.aminocare.com 800-856-8006 Esta fórmula de belleza de vanguardia, creada por un investigador y especialista en cáncer holístico reconocido internacionalmente, el Dr. Stanislaw Burzynski, altera los genes y apaga los que envejecen. Para obtener más información sobre su clínica de cáncer, visite www.cancermed.com o llame al 713-335-5675.

Aubrey Organics

www.aubrey-organics.com 800-282-7394 Fabrican una línea completa de productos para el cuidado de la piel, como aceites, jabones y champús, que se consiguen en la mayoría de las tiendas naturistas y en Internet.

Blue Lagoon Iceland

www.bluelagoon.com Sí, ¡Islandia! Le recomiendo que vaya al menos una vez en su vida. La increíble agua termal de la Laguna Azul contiene barro de sílice, minerales y algas curativas y aplaca y ayuda a sanar todos los tipos de problemas de piel, incluso soriasis. Si no puede ir hasta allá, visite su página web, para que vea los productos de belleza con sílice que ofrecen.

The Body Shop

www.bodyshop.com Seguramente encontrará esta tienda en montones de centros comerciales y distritos de compras. Su línea de productos de baño, cuerpo y maquillaje es bastante natural.

Botox Injection

www.botoxcosmetic.com Visite su página web para que se informe bien sobre la toxina botulínica, el veneno de la belleza que la gente usa para borrarse las arrugas.

Bremenn Research Labs

www.hylexin.com 800-506-7498 Producen Hylexin, la crema que se aplica debajo de los ojos para borrar las ojeras.

Dermalogica

www.dermalogica.com 310-900-4000 No les venden directamente a los consumidores, pero sí a los salones de belleza de alta categoría, así que sólo allí puede comprar sus productos. Fabrican una mascarilla para el acné muy buena, el Anti–Bac Cooling Masque, entre otros productos maravillosos.

Enzymedica

www.enzymedica.com E-mail: request@enzymedica.com 888-918-1118 Producen fantásticas enzimas de altísima calidad. Una común se llama Digest, pero cuentan con una amplia gama de enzimas de todo tipo.

HairMax

www.lasercomb.net Es un cepillo de pelo de "láser" que vuelve más grueso el pelo. Sólo se ofrece a salones de belleza.

Ideal Image Laser Hair Removal

www.idealimage.com Se especializan en remover permanentemente el vello indeseado usando tecnología láser.

Jan Marini Skin Research

www.janmarini.com 800-347-2223 Jan fabrica un fortalecedor de pestañas sensacional y otros productos innovadores que contienen ácidos alfa hidroxi y una forma de vitamina C que es muy buena para la piel.

Kinerase

www.kinerase.com E-mail: kinerasesupport@valeant.com 800-321-4576

Klein-Becker

www.strivectin.com 800-919-9715 Fabrican la crema StriVectin-SD, que ellos anuncian que es mejor que el Botox.

Naturopathica

www.naturopathica.com E-mail: service@naturopathica.com 800-592-7995 Están comprometidos con el uso de extractos botánicos de todo el mundo de la más alta calidad en su completa línea de productos para el cuidado de la piel y el cuerpo. Producen cremas para los ojos que son únicas: eliminan la hinchazón y las ojeras (Conenower Eye Recovery Gel y Vitamin K Eye Cream), y mis lectoras me han dicho que su Arnica Muscle and Joint Bath and Body Oil ayuda a aliviar músculos doloridos y dolores menores causados por la artritis.

Purist Company

www.purist.com Australian based: + 61 2 9420 7400 Usan extractos botánicos naturales, orgánicos, cuando es posible, en sus cosméticos y en su línea de productos para el cuidado de la piel.

Restylane

www.restylane.com Es un "relleno" inyectable que algunas mujeres usan para suavizar las líneas de expresión.

Safe Cosmetic Organization

www.safecosmetics.org Esta página web le informa cuáles compañías han firmado un documento en el cual se comprometen a no usar químicos nocivos para la salud.

Sephora

www.sephora.com 877-SEPHORA ó 877-737-4672 En estas enormes tiendas de cosméticos y productos para el cuidado de la piel uno se puede perder unas seis horas seguidas. Están ubicadas en muchas ciudades del país, pero si donde usted vive no hay una, visite su página web.

Skin Deep

www.ewg.org/reports/skindeep2/index.php Esta página web le permite verificar qué tan confiables son los cosméticos o productos de cuidado personal que usa, ya sea el champú, el humectante de labios, el desodorante, las diferentes cremas o el esmalte para las uñas. Es un proyecto del Environmental Working Group que se ha dedicado a brindar información sobre más de siete mil ingredientes que se encuentran en esos productos. Está diseñada para que aparezcan los productos en orden de más peligrosos a menos peligrosos.

SkinMedica

www.skinmedica.com Venden complejo retinol, una fórmula derivada de la vitamina A (parecida a la Retin-A que se vende por receta) que ayuda a suavizar las líneas de expresión y mejora la textura general de la piel. Visite su página web y haga clic en "find a physician" (encuentre un médico) para que sepa cuál médico cerca de usted vende este producto.

Vaniqa

www.vaniqa.com Esta crema que se vende por receta retarda el crecimiento del vello facial indeseado después de usarla durante seis meses.

Zia Natural Skincare

www.zianatural.com 800-434-4246

Alimentos

Gluten Free Mall

www.glutenfreemall.com 866-575-3720

Whole Foods Market

www.wholefoodsmarket.com Este supermercado de la salud es único: ofrece carne, pescado y aves que no contienen hormonas ni antibióticos. Cuenta con pasillos cuya especialidad son alimentos, cosméticos y otros productos orgánicos naturales que aseguran no tener aditivos, colorantes, edulcorantes, tintes y otros químicos nocivos para la salud. En su página web podrá encontrar una lista de aquellos químicos que NO se encuentran en su tienda. En Whole Foods puede comprar con confianza. Si no hay uno cerca de su hogar, puede comprar en su página web, que es muy confiable. Whole Foods respalda a los productores locales.

Wild Oats Marketplace

www.wildoats.com 800-494-WILD (9453) Es otro supermercardo que ofrece carnes orgánicas, suplementos y otros elementos de cuidado personal muy saludables. Wild Oats se enorgullece de ofrecer los mariscos de la más alta calidad, y puede comprar en su página web.

Lucy's Kitchen Shop

www.lucyskitchenshop.com / www.scdkitchen.com E-mail: lucy@lucyskitchenshop.com 888-484-2126 Aquí es donde usted puede comprar harina de almendra y obtener las recetas de la dieta de carbohidratos específicos que mencioné en el capítulo 14. Es un lugar fantástico para los diabéticos y para quienes sufren de problemas neurológicos o gastrointestinales.

Madhava

www.madhavahoney.com Una fuente de jarabe de agave.

Sweet Cactus Farms

www.sweetcactusfarms.com Una fuente de jarabe de agave.

Laboratorios y exámenes

Billings Ovulation Method

www.billings-ovulation-method.org.au/

Doctor's Data, Inc.

www.doctorsdata.com E-mail: inquiries@doctorsdata.com 3755 Illinois Avenue, St. Charles, IL 60174-2420 800-323-2784 FAX: 630-587-7860

EnteroLab.com

www.enterolab.com 10875 Plano Road, Suite 123, Dallas, TX 75238 972-686-6869 Laboratorio especializado en el estudio de materia fecal para identificar la intolerancia al gluten, alergia a otros alimentos y otros trastornos gastrointestinales. El Dr. Kenneth Fine, fundador y director de EnteroLab.com y del instituto sin fines de lucro Intestinal Health Institute (www.intestinalhealth.org), es un experto en la salud gastrointestinal. No necesita tener una orden médica para hacerse estos exámenes especializados, pues este laboratorio está dispuesto a vender los paquetes con todo lo necesario para hacerse el examen directamente al público.

Genova Diagnostics

www.gdx.net 63 Zillicoa Street Asheville, NC 28801 828-252-4762 FAX: 828-253-0621

Hemex Laboratories

www.hemex.com 800-444-9111 Se especializan en una amplia gama de exámenes de sangre y pueden determinar qué tan espesa tiene la sangre y qué tan bien coagula ésta. Ofrecen otra gama de interesantes cuadros de sangre.

Dr. John Lee

www.johnleemd.com 120 Wikiup Drive, Santa Rosa, CA 95403 877-375-3363 FAX: 707-525-1517 E-mail: info@johnleemd.com Justo hasta el momento de su muerte, en 2003, el Dr. John R. Lee, dedicó su vida a ayudar a las personas a superar problemas de la salud relacionados con desequilibrios hormonales. Dr. Lee trabajó incansablemente para que millones de mujeres tomaran conciencia de que existen alternativas naturales confiables a las hormonas sintéticas y sus molestos efectos secundarios. Tanto hombres como mujeres pueden ordenar por medio de la página web de este laboratorio paquetes para realizarse exámenes que establezcan su nivel de DHEA, cortisol, estrógeno, testosterona y mucho más. No se necesita orden médica, le ofrecen sus servicios directamente al público.

Meridian Valley Laboratory

www.meridianvalleylab.com Ofrece una amplia gama de exámenes, incluyendo de saliva, sangre o de orina. También venden directamente al consumidor su *kit* hormonal. Llame para consultar precios. E-mail: info@meridianvalleylab.com 801 SW 16th, Suite 126 Renton, WA 98055 425-271-8689 FAX: 425-271-8674

Metametrix Clinical Laboratory

www.metametrix.com 3425 Corporate Way, Duluth, GA 30096 800-221-4640 FAX: 770-441-2237 E-mail: inquiries@metametrix.com

Tahoma Clinic

www.tahomaclinic.com Fundada por el conferencista y autor reconocido internacionalmente Dr. Jonathan Wright, la Tahoma Clinic se concentra en la prevención y tratamiento de enfermedades usando medios bioquímicos y bioenergéticos. El Dr. Wright ha desarrollado el uso de hormonas bioidénticas y el uso adecuado de DHEA. Lo considero uno de los mejores médicos de nuestro tiempo.

ZRT Laboratory

www.zrtlab.com E-mail: info@zrtlab.com 8605 SW Creekside Place Beaverton, OR 97008 866-600-1636 FAX: 503-466-1636 Este laboratorio es fantástico para hacerse exámenes de saliva o de sangre en casa. Puede pedir los paquetes sin necesidad de orden médica. Su examen "Comprehensive Hormone Profile" mide los niveles de estrógeno, testosterona, cortisol, DHEA y hormonas tiroideas, entre otros. Su reporte es fácil de leer y puede llevárselo a cualquier médico para que lo evalúe.

Organizaciones

Academy College for the Advancement of Medicine (ACAM)
8001 Irvine Center Drive, Suite 825, Irvine CA 92618 www.acamnet.org 949-309-3520

American Association of Retired Persons (AARP)
www.aarp.org 888-OUR-AARP (888-687-2277)

American Board of Hypnotherapy
www.abh-abnlp.com 888-823-4823

American Board of Medical Specialties
www.abms.org 866-275-2267 (866-ASK-ABMS) En esta página web puede verificar si su médico tiene certificación de la Junta.

American College for the Advancement of Medicine (ACAM)
www.acam.org

American Council of Hypnotist Examiners
www.hypnotistexaminers.org 818-242-1159 E-mail: hypnotismla@earthlink.net

American College of Obstetricians and Gynecologists
www.acog.org

American Sleep Apnea Association (ASAA)
www. sleepapnea. org

The Broda O. Barnes, MD Research Foundation Inc.
www.brodabarnes.org Fantástica fuente de información sobre la tiroides.

Centers for Disease Control
www.cdc.gov Aquí puede averiguar cuáles medicamentos han sido aprobados, incluyendo los genéricos.

Clinical Pharmacology
www.clinicalpharmacology.com Una referencia increíble para los profesionales de la salud sobre medicamentos y extractos herbales.

Federation of State Medical Boards
www.docinfo.org Ésta es la página web que mencioné en el capítulo 15 que vende reportes de las acciones disciplinarias tomadas contra algún médico.

Hospice Foundation of America
www.hospicefoundation.org 800-854-3402

Institute of Functional Medicine (IFM)
4411 Point Fosdick Drive NW, Suite 305 P.O. Box 1697 Gig Harbor, WA 98335

www.functionalmedicine.org 800-228-0622

National Guild of Hypnotists
www.ngh.net 603-429-9438 E-mail: ngh@ngh.net

National Institutes of Health
www.nih.gov Bethesda, Maryland

National Sleep Foundation
www.sleepfoundation.org

Natural Products Association
www.naturalproductsassoc.org

www.Sleepcenters.org
Aquí la ayudan a encontrar un centro de sueño cerca de su hogar.

Plan B

www.go2planB.com/index.aspx
Aquí encuentra información sobre el Plan B para el control de la natalidad.

Productos

AntiSnore Therapeutic Ring
www.antisnore.com

Aubrey Organics
www.aubrey-organics.com 800-282-7394 Una línea de productos de belleza naturales que se consigue fácilmente en las tiendas naturistas y en Internet.

Aveda
www.aveda.com 866-644-4831 Fabrican una línea de productos de baño y para el cuidado de la piel que no es dañina para el medio ambiente. Se consiguen en los salones de belleza de lujo y en Internet.

Bath and Body Works
www.bathandbodyworks.com Producen un maravilloso Energizing Body Wash y montones de productos para mimarse.

CPAP machines
www.cpap.com 800-356-5221

emWave
www.emwave.com 800-450-9111 Éste es el juguete antiestrés: es un pequeño aparato que la ayuda a entrenarse a usted misma para que equilibre los latidos de su corazón por medio de sensaciones positivas. Lo mencioné en el capítulo 2.

Head Spa Massager
www.gadgetuniverse.com 800-429-1139 Gadget Universe vende este producto innovador que se ajusta a la cabeza y vibra para aplacar los dolores de cabeza. La página web también ofrece un montón de aparatos maravillosos y únicos.

Juvent 1000

www.juvent.com Venden la Juvent 1000, un aparato para las personas que tienen osteoporosis.

MIGRA-CAP International

www.migracap.com E-mail: sales@migracap.com Esta compañía de Gales del Sur produce un casco que combina presión, frío y oscuridad para aplacar el dolor de cabeza. Cuesta alrededor de $75 (estadounidenses) si lo compra en Internet.

Myself Bladder Trainer

www.deschutesmed.com www.dependonmyself.com E-mail:info@dependonmyself.com 800-323-1363 Este aparato de entrenamiento la ayuda a evitar esas fugas de orina vergonzosas al enseñarle a su vejiga a mantenerse cerrada. Puede comprar el Myself en Walgreens, The Medicine Shoppe, Drug Emporium y otras farmacias; también en Internet.

Noiselezz

www.nosnorezone.com

Pillar Procedure

www.pillarprocedure.com La ayuda a roncar menos. Hablé sobre esto en el capítulo 8.

Snore Free nose clip

Se consigue en varias páginas web, pero los mejores precios los encontré en Ebay.com.

Snoreclipse

www.snoreclipse.com 877-662-9500

Somnoguard

www.nosnorezone.com

Spa Petite

www.therabath.com 800-321-6387 Es un baño de cera con parafina que mencioné en el capítulo 17. Es un analgésico para manos y pies que no contiene medicamentos.

Vigorelle

www.vigorelle.com 866-269-3487 Una crema de uso externo para ayudar a las mujeres con la sexualidad.

Wise Woman Herbals

www.wisewomanherbals.com 800-532-5219 Esta página web ofrece supositorios de vitamina E que ayudan con la resequedad vaginal y otros suplementos de alta calidad que contienen ingredientes muy puros y aceites esenciales.

Zestra

www.zestra.com 866-825-4414 Una crema de uso externo para ayudar a las mujeres con la sexualidad; se consigue en la mayoría de las farmacias y en las de tiendas grandes.

Sal

Redmond RealSalt

www.realsalt.com E-mail: mail@realsalt.com 800-367-7258

Gourmet Salts

www.seasalt.com 800-353-7258 SaltWorks tiene todo tipo de sales exóticas y deliciosas provenientes de todas partes del mundo. Me gusta Bamboo Salt Sampler, de Artisan, ¡es lo máximo! Viene con veinticuatro sales naturales de colores extraídas de varios lugares del mundo: los Himalayas, Perú, Francia, el mar Mediterráneo y Hawai. Costo: $115.

Suplementos

Allergy Research Group

www.allergyresearchgroup.com 800-545-9960

Alkalol

www.alkalolcompany.com E-mail: info@alkalolcompany.com 800-967-4904

Canada RNA Biochemical Inc.

www.canadarna.com 866-287-4986 Fabrican la marca Boluoke de Lumbrokinase, usada en estudios clínicos y que se puede comprar por medio de médicos. La Lumbrokinase es un anticoagulante de venta libre fantástico.

Country Life

www.country-life.com Tienen una extensa línea de productos de todo tipo de nutracéuticos. Se consigue en las tiendas naturistas.

Desert Burn

www.desertburn.com E-mail: help@desertburn.com 919-783-4049 Venden el suplemento hoodia, para bajar de peso.

Dr. Chi's Products

www.chi-health.com E-mail: veinlite@mindspring.com 800-457-5708 El Dr. Tsu-Tsair Chi, N.D., Ph.D., fabrica productos que combinan hierbas orientales como Myomin y Super X.

Emerita's Response Cream

www.emerita.com 800-648-8211 Emerita produce una crema de progesterona que no contiene parabenos (un aditivo que imita el efecto del estrógeno).

Enzymedica

www.enzymedica.com E-mail: info@enzymedica.com 888-918-1118 Esta gente es experta en enzimas y ofrece una completa e innovadora línea de enzimas de máxima calidad que se consigue en las tiendas naturistas y en Internet. Sus productos son 100 por ciento vegetarianos.

Enzymatic Therapy

www.enzy.com 800-783-2286

Florastor

www.florastor.com Es un fantástico suplemento de probióticos (*Saccharomyces bou-llardii*) que ayuda a prevenir la diarrea relacionada con el uso de antibióticos (lo mencioné en el capítulo 18).

Future Formulations, LLC

www.futureformulations.com 800-357-5027 Ésta es la línea del Dr. James Wilson para el agotamiento adrenal, pero tiene otros suplementos nutricionales.

Garden of Life

www.gardenoflife.com 561-748-2477 El Dr. Jordan Rubin produce Primal Defense y otros suplementos integrales de óptima calidad.

Green Health

www.greenhealth.co.nz E-mail: enquiries@greenhealth.co.nz Ésta es la fuente neo-zelandesa de extracto de mejillones de labios verdes certificado.

Healthy Origins

www.healthyorigins.com Tienen una amplia línea de productos. Me gusta su Coen-zima Q10, pero también tienen otros productos muy buenos.

Hoodia Gordonii Plus

www.hoodiagordoniiplus.com 1-818-303-9253

HoodiSpray

www.hoodispray.com 800-941-4171 HoodiSpray es una forma de Hoodia Gordonii, una hierba para controlar el peso que fabrica Prime Life Nutriceuticals. Está certi-ficada como auténtica.

HoodiThin

www.hoodithin.com 800-310-6013 Ésta es otra forma de buena calidad de Hoodia Gordonii, una hierba que sirve para controlar el peso. El producto de fabrica Prime Life Nutriceuticals. Está certificada como auténtica.

iNutritionals

www.inutritionals.com 800-647-6100 E-mail: inutritionals@xymogen.com Venden BrainSustain, del Dr. Perlmutter, que contribuye a la salud general del cerebro y a la buena memoria.

Illness is Optional

www.illnessisoptional.com 888-794-4325 Aquí puede comprar Iodoral, una tableta que contiene un complejo de yodo–yoduro, 12,5 mg por tableta.

Jarrow

www.jarrow.com Tienen una extensa línea de productos de todo tipo de nutracéuti-cos que se consigue en las tiendas naturistas. También producen un aceite de coco muy bueno.

JHS Natural Products

www.jhsnp.com 888-330-4691 E-mail: jhsinfo@jhsnp.com Producen extractos de los hongos Reishi Gano 161 y VPS Coriolus versicolor. Son fantásticos para el sistema inmunológico.

Kaneka Texas Corporation

www.kanekatexas.com 800-526-3223 Una de las fuentes líderes a nivel mundial de coenzima Q10.

Life Enhancement

www.life-enhancement.com 800-543-3873 Producen PropeL, un suplemento que mejora el desempeño sexual, desarrollado por el Dr. Jonathan Wright.

Life Extension Foundation

www.lifeextension.com 800-544-4440 Life Extension ha ofrecido un generoso regalo de $30. Llame gratis a cualquier hora o envíe un e–mail para preguntar por la suscripción gratis de seis meses a la revista *Life Extension*. Asegúrese de incluir su dirección postal. ¡Le va a encantar! Mencione el código de cupón de *The 24-Hour Pharmacist* para recibir el regalo: CMX01X.

Life Line Foods

www.lifelinefoods.com 800-216-3231 Producen Mangosteen Complete, un jugo integral de bayas que también contiene noni and goji.

Liv Kit

www.liv.com Este paquete de Olivia Newton-John es una herramienta para examinarse usted misma los senos; se consigue en la mayoría de las farmacias y en Internet. El producto no es más que dos hojas de poliuretano suave que no contiene látex y que están llenas de lubricante líquido. Es fácil examinarse con ellas porque es más fácil palpar, lo que aumenta su capacidad de darse cuenta si tiene alguna formación anormal. El costo aproximado es $20.

Metabolic Maintenance

www.metabolicmaintenance.com 800-772-7873 Por ser lectora de este libro, Metabolic Maintenance le va a dar el 20 por ciento de descuento de la compra total si les compra directamente a ellos. Sólo mencione mi nombre o diga que ha leído este libro.

Metagenics

www.metagenics.com 800-692-9400 Los productos de Metagenics se consiguen por medio de profesionales de la salud. Tiene que llamar o visitar su página web para encontrar uno cerca de usted. También puede pedirle a su médico que les mande por fax su licencia y les ordene los suplementos que usted necesita.

Morningstar Minerals

www.msminerals.com Fabrican Energy Boost Plus: d-ribosa con minerales fúlvicos, que mencioné en el capítulo 2. Además de ser bueno para el corazón, también lo es para el cansancio crónico y la fibromalgia.

Nanogreens

www.biopharmasci.com 877-772-4362 E-mail: support@biopharmasci.com

Natrol

www.natrol.com Tienen una extensa línea de productos. Me gusta su glucomanano.

Natural Factors

www.naturalfactors.com 800-663-8900

Nature Made

www.naturemade.com 800-276-2878 Producen una línea completa de nutracéuticos. Me gusta especialmente su SAMe.

Nature's Way

www.naturesway.com Ya mencioné su Calcium Complex Bone Formula en el capítulo 3, su glucomanano en el capítulo 14 y su Antioxidant Formula en el capítulo 18.

Nordic Naturals

www.nordicnaturals.com E-mail: prosales@nordicnaturals.com 800-662-2544 ext. 1 Se especializan en aceites puros de pescado, aceite de hígado de bacalao y otros ácidos grasos esenciales.

Orange Peel Enterprises, Inc.

www.greensplus.com 800-643-1210 Producen GREENS+, que mencioné en el capítulo 18.

Physician Formulas

www.physicianformulas.com 877-225-2466 Producen serrapeptasa y Lyprinol.

Rath Vitamins

www.drrathvitamins.com www.drrathresearch.org E-mail: contact@drrath.com 800-624-2442 Éste es el cardiólogo que produce Epican Forte, que mencioné en el capítulo 2.

Solgar

www.solgar.com E-mail: productinformation@solgar.com 877-SOLGAR-4

Sound Nutrition

800-437-6863 Es una división de Thorne Research; esta compañía le vende directamente al consumidor y produce suplementos de alta calidad, puros e hipoalergénicos que se consiguen en los supermercados Whole Foods y en tiendas naturistas. Fabrican un 5-MTHF de óptima calidad.

Swanson Health Products

www.swansonvitamins.com 800-824-4491 Tienen una vasta selección de suplementos y fórmulas interesantes como Ultimate Stress Pills, que es útil si usted sufre de ansiedad o insomnio, y MSR-3, que fortalece la inmunidad y contiene arabinogalactana combinada con extractos de hongos. También es una página web fantástica en donde encontrará información y artículos.

Thompson Nutrition

www.thompsons.co.nz Esta compañía de Nueva Zelanda produce suplementos de alta calidad, incluyendo Multidophilus, un probiótico.

Thorne Research, Inc.

www.thorne.com E-mail: info@thorne.com 800-228-1966 Esta maravillosa compañía nutracéutica vende sus suplementos a nivel internacional. Tienen certificación TGA y GMP, lo que significa que son de calidad óptima. Me gusta el hecho de que no producen tabletas, sino cápsulas, polvos y jarabes, que son mucho más fáciles de absorber. Para comprar sus productos hay que hacerlo con el nombre del médico, entonces, pídale al suyo que envíe su licencia vía fax para que pueda ordenar suplementos.

Triple Whammy

www.triplewhammycure.com Aquí puede comprar el suplemento para los bochornos llamado Menopause Transition, que contiene cimicífuga, que mencioné en el capítulo 13. El Dr. David Edelberg y Heidi Hough escrbieron un libro muy interesante llamado *The Triple Whammy Cure* (Free Press, diciembre de 2005), en su página web podrá encontrar más información.

Valen Labs, Inc.

www.corvalenm.com 866-267-8253 Producen otra marca de d-ribosa: CORvalenM, que es muy útil para el corazón y para aliviar el cansancio.

Vitamin Research Products

www.vrp.com E-mail: customerservice@vrp.com 800-877-2447

Vitamin World

www.vitaminworld.com E-mail: info@vitaminworld.com 866-667-8977

Xymogen

www.xymogen.com 800-647-6100 E-mail: info@xymogen.com

Té

Essiac

www.essiac-canada.com 561-585-7111 Aquí puede comprar Essiac Herbal Supplement Extract Formula. También encontrará información sobre cómo los extractos herbales que componen este té contribuyen a la buena salud y, posiblemente, previenen el cáncer.

Flora's Natural Health Products

www.florahealth.com 800-446-2110 En esta página web puede encontrar Flor-Essence Herbal Tea Blend, una mezcla de té Essiac.

The Republic of Tea

www.republicoftea.com

Agua

Essentia

www.essentiawater.com

Evamor
www.liveacidfree.com

Fiji
www.fijiwater.com

Zephyrhills
www.zephyrhillswater.com

Páginas web

Cohen, Suzy

www.DearPharmacist.com Mi página web, dedicada a ayudarla a que tome el camino de la buena salud. Puede inscribirse para recibir gratis mi columna en su correo electrónico una vez a la semana, en la que analizo temas de salud que pueden interesarle. En la página de inicio encontrará las últimas noticias sobre salud.

Consumer Labs

www.consumerlab.com 914-722-9149 Evalúan la calidad de los suplementos y usted puede ver la información publicada en su página web por unos $27 al año. Me gusta que hacen pruebas independientes porque éstas ayudan a los consumidores y a los profesionales de la salud a evaluar productos nutricionales.

Emoto, Masaru

www.masaru-emoto.net y www.hado.net Una página web y un libro maravillosos, que demuestran que las palabras y los pensamientos afectan las moléculas del agua.

Gottschall, Elaine

www.breakingtheviciouscycle.info Elaine Gottschall, la fallecida autora de *Breaking the Vicious Cycle*, creó esta fantástica fuente para la dieta de carbohidratos específicos, que mencioné en el capítulo 14, diseñada para las personas que |sufren de la enfermedad de Crohn, colitis, celíaca y otras enfermedades inflamatorias del colon.

Hopkins, Virginia

www.virginiahopkinshealthwatch.com Hopkins es la coautora de *What Your Doctor May Not Tell You About Premenopause*. Contiene información sensacional sobre la salud hormonal y mucho más.

Lee, John R., MD

www.johnleemd.com El fallecido Dr. Lee escribió muchos libros de la serie *What Your Doctor May Not Tell You*, sobre todo tipo de problemas que enfrentan las mujeres. Él acuñó el nombre de "predominio del estrógeno" y usó la progesterona en su práctica.

Perlmutter, David

www.inutritional.com/brainrecovery.com El Dr. Perlmutter escribió *The Better Brain Book* y *Raise a Smarter Child by Kindergarten*. Es un neurólogo brillante y ha sido pionero en implementar maneras de mejorar la salud mental, tratar trastornos de la memoria y otros trastornos neurológicos que incapacitan.

Schlesinger, David, L. Ac.
www.modernherbalist.com/betaine.html Es una fantástica fuente fácil de entender sobre las plantas y otros nutrientes. Particularmente me gusta la discusión sobre el ácido y su papel benéfico en el tracto gastrointestinal.

United States Food and Drug Administration
www.fda.gov

U.S. Pharmacopeia
www.usp.org

Whitaker, Julian, MD
www.whitakerwellness.com 800-488-1500 Es una fantástica fuente de consejos sobre salud alternativa, aunque contiene consejos convencionales sensatos: lo mejor de ambos mundos. El Dr. Whitaker dirige el Wellness Institute y ofrece una suscripción ($50 al año) a la columna *Health & Healing*, que usted puede recibir vía e-mail y que le brinda consejos sobre salud. Esta página web está llena de soluciones gratuitas así como información sobre productos de salud y libros reveladores.

Wilson, James, DC, ND, PhD
www.adrenalfatigue.org 888-ADRENAL (888-237-3625) Es el autor de *Adrenal Fatigue: The 21st Century Stress Syndrome*, una fuente fabulosa para las personas que están exhaustas y les toca lidiar con múltiples síntomas. Wilson está dedicado a ofrecer soluciones a los problemas de salud de hoy como el estrés, la mala nutrición y la inmunidad débil.

Wright, Jonathan, MD
www.tahomaclinic.com Wright es uno de los expertos líderes en las hormonas bio-idénticas y es el fundador de la Tahoma Clinic (que ofrece terapias preventivas naturales). Es autor de muchos libros, incluyendo *Natural Hormone Replacement for Women Over Forty–five*.

The Yeast Connection
www.yeastconnection.com Es la página web del Dr. William Crook, que es un experto en cándida.

Zava, David, PhD
www.zrtlab.com David, otro experto en terapia hormonal, es el fundador de los laboratorios ZRT. Es coautor de *What Your Doctor May Not Tell You About Breast Cancer*.

Comprar medicamentos recetados o productos de cuidado personal sin salir de la casa

1. Puede mandar a un amigo o a un familiar a que le compre los medicamentos, pero al momento de pagar y antes de entregarle el pedido le van a hacer algunas preguntas personales.
2. Compre en la farmacia de su vecindario. A veces ofrecen servicio a domicilio y ofrecen servicio personalizado. Si necesita suministros médicos para la casa (como

boquillas, muletas o un caminador nuevo), las farmacias independientes son ideales porque se especializan en equipos médicos para la casa y atienden a los consumidores que requieren atención adicional. Para encontrar una, llamar al Professional Compounding Centers of America y preguntar: 800-331-2498 y visite www.pccarx.com.

3. Compre en Internet. Sé que muchas personas se ponen nerviosas al hacerlo, sabiendo que hay tantas farmacias piratas y que en Internet se consiguen tantos medicamentos falsos. ¿Quién puede culparlas? Pero créame: en Internet también pueden encontrarse farmacias respetables que ofrecen seguridad. Las de renombre no van a poner en riesgo su seguridad y todas encriptan la información de su tarjeta de crédito. Comprar en línea es menos estresante porque no tiene que hacer fila, respirar los gérmenes de los vecinos ni tiene que pasar por la vergüenza de que la cajera grite: "Verificación de precio, pasillo 6, preparación H para las hemorroides" o "Jefe, ¿todavía el Vagisil está en la promoción de compre uno y lleve dos?"

A continuación le voy a dar unos consejos para que compre en Internet y se sienta segura:

Sólo compre en farmacias que tengan certificación VIPPS, que asegura su atenticidad. El emblema VIPPS se ve claramente en la página de inicio de la farmacia. Puede conseguir sus medicamentos navegando en la página. La mayoría de las farmacias envían todo a domicilio por una pequeña tarifa, incluyendo los medicamentos recetados, salvo los narcóticos de clase II y otros medicamentos que no están autorizados para ser enviados a domicilio.

Si le inaquieta ingresar el número de su tarjeta de crédito en Internet, no se preocupe. Si llama a su banco o visita su página web, pueden darle un número de tarjeta de crédito temporal (falso) para usar en Internet. Los bancos ofrecen este servicio gratuitamente a los clientes para que puedan comprar en línea con seguridad y sin tener que revelar su número de tarjeta de crédito verdadero.

Hay otras, pero a continuación le voy a mencionar algunas farmacias reconocidas y de buen nombre en las cuales puede confiar:

www.cvs.com	www.winn-dixie.com
www.walgreens.com	www.walmart.com
www.costco.com	www.kroger.com
www.riteaid.com	www.drugstore.com
www.kmart.com	www.target.com
www.albertsons.com	www.medicineshoppe.com
www.duanereade.com	www.kerrdrug.com
www.samsclub.com	

Referencias

Primera parte: De la cintura para arriba
Capítulo 1: Recetas para prenar la fatiga

Agarwal, R., Diwanay, S., Patki, P. et al. Studies on Immunomodulatory Activity of Withania somnifera (Ashwagandha). *J Ethnopharmacol.* Oct 1999;67(1):27–35.

Blumenthal et al. *The Complete German Commission E Monographs.* Integrative Medicine Communications; Boston, MA; 1998.

Boone, K. Withania—Indian Ginseng. *Nutrition and Healing.* Jun 1998;5(6):5–7.

Challem, Jack, Burton Berkson, MD, and Melissa Diane Smith. *Syndrome X.* (John Wiley & Sons, 2000)

Ellis, J.M., Reddy, P. Effects of Panax ginseng on Quality of Life. *Ann Pharmacother.* Mar 2002;36(3):375–79.

Gebhart, B., Jorgenson, J. Benefit of ribose in a patient with fibromyalgia. *Pharm* 2004;24(11):1646–48.

The Journal of Clinical Endocrinology & Metabolism; Vol. 87, No. 4, 1687–91.

Lamperti, C. et al. Muscle coenzyme Q10 level in statin-related myopathy. *Arch Neurol.* 2005 Nov;62(11):1709–12.

Langsjoen, P.H., Langsjoen, A.M. The clinical use of HMG CoA-reductase inhibitors and depletion of CoQ10. *Biofactors.* 2003;18(1–4):101–11.

Mishra, L.C. et al. Scientific Basis for the Therapeutic Use of Withania somnifera (Ashwagandha). *Alternative Medicine Review.* Aug 2000;5(4):334–46.

Morales, A.J., Nolan, J.J., Nelson, J.C., Yen, S.S.C. Effects of replacement dose of DHEA in men and women of advancing age. *J Clin Endocrionol Metab.* 1994;78:1360.

Panda, S., Kar, A. Withania somnifera and Bauhinia purpurea in the Reg of Circulating Thy Hor Conc in Mice. *J Ethnopharmacol.* Nov 1999;67(2):233–39.

Patton, B.M. Beneficial effect of D-ribose in patient with myoadenylate deaminase deficiency. *Lancet.* 1982 May8;1(8280):1701.

Rai, D. et al. Anti-stress effects of Ginkgo biloba and Panax ginseng: Central Drug Research Institute, Lucknow, India. *J Pharmacol Sci.* Dec 2003;93(4):458–64.

Shevtsov, V.A., Zholus, B.I., Shervarly, V.I., Vol'skij, V.B., Korovin, Y.P., Khristich, M.P., Roslyakova, N.A., Wikman, G. A randomized trial of two different doses of a SHR-5 Rhodiola rosea extract versus placebo and control of capacity for mental work. *Phytomedicine* 2003;10(2-3):95–105.

Thampan, P.K. 1994. *Facts and Fallacies about Coconut Oil.* Asian and Pacific Coconut Community. P9.

Tiano, L., Belardinelli, R., Carnevali, P., Principi, F., Seddaiu, G., Littarru, G.P. Effect of Coenzyme Q10 administration on endothelial function and extracellular superoxide dismutase in patients with ischaemic heart disease: a double-blind, randomized controlled study. *Eur Heart J.* 2007 Sep;28(18):2249–55. Epub 2007 Jul 19.

Torjeson, P.A., Birkeland, K.I., Anderssen, S.A. et al. "Lifestyle changes may reverse development of the insulin resistance syndrome." *Diabetes Care*, 1997;20:26–31.

Wilson, James L., N.D., D.C., PhD. *Adrenal Fatigue: The 21st Century Stress Syndrome.* (Smart Publications, 2001)

Capítulo 2: Recetas que le cuidan el corazón

Auer, J., Berent, R., Lassnig, E., Eber, B. C-reactive protein and coronary artery disease. *Jpn Heart J.* 2002 Nov;43(6):607–19.

Chang, Y.C., Riby, J., Chang, G.H. et al. Cytostatic and antiestrogenic effects of indole-3 carbonil. *Biochem Pharmacol.* 1999;58:825–34.

Circulation: Journal American Heart Association. www.circ.ahajournals.org.

Dodd, S.L. et al. The role of ribose in human skeletal muscle metabolism. *Med Hypotheses.* 2004;62(5):819–24.

Jacobs, D. et al. Report of the conference on low blood cholesterol: Mortality associations. *Circulation* 86, 1046–60, 1992.

Krumholz, H.M. et al. Lack of association between cholesterol and coronary heart disease. *JAMA* 272, 1335–40, 1990.

Langsjoen, Peter et al. Usefulness of CoQ10 in Clinical Cardiology. *Molecular Aspects of Medicine*, 1994, 15 Suppl: 165–75.

Miller, E.R., Paster-Barriuso, R., Dalal, D., Riemersma, R.A., Appel, L.J., Guallar, E. Meta-analysis: high-dosage vitamin E supplementation may increase all-cause mortality. *Ann Intern Med.* 2005 Jan 4;142(1):140.

Omran, H., Illien, S., MacCarter, D., St. Cyr, J.A. Ribose improves diastolic function and quality of life in congestive heart failure patients: a prospective feasibility study. *The European Journal of Heart Failure* 2003;5:615–19.

Omran, H., Illien, S., MacCarter, D., St. Cyr, J.A. Luderitz, B., Ribose improves myocardial function and quality of life in CHF. *J Mol Cell Cardiol,* 2001;33(6):A173.

Packard, C.J. et al. Lipoprotein-associated phospholipase A2 as an independent predictor of CHD. *NEJM.* 2000 Oct 19;343(16):1148–55.

Pauly, D.F., Pepine, C.J. Ischemic heart disease: Metabolic approaches to management. *Clin Cardiol.* 2004;27(8):439–41.

Ravnskov, Uffe. *The Cholesterol Myths—Exposing the Fallacy That Saturated Fat and Cholesterol Cause Heart Disease.* (New Trends Publishing, October 2000).

Shechter, M. et al. Effects of oral magnesium on exercise tolerance, chest pain, and quality of life in patients with CAD. *Am J Cardiol.* 2003 Mar 1;91(5):517–21.

Wolfgang, Pliml et al. Effects of ribose on exercise-induced ischemia in stable coronary artery disease. *Lancet.* Aug.1992; Vol 340, No. 8818. p507–10.

The Writing Group for the WHI Investigators. Risks and benefits of estrogen plus progestin: *JAMA* 2002;288(3):321–33.

www.americanheart.org American Heart Association

Capítulo 3: Recetas para huesos fuertes

Agnusdei, D., Buffalino, L. Efficacy of Ipriflavone in established osteoporosis and long-term safety. *Calcif Tissue Int* 1997;61 Suppl 1:S23–27.

Bonjour, J.P. et al. 1997. Protein intake, IGF–1 and osteoporosis. *Osteoporosis International* 7: S36.

Carmona, Richard H. Bone Health and Osteoporosis: A Report of the Surgeon General, 10/14/04. www.surgeongeneral.gov/library/bonehealth/

Cooper, C. et al. Water fluoridation & hip fracture, *JAMA* 7 1991, 19(32):513–14.

Cramer, D.W. Lactase persistence and milk consumption as determinants of ovarian cancer risk. *Am J Epidemiol* 1980; 130:904–10.

Exposure to Natural Fluoride in Well Water and Hip Fracture: A Cohort Analysis in Finland. *American Journal of Epidemiology*. 150(8):817–24, October 15, 1999.

Feskanich, D. et al. Milk, dietary Ca, and bone fractures in women. 12-yr prospective study. *Am J Public Health* 1997; 87:992–97.

Hannan, M.T. et al. 2000. Effect of dietary protein on bone loss in elderly men and women: The Framingham Study. *JBMR* 15(December):2504.

Head, Kathleen. Ipriflavone: An Important Bone-Building Isoflavone. *Alternative Medicine Review*. Vol 4, No. 1, 1999.

Heaney, R.P. 2001. Protein intake and bone health: The Influence of belief systems on the conduct of nutritional science. *AJCN*. 73(Jan):5.

Kurttio, Paivi et al. Dietary calcium and phosphorus ratio regulates bone mineralization & turnover in vit D. *JBMR* 2003 Jul;18(7):1217–26.

McGartland, C.P. et al. Fruit and vegetable consumption and bone mineral density: North Ireland Young Hearts Proj. *Am J Clin Nutr* 2004;80(4):1019–23.

Melton, L.J. et al. Bone density & fracture risk men. *JBMR*. 1998; 13:No 12:1915.

Meunier, Pierre J., et al. The effects of strontium ranelate on the risk of vertebral fracture in women with postmenopausal osteoporosis. *NEJM* 350 (2004):459–68.

Munger, R.G. et al. Prospective Study on dietary protein intake and the risk of hip fracture in postmenopausal women. *Am J Clin Nutr* 1999; 69(January):147.

New, S.A., Millward, D.J. Calcium, protein, and fruit and vegetables as dietary determinants of bone health. *Am J Clin Nutr* 2003;77(5):1340–41.

Orwoll, E., Ettinger, M., Weiss., S. et al. Alendronate for the treatment of Osteoporosis in Men. *NEJM* 2000; 343:604–10.

Reginster, Jean-Yves, et al. Strontium ranelate reduces the risk of nonvertebral fractures in postmenopausal women with osteoporosis: Treatment of Peripheral Osteoporosis (TROPOS) study. *Journal of Clinical Endocrinology and Metabolism* 90 (2005):2816–22.

Robbins, John. *The Food Revolution*. (Conari Press, 2001)

Seaborn, C.D., Nielsen, F.H. Silicon: a nutritional beneficence for bones, brains and blood vessels. *Nutr Today* 1993;28:13–18.

Sebastian, A. et al. Improved mineral balance and skeletal metabolism in postmenopausal women treated with potassium. *NEJM* 1994;330(25):1776–81.

Sellmeyer, D.E. et al. 2001. A high ratio of dietary animal to vegetable protein increases the rate of bone loss and the risk of fracture. *AJCN*. 73(Jan):118.

Sellmeyer, D.E., Schloeter, M., Sebastian, A. Potassium citrate prevents increased urine calcium excretion and bone resorption induced by a high sodium chloride diet. *J Clin Endocrinol Metab* 2002;87(5):2008–12.

Tucker, K.L. et al. 2000. Diet pattern groups are related to BMD among adults: The Framingham study. *JBMR* 15(September):S222.

Tucker, K.L. et al. "Colas, but not other carbonated beverages, are associated with low bone mineral density in older women: The Framingham Osteoporosis Study." *AJCN.* 2006; 84: 936–42.

Weaver, C.M. et al. "Dietary Calcium: Adequacy of a Vegetarian Diet." *AJCN.* 59 (Sup) 1994:1238S–41S.

www.nih.gov, The National Institutes of Health

www.nof.org/men/index.htm, The National Osteoporosis Foundation

Yiamouyiannis, John. *Fluoride, The Aging Factor.* (Health Action Press, 1986)

Capítulo 4: Recetas para acabar con la acidez

Abele, M., Schols, L., Schwartz, S., and Klockgether, T. Prevalence of antigliadin antibodies in ataxia patients. *Neurology* May 27, 2003; 60(10):1674–75.

Akcay, M.N., Akcay, G. The presence of the antigliadin antibodies in autoimmune thyroid diseases. *Hepatogastroenterology.* 2003 Dec;50 Suppl 2:cclxxix–cclxxx.

American Journal of Cardiology 8:43, 1963 Lipase Improves Fat Absorption.

Bell, S.J., Grochoski, G.T., Clarke, A.J. Health implications of milk containing beta-casein with the A2 genetic variant. *Crit Rev Food Sci Nutr.* 2006;46(1):93–100.

Bohager, Tom, Enzymes: What the Experts Know (One World Press August 2006)

Buysschaert, M. Acta. Coeliac disease in patients with type 1 diabetes mellitus and auto-immune thyroid disorders. *Gastroenterol* Belg. 2003 Jul-Sep;66(3):237–40.

Campbell, T. Colin, PhD, and Thomas M. Campbell II. *The China Study.* (BenBella Books, 2006)

Carlsson, A. et al. Prevalence of IgA-antigliadin ATB and IgA-antiendomysium ATB related to celiac in Downs syndrome. *Pediatrics* 1998;101:272–75.

Elitsur, Y., Luk, G.D. Beta-casomorphin (BCM) and human colonic lamina propria lymphocyte proliferation. *Clin Exp Immunol.* 1991 Sep;85(3):493–97.

Elliot, R.B. Diabetes—a man made disease. *Med Hypotheses.* 2006;67(2):388–91.

Green, Bryan T. and J. Barry O'Connor. Most GERD Symptoms are not Due to Acid Reflux in Patients with very low 24-hour acid contact times. Duke University. *Digestive Diseases and Sciences.* 2004;49:1084–87.

Hadjivassiliou, M., Davies-Jones, G.A.B., Sanders, D.S., and Grunewald, R.A. Dietary treatment of gluten ataxia. *J. Neurol. Neurosurg. Psychiatry* September 1, 2003; 74(9): 1221–24.

Hadjivassiliou, M., Sanders, D.S., Grunewald, R.A., and Akil, M. Gluten sensitivity masquerading as systemic lupus erythematosus. *Ann Rheum Dis* November 1, 2004; 63(11): 1501–03.

Howell, Edward. *Food Enzymes for Health Longevity.* (Lotus Press, 1994)

Kelly, G.S. Hydrochloric Acid: Physiological Functions and Clinical Implications. *Alternative Medicine Review.* 2;2;1997.

Martorell, A., Plaza, A.M., Boné, J. et al. Cow's milk protein allergy. A multi-centre study: clinical and epidemiological aspects. *Allergol Immunopathol* (Madr). 2006 Mar-Apr;34(2):46-53

Peng, H.J. et al. Effect of cow's milk protein hydrolysate formulas on alpha-casein-specific IgE and G1 antibody responses. *J Ped Gastr Nutr* 2005 Oct;41(4):438–44.

Rogers, Sherry A., MD. *No More Heartburn.* (Kensington, 2000)

www.breakingtheviciouscycle.info

Segunda parte: Del cuello para arriba
Capítulo 5: Recetas contra la depresión

Abele, M., Schols, L., Schwartz, S., and Klockgether, T. Prevalence of antigliadin antibodies in ataxia patients. *Neurology* May 27, 2003; 60(10):1674–75.

Adams, P.W., Wynn, V., Rose, D.P. et al. Effect of pyridoxine hydrochloride (Vitamin B_6) upon depression associated with oral contraception. *Lancet* 1973;1:897–904.

De Vanna, M., Rigamonti, R. SAMe in depression. *Curr Ther Res* 1992;52:478–85.

Eby, George A., Eby, Karen L. Rapid Recovery from Major depression using Magnesium treatment. *Elsevier: Medical Hypotheses* 2006.

Ellis, F.R., Nasser, S. Vitamin B_{12} in the treatment of tiredness. *Br J Nutr* 1973;30:277–83.

Gelenberg, A.J. et al. Tyrosine for depression: a double-blind trial. *J Affect Disord* 1990; 19:125–32.

Gelenberg, A.J. et al. Tyrosine for depression. *Am J Psych* 1980;137:622–23.

Headache Classification Committee of the International Headache Society. Classification and diagnostic criteria for headache disorders, cranial neuralgias and facial pain. *Cephalagia* 1998;8(Suppl 7):1–96.

Holmes, J.M. Cerebral manifestations of vitamin B_{12} deficiency. *J Nutr Med* 1991;2:89–90.

Hoppe, J., Bergner, P. St. John's Wort and Major Depression: a critique of the JAMA trial. *Medical Herbalism* 12(2): 18–21.

Howard, J.S., III. Folate deficiency in psychiatric practice. *Psychosomatics* 1975;16: 112–15.

Kagan, B.L. et al. Oral SAMe in depression: A randomized, double-blind, placebo-controlled trial. *Am J Psychiatry* 1990;147:591–95.

Linde, K. et al. St. John's wort for depression—an overview and meta-analysis of randomized clinical trials. *British Medical Journal*, 313:53–58, 1996.

Littlefield, N.A. and B.S. Hass. Is the RDA for Magnesium Too Low? *NCTR, FDA,* Jefferson, AR, 72079.

Maes, M., Smith, R., Christophe, A. et al. Fatty acid composition in major depression. *J Affect Disord* 1996;38:35–46.

Martinsen, E.W., Medhus, A., Sandivik, L. Effects of aerobic exercise on depression: a controlled study. *BMJ* 1985;291:109.

Meyers, S. Neurotrans precursors for depression. *Altern Med Rev* 5(1), 64–71, Feb 2000.

Noble, S., Moore, K. Drug treatment of migraine: part II. Preventive therapy. *Am Fam Physician* 1997;56(9):2279–86.

Peet, M., Horrobin, D.F. A dose-ranging study of the effects of EPA in patients with ongoing depression. *Arch Gen Psychiatry* 2002;59:913–19.

Philipp, M., Kohnen, R., Hiller, K. Hypericum extract versus imipramine or placebo in patients with moderate depression. *BMJ* 319:1534–39, 1999.

Piscitelli, S.C., Burstein, A.H., Chaitt, D., Alfaro, R.M., Falloon J. Indinavir concentrations and St John's wort. *Lancet* 2001 Apr 14;357(9263):1210.

Reynolds, E., Preece, J.M., Bailey, J., Coppen, A. Folate deficiency in depressive illness. *Br J Psychiatry* 1970;117:287–92.

Sabelli, H. C. et al. Clinical studies on the phenylethylamine hypothesis of affective disorder. *J Clin Psychiat* 47(2):66–70, 1986.

Sandor, P.S., Afra, J., Ambrosini, A., Schoenen, J. Prophylactic treatment of migraine with beta-blockers and riboflavin: differential effects on the intensity dependence of auditory evoked cortical potentials. *Headache* 2000;40(1):30–35.

Schoenen, J., Lenaerts, M., Bastings, E. High-dose riboflavin as a prophylactic treatment of migraine: results of an open pilot study. *Cephalalgia* 1994;14(5):328–29.

Schrader D. Equivalence of St. John's wort extract (ZE 117) and fluoxetine: a randomized, controlled study. *Int Clin Psychopharm* 2000;15:61–68.

Shelton, C. Keller et al. Effectiveness of St John's Wort in Major Depression: A Randomized Controlled Trial. *JAMA* 285(15):1978–86, 2001.

Spasov, A., Wikman, G., Mandrikov, V. et al. The stimulating and adaptogenic effect of Rhodiola rosea. *Phytomedicine* 2000;7(2):85–89.

Stancheva, S., Mosharrof, A. Effect of the extract of Rhodiola rosea L. on the content of the brain biogenic monamines. *Med Physiol* 1987;40:85–87.

Tiihonen, J., Lönnqvist, J., Wahlbeck, K., Klaukka, T., Tanskanen, A., Haukka, J. *Arch Gen Psychiatry* 2006;63:1358–67.

Turner, E.H. et al. Serotonin a la carte. *Pharmocological Theraputics*, 2005 Jul. 13.

Capítulo 6: Recetas para relajarse y eliminar el estrés

Ahles, T.A., Tope, D.M., Pinkson, B. Massage therapy for patients undergoing autologous bone marrow transplantation. *J Pain Symptom Massage* 1999; 18: 157–63.

Blaylock, Russell L., MD. *Excitotoxins: The Taste That Kills.* (Health Press, 1996)

Cherniske, Stephen, M.S. *Caffeine Blues.* (Warner Books, 1998)

Deberry, S., Davis, S., Reinhard, K.E. A comparison of meditation-relaxation and cognitive-behavioral techniques for reducing anxiety and depression. *Journal of Geriatric Psychiatry* 1989;22:231–47.

Dhondt, W., Willaeys, T., Verbruggen, L.A., Oostendorp, R.A.B., Duquet, W. Pain threshold in patients with rheumatoid arthritis and effect of manual oscillations. *Scand J Rheumatol* 1999; 28: 88–93.

Eisenberg, D.M., Davis, R.B., Ettner, S.L., et al. Trends in alternative medicine use in the United States, 1990–1997: results of a follow-up national survey. *JAMA* 1998;280(18):1569–75.

Field, T. et al. Chronic fatigue syndrome: Massage therapy effects on depression and somatic symptoms. *Journal of Chronic Fatigue Syndrome, 3,* 43–51.

Gaffney, C. Armed Forces Institute of Pathology. "Aspartame in Aviation." Paper presented at the 57th Annual Scientific Meeting of The Aerospace Medical Association. (April 1986)

Goats, G.C. Massage—the scientific basis of an ancient art. Physiological and therapeutic effects. *Br J Sports Med* 1994; 28: 153–56.

Greden, J.F. et al. Anxiety and depression associated with caffeinism among psychiatric inpatients. *Am J Psychiatry* 1978;135:963–66.

John, D.R. "Migraine Provoked by Aspartame." *NEJM* (October 14, 1986); p.456.

Juneja, L.R., Chu, D.-C., Okubo, T. et al. L-theanine a unique amino acid of green tea and its relaxation effect in humans. *Trends Food Sci Tech* 1999;10:199–204.

Kakuda, T., Nozawa, A., Unno, T., et al. Inhibiting effects of theanine on caffeine stimulation evaluated by EEG in the rat. *Biosci Biotechno Biochem* 2000; 64:287–93.

Kleijnen, J., Riet, G.T., Knipschild, P. Vitamin B$_6$ in the treatment of the premenstrual syndrome—a review. *Br J Obstet Gynaecol* 1990;97:847–52.

Maher, T.J., Wurtman, R.J. "Possible Neurologic Effects of Aspartame, a Widely Used Food Additive." *Environmental Health Perspectives* 75: 53–57 (1987).

Mason, R. 200mg of Zen; L-theanine boosts alpha waves promotes alert relaxation. *Alternative & Complementary Therapies* 2001, April; 7:91–95.

Mullarkey, Barbara. "How Safe is Your Artificial Sweetener," September/October 1994 issue of *Informed Consent* Magazine. *Psychosomatics* (March 1986).

Wiesinger, G.F., Quittan, M., Ebenbichler, G., Kaider, A., Fialka, V. Benefit and costs of passive modalities in back pain outpatients: a descriptive study. *Eur J Phys Med Rehab* 1997; 7: 182–86.

Capítulo 8: Recetas para remediar los ronquidos

Bailey, D.R. Sleep disorders. *Dent Clin North Am.* 1997;41:189–209.

Ballard, R.D. Sleep and medical disorders. *Prim Care.* 2005 Jun;32(2):511–33.

Breus, Michael, PhD. *Good Night's—The Sleep Doctor's 4-Week Program to Better Sleep and Better Health.* (Dutton Adult, 2006)

Deviated septum. The Centers for Chronic Nasal and Sinus Dysfunction website. www.nasal.net/otolaryngology/deviated.htm.

Hu, Frank B. et al. Prospective Study of Snoring and Risk of Hypertension in Women. *American Journal of Epidemiology.* 150(8):806–16, October 15, 1999.

Kahn, A. et al. Sleep characteristics in milk-intolerant infants. *Sleep.* 1988 Jun;11(3):291–97.

Partinen, M., Guilleminault, C. Daytime sleepiness and vascular morbidity at seven-year follow-up in obstructive sleep apnea patients. *Chest* 1990;97:27–32.

Pritchard, A.J., *Phytother. Res.* 18, 696–99 (2004), Shrewsbury.

Resta, O. et al. Influence of subclinical hypothyroidism and T4 treatment on sleep apnea. *J Endocrinol Invest.* 2005 Nov;28(10):893–98.

Sleep Research Online 2(1): 7–10, 1999 Stanford University Sleep Disorders Clinic and Research Center, Stanford, California.

Snoring: not funny, not hopeless. American Academy of Otolaryngology—Head and Neck Surgery website. www.entnet.org

Staevska, M.T., Mandajieva, M.A., Dimitrov, V.D. Rhinitis and sleep apnea. *Curr Allergy Asthma Rep.* 2004 May;4(3):193–99.

www.sleepfoundation.org, The National Sleep Foundation

Capítulo 9: Recetas para dormir como un bebé

Hornyak, M. et al. Magnesium for periodic leg movements-related insomnia and restless legs syndrome. *Sleep.* 1998 Aug 1;21(5):501–5.

J Agric Food Chem 2002 Nov 6;50(23):6935-8—Red grape juice inhibits iron availability: application of an in vitro digestion/caco-2 cell model.—Boato F, Wortley GM, Liu RH, Glahn RP.

Kamm-Kohl, A.V., Jansen, W., Brockmann, P. Modern valerian therapy for nervous disorders in old age [translated from German]. *Med Welt.* 1984;35:1450–54.

Kelly, G.S. Folates: supplemental forms and therapeutic applications. *Altern Med Rev.* 1998 Jun;3(3):208–20.

Tercera parte: De la cintura para abajo
Capítulo 10: Recetas para provocar la pasión

Al-Ali, M. et al. Tribulus terrestris: preliminary study of diuretic and contractile effects and comparison with Zea mays. *J Ethnopharmacol.* 2003 Apr;85(2–3):257–60.

Ang, H.H., Lee, K.L. Effect of Eurycoma longifolia Jack (Tongkat Ali) on libido in middle-aged male rats. *J Basic Clin Physiol Pharmacol.* 2002;13(3):249–54.

Ang, H.H., Sim, M.K. Eurycoma longifolia (tongkat ali) increases sexual motivation in sexually naive male rats. *Arch Pharm Res.* 1998 Dec;21(6):779–81.

Arthritis Rheum. (1994) 37:1305–10 as cited in Skolnick, A.A., "Medical News and Perspectives: Scientific Verdict Still Out on DHEA," *JAMA* (Nov. 6, 1996) Vol. 276, No. 17, pages 1365–67.

Balch, James F., and Phyllis A. Balch. *Prescription for Nutritional Healing Second Edition* (Garden City Park, NY: Avery Publishing Group, 1997), page 545

Boehm, S. et al. "Estrogen suppression as a pharmacotherapeutic strategy in BPH. 1998, 110: 817–23. *British Journal of Cancer,* vol. 78, 1998.

Bradlow, H. L., Sepkovic, D.W., Telang, N.T., Osborne, M.P. Multi-functional aspects of the action of indole–3-carbinol as an antitumor agent. *Ann NY Acad Sci* 1999;889:204–13.

Cover, C.M., Hsieh, S.J., Cram, E.J. et al. Indole–3-carbinol and tamoxifen cooperate to arrest the cell cycle of MCF–7 human breast cancer cells. *Cancer Res* 1999;59:1244–51.

Davis, Susan. Testosterone Deficiency in Women. *Journal of Reproductive Medicine* 2001;46:291–96.

deLarminat, M. and Blaquier, J. "Effect of in vivo administration of 5 alpha reductase inhibitors on epididymal function." *Acta Physiol Lat Am* 1979, 29:1–6.

Farnsworth, W. "Estrogen in the etiopathogenesis of BPH." *J Basic Clin Physiol Pharmacol.* 2003;14(3):301–8. *Prostate.* 1999, 41: 263–74.

Farthing, M. et al. "Progesterone, prolactin, and gynecomastia in men with liver disease." Gut 1982, 23: 276–79.

Fitzpatrick, L.A. University of Pennsylvania School of Medicine. Libido and Perimenopausal Women. *Menopause.* 2004 Mar-Apr;11(2):136–37.

Ge, X., Yannai, S., Rennert, G. et al. 3,3'-diindolylmethane induces apoptosis in human cancer cells. *Biochem Biophys Res Commun* 1996; 228:153–58.

Hetts, S. "To die or not to die: an overview of apoptosis and its role in disease." *JAMA* 1998, 279: 300–7.

Klatz, Ronald, with Carol Kahn. *Grow Young with HGH* (New York: HarperCollins Publishers, 1997), pages 10, 186–89, 191

Krieg, M. et al. "Effect of aging on endogenous level of 5 DHT, estradiol, and estrone in human prostate." *J Clin Endocrinol Metab.* 1993, 77: 375–81.

Lee, J. "Prostate disease and hormones." The John R. Lee, MD Medical Letter Feb. 2002.

Lin, LW. Anti-nociceptive and anti-inflammatory activity caused by Cistanche deserticola in rodents. China Medical College, 91 Hsieh Shih Road, Taichung, Taiwan, ROC. *J Ethnopharmacol.* 2002 Dec;83(3):177–82.

Maida, Taylor. Psychological Consequences of Surgical Menopause. *Journal of Reproductive Medicine* 2001;46:317–24.

McPherson, S.J. et al. Transient Neonatal Estrogen Exposure to Estrogen-Deficient Mice (Aromatase Knockout) Reduces Prostate Weight and Induces Inflammation in Late Life. *American Journal of Pathology.* 2006;168:1869–78.

Mercola, J. "Progesterone cream can help prostate cancer." 1998. www.mercola.com/fcgi/ pf/1998/ archive/natural_progesterone2.htm.

Moynihan, R. The making of a disease: female sexual dysfunction. *British Medical Journal.* 2003;326:45–47.

Nakhla, A. et al. "Estradiol causes the rapid accumulation of cAMP in human prostate." *Proc Natl Acad Sci* USA 1994, 91: 5402–5.

Peat, R. "The Progesterone Deception," Townsend Letter for Doctors, Nov. 1987

Peat, R. Progesterone in Orthomolecular Medicine Eugene, OR, 1993: 4–6.

Petrow, V. "Endocrine dependence of prostatic cancer upon dihydrotestosterone and not upon testosterone." *J Pharmacol* 1984, 36: 352–53.

Regelson, William, and Carol Colman. *The Super-Hormone Promise* (New York: Simon & Schuster, 1996)

Scarano, W.R. et al. Intraepithelial alterations in the guinea pig prostate after estradiol treatment. *J Submicrosc Cytol Pathol.* 2004 Apr;36(2):141–48.

Simpson, E.R., Risbridger, G.P. Elevated androgens and prolactin in aromatase- deficient mice cause enlargement prostate gland. *Endocrinology.* 2001 Jun;142 (6):2458–67.

Sokeland, J. Urological Clinic of Dortmund, Training Hospital of the University of Munster, Germany. *BJU* Int. 2000 Sep;86(4):439–42.

Thompson, I.M., Pauler, D.K., Goodman, P.J. et al. Prevalence of prostate cancer among men with a PSA ≤4.0 ng per ml. *NEJM* 2004; 350(22):2239–46.

www.johnleemd.com Dr. John R. Lee Information Source for Hormone Balance

Capítulo 11: Recetas para controlar la natalidad

Austin, H., Louv, W.C., and Alexander, W.J. A case-control study of spermicides and gonorrhea. *JAMA* 251, no. 21 (December 6, 1985).

Bradfield, C.A., Bjeldanes, L.F. Structure-activity relationship of dietary indoles: a proposed mechanism of action as modifiers of xenobiotic mechanism. *J Toxicol Environ Health* 1987;21:311–23.

Briggs, M. and Briggs, M. Vitamin C requirements and oral contraceptives. *Nature* 238: 277, 1972.

Larsson-Cohn, U. Oral contraceptives and vitamins: a review. *Am J Obstet Gynecol* 121: 84–90, 1975.

Martinez, O. and Roe, D.A. Effect of oral contraceptives on blood folate levels in pregnancy. *Am J Obstet Gynecol* 128: 255–61, 1977.

Meng, Q. et al. Inhibitory effects of I3C on invasion and migration in human breast cancer cells. *Breast Cancer Res Treat* 2000;63:147–52.

Pfrunder, A., Schiesser, M., Gerber, S. et al. Interaction of St John's wort with oral contraceptives. *Br J Clin Pharmacol.* 2003;56:683–90.

Public Health Agency of Canada: HIV/AIDS Epi Update. Nonoxynol-9 and the Risk of HIV transmission, April 2003.

Rivers, J.M. and Devine, M. Plasma ascorbic acid concentrations and oral contraceptives. *Am J Clin Nutr* 25: 684–89, 1972.

Seelig, MS. Increased need for magnesium with the use of combined oestrogen and calcium for osteoporosis treatment. *Magnes Res* 3(3): 197–215, 1990.

Shojania, A.M., Hornady, G., and Barnes, P.H. Oral contraceptives and serum-folate level.

Lancet 1: 1376–77, 1968.

Terry, P., Wolk, A., Persson, I., Magnusson, C. Brassica vegetables and breast cancer risk. *JAMA* 2001;285:2975–77.

Van Damme, L. Advances in topical microbicides. Presented at the XIII International AIDS Conference, July 9–14, 2000, Durban, South Africa.

Whitehead, N. et al. Megaloblastic changes in the cervical epithelium. Assn with oral contracep and reversal with folic acid. *JAMA* 226: 14

www.cdc.gov, Centers for Disease Control

www.johnleemd.com, Dr. John R. Lee Information Source for Hormone Balance

www.plannedparenthood.org

Wynn, V. Vitamins and oral contraceptive use. *Lancet* 1: 561–64, 1975.

Capítulo 12: Recetas para lidiar con el síndrome premenstrual

Benton, D., Cook, R. The impact of selenium supplementation on mood. *Biol Psychiatry* 1991;29:1092–98.

Chen, I., Mcdougal, A., Wang, F., Safe, S. Antiestrogenic and anti-turmorigenic act of diin-dolylmethane. *Carcinogenesis* 1998;19:1631–39.

Chinni, S.R., Li, Y., Upadhyay, S. et al. Indole–3-carbinol (I3C) induced cell growth inhibition, G1 cell cycle arrest and apoptosis in prostate cancer cells. *Oncogene* 2001;20: 2927–36.

Colditz, G.A., Hankinson, S.E., Hunter, D.J. et al. The use of estrogens and progestins and the risk of breast cancer in postmenopausal women. *NEJM*. 1995 Jun 15;332(24):1589–93.

Docherty, J.P., Sack, D.A., Roffman, M., Finch, M., Komorowski, J.R. *Journal of Psychiatric Practice* September 2005, 11(5):302–14.

Frydoonfar, H.R., et al. The effect of indole-3-carbinol and sulforaphane on a prostate cancer cell line. *ANZ J Surg* 2003 73:154–56.

Hsieh, C.C., and Trichopoulos, D. Breast size, handedness and breast cancer risk. *Eur. J. Cancer* 27:131–35, 1991.

Huang et al. *Br J Cancer* 1999, 80:1838.

Lee, John R., MD, Jesse Hanley, MD, and Virginia Hopkins. *What Your Doctor May Not Tell You About Premenopause.* (Warner Books, 1999)

Leonetti, H.B., Wilson, K.J., Anasti, J.N. Topical progesterone cream has an antiproliferative effect on estrogen-stimulated endometrium. *Fertil Steril.* 2003 Jan;79(1):221–22.

NEJM 2005; 353:2747–57. Long-term use of Aromatase inh produces Better Results.

Milligan, S.R., Balasubramanian, A.V., Kalita, J.C. Relative potency of xenobiotic estrogens in vivo mammalian assay. *Environ Health Perspect.* 1998 Jan; 106(1):23–26.

Rossouw, J.E., Anderson, G.L., Prentice, R.L. et al. Risks and benefits of estrogen plus progestin in healthy postmenopausal women: principal results from the Women's Health Initiative randomized controlled trial. *JAMA* 2002 Jul 17;288(3):321–33.

www.johnleemd.com, Dr. John R. Lee Information Source for Hormone Balance

Yuan, F., Chen, D.Z., Sepkovic, D.W. et al. Anti-estrogenic activities of indole–3-carbinol in cervical cells. *Anticancer Res* 1999;19:1673–80.

Capítulo 13: Recetas para sobrellevar los sofocos de la menopausia

Chi-Ling, Chen et al. *Hormone Replacement Therapy in Relation to Breast Cancer JAMA.* 2002;287:734–41.

Colditz, G.A., Hankinson, S.E., Hunter, D.J. et al. The use of estrogens and progestins and risk of breast cancer. *NEJM.* 1995 Jun 15;332(24):1589–93.

Dixon-Shanies, D., Shaikh, N. Growth inhibition of human breast cancer cells by herbs and phytoestrogens. *Oncology Reports* 6: 1383–87, 1999.

Duke, J.A. *Handbook of Medicinal Herbs.* (FL: CRC Press, 2001) pages 120–21

Einer-Jensen, N. et al. Cimicifuga and Melbrosia lack oestrogenic effects in mice and rats. *Maturitas* (The European Menopause Journal) 25: 149–53, 1996.

Evans, Nancy. "State of the Evidence: What is the Connection between the Environment and Breast Cancer." 2004.

Freudenstein, J. et al. Lack of promotion of estrogen-dep mammary gland tumors in vivo by Cim racemosa extract. *Cancer Research* 62: 3448–52, 2002.

Grady, D., Herrington, D., Bittner, V. et al. Cardiovascular disease outcomes during 6.8 years of hormone therapy. Heart and Estrogen-progestin Replacement therapy follow-up (HERS II). *JAMA.* 2002;288:49–66.

Hendrix, Susan, DO et al. *Effects of Estrogen With and Without Progestin on Urinary Incontinence. JAMA.* 2005;293:935–48.

Humphrey, L. et al. Postmenopausal Hormone Replacement Therapy and the Primary Prevention of Cardiovascular Disease. *Ann Intern Med* 2002. 137: 273–84.

Leonetti, H.B., Longo, S., Anasti, J.N. Transdermal progesterone cream for vasomotor symptoms and postmenopausal bone loss. *Obstet Gynecol.* 1999 Aug; 94(2):225–28.

Stoll, W. Phytotherapy influences atrophic vaginal epithelium: Double-blind study of Cimicifuga vs. estrogenic substances (in German). *Therapeutikon* 1:23–31, 1987.

The Women's Health Initiative Steering Committee. The Women's Health Initiative Randomized Controlled Trial. *JAMA* 2004; 291: 1701–12.

The Writing Group for the WHI Investigators. Risks and benefits of estrogen plus progestin in healthy post-menopausal women. *JAMA* 2002;288(3):321–33.

Zava, David T. et al. Estrogen and progestin bioactivity of foods, herbs, and spices. Proceedings of the Society for Experimental Biology and Medicine 217: 369–78, 1998.

Cuarta parte: Consejos para el resto del cuerpo
Capítulo 14: Recetas para librarse de las libras de más

Attele, A.S. et al. Anti-diabetic Effects of Panax ginseng Berry Extract and the Identification of an Effective Component. *Diabetes.* Jun 2002;51(6):1851–58.

Avula, B., Wang, Y.H., Pawar R.S. et al. Determination of the appetite suppressant P57 in Hoodia gordonii plant extracts and dietary supplements by liquid chromatography/electrospray ionization mass spectrometry (LC-MSD-TOF) and LC-UV methods. J AOAC Int . 2006;89:606-11.

Federal Trade Commission. WebMD Feature: "Quick Weight Loss or Quackery?" *J AOAC* Int. 2006 May-Jun;89(3):606–11.

Flegal, K.M., Carroll, M.D., Ogden, C.L., Johnson, C.L. Prevalence and trends in obesity among U.S. adults, 1999–2000. *JAMA* 2002;288:1723–27.

Kelly, G.S. L-Carnitine: Therapeutic Applications of a Conditionally-Essential Amino Acid. *Alternative Medicine Review*, Volume 3, number 5. 1998

Leptin corrects increased gene expression of renal 25-hydroxyvitamin D3–1 alpha-hydroxylase and–24-hydroxylase in leptin-deficient, ob/ob mice. *Endocrinology*. 2004 Mar;145(3):1367–75. Epub 2003 Dec 4.

Maahs, D., de Serna, D.G., Kolotkin, R.L., Ralston, S., Sandate, J., Qualls, C., Schade, D.S. Randomized, double-blind, placebo-controlled trial of orlistat for weight loss in adolescents. 2006-01, *Endocr Pract.* 12(1):18–28.

Menendez, C. et al. Retinoic acid and vitamin D(3) powerfully inhibit in vitro leptin secretion by human adipose tissue. *J Endocrinol*. 2001 Aug;170(2):425–31.

Smart Souce Advertisement May 8, 2004

Szapary, P.O., Wolfe, M.L., Bloedon, L.T., et al. Guggulipid for the treatment of hypercholesterolemia. *JAMA* 2003; 290:765–72.

Urizar, N.L., Moore, D.D. Guggulipid: a natural cholesterol-lowering agent. *Ann Rev Nutr.* 2003; 23:303–13.

WebMD Feature Quack Diet Red Flags

www.dietfraud.com/main.html

www.eatright.org, The American Dietetic Association

www.sbmgiga.com

Capítulo 15: Recetas para rejuvenecer

Alternative medicine Review, Volume 1, Monographs

Biagi, P.L., Bordoni, A., Masi, M., Ricci, G., Fanelli, C., Patrizi, A., Ceccolini, E. A long-term study on the use of evening primrose oil (Efamol) in atopic children. *Drugs Exp Clin Res.* 1988; 14(4):285–90.

Businco, L., Ioppi, M., Morse, N.L., Nisini, R., Wright, S. Breast milk from mothers of children with newly developed atopic eczema has low levels of long chain polyunsaturated fatty acids. *J Allergy Clin Immunol*. 1993; 91(6):1134–39.

Environmental Protection Agency (EPA). 1990. *Integrated Risk Information System.* Dibutyl phthalate, CASRN 84–74–2. October 1990.

Kagan, V., Khan, S., Swanson, C. et al. Antioxidant action of thioctic acid and dihydrolipoic acid. *Free Radic Biol Med* 1990;9S:15.

Kagan, V., Serbinova, E., Packer, L. Antioxidant effects of ubiquinones in microsomes and mitochondria are mediated by tocopherol recycling. *Biochem Biophys Res Commun* 1990;169:851–57.

Kaufmann, Klaus. *Silica—The Forgotten Nutrient.* (Alive Books, 1993)

Leibold, Gerhard, N.D. *Silica: The Universal Mineral.*

Lykkesfeldt, J., Hagen, T.M., Vinarsky, V., Ames, B.N. Age-associated decline in ascorbic acid concentration, recycling, and biosynthesis in rat hepatocytes-reversal with (R)-alpha-lipoic acid supplementation. *FASEB J* 1998;12:1183–89.

Mylchreest, E. Disruption of androgen-regulated male reproductive development by di(n-butyl) phthalate. *Toxicol Appl Pharmacol* 1999;156:81–95(1999).

Nichols, T.W. Jr. Alpha-lipoic acid: biological effects and clinical implications. *Altern Med Rev* 1997;2:177–83 [review].

Packer, L., Witt, E.H., Tritschler, H.J. Alpha-lipoic acid as a biological antioxidant. *Free Radic Biol Med* 1995;19:227–50 [review].

www.ewg.org/reports/skindeep2/index.php, The Skin Deep website

www.safecosmetics.org, The Campaign for Safe Cosmetics

Capítulo 17: Recetas para aliviar la artritis

Ambrus, J.L. et al. Absorption of exogenous and endogenous proteolytic enzymes. *Clin Pharmacol Therap* 1967;8:362–68.

Caughey, D.E., Grigor, R.R., Caughey, E.B. et al. *Perna canaliculus* in the treatment of rheumatoid arthritis. *Eur J Rheumatol Inflamm* 1983;6:197–200.

Clegg, D.O. et al. Glucosamine, chondroitin sulfate, and the two in combination for painful knee osteoarthritis. *NEJM* 354:795–808, 2006.

Gibson, R.G., Gibson, S.L. Green-lipped mussel extract in arthritis. *Lancet* 1981;1:439.

Hong, S.J. et al. Bee venom induces apoptosis in synovial fibroblasts of patients with rheumatoid arthritis. *Toxicon.* 2005 Jul;46(1):39–45.

Jacob, R. Fresh cherries may help arthritis sufferers. *Agricultural Research* May 2004, http://www.ars.usda.gov/is/AR/archive/may04/cherry0504.htm.

Kabil, S.M., Stauder, G. Oral enzyme therapy in hepatitis C patients. *Int J Tiss React* 1997;19:97–98.

McAlindon, T.E. et al. Glucosamine and chondroitin for treatment of osteoarthritis. Meta-analysis *JAMA* 283:1469–75, 2000.

Park, H.J. et al. Anti-arthritic effect of bee venom: *Arthritis Rheum.* 2004 Nov;50(11):3504–15.

Ransberger, K. Enzyme treatment of immune complex diseases. *Arthritis Rheuma* 1986;8:16–19.

Reginster, J.Y. et al. Long-term effects of glucosamine sulfate on osteoarthritis progression: a randomized, placebo-controlled trial. *Lancet* 357:251–56, 2001.

Soeken, K.L., Lee, W.L., Bausell, R.B., et al. Safety and efficacy of S-adenosylmethionine (SAMe) for osteoarthritis. A meta-analysis. *J Fam Pract* 2002; 51:425–30.

Capítulo 18:Recetas para fortalecer el sistema inmunológico

Choi, E.M., Kim, A.J., Kim, Y.O., Hwang, J.K. Immunomodulating activity of arabinogalactan and fucoidan in vitro. *J Med Food.* 2005 Winter;8(4):446–53.

Chu, K.K., Ho, S.S., Chow, A.H. Coriolus versicolor: a medicinal mushroom with promising immunotherapeutic values. *J Clin Pharmacol.* 2002 Sep;42(9):976–84.

Developmental Therapeutics Program, National Cancer Institute. In-vitro anti-HIV drug screening results. NSC: F195001, Jan 1992.

Kidd, P.M. The use of mushroom glucans and proteoglycans in cancer treatment. *Altern Med Rev.* 2000 Feb;5(1):4–27. Review.

Meadows, Michelle. Beat the Winter Bugs: How to hold your own against colds and flu. www.pueblo.gsa.gov/cic_text/health/coldsandflu/coldsandflu.com

Nantz, M.P. et al. Immunity and antioxidant capacity in humans enhanced by consumption of dried, encaps fruit and veg juice conc. *J Nutr.* 2006 Oct;136(10):2606–10.

Rybacki, J., PharmD. *Essential Guide to Prescription Drugs 2006.* (Collins, 2006)

Vickers, A.J., Smith, C. Homoeopathic Oscillococcinum for preventing and treating influenza. *Cochrane Database Syst Rev.* 2004;(1):CD001957.

Wu, X.M., Gao, X.M., Tsim, K.W., Tu, P.F. An arabinogalactan isolated from Cistanche deserticola induces proliferation. *J Biol Macromol.* 37(5): 278–82, 2005.

Capítulo 19: Recetas para molestias menores

Balch, Phyllis, A. C.N.C. *Prescription for Nutritional Healing, 4th* Ed. (Avery, 2006)

Brodin, Michael, MD. *The Over the Counter Drug Book*. (Pocket, 1998)

Green, Joey. *Amazing Kitchen Cures*. (Rodale, 2002)

Lust, John. *The Herb Book*. (Benedict Lust Publications, 2005)

Medline Plus: www.nlm.nih.gov/medlineplus/druginformation.html

www.consumerlabs.com

www.earthclinic.com Folk Remedies and Holistic Cures

Quinta parte: Mas allá de los medicamentos
Capítulo 20: Extractos de plantas y vitaminas

Boyle P. et al. Meta-analysis of Serenoa repens extract in BPH. *British Journal of Urology* Int. 2004 Abr;93(6):751–6.

Endo 2002: Abstracts P3–333, P3–317. June 21, 2002. Presentation 84th Annual Meeting of the Endocrine Society.

FDA Talk Paper Announcing the GMP Final Rule, October 1996

Federal GMPs Still "Hurry Up and Wait"

Is Your Vitamin Pill Worth it or Worthless? Six Rules to Guarantee Quality.

TGA Certificate of Listed Product and Certificate of Pharmaceutical Product.

Warnecke, G. Influencing of menopausal complaints with a phytodrug: successful therapy with Cimicifuga monoextract (in German). *Medizinische Welt* 36: 871–874, 1985.

www.consumerlabs.com Consumer Labs

www.naturalproductsinsider.com/articles/152gmpl.html

www.ncbi.nlm.nih.gov National Center for Biotechnology Information

www.tga.gov.au/docs/html/export/clpapp.htm

Capítulo 21: Placebos y otras terapias

Evans, Dylan. *Placebo: Mind over Matter in Modern Medicine*. (Oxford Press, 2004)

Gordon, Richard. *Quantum Healing: The Power to Heal*, 2nd Ed (North Atlantic Books, 2002)

Harrington, Anne. *The Placebo Effect: An Interdisciplinary Exploration*. (Harvard University Press, 1999)

Katptchuk, Ted J. "Intentional Ignorance: A History of Blind Assessment and Placebo Controls in Medicine". *Bulletin of the History of Medicine* 72, no. 3 (1998):389–433.

Shapiro, Arthur K. y Elain Shapiro. *The Powerful Placebo: From Ancient Priest to Modern Physician*. (Johns Hopkins University Press, 1997)

Cuadros de los ladrones de nutrientes

Pelton, Ross, RPh., PhD, C.C.N., y James B. LaValle, RPh, DHM, NMD, C.C.N., Ernest B. Hawkings, RPh., MS, y Daniel L. Krinsky, RPh, MS. *Drug-Induced Nutrient Depletion Handbook*, 2nd Ed. (Lexi-comp, 2001)

www.clinicalpharmacology.com

Índice de términos

Abreva, 349
Abstinencia, 91, 196–97
Acarbosa (Precose, Glucobay), 302
Accu-check, 292
AccuNeb, 155
Accupril (quinapril), 356–57, 405
Accutane (isotretinoina), 90–91, 351
Acebutolol, 411
Aceite de coco, 276
Aceite de hígado de bacalao, 74
Aceite de mejorana, 146
Aceite de onagra, 277
Aceite de pescado
    advertencia, 317
    para los antojos, 226
    para artritis, 319
    para bajar su nivel de PCR, 29
    para un corazón saludable, 42–44
    para la depresión, 102
    para la diabetes, 297–98
    para el dolor de la artritis, 316
    para los efectos secundarios de los
        medicamentos, 379
    para la hinchazón y los dolores
        menstruales, 226
    para neuropatía diabética, 303
    para la próstata, 186
    para la resequedad vaginal, 195
Aceite del árbol del té, 358–59
Aceite esencial de neroli (Citrus
    aurantium), 384
Aceite mineral, 206–7, 402, 410, 412
Aceites esenciales, 330, 382, 385–87
    para la depresión, 103
    para los dolores de cabeza por senos
        paranasales, 126
    para estimular la salud y el
        bienestar, 383–84
    de excelente calidad, 384
    en humectantes hechos en casa,
        280–81
    para los ronquidos, 146
Aceites vegetales claros, 257
Aceon (perindopril), 356–57
Acetaminofeno (Tylenol), 124, 330,
    402, 404, 422
Aciclovir, 109, 417
Acidez, 65–82, 81
Ácido
    bloqueadores de, 68–69, 69, 70–71,
        90–91, 155, 180–81, 402,

408, 409, 410, 412, 416, 417,
    418, 419
    síntomas de bajo nivel ácido, 71–73
    suplementos de, 72–73
Ácido alfalipoico (ALA), 15, 136,
    275, 303
Ácido ascórbico. *Véase* Vitamina C
Ácido docosahexaenoico (DHA), 42
Ácido eicosapentaenoico (EPA), 42
Ácido fólico o folato (vitamina B9)
    para bajar su nivel de PCR, 29
    para el cáncer, 207
    para la depresión causada por la
        TSH, 95
    depresión por deficiencia de, 96–97
    para los efectos secundarios de los
        medicamentos, 379
    medicamentos ladrones de, 402,
        403, 404, 405, 406, 407–8
    para neuropatía diabética, 303
    para prevenir la osteoporosis, 48
    para el síndrome de las piernas
        inquietas, 158
Ácido fosfórico, 50
Ácido gamma-aminobutírico (GABA),
    8
Ácido gamma linoleico (AGL), 277
Ácido hidrocloruro de betaína, 263
Ácido mevinolínico, 35
Ácido pantoténico, 14, 92
Ácido úrico, 324–25
Ácido valproico (Depakote), 402,
    408, 417
Ácidos digestivos, 130–31
Ácidos grasos esenciales (AGE), 15–16,
    101–2, 297–98, 319
Ácidos grasos omega-3. *Véase también*
    Aceite de pescado; Ácidos
    grasos esenciales (AGE)
    para la ansiedad, 120
    para los antojos, 227
    para bajar de peso, 265
    para la depresión, 102
    para el dolor de la artritis, 318, 319
    para la hinchazón y los dolores
        menstruales, 226
    para la piel, 276–77
    para la resequedad vaginal, 195
Ácidos grasos trans, 398
Aciphex (rabeprazol), 68
Acitromicina, 406, 409

Acné, 286, 351–52
Acomprosato (Campral), 180–81
Actonel (risedronato), 56
Actos (pioglitazona), 301
Acupuntura, 125
Adaptógenos, 267, 340
Adderall (sales anfetamínicas), 160
Adelgazantes de la sangre, 317
Adrenal Support Tonic (Herb Pharm),
    267
Adrenalina, 8–9
"Adrenocortex Stress Profile," 10–11
Adreset (Metagenic), 267, 340
Advair, 160
Advair diskus, 379
Advicor, 32, 325, 411
Advil (ibuprofeno), 124, 321, 325, 330
Aerosoles nasales medicados, 126
Afrin, 328
Aftas, 380
Agenerase, 206
Agotamiento adrenal, 9, 9, 12, 12–13,
    13–16, 91–92
Agotamiento tiroideo, 16–18, 19–23,
    93
Agua, 10, 334–35, 443
Agua del grifo enriquecida con flúor,
    48
Aguacate, 116
Ajo, 361
Alavert (loratadina), 158, 329, 358
Albuterol (Proventil), 155, 160
Alcaloides de pirrolizidina (PA),
    129–30
Alcanfor, 330
Alcanfor blanco, 387
Alcohol, 88–89
    efectos, 59, 115, 142, 162, 171,
        325–26
    como fabricante de migrañas, 132
    interacciones con medicamentos,
        420
    como medicamento ladrón, 407,
        414, 416
Aldomet (metildopa), 155
Alegría, 372–73
Alendronato (Fosamax), 56
Alergias, 8
    aceites esenciales para, 385
    aromaterapia para, 343
    esteroides para, 300

fuentes de información para, 438
a los mariscos, 318
Alesse, 198
Aleve (naproxeno), 124, 226, 321,
325, 330
16-Alfa-hidroxiestrona, 222
Alfalfa, 387
Alimentos
para la diabetes, 297–99
dieta multicolor para el
corazón, 38–39
para el dolor de cabeza, 125
editar lo que come, 256–57
para fortalecer el sistema
inmunológico, 335–36
fuentes de información,
431–32
interacciones con
medicamentos, 420–22
que pueden contribuir a causar
ataques de gota, 325
que pueden ponerla ansiosa,
113–15
para sentirse bien, 88–89
para los sofocos de la
menopausia, 245
para su tiroides, 18–19
Alimentos antiarrugas, 273
Alimentos orgánicos, 229
Alimentos procesados, 88–89
Alkalol, 333, 438
Allegra, 329
Alli, 271, 405
Almendra, harina de, 258, 303
Almohadas, 143, 145–50
Aloe vera, 348, 387
Alprazolam (Xanax), 90–91, 169
Altace (ramipril), 356–57, 405
Altamiso (Santa María), 130
Althaea officinalis (malvavisco),
356
Altocor (lovastatina), 32
Aluminio, 68, 412
Alzheimer, 155
AM/PM Menopause Formula
(Enzymatic Therapy),
244–45
Amaryl (glimepirida), 300, 411
Ambien (zolpidem), 90–91, 153,
156, 170
Amerge (naratriptano), 134
Amilasa, 268
Amilina, 302
Aminoácidos, 399
Aminocare, 289, 429
Amitriptilina (Elavil), 169, 411
Amorphophallus konjac, 265
Amoxicilina, 379, 406, 407, 409
Amphojel, 68
Ampollas causadas por fiebre, 349
Anafranil (clomipramina), 411

Analgésicos
de cobertura entérica, 379
y el deseo sexual, 180–81
para el dolor de cabeza, 124,
128, 330
para el dolor de osteoartirits,
322
y la fatiga, 8
interacciones con alcohol, 420
perjudiciales para el corazón, 31
Analgésicos naturales, 310–18
Andropausia, 183–84
Angina de pecho, 26
Anillo terapéutico antirronquidos,
147
Ánimo. *Véase también* Depresión
medicamentos que pueden
bajarle, 90–91
productos para subirles a los
hombres, 189–92
químicos que influyen en el
estado de, 110–11
Ansiedad
aceites esenciales para, 385
alimentos que pueden ponerla
ansiosa, 113–15
aromaterapia para, 384
decisiones que pueden ponerla
ansiosa, 112–13
depresión ansiosa, 86
hierbas para, 119–22
plantas para, 387
suplementos para calmarla, 8
trastornos ansiosos, 105–7
Ansiedad generalizada, 105
Ansiedad social, 105–6
Ansiolíticos, 420
Anti-tTG, 80–81
Antiácidos, 67–68, 402, 412
Antibióticos
efectos secundarios, 416
interacciones con alcohol, 420
interacciones con alimentos
ricos en fibra, 422
interacciones con los
anticonceptivos, 205
interacciones con productos
lácteos, 421
ladrones de biotina, 407
y la mente, 109
nutrientes que se roba, 406
que pueden afectar el dormir,
156
y los resfriados, 331–32
resistencia contra, 332
uso excesivo de, 332
Antibióticos cefalosporinas, 406,
409
Antibióticos quinolonas, 91, 342,
417
Anticonceptivos
para el día siguiente, 212–13

efectos secundarios, 160,
198–201, 300, 417, 419
del futuro, 213
para hombres, 213
interacciones con
medicamentos, 205–7
medicamentos ladrones, 5–6,
115, 200, 413, 416
métodos anticonceptivos,
196–216
nutrientes que se roba, 406,
409–10, 413
por parches, 90–91
sorpresas con, 197–98,
198–201, 205–7
por vía oral, 5–6, 90–91, 115,
134, 197, 416, 419
Anticonceptivos hormonales, 197,
198–201
Anticonvulsionantes
efectos secundarios, 156,
180–81, 379, 418
interacciones con alcohol, 420
interacciones con los
anticonceptivos, 206
medicamentos ladrones, 407,
408, 410, 412
Antidepresivos
dejar de tomarlos, 91, 372
para dormir, 169
efectos de, 87–88
efectos secundarios, 180–81,
239, 379, 417, 418
para la fatiga, 3–4
interacciones con alcohol, 420
interacciones con hierba de San
Juan, 100
interacciones con
medicamentos, 99
que pueden afectar el dormir,
156, 160
para sentirse feliz, 85–103
suplementos, 98–103
Antidepresivos tricíclicos, 8, 411
Antihistamínicos
efectos secundarios, 8, 108,
143, 158, 329
para estornudos, 328–29
interacciones con alcohol, 420
para sacar el moco nasal, 358
Antihistamínicos sedantes, 329
Antiinflamatorios, 326, 408
Antiinflamatorios no esteroideos,
320–23, 378
Antioxidant Formula (Nature's
Way), 338
Antioxidantes, 277, 326, 338, 398
Antipsicóticos, 180–81, 412, 418,
420
Antivirales, 416
Antojos, 226
Aparatos abdominales, 261–62

Aparatos de irrigación nasal, 126
Apetito
    por los medicamentos, 258
    supresores del, 109, 155, 419
Apiterapia, 324
Apnea del sueño, 141
Apoplejías, 27, 27–28
AR-Encap (Thorne Research), 319
Arabinex (Thorne), 336
Arabinogalactano, 336–37
    hoja de, 387
    rojo, 304, 354
Arándanos, 38, 117
Árbol de té, 126, 216, 386, 387
Arctic Cod Liver Oil (Nordic
    Naturals), 53, 101
Arginina, 41, 41, 304, 349
Arginine TR (CVS), 41
Arimidex, 239
Armour Thyroid, 17
Aromasin, 239
Aromaterapia, 103, 343, 381–87,
    428–29
Arroz oscuro, 298
Arrugas
    alimentos antiarrugas, 273
    alimentos que arrugan, 273
    desvanecerlas con StriVectin-
        SD, 288
    suavizarlas con Botox, 282–83
    suavizarlas con loción, 286
    suavizarlas con Restylane,
        284–85
    suavizarlas con vitamina A, 286
Arterias, endurecimiento de, 26
Articulaciones, 309, 416
Artritis, 308–26
    aceites esenciales para, 385
    alimentos que pueden
        empeorarla, 318
    esteroides para, 300
    medicamentos de venta libre
        para, 378
    medicamentos que pueden
        causarla o empeorarla, 416
Artritis reumatoide, 309, 320
Arvejas secas, 299
Ashwagandha, 13, 93, 267
Asma, medicamentos para, 300,
    420–21
Aspirina, 325
    para el dolor, 330
    interacciones con alimentos ricos
        en vitamina K2, 422
    interacciones con herbales, 191
    como medicamento ladrón,
        402, 408, 409, 410, 414
Atacand HCT (cardesartan/
    HCTZ), 411
Ataques cardíacos, 27, 380
Atención
    trastorno de déficit de, 420–21

trastorno de déficit de atención
    e hiperactividad
        (TDAH), 97, 416
Atenolol, 155, 299, 411, 419
Aterosclerosis, 26
Ativan (lorazepam), 156, 169
Atomidine, 208
Atomizadores, 144
Atomizadores nasales, 328
Atomizadores salinos, 328
Atorvastatina (Lipitor), 32, 417, 419
Atrovent, 160
Aubrey Organics, 279, 429, 434
Avance geniogloso, 151
Avandia (rosiglitazona), 301
Avapro HCT, 411
Aveda, 434
Aviane, 198
Avon, 278
Axert (almotriptano), 134
Axid, 90–91
Azatioprina, 417
Azo-Standard, 354
Azúcar, 256
    de caña evaporada, 115
    para la diabetes, 299
    eliminarlo de su dieta, 88–89
    medicamentos que lo elevan en
        su sangre, 299–300
    medir los niveles en la glucosa,
        292
    y la osteoporosis, 52
    en la sangre, 292, 315
Azúcar morena, 114
Azúcar natural de caña, 114
Azúcares naturales, 257

B

Bacalao, 74
Bacilos bífidos, 339
Bacilos longum, 339
Bacopa, 227
Bajar de peso, 187–88, 189, 255–71
Bálsamo del Tigre, 312
Barrera hematoencefálica, 155
Barras de labios sin carmín,
    283–84
Basic Pygeum Herbal (Thorne),
    190
Bath and Body Works, 434
Be Kool, 245
Bebidas gaseosas, 49–50
Bebidas saludables, 49–50, 376
Benadryl (difenhidramina), 328–
    29, 358
Benazepril (Lotensin), 356–57,
    402, 417
Benceno, 397
Benesom (Metagenics), 164
Benzocaína, 193
Benzodiazepinas, 169, 377
Berenjena, 38–39

Beta sitosterol, 188, 405
Betabloqueadores, 90–91
Betacaroteno, 402
Betadina líquida, 347
Betaína, ácido hidrocloruro de, 263
Betametasona, 408, 415, 417
Betapace (sotalol), 412
Betoptic, 404
Bextra, 310
Biaxin, 156
Bifenilos policlorados, 397
Biguanidas, 301
Billings Ovulation Method, 431
Bioflavonoides cítricos, 242–43
Biorretroalimentación, 194–95
Biotina, 402, 403, 405, 406, 407
Bisacodilo (Dulcolax), 402, 414
Bisfenol, 396
Bisfosfonatos, 56, 418
Bisoprolol (Zabeta), 155, 299, 411, 419
Blanquearse los dientes, 286–87
Bloqueadores de ácido, 68–69
    efectos secundarios, 90–91,
        134, 155, 180–81, 416,
        417, 418, 419
    lo que tienen de malo, 70–71
    como medicamentos ladrones,
        69, 402, 408, 409, 410,
        412, 416
Bloqueadores de grasa, 271
Bloqueadores H2, 68–69, 108, 418
Blue Lagoon Iceland, 281, 429
Bochornos, 236–50, 366
Boil Ease, 361
Boniva (ibandronato), 56, 239, 402
Boswellia serrata (incienso de la
    India), 315–16
Botox
    beneficios de, 282
    para los dolores de cabeza, 134
    fuentes de información, 429
    para suavizar las arrugas, 282–83
B.P.P. (Thorne Research), 43, 73, 269
BrainSustain, 109–10
Breathe Right, 146–47
Bremenn Research Labs, 429
Bromelina, 268–69, 313, 320,
    326, 348
Broncodilatadores, 420–21
Bumetadina (Bumex)
    efectos secundarios, 299
    como medicamento ladrón,
        406, 409, 410, 414, 416
Buspirona (BuSpar), 87, 156, 417
Butalbital
    efectos secundarios, 90–91,
        180–81, 419
    como medicamento ladrón,
        402, 407, 410, 414
Butoconazol (Femstat), 216
Butterfly closures, 347
Byetta, 302

C abello
evitar que salgan canas
prematuramente, 276
té anticaspa, 290
Caduet, 32
Cafeína
beneficios de, 375–76
para la diabetes, 297
efectos secundarios, 113, 133,
158
eliminarlo de su dieta, 88–89
interacciones con
medicamentos, 206,
420–21
nutrientes que se roba, 414, 416
Calambres musculares, 385
Calciferol. *Véase* Vitamina D
Calcimar, 54–55
Calcio
antiácidos que contienen, 68
carbonato de, 57–58
citrato de, 52, 57, 69, 124,
158–59, 226
de coral, 58
para el corazón saludable, 40
para dormir bien, 161
fosfato de, 58
fuentes de, 47, 51–52
gluconato de, 58
hidroxiapatita de, 57
para los huesos fuertes, 57–59
lactato de, 58
medicamentos ladrones de,
402, 403, 405, 406, 410
quelato de, 158–59
suplementos de, 8, 58, 60
Calcio D-glucarato, 188, 203
Calcitonina, 418
Calciuim Complex Bone Formula
(Nature's Way), 53
Caldo de pollo, 334
Callos, 350–51
Caltrate, 57
Caminar, 294. *Véase también*
Ejercicio
Canada RNA Biochemical Inc.,
436
Cáncer
dieta anticancerígena, 230–31
de próstata, 185
de seno, 231–33
Canela, 299, 387
Cansancio
agotamiento adrenal, 8–9
agotamiento tiroideo, 16–18
alimentar su tiroides para,
18–19
caras del, 4–5
causas del, 4
medicamentos que provocan,
5–8, 198–201, 380

nutrientes para aumentar las
reservas de energía,
13–16
plantas adaptogénicas para,
12–13
reactivar su glándula tiroides
para, 19–23
recetas para frenar la fatiga, 3–24
Capoten (captopril), 356–57
Capsaicina, 137, 311–12
Cápsulas, 367
Captoprilo (Capoten), 299, 356–57
Cara
cuidársela, 285–86
deshacerse de los pelos de
abuelita, 280
humectantes hechos en casa
para, 280–81
Carbamazepina (Tegretol)
efectos secundarios, 417, 418
nutrientes que se roba, 403,
407, 408, 410, 412
Carbidopa, 404
Carbohidratos, 74
Carbohidratos refinados, 88–89
Carbón activado, 361
Carbonato de calcio, 57–58
Cardesartan/HCTZ (Atacand
HCT), 411
Cardiomiopatía por estrés, 44–45
Cardo lechero, 250–51
Carela o Momo (extracto de
cundeamor chino), 296
Carisoprolol, 408, 409, 414
Carmex, 333
Carnitina, 402, 403
Carteolol, 155
Cartinina, 406
Carvedilol (Coreg), 155, 411
Caseína, 77–78, 79–80, 80–82
Caspa, 276, 290, 357, 385
Cayena, 387
Cedro, 383
Cefalea en racimos, 127–28
Cefalexina, 407
Celecoxib (Celebrex), 310, 321–22,
379, 403, 408
Celexa, 87, 106, 156, 160
Celiaquía, 81
Celulitis, 269–70
Cepacol, 333
Cepastat, 333
Cepillos de dientes, 331
Cepillos para el cuerpo, 270
Cera, 310
Cera del oído, 349–50
Cereales integrales, 88
Cerebro, 116, 119–22
Cerezas frescas, 326
Certificados, 367–68
Cetaphil, 346
Champús, 278–79, 346, 397

Chantix, 109
Charantea, 296
CharcoCaps, 74–75, 361
Chile picante, 137
Chlor-Trimeton (clorfeniramina),
328–29
Chloraseptic, 333
Chocolate, 28, 89, 374–75
Cialis (tadalafil), 181–82
Cianocobalamina. *Véase* Vitamina
B$_{12}$ (cianocobalamina)
Cicatrices, 347–48
Ciclooxigenasa 2 (COX-2),
inhibidores de la, 321–22
Ciclopirrolona (Indiplon), 170
Ciclosporina (Sandimmune,
Neoral)
efectos secundarios, 325
interacciones con hierba de San
Juan, 100
interacciones con toronja, fruta,
y jugo, 421
como medicamento ladrón,
403, 413
Cigarrillo, humo del, 18–19, 53,
396
Cimetidina, 180–81, 412, 418
Cimicífuga o cimicífusa
(Cimicifuga racemosa),
240–41, 241, 366
Ciprofloxacina (Cipro)
efectos secundarios, 91, 109,
156, 417
interacciones con la plata
coloidal, 342
interacciones con productos
lácteos, 421
como medicamento ladrón,
406, 407
Circulación, 26–28, 133, 306
Cirugía plástica, 285
Cistitis intersticial, 282
Citalopram, 417
Citracal, 57
Citrato de calcio
para el dolor de cabeza, 124
para dormir, 158–59
para la hinchazón y los dolores
menstruales, 226
para los huesos, 52, 57
para recuperar el robo que le han
hecho los bloqueadores
de ácido, 69
para el síndrome de las piernas
inquietas, 158–59
Citrato de estroncio, 63
Citrato de magnesio, 158–59
Citrucel, 360
Clarinex, 329
Claritin (loratadina), 158, 329, 358
Claritromicina, 406, 407
Clemastina (Tavist), 328–29

Clindamicina, 283
Clinical Pharmacology, 433
Clínicas de sueño, 145
Clinoril (sulindac), 405
Clomipramina (Anafranil), 411
Clonazepam (Klonopin), 156, 169
Clonidina, 411, 419
Clopidogrel (Plavix), 422
Clorazepato, 156
Clorfeniramina (Chlor-Trimeton),
        328–29
Clorofila, 340–41, 398
Clorpropamida, 403, 411
Clortalidona, 403
Clotrimazol (Lotrimin), 216
Cobre
    efectos secundarios, 222
    gluconato de, 53
    medicamentos ladrones de,
        403, 406
    suplementos, 348
    para la tiroides lenta, 93
Coco, 39
Codeína, 31
Coenzima Q10 (CoQ10), 378
    para bajar de peso, 267
    para bajar su nivel de PCR, 29
    beneficios de, 7, 34–35
    deficiencia de, 6–7, 34–35
    para los efectos secundarios de
        las estatinas, 6–7, 33,
        34–35, 380
    para la fatiga, 7
    para fortalecer el sistema
        inmunológico, 338
    medicamentos ladrones de, 7,
        403, 404, 405, 410–12
    para los problemas cardíacos,
        6–7, 380
    para el síndrome de las piernas
        inquietas, 159
    para los síntomas
        premenstruales y de la
        menopausia, 203–4
    suplementos de, 7, 35
Coito doloroso, 195
Coitus interruptus, 210–11
Cola de caballo, 60–61, 76
Cola de pavo (Coriolus versicolor),
        337
Colchicina, 326, 409, 410, 414, 417
Colecalciferol, 69
Colesterol, 27, 31–32, 35–37,
        377–78, 418
Colesterol alto, 6–7, 26–27, 33,
        35–37, 160
Colestipol, 409, 412
Colestiramina (Questran), 408,
        412, 413, 416
Comezón, 277
Comezón vaginal, 352–53
Comidas rápidas, 257

Commiphora mukul (gugulón),
        266–67
Compañías naturales y holísticas,
        278–79, 284
Complejo B
    para la ansiedad, 121
    para bajar su nivel de PCR, 29
    para evitar que salgan canas
        prematuramente, 276
    para los huesos, 52
    para la inflamación, 263
    para la osteoporosis, 48
    para recuperar el robo que le han
        hecho los bloqueadores
        de ácido, 69
    para el síndrome de las piernas
        inquietas, 159
Compound W Freeze Off, 355
Compresas, 124
Compuesta Soma, 414
Concha de ostra, 58
Condones, 209–10, 211, 212, 214
Condroitina, 319, 320
Conductores de insulina, 300–301
Confusión, 227
Congestión nasal, 384–85
Contac, 329
Continuous positive airway
        pressure (CPAP),
        148–49, 435
CoQ10. *Véase* Coenzima Q10
Coral, calcio de, 58
Corazón, 25–45, 387
Cordyceps sinensis, 12, 267
Coreg (carvedilol), 155, 411
Corgard (nadolol), 155, 412
Coriolus versicolor (hongo nube o
        cola de pavo), 337, 338
Cortes, 346–47
Corticoesteroides, 109
Cortisol, 8, 10–11, 32, 54
Cortisona, 300, 415
Cosméticos, 429–31
Coumadin (warfarina), 191, 317,
        378–79, 422
CPAP (continuous positive airway
        pressure), 148–49, 434
Crema de chile picante, 137
Crema de progesterona pura, 228,
        228
Cremas cosméticas, 288–89
Cremas y geles como estafas
        dietéticas, 261
Crestor (rosuvastatina), 6, 32
Crisina, 187
Cromo, 227, 296–97
Cuchillo gamma, 136
Cuidado de la piel, 429–31, 436
Cundeamor chino, 296
Cúrcuma, 361, 398
Curcumina, 398
Cymbalta, 156, 239

D-mannose, 354
D-ribosa, 39–40
Daidzeína, 247
Dalmane (flurazepam), 156, 169
Daños al corazón, 304–5
Daños hepáticos, 379
Daños renales, 304
Darvocet (propoxifeno/
        acetaminofén), 322
Debilidad muscular, 380
Debrox, 350
Dehidroepiandrosterona (DHEA), 15
Dejar de fumar, 143
Delsym, 328, 356
Demulen, 198
Depakote (ácido valproico), 402
Depilación con láser, 288–89
Depo-Provera, 198
Depresión, 3–4, 85–103, 365–66,
        371–72, 386
Depresión agitada, 86
Depresión maníaca (trastorno
        bipolar), 86
Depresión neurótica (distimia), 86
Depresión posparto, 86
Dermalogica, 282, 429–30
Dermatitis, 277
Dermatología, 285
Descongestionantes, 125–26, 328
Desempeño sexual, 378
Deseo sexual, 180–81, 181,
        189–92, 199, 385,
        418–19
Deseo sexual hipoactivo (TDSH),
        176–78
Desequilibrio hormonal, 177–78
Desert Burn, 264, 436
Desesperación, 85–86
Deshinchar los ojos, 280
Desintoxicación, 73–74, 75
Desipramina, 411
Desyrel (trazodona), 169
Dexametasona
    efectos secundarios, 109, 300, 417
    como medicamento ladrón,
        408, 409, 410, 412, 413,
        414, 415
Dextroanfetamina (Dexedrina),
        109, 160
Dextrometorfano (DM), 100,
        327, 356
DHA (ácido docosahexaenoico),
        42, 226
DHEA (dehidroepiandrosterona),
        8, 32
    para el agotamiento adrenal,
        15, 92
    beneficios de, 178–80
    crema de, 180, 195
    exámenes de, 10–11
    para provocar la pasión, 178–80

DHEA natural, 180
DHS Zinc, 357
DHT, 186
Diabeta (gliburida), 300, 411
Diabetes, 291–307, 401
   exámenes de sangre, 307
   plantas para, 387
   prevenirla, 297
   productos curiosos para, 305–6
   y la sensibilidad al gluten o a la
      caseína, 80
Diabetes gestacional, 294
Diabetes juvenil, 293
Diafragmas, 211
Diarrea, 379
Diazepam (Valium), 91, 156, 419
Diclofenac, 403
Dicloxacilina, 406, 414
Didanosina, 403
Diente de león (Taraxacum
     officinale), 265–66
Dientes blancos, 286–87
Dieta anticancerígena, 230–31
Dieta asiático-mediterránea, 269
Dieta multicolor, 38–39
Dieta vegetariana, 269
Dietas, 256–57. *Véase también*
     Alimentos
   para bajar de peso, 269
   para la caspa, 357
   de Dean Ornish, 269
   estafas dietéticas, 258–62
   y la flema, 356
   libre de gluten, 81
Dietilpropion, 109, 417, 419
Difenhidramina (Benadryl), 108,
     328–29
Diflucan (fluconazola), 353
Digest (Enzymedica), 43, 269
Digestión, 65–66
Digitalis, 90–91
Digoxina, 403, 410, 413, 419, 422
Diindolilmetano (DIM), 188, 202
Dilantin (fenitoína), 407
Diltiazem, 419
DIM Complex (Metabolic
     Maintenance), 179,
     201–3
Diosmin HMC (Thorne), 76
Diovan HCT (valsartan y HCTZ),
     414
Dioxinas, 397
Disfunción eréctil, 109, 189, 416,
     418
Displasia cervical, 207–8
Distimia (depresión neurótica), 86
Diuréticos
   efectos secundarios, 51, 325, 418
   medicamentos ladrones, 410, 416
   medicamentos que elevan el
     azúcar en su sangre, 299
   plantas para, 387

Doctores, 285, 330–31, 388–95
Doctor's Choice Antioxidant
     (Enzymatic Therapy), 338
Docusato/casantranol (Peri-Colase),
     414
Dolomita, 58
Dolor
   analgésicos naturales para,
     310–18
   en las articulaciones, 416
   por la artritis, 309
   de garganta, 386
   por la gota, 324–25
   de los manos, 310
   en los oídos, 331, 350
   plantas para aliviarlo, 387
   en los senos, 228, 228, 231–33
   al tragar, 332–33
Dolor facial atípico, 138
Dolor facial vasogénico, 127–28
Dolor muscular, 417–18
Dolor premenstrual, 386
Dolores de cabeza, 123–38, 330,
     386, 419, 436
Dolores de cabeza premenstruales,
     126–27, 225
Dolores menstruales, 226
Dormir, 152–71
   aromaterapia para, 384
   cosas fantásticas que la
     ayudarána, 145–49
   para la impotencia, 188
   de lado, 142
   medicamentos para, 8, 144,
     152–53, 156, 158, 162,
     168–69, 169–70, 170,
     418, 420
   medicamentos para la tos o los
     resfríos y, 329
   medicamentos que pueden
     afectarle, 155–56, 329
Dormir inclinada, 73, 143
Doxazosin, 419
Doxepina, 403, 411, 417
Doxiciclina, 406, 407, 413
Draw Out Salve, 361
Ducha caliente, 124
Dulcolax (bisacodilo), 402, 414
Duloxetina, 418
Durex (SSL International), 212
Dyazide (triamtereno/HCTZ),
     408, 410, 411, 414

Eczema, 276–77
Edamame, 247
Edema, 379
Edulcorantes artificiales, 113–14,
     133, 256, 257, 305
Efectos placebos, 369–74
Efectos secundarios, 379–80
Effexor, 87, 106, 223, 239, 371

Ejercicio(s)
   para la depresión, 103
   dolores de cabeza por, 128
   para fortalecer el sistema
     inmunológico, 336
   para fortalecer los músculos de
     la pelvis, 194–95
   para los huesos saludables, 59
   para la impotencia, 187
   de Kegel, 194–95
   para perder peso, 262
   para quemar grasa, 262
   para los ronquidos, 144
   para los síntomas
     premenstruales y de la
     menopausia, 205
Elavil (amitriptilina), 169
Electrólisis, 280
Eletriptano (Relpax), 134
Eleuthero (ginseng siberiano),
     92, 267
Emerita's Response Cream, 194, 436
Emsam, 421
emWave, 119, 434
Enalapril (Vasotec), 356–57, 403,
     406, 413
Endometriosis, 233–35
Energía, 13–16
Energy Boost Plus (Morningstar
     Minerals), 40
Enfermedad celíaca, 80–81, 81
Enfermedad del suicidio, 137
Enfermedades cardíacas, 25–26,
     27–28
Enfermedades de transmisión
     sexual, 353
Ensayos clínicos, 24, 45, 63–64
EnteroLab, 75, 432
Envejecimiento, 287, 288–89, 391
Enzimas, 268, 268–69
Enzymatic Therapy, 30, 164,
     244–45, 338, 438
Enzymedica, 30, 43, 269, 430, 438
EPA (ácido eicosapentaenoico),
     42, 226
Epican Forte, 28–29
Epimedio, 192
Epinefrina, 8–9
Equal, 256
Equinácea, 387
Equisetum arvense, 60–61
Equisetum palustre, 61
Eritromicina, 406
Ernest, síndrome de, 136–37
Eructos, 74–75
Escherichia coli, 354
Escitalopram, 418
Esclerosis múltiple, 78
Escopolamine (Transderm-Scop),
     419
Esomeprazol (Nexium), 68
Espárragos, 116

Especias, 299
Especies reactivas del oxígeno, 263
Espermatozoides, 213
Espermicida, 210, 212, 214
Espinillas, 351–52
Espino, 387
Espironolactona, 418
Esponjas vegetales, 270
Esquinavira, 300
Essentia, 335, 443
Essiac Herbal Supplement Extract
    Formula, 343, 440
Estafas dietéticas, 258–62
Estancalmidones, 302
Estatinas. *Véase también las*
    estatinas específicas
    alternativas para bajar el
      colesterol, 35–37
    beneficios para el corazón, 32–33
    efectos secundarios, 6–7, 33,
      180–81, 380, 416, 417, 419
    interacciones con toronja, fruta,
      y jugo, 421
    medicamentos ladrones, 6–7,
      378, 411
Estazolam (ProSom), 156, 169
Esteroides
    dejar de tomarlos, 323
    para el dolor de osteoartirits, 323
    efectos secundarios, 300, 416,
      417
    medicamentos ladrones, 403,
      408, 409, 410, 412, 413,
      414, 415
Esteroides anabólicos, 90–91
Estilo de vida, 112–13, 153, 398
Estimulantes, 416, 420–21
Estómago, 65–82
Estornudos, 328–29
Estratest, 55
Estreñimiento, 76, 360
Estrés, 10–11, 44–45, 54, 104–22,
    176–77
Estrés crónico, 398
Estrés postraumático, 107
Estrías, 386
Estrógeno(s), 32
    ayudar al hígado a desintoxicarse
      de, 250–51
    causas del predominio del,
      398–99
    dominio de, 184–86
    efectos secundarios, 93, 160,
      198–201, 240, 300, 417
    exceso de, 156, 184–86,
      187–88, 263
    función de, 218–20
    medicamentos ladrones, 403,
      406, 408, 409–10, 413
    para la osteoporosis, 55
    paradoja estrógeno/progestina,
      93–95

píldoras anticonceptivas que
    contienen, 197–98,
    198–201
pormenores de, 396–401
producción de, 245
para sentirse feliz, 93–95
subproductos de, 222
tipos de, 220–21
xenoestrógenos, 221, 229
Estrógeno conjugado (Premarin,
    Prempro), 366, 403, 416
Estrógenos ambientales, 396–98
Estrógenos sintéticos, 215–16,
    220, 377
Estroncio, 63–64
Estrostep, 198
Eszopiclona (Lunesta), 170
Etosuximida, 408, 410, 412
Eucalipto (Eucalyptus globulus
    o radiata), 126, 330,
    384–85, 386
Evamor, 335, 441
Evista (raloxifeno), 8, 160, 239
Exámenes coprológicos, 75
Exámenes de las pupilas, 12
Exámenes de orina, 249
Exámenes de saliva, 249
Exámenes de sangre, 80–81, 249,
    263, 307
Exámenes hormonales, 10–11
Exámenes vitales, 28–30
Excedrin PM, 169
Exfoliantes, 270
Expectorantes, 327
Extracto de cundeamor chino
    (Carela o Momo), 296
Extractos de plantas, 365–68

Famotidina, 409, 410, 412, 417
Fatiga, 3–24, 386
Fatiga crónica, síndrome de, 80
Federation of State Medical
    Boards, 433
Felbatol, 206
Felodipina (Plendil), 421
Femara, 239
FemHRT, 55
Femstat (butoconazol), 216
Femstat 3, 352–53
Fenazopiridina, 354
Fenilalanina, 103
Fenilefrina, 109, 160, 328
Fenitoína (Dilantin), 180–81, 407,
    408, 409, 410, 412, 418
Fenobarbital, 156, 403, 407, 408, 410
Fenofibrato (Tricor), 411, 418
Fenogreco (Trigonella foenum-
    graecum), 295
Fentermina, 109, 419
Fibra, 36–37, 298, 360, 421–22
Fibratos, 418

Fibrinógeno, 29–30
Fibromalgia, 80
Fiebre
    ampollas por, 349
    cuándo es oportuno llamar al
      médico, 331
    medicamentos para bajarla, 330
Filtros HEPA, 397
Finasterida (Proscar), 180–81, 185,
    365–66, 419
Fioricet, 407
Fiorinal (butalbital/aspirina),
    407, 414
Fitoestrógenos, 220–21
Flatulencia, 74–75, 76, 361–62
Flema, 355–56
Flonase (fluticasona), 126, 414, 415
Flor-Essence Herbal Tea Blend, 343
Flora's Natural Health Products, 440
Florastor, 339, 437
Fluocinolona (Synalar), 415
Fluocinonida, 409
Flúor, 48, 398
Fluoroquinolonas, 109, 406
Fluoxetina (Prozac), 300, 365–66,
    417, 418
Flurazepam (Dalmane), 156, 169
Fluticasona (Flonase), 403, 409,
    410, 412, 413, 414, 415
Fluvoxamina (Luvox), 419
FolaPro (Metagenics), 23, 97,
    158, 207
Folato, 23–24. *Véase también* Ácido
    fólico o folato
Follaje, 298
Fortamet (metformina), 301
Forúnculos, 360–61
Fosamax (alendronato), 56, 403
Fosfatidilcolina, 74
Fosfato de calcio, 58
Fósforo, 404
Fosinopril (Monopril), 356–57
Fracturas, 47–48
Frambuesa, 387
Frascos de medicamentos fáciles de
    abrir, 323
Freestyle, 292
Freeze-Framer (programa para
    computador), 119
Frio Cooling Wallet, 306
Frova (frovatriptano), 134
Frutas
    beneficios de, 88, 116–17
    para la diabetes, 299
    como fabricantes de migrañas, 133
    para la impotencia, 187
    interacciones con
      medicamentos, 421
Frutas cítricas, 117
Ftalatos, 397
Fuegos, 349
Fumador pasivo, 18–19, 53, 396

Fumar, 143, 398
Fungicidas, 216, 419
Furosemida
    efectos secundarios, 31, 299
    como medicamento ladrón,
        403, 406, 409, 410, 413,
        414, 416

Gabapentina, 180–81, 418
Gardasil, 208–9
Gárgaras de sal, 333
Gárgaras de UlcerEase, 333
Gas-X, 74–75, 361–62
Gastritis, 268
Gattefossé, R. M., 381
Geles estafas dietéticas, 261
Gemfibrozil (Lopid), 403, 411, 418
Genes del envejecimiento, 288–89
Genisteína, 247
Genova Diagnostics, 10–11, 18, 75,
    180, 432
Gentamicina, 283
Gentle Skin Cleanser (Cetaphil),
    346
Geranio, 386
Ginkgo biloba, 87, 191
Ginseng coreano (Panax ginseng),
    13, 190–91
Ginseng indio, 13
Glándulas adrenales, 8–9, 11
    agotamiento adrenal, 9, 12, 91–92
Glándulas tiroides
    agotamiento tiroideo, 16–18, 18
    alimentar la, 18–19
    enfermedades de, 79–82
    fuentes de información de, 19
    productos para reactivarla, 19–23
Glaucoma, 156
Gliburida (Diabeta, Glynase,
    Micronase), 300, 404,
    408, 411
Glicerina vegetal, 114
Glicinato de magnesio
    para el agotamiento adrenal, 14
    para la ansiedad, 120–21
    para los cambios
        premenstruales, 224
    para la depresión causada por la
        TSH, 95
    para el dolor de cabeza, 124
    para la hinchazón y los dolores
        menstruales, 226
    para los huesos, 52
    para el llanto, 227
Glicinato de zinc, 52
Glicirriza, 13
Glimepirida (Amaryl), 300, 411
Glipizida (Glucotrol), 300, 404, 411
Glitazonas, 301
Globulina ligada a la hormona
    sexual (SHBG), 186

Glucobay (acarbosa), 302
GlucoBoy, 305
Glucomanano, 265
Gluconato de calcio, 58
Gluconato de cobre, 53
Gluconato de zinc, 69
Glucophage (metformina), 301
Glucosa, 292
Glucosa en plasma en ayunas
    normal (FBS), 307
Glucosamina, 313–15, 315, 320
Glucotrol (glipizida), 300, 411
Glutamato monosódico (GMS o
    MSG), 115, 132
Glutatión, 379, 402, 404
Gluten, 78, 79–82, 81, 136
Glynase (gliburida), 411
Glyset (miglitol), 302
GMS (glutamato monosódico),
    115, 132
GoodKnight420G (Puritan-
    Bennett), 149
Gota, 324–26
Gotas de ojos, 156
Gourmet Salts, 437
Granadas, 38
Grano entero, panes de, 298
Grasa, 88, 262, 271
Green Lipped Mussel Extract
    (Natural Life), 318
Gripe, 386, 387
Guaraná, 160, 259
Gugulón (Commiphora mukul),
    266–67
Gymnema silvestre, 295–96
Gyne-Lotrimin, 216, 352–53

Hábitos alimenticios, 92
Hair Clean 1-2-3, 346
HairMax, 430
Halcion (triazolam), 156, 169
Halitosis (mal aliento), 76
Halls, 333
Haloperidol, 404, 412
Hamamelis virginiana, 360
Harina blanqueada, 52, 298
    alternativas, 257
Harina de almendra, 258, 303
Harina de grano entero, 298
HCTZ (hidroclorotiazida), 299, 411
Head Spa Massager, 434
HeartMath (programa para
    computador), 119
Helps Stop Snoring, 146
Hemex Laboratories, 432
Hemoglobina A1C, 307
Hemorroides, 76, 360
Heparina, 317, 422
Herb Pharm, 267
Herbicidas, 396
Heridas y cortes, 346–47

Herpes, 41, 191
Herpes labial/fuegos, 349
Hidralazina, 406, 414
Hidroclorido de betaína, 130–31
Hidroclorotiazida (HCTZ), 404,
    406, 413, 414, 418
Hidrocodona, 31, 404
Hidrocodona/acetaminofén
    (Lortab), 322
Hidrocortisona, 359, 360, 410,
    412, 413
Hidroxiapatita de calcio, 57
Hidroxicina, 108
2-Hidroxiestrona, 222
4-hidroxiestrona, 222
Hielo, 349
Hierba de San Juan (Hypericum
    perforatum)
    para la depresión, 100, 365–66,
        371–72
    interacciones con los
        anticonceptivos, 206
    interacciones con
        medicamentos, 100
    para el llanto, 227
Hierba santa (Santa María), 130
Hierbas medicinales, 132, 163–64,
    381–87. *Véase también
    las hierbas específicas*
Hierro, 159
Hígado, 250–51
Hígado de bacalao, aceite de, 74
Hijiki, 49
Hinchazón, 74–75, 76, 226
Hiperactividad, 97, 160
Hiperglicemia, 292
Hiperpermeabilidad intestinal, 77
Hiperplasia prostática benigna
    (HPB), 188
Hipertensión: medicamentos para,
    379, 380, 413, 416, 417,
    418, 419
Hipertiroidismo, 17
Hipnosis, 107–8, 434–35
Hipoadrenalismo, 18
Hipoglicemia, 292
Hipotiroidismo, 16, 142
HIV: medicamentos para, 205–6
HMC Hesperidin (Thorne), 243
HMG-CoA reductasa, 32
Hoja de arándano, 387
Hoja de frambuesa, 387
Hombres
    anticonceptivo para, 213
    demasiado estrógeno para,
        184–86
    menopausia de, 183–84
    osteoporosis en, 47
    productos para subirles el
        ánimo a, 189–92
    prostatitis e hiperplasia
        prostática benigna, 188

Homeostasis, 12
Homocisteína, 29, 48, 263
Hongo de la oruga, 12
Hongo nube o cola de pavo
(Coriolus versicolor),
337
Hongos
para dormir bien, 166
para fortalecer el sistema
inmunológico, 337–38
en las uñas de los pies, 358–59
Hoodia gordonii, 264
Hoodia Gordonii Plus, 264, 437
HoodiSpray, 264
HoodiThin, 264, 437
Hormigas, 396
Hormona del crecimiento, 286
Hormonas, 30–31, 177–78,
218–20
del estrés, 4
medir su nivel de, 180
terapia de sustitución hormonal
(TSH), 93–95
Hormonas bioidénticas, 248–49,
250, 394–95
Hormonas naturales, 393
Hospice Foundation of America,
433
Hot Flash Gel Sheets (Be Kool),
245
5-HTP (5-metiltetrahidrofolato)
para los antojos, 227
para bajar de peso, 266
para la depresión, 98
para los dolores de cabeza
premenstruales, 127
para dormir bien, 166–67
interacciones con
medicamentos, 99
para el llanto, 227
Hueso temporal, tendinitis del,
136
Huesos, 46–64
Humectantes antienvejecimiento,
280–81
Humidificadores, 125, 143, 332
Humidificadores de aire frío,
343
Humor, 115, 119–22
Humor atontado, 380
HydroPulse, 126
Hylexin, 287
Hypericum perforatum (hierba de
San Juan)
para la depresión, 100, 365–66,
371–72
interacciones con los
anticonceptivos, 206
interacciones con
medicamentos, 100
para el llanto, 227
Hyzaar, 411

Ibandronato (Boniva), 56
Ibuprofeno (Motrin, Advil), 73,
124, 378
para el dolor, 321, 325, 330
efectos secundarios, 419
como medicamento ladrón,
404, 408
Ideal Image Laser Hair removal,
429
Imanes musculares, 301
Imipramina, 411, 418
Imitrex, 31, 134
Impotencia, 182, 182–83, 187–88
Incienso de la India (Boswellia
serrata), 315–16, 383
Incontinencia, 247–48
Incretina, subidores de (análogos
de), 302
Indapamida (Lozol), 404, 411
Inderal, 155
Indinavira, 300
Indiplon (ciclopirrolona), 153, 170
Indole-3 carbonil (I3C)
beneficios contra el cáncer,
230–31
para los dolores de cabeza
premenstruales, 127
para exceso de estrógenos, 179
y la hormona tiroidea, 18–19
para la próstata, 188
Indometacina, 128, 408
Infecciones
por levaduras, 215–16, 216,
352–53, 379
en los pies por diabetes, 306
Infecciones fúngicas. *Véase* Hongos
Infecciones respiratorias, 379
Infecciones urinarias, 353–55
Inflamación, 160, 263, 309
Infusiones, 121, 143
INH (isoniazida), 404
Inhibidores de alfa-glucosamida,
302
Inhibidores de la aromatasa, 239–40
Inhibidores de la bomba de
protones, 68–69, 134
Inhibidores de la ciclooxigenasa 2
(COX-2), 321–22
Inhibidores de la enzima
convertidora de la
angiotensina (IECA),
356–57, 416
Inhibidores de la
monoaminooxidasa
(MAO), 98, 100, 421
Inhibidores selectivos de la
recaptación de
serotonina (ISRS), 87,
420–21. *Véase también
los medicamentos
específicos*

Inmunodeficiencia, 80
Inositolina, 404, 406
Insecticidas, 396, 397
Insectos: picaduras de, 386
Insomnes, 152–71, 155, 386
Insulina
conductores de, 300–301
efectos secundarios, 419
Frio Cooling Wallet para
guardarla, 306
y la gota, 325
Medi-Fridge para guardarla,
306
oscilaciones de, 401
y la osteoporosis, 52
resistencia a, 187, 293, 398
Interferón, 418
Intestinos, 73–74, 75, 80
Intolerancia al gluten, 78
Intrinsa, 176
Iodoral (yodo-yoduro), 208, 228,
234–35
Ipriflavona, 61
Irrigación nasal, 126
Isoflavones, 247
Isoniazida (INH), 404, 406
Isotretinoina (Accutane)
efectos secundarios, 90–91,
351, 417, 418
para las espinillas, 351

Januvia, 302
Jarabes, 115, 327–28, 356
Jarrow, 267, 439
Jazmín, 385
Jengibre, 29
Jordan Rubin's Primal Defense
(Garden of Life), 340
Judías secas, 299
Jugo, 257, 421
Jugo de arándano rojo, 304, 354
Jugo de limón, 287
Jugo de toronja, 206
Juvent 1.000, 63, 435

K-Y, 212
Kava, 387
Kefir, 66
Kegel, ejercicios de, 194–95
Kelp, 234
Ketoconazola, 419
Kimono (Mayer Labs), 212
Kinerase, 286, 430
Kiss My Face, 279
Klonopin (clonazepam), 156, 169

L-arginina, 182, 191
L-carnitina, 40–41, 159, 264–65,
304–5

L-glutamina, 74, 399
L-lisina, 349
L-teanina, 121–22
L-tirosina, 98
Labetolol, 411
Labios, barras de, 283–84
Laboratorios, 432–34
Lactaid, 361
Lactasa, 268
Lactato de calcio, 58
Lácteos, 74, 81–82, 125
Lácteos bajos en grasa o
    descremados, 88
Lactobacilos acidófilos, 60, 66, 339
Lactobacilos búlgaros, 339
Lactobacilos esporogenes, 60
Lactobacilos plantarum, 339
Lamisil, 358
Lansoprazol (Prevacid), 68, 404
Láser, 150–51, 288–89, 430
Lavado en seco, 229, 396
Lavanda (Lavendula angustifolia),
    122, 164, 384, 386
Laxantes, 410, 412
Leche, 47, 51–52, 143
Lecitina, 227
Legumbres, 88
Lepidium meyenii (raíz de maca),
    191–92
Lescol, 411
Lesiva, 206
Leukotrienos, 28
Levadura roja del arroz, 36
Levaduras, infecciones por,
    215–16, 352–53, 379
Levaquin (levofloxacina), 91, 109,
    156, 342, 406, 407
Levitra (vardenafil), 181–82
Levodopa, 156, 325, 404
Levodopa/carbidopa, 414
Levofloxacina (Levaquin), 409, 421
Levonorgestrel, 404, 406, 408, 409
Levothyroxine, 17
Levoxyl, 17
Lexapro, 87, 156, 160
Libido baja, 199, 379, 418–19
Libigel, 176
Licefreee!, 346
Licopeno, 188, 304
Limón, 287
Limoncillo, 385
Linaza, 41, 102, 204, 226, 241–42
Lindano, 345
Linfa, 231
Lipasa, 268
Lipitor (atorvastatina), 6, 32, 160,
    377–78, 380, 411
Lipoproteína A [Lp(a)], 28–29
Lisina, 41
Lisinopril (Privinil, Zestril), 299,
    356–57, 404
Litio, 404, 419

Liver Chi, 251
Llanto, 227
Lo/Ovral, 198
Lociones cosméticas, 288–89, 385
Loestrin, 198
Lomefloxacina, 406
Lopid (gemfibrozil), 411
Lopinavira, 300
Lopressor (metoprolol), 412
Lopressor HCT, 155
Loratadina (Alavert, Claritin), 158,
    329, 358
Lorazepam (Ativan), 156, 169
Lortab (hidrocodona/
    acetaminofén), 31, 322
Losartan, 418
Lotensin (benazepril), 356–57
Lotrimin (clotrimazol), 216, 358
Lovastatina (Mevacor, Altocor), 32,
    417, 419
Lovenox, 422
Lozol (indapamida), 411
Lucidez mental, 382
Lugol's Solution, 21
Lumbago, 282
Lumbrokinase, 30
Lunelle, 198
Lunesta (eszopiclona), 153, 170
Luvox (fluvoxamina), 106, 419
Lyprinol (Dr. Ray Sahelian), 318

Maalox, 67, 68, 321
Maca, raíz de (Lepidium meyenii),
    191–92
Madhava, 432
Magnesio
    para la ansiedad, 120–21
    antiácidos que contienen, 68
    citrato o quelato de, 158–59
    para el corazón, 40
    deficiencia de, 398
    para la depresión, 100
    para dormir bien, 161
    y el estrógeno, 222
    para la fatiga, 7
    glicinato o quelato de, 14, 52,
        95, 120–21, 124, 224,
        226, 227
    laxantes que contienen, 412
    medicamentos ladrones de, 403,
        404, 405, 413
Magnolio, 126
Maitake, 337
Maitake D, 337
Maíz, 38
Mal aliento (halitosis), 76
Malteadas, 257
Malvavisco (Althaea officinalis),
    356
Manchas, 386
Mandelay, 193

Manganeso, 52
Manos, dolor de, 310
Mantain, 193
Manzanas, 326
Manzanilla (Matricaria recutita),
    121, 163
Manzanilla alemana, 343, 385
Manzanilla romana, 385
Marihuana, 378
Mariscos, 313, 318, 318
Marplan, 421
Masa ósea, 52–53
Masaje, 111–12, 125, 225, 231, 385
Mascarilla antibacteriana fría, 282
Mascarilla limpiadora, 281
Mascarillas de barro de sílice, 281
Mascarillas mágicas, 281–82
Matricaria recutita (manzanilla),
    163
Mavik (trandolapril), 356–57
Maxalt (rizatriptano), 134, 239
Maxzide (triamtereno/HCTZ),
    408, 410, 411, 414
Mederma, 347
Medi-Fridge, 306
Medicamentos. *Véase también los
        medicamentos específicos*
    advertencias, 109
    que contienen estrógeno y
        progestina sintéticos, 377
    cuándo tomarlos, 167
    dejar de tomar, 91, 240
    que deprimen, 89–91
    para el desempeño sexual, 378
    para dormir, 144, 152–53,
        168–69
    efectos secundarios, 239,
        247–48, 258, 379–80
    que elevan el azúcar en su
        sangre, 299–300
    frascos fáciles de abrir de, 323
    interacciones con alcohol, 420
    interacciones con la plata
        coloidal, 342
    los más incomprendidos,
        377–80
    perjudiciales para el corazón, 31
    que pueden afectarle el sueño,
        155–56
    que pueden afectarle la mente,
        108–9
    que pueden causar depresión,
        89–91
    que pueden contribuir a causar
        ataques de gota, 325
    que se recetan con frecuencia en
        EE. UU., 379–80
    que son un dolor de cabeza,
        133–34
    de sustitución hormonal, 90–91
    para tiroides, 342
    de venta libre, 168–69

Medicamentos antivirales, 109

Medicamentos hormonales, 247–48

Medicamentos ladrones, 5–8, 402–19

Medicamentos recetados, 445–46

Medicamentos "Z," 169–70

Medicina ayurvédica, 266–67, 315–16

MediClear (Thorne), 75

Médicos, 285, 330–31, 388–95

Meditación, 117–19, 225, 246, 382–83

Medroxiprogesterona (Provera), 243, 417, 419

Mefloquina, 418

Meglitinidas, 301

Mejillones de labios verdes (Perna canaliculus), 318

Mejorana, aceite de, 146

Melatonina
para los daños renales, 304
para el dolor de cefalea en racimos, 128
para dormir, 164–66, 170
para la fatiga, 7
medicamentos ladrones de, 405

Melaza, 115

Melissa officinalis (toronjil), 163

Melixicam, 404

Meloxicam (Mobic), 321–22

Menaquinona, 61–62

Meno-Relief 1650 (Life Extension), 244–45

Menopause Transition with Black Cohosh (Triple Whammy), 241

Menopausia, 183–84, 201–7, 236–51, 387

Menta, 135, 194, 386

Menta verde, 386

Mente, 108–9, 369–74

Mentol, 330

Meridian Valley Laboratory, 432

Metabolic Maintenance, 179, 201–3, 438

Metabolismo lento, 262–63

Metagenics, 23, 75, 97, 120, 158, 164, 267, 340, 440

Metametrix Clinical Laboratory, 432

Metamucil, 360

Metformina (Glucophage, Fortamet, Riomet)
para la diabetes, 301
efectos secundarios, 418, 419
como medicamento ladrón, 404, 408, 409

Methyl-Guard (Thorne), 29, 263

Metilclotiazida, 414

Metilcobalamina, 95, 136

Metildopa (Aldomet), 155, 412

Metilfenidato (Ritalina), 109, 160

Metilprednisolona
efectos secundarios, 160, 416, 417
como medicamento ladrón, 408, 412, 413, 414, 415

Metilsulfonilmetano (MSM), 315

Metiltestosterona, 417

Método de la ovulación Billings, 197

Metolazona, 413

Metoprolol (Lopressor, Toprol XL), 299, 404, 412, 419

Metotrexato, 404

Metronidazola, 420

Metsuximida, 410

Mevacor (lovastatina), 6, 32, 411

MHCP (polímero metil-hidroxichalcone), 299

Miacalcin, 54–55

Micardis HCT, 411

Miconazol (Micatin o Monistat), 216

Micronase (gliburida), 300, 411

Micronor, 198

Miel, 115

Miglitol (Glyset), 302

Migrañas, 129–31
aliviarlas con Botox, 282
fabricantes de, 131–35
plantas para, 387
remedios para, 8
riboflavina para, 95–96

Migrañas premenstruales, 225

Mineral-Chi Tonic (Nature's Sunshine), 267

Minerales, 59, 161–62

Minociclina, 406, 413

Mirapex, 157–58

Mircette, 198

Mirtazapina, 419

Mirtilo, 304

Mitos sexuales, 214–15

Mobic (meloxicam), 321–22

Moco nasal, 357–58

Moduladores selectivos de los receptores de estrógeno (MSRE), 8, 55–56, 239

Moexipril (Univasc), 356–57, 404, 418

Monacolinos, 35

Monistat (miconazol), 216, 216, 352–53

Monopril (fosinopril), 356–57

Morningstar Minerals, 40, 41, 441

Motrin (ibuprofeno), 73, 124, 321, 325, 330

Movimientos oculares rápidos (MOR), 171

Moxifloxacina, 406

MSM (metilsulfonilmetano), 315

5-MTHF (5-metiltetrahidrofolato), 23–24, 96–97, 158, 207

5-MTHF Active Folic (Sound Nutrition), 23

Mucinex, 328

Mucinex DM, 356

Mujeres
depresión posparto, 86
osteoporosis en, 46–47
productos para, 193–94
recetas para lidiar con el síndrome premenstrual, 217–35
recetas para rejuvenecer, 272–90
recetas para sobrellevar los sofocos de la menopausia para, 236–51
suplementos para aliviar los síntomas premenstruales y de la menopausia para, 201–7

Multidophilus (Thompson), 339

Multivitamínicos, 367

Murine, 350

Mylanta, 67, 68

Mylanta Gas, 361–62

Myobloc, 134

Myomin (Dr. Chi), 179, 184, 204–5, 228, 233–34, 235

Myself, 194–95

Myself Bladder Trainer, 435

NAC (N-acetilcisteína), 202, 224, 397

Nadolol (Corgard), 155, 404, 412

Nag Champa, 118

Nanogreens, 341, 441

Naproxeno (Aleve), 124, 378
para el dolor, 226, 321, 325, 330
como medicamento ladrón, 408

Naranjas, 38–39

Naratriptano (Amerge), 134

Narcolepsia, 157–58

Nardil, 421

Nariz, 126, 357–58

Nasaline, 126

Nasonex, 126

Natalidad, 196–216

Nateglinida (Starlix), 301

Natrol, 265, 441

Natto, 247

Natto-K, 30

Nattokinase, 30

Natural Factors, 76, 274, 441

Natural Life, 318

Natural Products Association, 434

Nature Made, 204, 263, 439

Nature's Sunshine, 267, 339

Nature's Way, 53, 265, 338, 439

Naturópatas, 279, 391, 394–95

Naturopathica, 430
Néctar de agave, 114
Neo-Synephrine, 328
NeoForm-3000, 259
Neoral (ciclosporina), 421
Neosporin Plus, 347
Neroli (Citrus aurantium), 384,
    385
Neuralgia, 386
Neuralgia del trigémino, 137
Neuralgia herpética, 136
Neuropatía diabética, 303
Neuropatía dolorosa, 303
Neuropatía periférica, 305
Nexium (esomeprazol), 65, 68, 380
Niacina, 325, 404
Niacinamida, 317
Nicotina, 405
Nifedipina (Procardia), 421
Niños
    oxiuros en, 359–60
    ronquidos en, 142
Nisoldipina (Sular), 421
Nitrato, 182
Nitrato o nitrito de sodio, 131
Nitroglicerina, 133
Nix, 345–46
Nizatidina, 408, 409, 410
Noiselezz, 147, 435
Nolvadex (tamoxifeno), 419
Nonilfenol, 396
Nonoxynol-9 (N9), 211–12
Nor-QD, 198
Nordette, 198
Noretindrona, 409
Norfloxacina, 418
Nortriptilina, 404, 411, 418
Norvir, 206
NoSnoreZone, 148
Now, 14
Nu-Iron, 69, 159, 235
Nueces, 50, 88
NutraSweet, 256
Nutrición
    fuentes de los nutrientes, 256
    medicamentos ladrones de los
        nutrientes, 5–8, 200,
        402–6
    nutrientes buenos para el
        corazón, 39–44
    nutrientes que pueden ayudar
        a contrarrestar los
        problemas del corazón,
        26–45
NuvaRing, 198, 214
NyQuil, 329
Nytol, 169, 329

Obesidad, 268–69, 398
Ocupress, 156
Ofloxacina, 417

Oídos
    cera del, 349–50
    dolor en, 331
    velas en los, 350
Ojeras, 287
Ojos deshincharlos, 280
Ojos más despiertos, 287–88
Olanzapina, 418, 419
Olíbano (franquincienso), 383,
    386, 387
Oligominerales, 296–97
Omeprazol (Prilosec), 68, 405,
    409, 417
Onagra, aceite de, 277
One Touch, 292
Ooh La Lift (Benefit), 280
Optimismo, 382
Oración, 382–83
Orange Peel Enterprises, Inc.,
    439
Orapred, 160
Organizaciones, 434–35
Orgasmo, incapacidad de,
    379
Orina dulce, 292
Orina, examen de, 249
Orlistato (Xenical), 271, 405,
    412, 418
Ortho-Cept, 198
Ortho-Novum, 198
Ortho-Tri-Cyclen, 198
OrthoEvra, 198
Ortiga, 188
Oscal, 57
Oscap (Thorne Research), 53
Oscillococcinum, 333–34
Oshadi, 384, 428
Ósmosis inversa, 229
Osteoartritis, 309, 313,
    320–23
Osteopatía, 392, 394–95
Osteoporosis, 46
    medicamentos para, 54–57,
        416, 418
    mitos y realidades de,
        46–48
    prevenirla, 48
    y la sensibilidad al gluten o a la
        caseína, 80
Ovrette, 198
Ovulación, 197, 228
Oxazepam (Serax), 156, 169
Oxcarbazepina (Trileptal), 405
Oxicodona
    analgésicos que contienen, 31
    para el dolor de osteoartirits,
        322
    como medicamento ladrón,
        405, 408, 410, 414
Oxígeno, 127
Oxiuros, 359–60
Oyxcontin, 31, 379

P5P, 115
P57, 264
Páginas web, 443–45
Palma enena americana (Serenoa
    repens), 190, 365
Palmarosa, 387
Palo de rosa, 383
Pan de grano entero, 298
Pan de harina de almendras, 303
Panax ginseng (ginseng coreano),
    13, 92, 190–91, 267
Páncreas, 292–93
Pancreatina, 268–69
Pánico, ataques de, 106
Pantetina, 23, 36
Pantoprazole (Protonix), 405
Papas fritas, 257
Paquetes Z, 407
Parabenos, 397
Parafina, 310
Parches, 261, 350, 351
Parkinson, 156
Parnate, 421
Paros cardíacos, 31
Paroxetina, 417, 418
Pasiflora (Passiflora incarnata),
    163
Pasión, 175–95
Paxil, 87, 106, 160, 193, 371
Pelo
    depilación con láser, 288–89
    deshacerse de los pelos de
        abuelita, 279–80
    evitar que salgan canas
        prematuramente, 276
    pérdida de, 417
    té anticaspa, 290
Penicilina, 406
Pensamientos positivos, 117,
    372–73
Pepcid, 90–91
Percocet, 31
Percodan, 408, 410, 414
Perder peso, 187–88, 189, 255–71
Pérdida de visión, 303–4
Perfusia SR (Thorne), 41
Peri-Colase (docusato/casantranol),
    414
Perindopril (Aceon), 356–57
Perna canaliculus (mejillones de
    labios verdes), 318
Pescado, 186, 297–98. *Véase
    también* Aceite de
    pescado
Peso, 419–20. *Véase también* Bajar
    de peso
Pesticidas, 396
Pesticidas naturales, 229–30
Pesticide Protector (Thorne
    Research), 398
Petadolex, 130

Petasita (Petasites hybridus), 129–30
pH Miracle Diet, 269
Phazyme, 74–75, 361–62
pHion Alkalive and Greens +, 341
Physician Formulas, 318, 439
Physician's Choice, 350
Phytisone (Thorne), 267, 340
Picaduras de insectos, 386
Picolinato de cromo, 227
Picolinato de magnesio, 52
Pie de atleta, 386
Piel
    aceites esenciales para embellecerla, 386
    cuidado de la, 429–31, 436
    cuidarse la cara, 285–86
    debajo de los ojos, 287
    humectantes hechos en casa para, 280–81
    manchas causadas por el envejecimiento, 287
    problemas relacionadas con la sensibilidad al gluten o a la caseína, 80
    productos para que se vea siempre bella, 273–77
    recetas para rejuvenecer, 272
    revitalizadores de la, 273–77
Piel irritada, 277
Piel seca, 276
Piernas hinchadas, 380
Piernas inquietas, síndrome de, 157–58, 159
Pies, 306, 310, 358–59
Pimientos picantes, 311–12, 319
Pin-X, 359–60
Piña, 313, 326
Pindolol, 418
Pintura fresca, 396
Pioglitazona (Actos), 301
Piojos, 345–46, 346
Piridoxina. *Véase* Vitamina B$_6$
Pirrolizidina, alcaloides de (PA), 129–30
Placas ateroscleróticas, 26, 27
Placebos, 369–76
Plan B, 212, 212–13, 213–14, 435
Plantas, 163–64, 365–68, 387
Plantas adaptógenos, 12–13, 267
Plásticos, 397
Plata coloidal, 342, 342
Plavix (clopidogrel), 62, 191, 422
Plendil (felodipina), 421
Podólogos, 351
Policloruro de vinilo, 397
Policosanol, 35–36
Polímero metil-hidroxichalcone (MHCP), 299
Polipéptido-P, 296
Polisacárido K, 337
Pollo, caldo de, 334

Pomelo, semillas de, 353
Potasio
    aumentarlo de manera natural, 51
    beneficios para los huesos, 50, 51
    medicamentos ladrones de, 402, 403, 404, 405, 413–14
Pramlintida (Symlin), 302
Prandin (repaglinida), 301, 412
Pravastatina (Pravachol), 32, 405, 411, 417, 419
Pre-diabetes, 294
Precose (acarbosa), 302
Prednisolona, 414, 415
Prednisona
    efectos secundarios, 90–91, 109, 160, 300, 416, 417, 419
    como medicamento ladrón, 405, 408, 410, 412, 413, 414
Premarin (estrógeno conjugado), 377
    para los bochornos, 366
    efectos secundarios, 247–48
    como medicamento ladrón, 403, 416
    para la osteoporosis, 55
Prempro (estrógeno conjugado), 247–48, 377, 403, 416, 417
Presión arterial alta: medicamentos para, 7, 51, 133, 155, 180–81, 299, 325
Prevacid (lansoprazol), 68, 380, 404
Prilosec (omeprazol), 68, 405
Primidona, 410, 412
Privinil (lisinopril), 356–57
Probiotic Eleven (Nature's Sunshine), 339
Probióticos
    para los efectos secundarios de los medicamentos, 379
    para los huesos saludables, 60
    para las infecciones por levaduras, 216
    para los síntomas premenstruales y de la menopausia, 204
    para el sistema inmunológico, 338–39
Problemas respiratorios, 80, 155, 160
Procardia (nifedipina), 421
Procedimiento Pillar®, 149–50
Procrit, 380
Productos, 434–35
Productos cosméticos, 278–79
Productos curiosos, 305–6
Productos herbales, 163–64
Productos lácteos, 47, 51–52, 421

Productos naturales, 390
Progesterona, 32
    advertencia, 156
    cremas de, 224, 225, 228, 228, 399–400, 400, 401
    deficiencia de, 398
    función de, 218–19
    insuficiencia de, 223
    pormenores de, 396–401
    y los sofocos, 240
    para los sofocos de la menopausia, 243–44
Progesterona natural, 224
Progestina, 93–95, 197–98
Progestina sintética, 377
Programas para computador, 119
Prometazina, 418
Prometrium, 243
Pronto Plus, 359–60
Propafenona (Rythmol), 405, 412
PropeL (propionil-L-carnitina, acetil-L-carnitina y ácido alfalipoico), 190
Propoxifeno/acetaminofén (Darvocet), 322
Propranolol, 155, 412, 418
Proscar (finasterida), 180–81, 185, 365, 419
ProSom (estazolam), 156, 169
Prosta Chi (Dr. Chi), 189
Próstata: problemas de, 184–86, 186, 188, 365
Prostatitis, 188
Proteasa, 268, 268
Proteína, 48–49
Proteína baja en grasa de buena calidad, 88
Proteína C-reactiva (PCR), 29, 263
Protelos, 63
Protonix (pantoprazole), 405
Proventil (albuterol), 155
Provera (medroxiprogesterona), 243, 417, 419
Provigil, 109
Prozac (fluoxetina), 106
    para la depresión, 365–66, 371
    efectos secundarios, 87, 156, 160, 193, 239, 300
    para el síndrome premenstrual, 223
Pseudoefedrina, 160, 328
Psiquiátricos, 419
Pupilas, 12
Pure Encapsulations, 63
Purificadores, 397

Q uelato de calcio, 158–59
Quelato de magnesio
    para el agotamiento adrenal, 14
    para la ansiedad, 120–21

para los cambios premenstruales, 224
para la depresión causada por la TSH, 95
para el dolor de cabeza, 124
para dormir, 158–59
para los huesos, 52
para el llanto, 227
Quelato de zinc, 53
Quercetina, 305, 326, 380
Queso, 421
Questran (colestiramina), 405, 416
Químicos industriales, 398
Quimioterapia, 90–91, 100, 417
Quimotripsina, 268–69
Quinapril (Accupril), 356–57, 405
Quinidina, 283
Quiropedista, 125
Quiropráctica, 231, 391–92

R-ácido alfalipoico (R-ALA), 15, 275
Rabeprazol (Aciphex), 68
Radicales libres, 273
Radiofrequency Palatal Myoplasty (RPM), 151
Raíz de maca (Lepidium meyenii), 191–92
Raíz de regaliz, 13, 92, 267
Raloxifeno (Evista)
efectos secundarios, 8, 160, 418, 419
como medicamento ladrón, 405, 406, 413, 416
Ramelteon (Rozerem), 170
Ramipril (Altace), 356–57, 405
Ranitidina, 180–81, 409, 412, 417, 418
Ráspano, 303
Rath Vitamins, 439
Real Purity, 284
RealSalt, 20
Redmond's Real Salt, 59, 436
Regla de los diez ingredientes, 116
Reishi Gano 161 (JHS Natural Products), 166
Rejuvenecer, 272–90
Relaciones sexuales
coito doloroso, 195
deseo sexual hipoactivo (TDSH), 176–78
dolor de cabeza por, 128
para los dolores de cabeza, 129
mitos sexuales, 214–15
recetas para provocar la pasión, 175–95
Relajación, 104–22, 225, 246, 372–73
Relajantes musculares, 8, 420
Relpax (eletriptano), 134
Remifemin, 241

Renova (tretinoína), 286
Repaglinida (Prandin), 301, 405, 412
Requip, 157–58
Resequedad vaginal, 195
Resfriados
aceites esenciales para, 386
antibióticos y, 331–32
cuándo es oportuno llamar al médico, 330–31
plantas para, 387
recetas para, 356
remedios para, 8, 109, 160, 329
Respiración profunda, 167, 246
Restoril (temazepam), 156, 169
Restylane, 284–85, 430
Retin-A, 286
Retinol Complex (Skin-Medica), 286
Retrovir (zidovudina), 406
Revitalizing Sleep Formula (Enzymatic Therapy), 164
Rezulin, 301
Rhinocort, 160
Rhodiola rosea
advertencia, 99
para el agotamiento adrenal, 13, 92
para bajar de peso, 267
para los cambios premenstruales, 224
para la depresión, 99
para la fatiga, 24
para el humor atontado, 380
Riboflavina
para la depresión causada por la TSH, 94
para el dolor de cabeza, 130
para la fatiga, 23
medicamentos ladrones de, 403, 404
para las migrañas, 95–96
Ricola, 333
Rid, 345–46
Riomet (metformina), 301
Riopan, 67
Risedronato (Actonel), 56
Risperdal, 180–81
Risperidona, 418, 419
Ritalina (metilfenidato), 160
Ritmo, método del, 197
Ritonavira, 300
Rizatriptano (Maxalt), 134
Robitussin DM, 356
Rolaids, 67
Romero, 290, 385, 386
Ronquidos, 139–51, 140, 435, 436, 437
Rosa, 386, 387
Rosiglitazona (Avandia), 301
Rosuvastatina (Crestor), 32
Rozerem (ramelteon), 170

RPM (Radiofrequency Palatal Myoplasty), 151
RxCrocs, 306
Rythmol (propafenona), 405, 412

Saccharomyces, 379
Saccharomyces boulardii, 339
Sacudidores musculares, 261–62
Sal, 59, 333, 414, 436
Sal natural, 19–20
Sales anfetaminicas (Adderall), 160
Sales de Epsom, 360
Saliva, 249
Salmeterol, 160, 418
Salopan, 311
Salsa, 304
Salvia, 383, 386
SAMe (S-adenosilmetionina)
para la acidez, 73
advertencia, 102, 313
para la depresión, 102
para el dolor de la artritis, 312–13, 320
para los efectos secundarios de los medicamentos, 379
para su hígado, 251
para la inflamación, 263
medicamentos ladrones de, 404
y el predominio del estrógeno, 399
para los síntomas premenstruales y de la menopausia, 204, 224
Sanación, 374
Sándalo, 383, 385, 386
Sandimmune (ciclosporina), 421
Sangre
adelgazantes de, 317
azúcar en, 292, 315
exámenes de, 249, 263
medicamentos que elevan el azúcar en, 299–300
Santa María (Tanacetum parthenium; altamiso, hierba santa) (Gaia Herbs), 130, 387
Sarafem, 223, 239
Sauzgatillo (Vitex agnus-castus), 244–45
Seborrea, 290
Sebulon, 357
Sedantes, 170, 329
SedaPlus (Thorne), 164
Selenio
para los cambios premenstruales, 224
para la diabetes, 296–97
medicamentos ladrones de, 403, 405, 414–15
para la tiroides lenta, 20, 93
Semillas, 88

Semillas de guaraná, 259
Semillas de pomelo, 353
Semillas de toronja, 357
Senos, 228, 228–29, 231–33
Senos paranasales, 125–26, 224–25
Sensibilidad a la caseína, 79–80
Sensibilidad al gluten, 78, 79–82
Sephora, 279, 431
Serax (oxazepam), 156, 169
Serenoa repens (Palma enena
      americana), 190, 365
SerraEnzyme (Physician Formula),
      318
Serrapeptase (Physician Formula),
      317–18, 319
Sertralina, 417, 418
Seudoefedrina (Sudafed), 109,
      125–26
Sexo
   beneficios para su corazón, 32
   coito doloroso, 195
   deseo sexual hipoactivo
      (TDSH), 176–78
   dolor de cabeza por, 128
   para los dolores de cabeza, 129
   mitos sexuales, 214–15
   para perder peso, 189
   recetas para provocar la pasión,
      175–95
   Viagra de la naturaleza para,
      182–83
Sida, 419
Sidra de manzana, vinagre de,
      287, 357
Siempreviva en escaramujo, 386
Sildenafil (Viagra), 31, 181–82,
      405, 418
Silent Snore (Dr. Frank), 147
Sílice, 274, 281
Similisan, 350
Simply Sleep, 169
Simply White, 287
Simvastatina (Zocor), 32, 405, 417,
      419, 421
Síndrome articular
      temporomandibular, 136
Síndrome de apnea obstructiva del
      sueño (SAOS), 141, 142
Síndrome de Ernest, 136–37
Síndrome de piernas inquietas,
      157–58
Síndrome del intestino
      "agujereado," 77
Síndrome metabólico, 294
Síndrome metabólico X, 294
Síndrome premenstrual, 201–7,
      217–35
Síndrome X, 294, 295–96, 297, 302
Síntomas premenstruales, 201–7,
      387
SinuPulse Elite, 126
Sinusitis, 141, 387

Sirope de arroz moreno, 115
Sistema inmunológico, 327–43,
      386
Skin Deep, 279, 430
SkinMedica, 430
Sleepinall, 169
SMZ/TMP, 407
Snore Free (Magnetic Therapy),
      148, 435
Snore Stop, 146
Snoreclipse, 148, 435
Sobrepeso, 140, 189
Sodio divalproex, 417
Sodio, nitrato o nitrito de, 131
Sofocos de la menopausia,
      236–51
Solanáceas, 318
Solaray, 14, 30, 159
Solaraze, 287
Solgar, 14, 63, 439
Solventes, 396
Sominex, 169, 329
SomnoGuard (NoSnoreZone.com),
      148, 435
Somnoplastia, 151
Sonata (zaleplón), 153, 156, 170
Soriasis, 276–77
Sostenes, 231–33
Sotalol (Betapace), 412
Sound Nutrition, 23, 439
Source Naturals, 315
Soya, 246–47
Spa Petite (Therabath), 310, 435
Spanx, 270
Splenda, 256
Spray-on bandages, 347
SSL International, 212
Starlix (nateglinida), 301
StayHard, 193
Stevia, 114
Stress Response (Gaia Herbs), 267
StriVectin-SD, 288
Subidores de incretina, 302
SudaCare Shower Soothers, 330
Sudafed (seudoefedrina), 125–26
Sudoración excesiva, 239, 282
Sueño, 141, 145, 152–71
Sular (nisoldipina), 421
Sulfametoxazola, 409
Sulfonilureas, 300–301
Sulfuro, 351, 399
Sulindac (Clinoril), 405, 408
Super Saw Palmetto/Stinging
      Nettle Root Formula
      with Beta sitosterol (Life
      Extension), 190
Super X (Dr. Chi), 182
Suplementos, 37–38, 367–68,
      438–42
Suplementos certificados, 367–68
Suplementos hormonales, 156
Suplementos minerales, 60

Suplementos nutricionales, 88,
      158–59
Suplementos verdes, 340–41
Supresores del apetito, 109, 155, 419
Sustancia P, 137
Swanson Health Products, 439
Swanson Vitamins, 43
Sweet Cactus Farms, 431
Sweet 'N Low, 256
Symlin (pramlintida), 302
Synalar (fluocinolona), 415
Synthroid, 17

Tadalafil (Cialis), 181–82, 418
Tahoma Clinic, 432
Tamoxifeno (Nolvadex), 8, 239,
      417, 419
Tanacetum parthenium (Santa
      María), 130
Tarka (trandoloprilo/verapamilo),
      405
Taurina, 128, 304
Tavist (clemastina), 328–29, 358
TDAH (trastorno de déficit
      de atención e
      hiperactividad), 97, 109
Té, 443
Té anticaspa, 290
Té de hojas de ráspano, 303
Té Essiac, 343
Té húmedo, 349
Té negro, 420–21
Té rojo asiático (té de rooibos), 305
Té tibio, 333
Té verde, 38, 224, 326
Tegretol (carbamazepina), 407, 410
Televisión, 152–53
Temazepam (Restoril), 156, 169
Tempeh, 247
Temperatura hipoadrenal, 18
Temperatura hipotiroidea, 18
Tendinitis, 137
Teofilina, 160
Tequin, 156
Terapia de remplazo hormonal
      (TRH), 134, 300, 408,
      409, 416
Terapia de sustitución hormonal
      (TSH)
   dejar de tomarlos, 251
   efectos secundarios, 5–6,
      93–95, 417, 419
   medicamentos ladrones, 5–6,
      93–95, 406, 409–10, 413
Termómetros de vidrio, 18
Termómetros de vidrio, 18
Testosterona, 8, 32, 178
   anticonceptivos y, 5–6
   consecuencias de deficiencia
      de, 199
   función de, 219
   y los pelos de abuelita, 279

Tetraciclinas
    interacciones con la plata
        coloidal, 342
    interacciones con productos
        lácteos, 421
    medicamentos ladrones, 406,
        407, 409, 413
TGA (Therapeutic Goods
    Administration), 367–68
Therabath, 310, 437
TheraFlu, 329
Therapeutic Goods Administration
    (TGA), 367–68
ThermoSlim, 260–61
Thompson Nutrition, 339, 442
Thorne Research, Inc., 29, 43,
        53, 62, 73, 75, 76, 97,
        158, 164, 190, 207,
        243, 263, 267, 269,
        319, 336, 340, 354,
        398, 442
Tiamina, 403
Tiazolidinedionas, 301
Tiendas naturistas, 390
Timoptic, 156
Timoptic XE (timobol), 156
Tinactin (tolnaftato), 216
Tinitus, 16, 113, 166, 317
Tioconazol (Vagistat), 216
Tioridazina, 412
Tiramina, 131
Tiritas, 347
Tiroides
    agotamiento tiroideo, 16–18
    alimentarlos, 18–19, 93
    cuando tomar los
        medicamentos y
        suplementos para, 18
    enfermedades de, 79–82
    fuentes de información de, 19
    medicamentos para, 161, 342
    y los problemas metabólicos, 263
    productos para reactivarlos,
        19–23
Tirosina, 20–21, 93, 95, 98
Titralac, 67
Tofu, 247
Tolnaftato (Tinactin), 216
Tomates, 304
Toprol XL (metoprolol), 412
Toronja, 206, 357, 421
Toronjil (Melissa officinalis), 163
Torsemide, 410
Tos, 8, 109, 160, 327–28, 356
Tragar, dolor al, 332–33
Tramadol (Ultram), 100, 322
Trancor, 120
Trandolapril (Mavik), 356–57, 405
Tranquilizantes, 420
Transderm-Scop, 419
Trastorno afectivo estacional,
        100–101

Trastorno bipolar (depresión
        maníaca), 86
Trastorno de déficit de atención,
        420–21
Trastorno de déficit de atención e
        hiperactividad (TDAH),
        97, 416
Trastorno obsesivo-compulsivo,
        106
Trastornos autoinmunológicos, 79
Trastornos psiquiátricos o
        neurológicos, 79
Trazodona (Desyrel), 169
Tri-Levlen, 198
Triamcinolona, 410
Triamterene/HCTZ (Dyazide,
        Maxzide), 405, 408,
        410
Triazolam (Halcion), 156, 169
Tricor (fenofibrato), 411
Trigémino, neuralgia del, 137
Trigo, 81–82
Trigonella foenum-graecum
        (fenogreco), 295
Trileptal (oxcarbazepina), 206,
        405
Trimetiglicina, 130–31
Trimetoprim, 406, 409
TrimSpa, 259–60
Triphasil, 198
Triple Whammy, 241, 440
Tripsina, 268–69
Triptanos, 31, 134–35, 239
Tristeza, 85–86, 88–89, 387
Trovan, 156
Tuarina, 304
Tucks, 360
Tumores fibroides, 235
Tums, 57, 67
TurboSonic, 64
Tylenol (acetaminofeno), 124, 321,
        330, 333, 422
Tylenol #3, 31
Tylenol PM, 169

UlcerEase, 333
Ultra InflamX (Metagenics), 75
Ultram (tramadol), 322
Uñas de los pies, 358–59
Ungüento de Vicks, 333
Unisom, 169, 329
Univasc (moexipril), 356–57, 404
UPAL (uvulopalatoplastia con
        láser), 150–51
UPPP (uvulopalatofaringoplastia),
        150
Uristatin (Thorne), 354
Uvulopalatofaringoplastia (UPPP),
        150
Uvulopalatoplastia con láser
        (UPAL), 150–51

Vacunas, 216, 416
Vagisil, 353
Vagistat (tioconazol), 216, 352–53
Valaciclovir, 109
Valeriana (Valeriana officinalis),
        163–64
Valium (diazepán), 91, 156, 419
Valsartan, 414, 417
Vanadio, 52, 296–97
Vaniqa, 280, 431
Vaporizadores, 332, 343
Vardenafil (Levitra), 181–82, 418
Vasotec (enalapril), 356–57
Vegetales, 116–17, 132, 299
Vegetarian Glucosamine (Source
        Naturals), 315
Vejiga, 387
Velas en los oídos, 350
Vello facial, 279–80
Venlafaxina, 418
Ventolin, 155
Verapamilo, 405, 419
Verde, suplemento, 340–41
Verduras, 38–39, 47, 187, 340–41
Verduras crucíferas, 230–31
Verduras frescas, 88
Verduras marinas, 49
Verificar los médicos, 285–86
Verrugas, 355, 387
Viactiv, 57
Viagra (sildenafil), 31, 109,
        181–82, 378, 405
Vibraciones, 64
Vicks, 329, 333, 358–59
Vicks V3500 Cool Mist
        Humidifier, 343
Vicodin, 31, 322
Vigorelle, 194, 437
VIH, 300
Vinagre de sidra de manzana, 76,
        287, 357
Vinilo, policloruro de, 397
Vioxx, 310, 321–22
Virus del papiloma humano
        (VPH), 208–9
Visión, 303–4, 387
Visualización, 372–73, 382–83
Visualización guiada, 155
Vital Nutrients, 63
Vitamin Research Products, 30,
        57, 440
Vitamin World, 267, 440
Vitamina A, 286, 325, 405
Vitamina B, 48
Vitamina B_1, 406
Vitamina B_2, 404
Vitamina B_3, 317
Vitamina B_5, 14
Vitamina B_6 (piridoxina), 222
    para la acidez, 74
    para la ansiedad, 121

Vitamina B$_6$ (*cont.*)
  para los cambios
    premenstruales, 224
  para la depresión causada por la
    TSH, 94
  para el dolor, 128, 228
  para la fatiga, 23
  medicamentos ladrones de, 115,
    403, 404, 405, 406
  para neuropatía diabética, 303
  para prevenir la osteoporosis, 48
Vitamina B$_9$, 95, 407–8. *Véase*
  también Ácido fólico o
  folato
Vitamina B$_{12}$ (cianocobalamina)
  para la acidez, 73
  para la depresión causada por la
    TSH, 94, 95
  para la diabetes, 301
  para dormir bien, 161–62
  para la fatiga, 23
  medicamentos ladrones de, 301,
    403, 404, 405, 406,
    408–9
  para neuralgia herpética, 136
  para neuropatía diabética, 303
  para prevenir la osteoporosis, 48
  para recuperar el robo que le han
    hecho los bloqueadores
    de ácido, 69
  para la tiroides lenta, 93
Vitamina C (ácido ascórbico)
  para el agotamiento adrenal, 14
  para los cambios
    premenstruales, 224
  para las cicatrices, 347–48
  y el corazón, 26–28
  para la depresión, 94, 101
  para los efectos secundarios de
    los medicamentos, 379
  formas, 101
  para las heridas, 347–48
  para los huesos, 52
  para las infecciones urinarias, 354
  interacciones con los
    anticonceptivos, 206
  medicamentos ladrones de, 402,
    403, 404, 405, 409–10
  para la piel firme, 275
  para reducir el colesterol, 26–27
  para rejuvenecerse, 275
  para la tiroides lenta, 93
  tomarla, 101
Vitamina C amortiguada, 224
Vitamina D (calciferol)
  deficiencia de, 53, 262
  para la depresión, 100–101
  exceso de, 101
  fuentes naturales de, 53
  para los huesos, 53–54, 59
  medicamentos ladrones de,
    402, 403, 404, 405, 412

para perder peso, 262
para los síntomas premenstruales
  y de la menopausia, 204
Vitamina D$_3$, 69
Vitamina E
  para arrugas, 274
  para bajar su nivel de PCR, 29
  para los cambios
    premenstruales, 224
  para las cicatrices, 347
  para un corazón saludable, 40, 45
  para el dolor en los senos, 228
  medicamentos ladrones de,
    403, 405
  para la resequedad vaginal, 195
  para los sofocos de la
    menopausia, 242–43
  para la tiroides lenta, 93
Vitamina E natural, 224, 228
Vitamina K$_2$, 61–62, 403, 422
Vitaminas, 96–97, 132, 161–62,
  365–68
Vitaminas B, 23–24, 380, 402, 403
Vitex agnus-castus (sauzgatillo),
  244–45
Volmax, 155

Wakame, 49
Warfarina (Coumadin), 62, 378–79
  efectos secundarios, 417
  interacciones con aceite de
    pescado, 317
  interacciones con alimentos ricos
    en vitamina K$_2$, 422
  interacciones con herbales, 191
Wartner, 355
Wellbutrin, 156, 160
White Light, 287
Whole Foods Market, 431
Wild Oats Marketplace, 432
Wise Woman Herbals, 195, 216, 435
Wobenzym N, 269, 442

Xanax (alprazolam), 169, 377
Xenical (orlistato), 271, 405
Xenobióticos, 127, 221, 228–29,
  396–97, 397–98
Xenobióticos ambientales, 398
Xenoestrógenos, 221, 229
Xopenex, 160
XSeb, 357
Xymogen, 392, 440

Yasmin, 198
Yeast Connection, The, 442
Yerba mate, 259
Ylang ylang, 386
Yodo, 21–22, 93, 95, 207–8
Yodo-yoduro (Iodoral), 228, 234–35

Yoga, 246
Yohimbe, 192

Zabeta (bisoprolol), 155, 411
Zafirlukast, 418
Zaleplon (Sonata), 156, 170, 418
Zantac, 90–91
Zantrex-3, 259
Zapatos RxCrocs, 306
Zephyrhills, 335, 441
Zestril (lisinopril), 194, 356–57, 437
Zia Natural Skincare, 431
Ziac, 155
Zidovudina (Retrovir), 406, 409
Zilactin, 349
Zinc
  para bríos, 341–42
  para los cambios
    premenstruales, 224
  para las cicatrices, 348
  deficiencia de, 22–23, 348,
    352, 398
  para el deseo sexual, 192–93
  para la diabetes, 296–97
  para el dolor al tragar, 333
  para las espinillas, 352
  y el estrógeno, 222
  exceso de, 348
  glicinato o picolinato de, 52
  para los huesos, 53
  medicamentos ladrones de,
    402, 403, 404, 405,
    406, 415–16
  para recuperar el robo que le han
    hecho los bloqueadores
    de ácido, 69
  para la tiroides lenta, 22, 93
Zocor (simvastatina), 6, 32, 377–78
  efectos secundarios, 160, 380
  interacciones con toronja, fruta,
    y jugo, 421
  como medicamento ladrón,
    405, 411
Zolmitriptano (Zomig), 134, 418
Zoloft, 3, 106
  para la depresión, 371–72
  efectos secundarios, 87, 156,
    160, 193
  para el síndrome premenstrual,
    223
Zolpidem (Ambien), 156, 170
Zomig (zolmitriptano), 134
Zonisamida (Zonegran), 406, 407
Zostrix, 311
Zovia, 198
ZRT Laboratory, 10–11, 18, 178,
  180, 279, 433
Zuzu Luxe Lipstick and Lip Gloss,
  284
Zyprexa, 180–81, 380
Zyrtec, 329